全国中医药行业高等教育"十四五"创新教材

南方医科大学中医经典传承系列创新教材

中医经典泛读

（供中医学、针灸推拿学、中西医临床医学等专业用）

主 编 肖 炜 黄 泳

全国百佳图书出版单位

中国中医药出版社

·北 京·

图书在版编目（CIP）数据

中医经典泛读/肖炜，黄泳主编.—北京：中国中医药出版社，2022.10
全国中医药行业高等教育"十四五"创新教材
ISBN 978-7-5132-7629-0

Ⅰ.①中…　Ⅱ.①肖…　②黄…　Ⅲ.①中医典籍—高等学校—教材　Ⅳ.①R2-5

中国版本图书馆 CIP 数据核字（2022）第 089147 号

中国中医药出版社出版

北京经济技术开发区科创十三街 31 号院二区 8 号楼
邮政编码　100176
传真　010-64405721
河北品睿印刷有限公司印刷
各地新华书店经销

开本 787×1092　1/16　印张 23　字数 501 千字
2022 年 10 月第 1 版　2022 年 10 月第 1 次印刷
书号　ISBN 978-7-5132-7629-0

定价　79.00 元
网址　www.cptcm.com

服务热线　010-64405510
购书热线　010-89535836
维权打假　010-64405753

微信服务号　zgzyycbs
微商城网址　https://kdt.im/LIdUGr
官方微博　http://e.weibo.com/cptcm
淘宝天猫网址　http://zgzyycbs.tmall.com

如有印装质量问题请与本社出版部联系（010-64405510）

全国中医药行业高等教育"十四五"创新教材
南方医科大学中医经典传承系列创新教材

《南方医科大学中医经典传承系列创新教材》编委会

全国中医药行业高等教育"十四五"创新教材
南方医科大学中医经典传承系列创新教材

《中医经典泛读》编委会

前 言

习近平总书记在关于中医药工作的重要指示中强调，要遵循中医药发展规律，传承精华，守正创新。中医经典是中医的灵魂与根基，是中医学几千年来发展的源头活水。习近平总书记指出，要加强古典医籍精华的梳理和挖掘，要强化中医药特色人才建设。经典传承是中医药高等人才培养的核心内容与关键因素，是"传承精华、守正创新"的血脉基因。《中共中央 国务院关于促进中医药传承创新发展的意见》及教育部、国家卫生健康委员会、国家中医药管理局《关于深化医教协同进一步推动中医药教育改革与高质量发展的实施意见》明确要求，提高中医学类专业经典课程比重，将中医药经典融入中医基础与临床课程。立足中医经典传承、建立适应经济社会发展、体现中医传承特色的经典传承创新体系，对高质量发展中医高等教育事业具有重要意义。现代高等中医教育实现了中医人才培养的规模化、标准化和教育管理的规范化、制度化，这是中医教育的进步，但存在学历教育培养模式单一、中医经典传承和中医临床思维不足等弊端。现代医学背景下，我们既要着眼于世界医学教育发展的前沿，充分借鉴现代医学学历教育模式的长处，又要传承师承教育模式的"合理内核"，构建具有鲜明特色的中医人才协同培养模式和体系。

南方医科大学是一所以西医学教育为主体的重点大学，又是全国在西医院校中较早、大规模开设中医药教育的大学之一；既拥有西医优势学科和教育教学资源，也同时拥有厚重的中医药文化基础和学科人才优势。回顾我校中医学专业建设所取得的成绩，深刻剖析目前中医药人才培养中普遍存在的经典学习不够系统、实践能力不足及创新能力有待提高等一些共性问题，在国家一流专业、国家特色专业、广东省重点专业、广东省创新人才培养实验区等国家、省级质量工程及教改项目资助下，我们自2012年创办"名老中医传承班"，培养过程中坚持以"四重"为本，创新性地构建"双体合一"

的新型中医药创新人才培养模式。该中医药人才培养模式是"传承精华、守正创新"的生动实践，其研究成果入选南方医科大学教学成果特等奖、广东省教学成果一等奖，并获得国家级教学成果培育项目的特别资助。

根据国家级一流本科专业建设的导向和教育部2018年新出台的《普通高等学校本科专业类教学质量国家标准》，以及教育部高等学校中医学类专业教学指导委员会关于加强中医经典学习的要求，结合国医大师普遍提倡的把研习经典作为中医基本功的共同倡议，我们要求中医传承班学生反复研读中医经典，在熟谙和领会经典的基础上，挖掘经典背后的现实意义，提升中医经典的临床应用能力。以经典传承为重点，加强经典古籍研读。按照培养要求，在正常完成中医经典理论学习的基础上，在第二年增设中医经典导读课程，第三年增设中医经典精读课程（精讲中医四大经典），第四年增设中医经典泛读课程，第五年增设中医临床经典课程。在临床跟师的过程中，强调导师在临床带教过程中运用中医经典指导学生的临床学习，在临床实践中进一步理解经典、消化经典，撰写临床经典应用心得及医案。在经典传承中，勤求古训，博采众方，注重中医精华的可及性，将系统经典传承理念落到实处。

南方医科大学"名老中医传承班"在培养学生过程中坚持以"四重"为本，即"重经典、重实践、重结合、重创新"，其中以经典传承为重点，首次提出系统经典传承理念，从经典导读到经典精读，从经典泛读到临床经典，着力构建中医经典传承的创新体系，培养学生的中医经典传承能力。在普通中医学专业培养方案的基础上，学校切实落实中医经典传承的实效性，通过读书（学习中医经典医著）、看病（应用中医经典）、撰文（理解与阐释经典）三个渠道，充分发挥中医经典的临床价值，将经典理论学习与临床跟师实践教学贯穿于培养的全过程。为了将系统经典传承理念落到实处，中医经典传承与授课有据可依，有必要编写一套中医经典传承系列创新教材。该系列教材由《中医经典导读》《中医经典精读》《中医经典泛读》和《中医临床经典》四本组成，构建了系统的经典传承理念。《中医经典导读》分专题宏观地介绍中医经典源流，以扩展学生的知识面，提高学生对中医经典的学习兴趣，从而实现广博与集约的融通，对经典的学习和临床应用起引领作用，为后续中医经典学习打下坚实基础。《中医经典精读》以中医四大经典课程为主线，在对四大经典课程教材精简概括的基础上，增加了临床应用指导和临床医案举例，突出经典在临床的应用，适用于已经学习过经典课程的学生，作为本科教材学习的拓展应用。《中医经典泛读》所选著作精良，代表了中医古籍优秀著作，所节选的范例精简适当，能够反映著作的主要观点，有助于学生进一步扩大中医经典学习的范围。《中医临床经典》注重经典理论与临床的联系，对各疾病的病因病机证治、医案选析，引经据典，进行系统阐述，对临床应用具有指导意义。

本系列教材是中国中医药出版社和南方医科大学中医经典传承系列创新教材建设专家指导委员会首次合作项目，各方领导高度重视，从教材规划至编写和编辑的各个环节，精心组织，层层把关，步步强化，意在提高中医经典传承系列教材的内在质量。在教材内容组织上，力争中医经典传承体系完整，知识点完备，内容精练，切合中医经典的教学实际和临床实践所需，体现"传承性""创新性"和"实用性"的统一；在教材形式上，力求新颖，主体层次清晰，类目与章节安排合理、有序，体现中医经典传承的"可及性""易读性"和"连续性"的统一。

本系列教材在编撰过程中，得到了教育部高等教育中医学类专业教学指导委员会主任委员、北京中医药大学党委书记、著名温病学家谷晓红教授，教育部高等教育中医学类专业教学指导委员会秘书长、北京中医药大学副校长、著名内经专家翟双庆教授，浙江中医药大学原校长、著名金匮专家范永升教授，辽宁中医药大学基础医学院院长、著名中医药文化及基础理论专家郑洪新教授，广州中医药大学伤寒教研室主任、著名伤寒专家李赛美教授等国内知名专家的支持、指导与帮助。专家们一致认为，本系列教材在中医经典传承方面逐次推进，以实用为首务，经典思维贯穿始终，对中医药创新人才的素质提升具有重要奠基及引领作用。在此表示感谢！

需要说明的是，尽管本系列教材的组织者与编写者殚精竭虑，精益求精，几易其稿，方成其书。然而，由于水平有限，难免有错误与疏漏，敬请广大师生提出宝贵意见和建议，以便今后修订提高。

南方医科大学中医经典传承系列创新教材建设专家指导委员会

2021 年 8 月

编写说明

学中医，读经典。历代医家勤求古训、博采众方、躬身实践、著书立说、流芳百世，是为经典。众多的中医药经典，各有千秋，无不有启迪、教诲、指导意义。清代名医吴谦在《医宗金鉴·凡例》中指出："医者，书不熟则理不明，理不明则识不精。临证游移，漫无定见，药证不合，难以奏效。"清代医家魏荔彤也云："学者非读万卷书，未可轻言医。"可见，广泛、深厚的中医经典知识积累，是中医药学子成才的必经之路。

《中医经典泛读》以"泛"为特点，精心选择了100部中医药经典，涵盖中医基础、中医方药、中医诊断、中医临床各科（内、妇、儿、外、针灸、推拿、骨伤、眼科、耳鼻喉科、养生）、中医医案等不同朝代的代表性著作，按年代排列，纳入学习。选读篇章均先列原文，再作简释，或有按语，方便学习者对照阅读、深入领会。

清代医家顾仪卿在《医中一得》中说："凡读古人书，应先胸有识见，引申触类，融会贯通。"《中医经典泛读》旨在助力中医药学子更好地阅读经典著作，从学经典中领悟先贤之道，思考临床之妙，提高自身修为，为后续经典著作的深入学习打下基础。

本教材按照著作类别，以南方医科大学中医药学院教师团队为主进行分工编写，肖炜、黄泳任主编。第一章由廖华君、冯文林、王静、段新芬、安海燕编写；第二章由袁立霞、李乃奇编写；第三章第一部分由段新芬编写，第二部分由曲宏达、周凤华、杨路、刘艳艳、肖炜编写，第三部分由邓燕编写，第四部分由张丽华、刘艳艳编写，第五部分由周楚莹、孙晓敏编写，第六部分由钟雯编写，第七部分由杨路编写，第八部分由曲姗姗、黄泳编写，第九部分由谌祖江编写，第十部分由孙晓敏编写；第四章由李乃奇编写。学术秘书曲姗姗负责组稿、统稿等具体工作。

本教材为创新教材，同类教材参考较少，编写过程中难免挂一漏万。教材的不足之处，敬请不吝赐教。

《中医经典泛读》编委会

2022 年 3 月

目 录

第一章 中医基础理论类 ▷▷▷▷

第一节 《难经》选读

《难经》，原名《黄帝八十一难经》，又称《八十一难》，是中医现存较早的经典著作。关于《难经》的作者与成书年代历来有不同的看法，有学者认为是秦越人所作，亦有学者认为是六朝人的伪托，还有学者认为此为先秦名医所作，托名扁鹊，未必出自一人之手。秦越人，号扁鹊，生活于公元前 5 世纪左右，勃海郡郑（今河北任丘市）人，杰出的医学家，医疗经验丰富，尤其精于脉诊。

《难经》最早见于著录的书目是《隋书·经籍志》，其中提到三国时吴太医令吕广曾注《难经》，这是已知的《难经》的最早注本。《难经》之"难"字，有"问难"或"疑难"之义。全书共八十一难，采用问答方式，探讨和论述了中医的一些理论问题，内容包括脉诊、经络、脏腑、阴阳、病因、病机、营卫、腧穴、针刺、病证等方面，其在诸多理论方面具有较多创见。作为四大中医学典籍之一的《难经》，在中医学理论体系的形成与发展中发挥着重要的作用。

一、论经脉

【原文】一难曰：十二经皆有动脉，独取寸口，以决五脏六腑死生吉凶之法，何谓也？然：寸口者，脉之大会，手太阴之脉动也。人一呼脉行三寸，一吸脉行三寸，呼吸定息，脉行六寸。人一日一夜，凡一万三千五百息，脉行五十度，周于身。漏水下百刻，营卫行阳二十五度，行阴亦二十五度，为一周也，故五十度复会于手太阴。寸口者，五脏六腑之所终始，故法取于寸口也。

【按语】本段论及诊脉首立独取寸口之法，将寸口脉法提升到了最高的地位，相较于《黄帝内经》的全身遍诊法更具特色，是脉诊法具里程碑式的进步。

【原文】五难曰：脉有轻重，何谓也？然：初持脉，如三菽[1]之重，与皮毛相得者，肺部也。如六菽之重，与血脉相得者，心部也。如九菽之重，与肌肉相得者，脾部也。如十二菽之重，与筋平者，肝部也。按之至骨，举指来疾者，肾部也。故曰轻重也。

【注释】

[1] 菽：豆类的总称。

【按语】本段论及诊脉用力之法，提出五脏生理的脉象浅深不同，故诊脉时用力亦有轻重差异，此为诊脉用力之技巧。

二、论经络

【原文】二十五难曰：有十二经，五脏六腑十一耳，其一经者，何等经也？然：一经者，手少阴与心主别脉也。心主与三焦为表里，俱有名而无形，故言经有十二也。

【按语】本段提出经有十二正经，然五脏六腑却只有十一如何相配的问题，《难经》提出心包与三焦互为表里，且此二者均有名而无形，从而形成心厥阴心包经与手少阳三焦经的配对。

【原文】二十七难曰：脉有奇经八脉者，不拘于十二经，何也？然：有阳维，有阴维，有阳跷，有阴跷，有冲，有督，有任，有带之脉。凡此八脉者，皆不拘于经，故曰奇经八脉也。经有十二，络有十五，凡二十七，气相随上下，何独不拘于经也？然：圣人图设沟渠，通利水道，以备不虞。天雨降下，沟渠溢满，当此之时，霶霈妄行[1]，圣人不能复图也。此络脉满溢，诸经不能复拘也。

【注释】

[1]霶霈（pángpèi）妄行：《广韵》："霶霈，大雨。"

【按语】此段论及奇经八脉与十二经脉、十五络脉的特点差异，取象比类于圣人计划开掘沟渠，疏通水道，是为了防备意料不到的水灾。奇经八脉正如同自然界的沟渠，若十二正经、十五络脉满溢，则多余的气血可流注灌输至奇经八脉以涵蓄，而不至于泛滥成灾。

三、论脏腑

【原文】三十六难曰：脏各有一耳，肾独有两者，何也？然：肾两者，非皆肾也。其左者为肾，右者为命门。命门者，诸神精之所舍，原气之所系也；男子以藏精，女子以系胞。故知肾有一也。

三十九难曰：经言腑有五，脏有六者，何也？然：六腑者，正有五腑也。五脏亦有六脏者，谓肾有两脏也。其左为肾，右为命门。命门者，谓精神之所舍也；男子以藏精，女子以系胞，其气与肾通，故言脏有六也。腑有五者，何也？然：五脏各一腑，三焦亦是一腑，然不属于五脏，故言腑有五焉。

【按语】本段论及肾有二的问题，《难经》认为肾只有一，即左侧为肾，右侧为命门，非肾也。命门为精气之府，原气之所系。《难经》首提右肾命门说。

四、论疾病

【原文】四十九难曰：有正经自病，有五邪所伤，何以别之？然：经言忧愁思虑则伤心；形寒饮冷则伤肺；恚怒气逆，上而不下则伤肝；饮食劳倦则伤脾；久坐湿地，强力入水则伤肾。是正经之自病也。何谓五邪？然：有中风，有伤暑，有饮食劳倦，有伤寒，有中湿。此之谓五邪。假令心病，何以知中风得之？然：其色当赤。何以言之？肝主色，自入为青，入心为赤，入脾为黄，入肺为白，入肾为黑。肝为心邪，故知当赤色。其病身热，胁下满痛，其脉浮大而弦。何以知伤暑得之？然：当恶焦臭。何以言之？心主臭，自入为焦臭，入脾为香臭，入肝为臊臭，入肾为腐臭，入肺为腥臭。故知心病伤暑得之，当恶焦臭。其病身热而烦，心痛，其脉浮大而散。何以知饮食劳倦得之？然：当喜苦味也。何以言之？脾主味，入肝为酸，入心为苦，入肺为辛，入肾为咸，自入为甘。故知脾邪入心，为喜苦味也。其病身热而体重，嗜卧，四肢不收，其脉浮大而缓。何以知伤寒得之？然：当谵言妄语。何以言之？肺主声，入肝为呼，入心为言，入脾为歌，入肾为呻，自入为哭。故知肺邪入心，为谵言妄语也。其病身热，洒洒恶寒，甚则喘咳，其脉浮大而涩。何以知中湿得之？然：当喜汗出不可止。何以言之？肾主液，入肝为泣，入心为汗，入脾为涎，入肺为涕，自入为唾。故知肾邪入心，为汗出不可止也。其病身热，而小腹痛，足胫寒而逆，其脉沉濡而大。此五邪之法也。

【按语】本段论及正经自病与五邪所伤，提出肝主色、心主臭、脾主味、肺主声、肾主湿等新论点。

五、论穴道

【原文】六十八难曰：五脏六腑，皆有井、荥、俞、经、合，皆何所主？然：经言所出为井，所流为荥，所注为俞，所行为经，所入为合。井主心下满，荥主身热，俞主体重节痛，经主喘咳寒热，合主逆气而泄。此五脏六腑井、荥、俞、经、合所主病也。

【按语】本段论及"井、荥、俞、经、合"五穴的血气运行特点及主治病证的普遍规律。

六、论针法

【原文】八十一难曰：经言，无实实虚虚，损不足而益有余，是寸口脉耶？将病自有虚实耶？其损益奈何？然：是病，非谓寸口脉也，谓病自有虚实也。假令肝实而肺虚，肝者木也，肺者金也，金木当更相平，当知金平木。假令肺实而肝虚，微少气，用针不补其肝，而反重实其肺，故曰实实虚虚，损不足而益有余。此者，中工之所害也。

【按语】本段论及五脏虚实用针的补泻方法，宜遵循"补虚泻实"的原则，勿犯"实实虚虚，损不足而益有余"的错误，且补泻之方法宜根据脏腑五行的生克关系进行调整，以平为期。

第二节　《中藏经》选读

《中藏经》又名《华氏中藏经》，相传为名医华佗所作，邓处中曾为该书作序，言此书系从华氏寝室遗藏中获得，然语多怪诞，颇不足信，且《隋书》及新旧《唐书》均未著录，疑为六朝人所作，特假托华佗之名而已，其成书年代尚无定论。

《中藏经》秉承《黄帝内经》《难经》天人相应、顺应自然的思想精髓，以阴阳为总纲，发展了阴阳学说，倡导重阳论。《中藏经》开篇即提到"人者，上禀天，下委地；阳以辅之，阴以佐之"，体现了华佗"天人合一"、尊重人性的价值观。这种以文化的形式存在的生命，在《中藏经》中体现在对生命质量与生命价值等内容的高度关注。全书前半部属基础理论范畴，后半部为临床证治内容（以内科杂病为主）。医论部分共49篇，联系脏腑生成和病理以分析证候和脉象，并论各个脏腑的虚实寒热、生死逆顺之法。临床部分则介绍各科治疗方药及主治病证。此书有多种刊本，现存最早的为明《医统正脉》本，另有明清多种刊本及日刻本、现代排印本等。

一、论阴阳

【原文】人者，上禀天，下委地；阳以辅之，阴以佐之；天地顺则人气泰，天地逆则人气否。是以天地有四时五行，寒暄动静。其变也，喜为雨，怒为风，结为霜，张为虹，此天地之常也。人有四肢五脏，呼吸寤寐，精气流散，行为荣张，为气发为声，此人之常也。阳施于形，阴慎于精，天地之同也。失其守，则蒸而热发，否而寒生，结作瘿瘤，陷作痈疽，盛而为喘，减而为枯，彰于面部，见于形体，天地通塞，一如此矣！故五纬盈亏，星辰差忒，日月交蚀，彗孛飞走，乃天地之灾怪也。寒暄不时，则天地之蒸否也；土起石立，则天地之痈疽也；暴风疾雨，则天地之喘乏也；江河竭耗，则天地之枯焦也。

【按语】本段论及人与天地相参之理，阴阳辅佐，人之危厄死生禀于天地、人之动止本乎天地，故人必须顺应大自然的变化。

二、论寒热

【原文】人之寒热往来者，其病何也？此乃阴阳相胜也。阳不足则先寒后热，阴不足则先热后寒。

又，上盛则发热，下盛则发寒。皮寒而燥者，阳不足；皮热而燥者，阴不足。皮寒而寒者，阴盛也；皮热而热者，阳盛也。发热于下，则阴中之阳邪也；发热于上，则阳中之阳邪也。寒起于上，则阳中之阴邪也；寒起于下，则阴中之阴邪也。寒而颊赤多言者，阳中之阴邪也；热而面青多言者，阴中之阳邪也。寒而面青多言者，阴中之阴邪也；若不言者，不可治也。阴中之阴中者，一生九死；阳中之阳中者，九生一死。阴病难治，阳病易医。诊其脉候，数在上，则阳中之阳也；数在下，则阴中之阳也。迟在上，则阳中之阴也；迟在下，则阴中之阴也。数在中，则中热；迟在中，则中寒。寒用热取，热以寒攻，逆顺之法，从乎天地，本乎阴阳。天地者，人之父母也；阴阳者，人之根本也。未有不从天地阴阳者也。从者生，逆者死；寒之又寒、热之又热者生。《金匮大要论》云：夜发寒者从，夜发热者逆；昼发热者从，昼发寒者逆。从逆之兆，亦在乎审明。

【按语】本段统论寒热病证辨治之总则，首论寒热病证之所由，乃阴阳相胜；次论寒热病证之辨治；末论寒热病证顺逆之兆。

三、论虚实

【原文】病有脏虚脏实，腑虚腑实，上虚上实，下虚下实，状各不同，宜深消息。肠鸣气走，足冷手寒，食不入胃，吐逆无时，皮毛憔悴，肌肉皱皴，耳目昏塞，语声破散，行步喘促，精神不收，此五脏之虚也。诊其脉，举指而活，按之而微，看在何部，以断其脏也。

又，按之沉小弱微，短涩软濡，俱为脏虚也。虚则补益，治之常情耳。

饮食过多，大小便难，胸膈满闷，肢节疼痛，身体沉重，头目昏眩，唇舌肿胀，咽喉闭塞，肠中气急，皮肉不仁，暴生喘乏，偶作寒热，疮痍并起，悲喜时来，或自痿弱，或自高强，气不舒畅，血不流通，此脏之实也。诊其脉，举按俱盛者，实也。

又，长浮数疾，洪紧弦大，俱曰实也，看在何经，而断其脏也。

【按语】本段论及病之虚实特点与虚证、实证之临床表现及脉象特点。

四、论劳伤

【原文】劳者，劳于神气也；伤者，伤于形容也。饥饱无度则伤脾，思虑过度则伤心，色欲过度则伤肾，起居过常则伤肝，喜怒悲愁过度则伤肺。

又，风寒暑湿则伤于外，饥饱劳役则败于内；昼感之则病荣，夜感之则病卫。荣卫经行，内外交运，而各从其昼夜也。

劳于一，一起为二，二传于三，三通于四，四干于五，五复犯一。一至于五，邪乃深藏，真气自失，使人肌肉消，神气弱，饮食减，行步艰难，及其如此，虽司命亦不能生也。

故调神气论曰：调神气，慎酒色，节起居，省思虑，薄滋味者，长生之大端也。

诊其脉，甚数、甚急、甚细、甚弱、甚微、甚涩、甚滑、甚短、甚长、甚浮、甚沉、甚紧、甚弦、甚洪、甚实、皆生于劳伤。

【按语】本段论及五脏劳伤的病因，五脏中某一脏出现劳伤虚损后可波及至另一脏，一传二，二传三，直至五脏均出现虚损，进而提出养生之要点，最后指出劳伤的脉象特点。

五、论传尸

【原文】传尸者，非一门相染而成也。人之血气衰弱，脏腑虚羸，中于鬼气，因感其邪，遂成其疾也。其候或咳嗽不已，或胸膈烦闷，或肢体疼痛，或肌肤消瘦，或饮食不入，或吐利不定，或吐脓血，或嗜水浆，或好歌咏，或爱悲愁，或癫风（一作狂）发歇，或便溺艰难。或因酒食而遇，或因风雨而来，或问病吊丧而得，或朝走暮游而逢，或因气聚，或因血行，或露卧于田野，或偶会于园林，钟此病死之气，染而为疾，故曰传尸也。治疗之方，备于篇末。

【按语】本段论及传尸病的内因为人之血气衰弱，脏腑虚衰，而后易感受外邪，遂乃成疾。其外因，可因酒食不节、中于风雨，或于野外感染，或于吊丧而得，内因乃为正气亏虚。

六、论水肿

【原文】人中百病难疗者，莫过于水也。水者，肾之制也。肾者，人之本也。肾气壮则水还于海，肾气虚则水散于皮。

又，三焦壅塞，荣卫闭格，血气不从，虚实交变，水随气流，故为水病。有肿于头目者，有肿于腰脚者，有肿于四肢者，有肿于双目者，有因嗽而发者，有因劳而生者，有因凝滞而起者，有因虚乏而成者，有因五脏而出者，有因六腑而来者，类目多种，而状各不同。所以难治者，由此百状，人难晓达，纵晓其端，则又苦人以娇恣，不循理法，触冒禁忌，弗能备矣！故人中水疾死者多矣。

【按语】本段论及水肿病的病因及病机，指出水肿病最为难疗，其关系密切之脏腑在于肾与三焦，须肾气强盛与三焦通畅，水肿方易消散，水肿病后期多出现虚实夹杂之证，患者往往不听医嘱，娇恣任性，故其病难治。

七、论脏腑寒热虚实生死逆顺

【原文】夫人有五脏六腑，虚实寒热，生死逆顺，皆见于形证，脉气若非诊察，无由识也。虚则补之，实则泻之，寒则温之，热则凉之，不虚不实，以经调之，此乃良医之大法也。其于脉证，具如篇末。

【按语】本段论及脏腑寒热虚实生死逆顺之总纲，强调诊脉的重要性，"脉气若非诊察，无由识也"；治疗大法为"虚则补之，实则泻之，寒则温之，热则凉之，不虚不实，以经调之"，此法可谓传承于《黄帝内经》。

第三节 《伤寒总病论》选读

《伤寒总病论》，宋代庞安时著，约成书于1100年。

庞安时（1042—1099年），字安常，宋代蕲州蕲水（今湖北浠水县麻桥）人，我国北宋时期著名伤寒学家之一。庞安时出生于医学世家，年少时即表现出对医方的热情与喜爱，其父授其以脉诀，及至年长，博览医书，读《灵枢》《太素》《甲乙经》等诸书，尤精于《伤寒论》，阐发伤寒入微，并推论温病，每多发前人之所未发，临证经验非常丰富，诊病疗效极佳，名噪一时。文献记载其著述有《伤寒总病论》《难经辨》《本草补遗》《主对集》《验方集》《家藏秘宝方》等，除《伤寒总病论》外，其他书籍均已散佚。《伤寒总病论》共六卷，第一次将温病放于同伤寒平等的地位认识和辨治，不再从属于伤寒，对后世温病学科的形成、发展产生了深远影响。

一、可发汗不可发汗论

【原文】庞曰：凡桂枝汤证，病者常自汗出，小便不数，手足温和，或手足指稍露之则微冷，覆之则温，浑身热，微烦而又憎寒，始可行之。若病者身无汗，小便数，或手足逆冷，不恶寒，反恶热，或饮酒后，慎不可行桂枝汤也（脉紧必无汗，设有汗，不可误作桂枝证）。

庞曰：恶寒者，不当风而憎寒，恶风者，当风而憎寒，皆属表证。太阳病，头痛发热，身疼痛，骨节烦疼，恶风，无汗而喘者，麻黄汤主之。

庞曰：伤寒之脉，紧盛而按之涩是也。脉浮而紧，浮为风，紧为寒，风伤卫，寒伤荣，荣卫俱病，骨节烦疼。外证必发热，无汗，或喘，其人但憎寒，手足指末必微厥，久而复温，掌心不厥，此伤寒无汗，用麻黄证。

庞曰：脉浮紧，无汗，服汤未中病。其人发烦，目瞑，极者必衄。小衄而脉尚浮者，宜麻黄汤；衄后脉已微者，不可再行也。凡脉浮自汗，服汤不中病，桂枝证尚在，必头痛甚而致衄。小衄而脉尚浮者，再与桂枝汤；衄后脉已微者，不可再行也。

【按语】本段论及伤寒表实之极出现鼻衄之情况，后世亦称其为红汗，病机为卫闭营郁，机体正气集中抗邪于外，然腠理闭塞无处泄越，故转为鼻衄，此为邪气外解之征象。庞氏认为，若病者脉浮紧，无汗，小衄而脉浮者，宜继用麻黄汤发泄郁阳；若衄后且脉小弱者，说明外邪大体已解，则不可再行麻黄汤。再论若桂枝汤证久不解，其证仍在，亦可出现鼻衄之症，庞氏此处看法与后世大多学者观点有出入，宜审酌。

二、可下不可下论

【原文】调中汤治夏月及秋初，忽有暴寒，折于盛热，热结四肢，则壮热头痛，寒伤于胃，下利或血或水，或赤带下，壮热且闷，脉数宜下之。久年肠风，下之亦瘥。

大黄三分，葛根、黄芩、芍药、桔梗、茯苓、藁本、白术、甘草各半两。

㕮咀，水三升，煎至二升，下大黄，取一升二合，去滓。温温饮一盏，移时勿隔食再服之，得快下，壮热便歇，其下利亦止。

凡秋夏早热积日，或有暴寒折之，热无可散，喜搏着肌中，作壮热气也。胃为六腑之表，最易为暴寒所折故也，虚人亦不发壮热，但下利或霍乱，不宜用此。实人有服五石人，喜壮热，与别药下则加热，喜闷而死矣。是以宜以此下，和其胃气（调中汤又治阳病因下，遂协热利不止，及伤寒不因卜而自利，表不解，脉浮数者，皆可去大黄，加葛根成一两煎服之，殊验也）。

【按语】本段论及夏月或秋初外伤于寒、内结于热的临床症状、体征、治疗方药。调中汤组方以黄芩汤为基础，连及太阳、阳明，具有清泻三阳之功效，尤擅于治疗下利兼及血、水、赤白相夹之证。

三、阴阳毒论

【原文】初得病一二日，便成阳毒；或服药吐下后，变成阳毒。其病腰背痛，烦闷不安，狂言欲走，或见鬼，或下利，其脉浮大而数，面赤斑斑如锦纹，咽喉痛，吐下脓血。五日可治，七日不可治，升麻汤主之（不可作煮散）。

升麻、当归、甘草各二分，雄黄（研）一分，桂枝一分，鳖甲半两，蜀椒半分。

㕮咀，水二升，煎一升，去滓，温服一盏，食顷再服。温覆手足出汗，汗出则解，未解重作之，得吐尤佳。

阳毒宜葛根龙胆汤（方在可发汗证中）。

初得病一二日，便成阴毒；或服药六七日以上至十日，变成阴毒。其病身重背强，腹中绞痛，咽喉不利，毒瓦斯攻心，心坚强，气不得息，呕逆，唇青面黑，四肢厥冷，其脉沉细而紧。仲景云：阴毒之候，身痛如被杖，喉咽痛。五六日可治，七日不可治，甘草汤主之。（不可作煮散。）

甘草、鳖甲、升麻、当归、桂枝各二分，蜀椒一分，雄黄一分。

㕮咀，水三升，煎取一升，去滓。温温每饮一盏，食顷再服，温覆。中毒当汗吐之，汗吐则愈，不吐再服之。

【按语】本段论及阳毒与阴毒的临床表现及其证治方药，内容较《金匮要略》更为全面充实，有助于进一步研究阴阳毒之病机，临床可作为参考。

四、疫论

【原文】《病源》载从立春节后，其中无暴大寒，又不冰雪，而人有壮热病者，此属春时阳气，发于冬时，伏寒变为温病也。从春分以后至秋分节前，天有暴寒，皆为时行寒疫也。三月、四月，或有暴寒，其时阳气尚弱，为寒所折，病热犹轻；五月、六月，阳气已盛，为寒所折，病热则重；七月、八月，阳气已衰，为寒所折，病热亦微，其病与温病、暑病相似，但治有殊耳。

【按语】本段论及时行寒疫的病因、病机及临床表现，提出寒疫与天时、气候具有密切的关系，若天之阳气与时行寒疫相争较剧，则病热亦剧；若相争较缓，则病热亦缓。时行寒疫与温病、暑病相似，然治法却有不同。

五、仲景脉论

【原文】庞曰：动脉见于关上下，无头尾，厥厥动摇，名曰动也。阳动则汗出，阴动则发热。关位占六分，前三分为阳，后三分为阴。若当阳连寸动而阴静，法当有汗而解。《素问》云：阳加于阴谓之汗。当阴连尺动而阳静，则发热，《素问》云：尺粗为热中。若大汗后，形冷恶寒者，三焦伤也，此是死证。脉按之虚软，战汗而解；脉按之有力，躁汗而解；脉虚微，必经汗吐下，无津液作汗，阴阳自和愈。

【按语】本段论及动脉的脉形及阳动、阴动的主要临床表现，进一步剖析动脉为阳动与阴动的机理特点。

第四节 《素问玄机原病式》选读

《素问玄机原病式》，医经类著作，简称《原病式》，又名《素问玄机》。刘完素著于南宋孝宗淳熙八年辛丑（金大定二十一年），即公元 1181 年前后。刘完素（约 1120—1200 年），字守真，号河间居士。金代河间（今河北河间市）人，后人因之称其为刘河间。刘氏一生耽嗜医书，于《黄帝内经》尤刻意研究，深探奥旨，阐发火热病机有独到见解。其治火热之证主张用凉剂，以降心火、益肾水为主，临证多有奇验，医名震于四方，为"河间学派"之开山，位列金元四大家之首。

此书系刘氏针对宋金时期热性病的盛行，受运气学说的启发，在潜心研究《素问·至真要大论》"病机十九条"的基础上，增加了燥类，扩充了病种，特别是火、热两类。首创"六气皆能火化""五志过极皆为热甚"的理论，主张药用寒凉，以辛凉解表、攻里、清热养阴，或降心益肾，其中尤尽心于六气化火的病机理论，以及外感热性病的治法，与《局方》偏重温补形成鲜明对照，被后人尊为"主火论""寒凉派"的鼻祖。此外，其对《黄帝内经》中的运气学说及亢害承制的理论具有深刻体会，对杂病的论治亦有独到的见解和丰富的经验。凡此均促进了宋金时期医学的发展，对后世产生了深远的影响。此书语言精练，说理透彻，对研究《黄帝内经》病机理论有重要的参考价值，也是研究刘完素学术思想及临证特点的重要文献。

一、论火热致病

【原文】诸病喘呕吐酸，暴注下迫转筋[1]，小便浑浊，腹胀大，鼓之如鼓[2]，痈疽疡疹，瘤气[3]结核，吐下霍乱，瞀郁肿胀，鼻窒鼽[4]衄，血溢血泄，淋閟，身热恶寒战栗，惊惑悲笑谵妄，衄蔑血汗[5]，皆属于热（手少阴君火之热，乃真心，小肠之气也）。

诸热瞀瘛，暴喑[6]冒昧，躁扰狂越，骂詈惊骇，胕肿疼酸，气逆冲上，禁栗，如丧神守，嚏[7]呕，疮疡喉痹，耳鸣及聋，呕涌溢，食不下，目昧不明，暴注，瞤瘛，暴病暴死，皆属于火（少阳相火之热，乃心包络、三焦之气也）。

【注释】

［1］转筋：俗称抽筋，肢体牵掣，扭转急痛。多发生于小腿腓肠肌，甚则牵引腹部拘挛。

［2］腹胀大，鼓之如鼓：前一"鼓"字作叩打动词解释，后一"鼓"字作名词解释。句意是腹部胀大，叩打如有鼓音。

［3］瘤气：指赤瘤之类，即丹毒。

［4］鼽：病证名。指鼻塞流清涕。

［5］血汗：汗为污的异体。血汗指出血紫黑。

［6］暴喑：喉喑之一，即突然发生失声。

［7］嚏：打喷嚏。

【按语】本篇提出火热为病的广泛性。刘完素受《内经》"病机十九条"中火热居其九的启示，认识到火热病证广泛存在。他还将"病机十九条"中属于风、湿、寒三条病机的病证亦推衍扩大，并认为这些病证大多可以从火热推论，充分说明了火热为病的广泛性。

二、论六气化火

【原文】诸风掉眩[1]，皆属肝木。掉，摇也，眩，昏乱旋运也，风主动故也。所谓风气甚而头目眩运者，由风木旺，必是金衰不能制木，而木复生火，风火皆属阳，多为兼化[2]，阳主乎动，两动相搏[3]，则为之旋转。

【注释】

［1］掉眩：掉，动摇不定。眩，头昏目眩，指比较重的晕眩，不仅头昏目眩，而且坐立不稳，摇摇欲倒。

［2］兼化：此指向性质相同方向转化，即同化。

［3］两动相搏：风热两种阳邪相互鼓动。

【按语】本篇以风为代表提出六气皆能化火。所述内容不仅反映了刘氏注重火热的学术创见，而且发展了《内经》的病机学说，对后世颇多启迪。刘完素在阐发火热与风、湿、燥、寒诸气的关系时，强调风、湿、燥、寒诸气在病理变化过程中皆能化热生火，而火热也往往是产生风、湿、燥、寒的原因之一。

三、论五志过极

【原文】悲，肺金之志也。金本燥，能令燥者火也。心火主于热，喜痛，故悲痛苦恼者，心神烦热躁乱，而非清净也。所以悲哭而五液俱出者，火热亢极，而反兼水化制之故也。夫五脏者，肝、心、脾、肺、肾也。五脏之志者，怒、喜、悲、思、恐也。悲，一作忧。若志过度，则劳伤本脏。凡五志所伤，皆热也。

【按语】本篇提出五志过极皆为热甚的问题。刘完素不仅重视外感火热病机，亦重视内伤火热病机。他在论述火热与情志的关系时，提出五志化火，各伤本脏，各有主病，但又强调五志化火更易影响心，而心火热甚又与肾水虚衰有关，从其论中风偏枯中便可看出。反之，心火热甚亦可导致情志异常。

四、论五运六气

【原文】如春分至小满，为二之气，乃君火之位[1]。自大寒至春分，七十三日，为初之气，乃风木之位，故春分之后，风火相搏，则多起飘风[2]，俗谓之旋风是也。四时皆有之，由五运六气，千变万化，冲荡击搏，安得失时，而便谓之无也，但有微甚而已。人或乘车跃马，登舟环舞，而眩运者，其动不正，而左右纡曲[3]，故经曰：曲直动摇，风之用也。眩运而呕吐者，风热甚故也。

【注释】

[1]君火之位：运气术语。君火之位原指六气主位之一，但根据冠于首的五运主病及下文所主七十三日，此君火是五运中的火运（主运），亦即小运。

[2]飘风：指旋风、暴风。

[3]纡曲：屈曲之意。

【按语】本篇提出五运六气的问题。论及运气，五运有大有小，六气有主有客。大运统治年，小运各治七十二日。主气位置固定不移，客气年年变换，并有客主加临之变。联系实际，小运主气基本按季节划分，反映一年二十四节气的气候变化对人体的影响，能够符合一般发病规律，比较明确可信。刘完素虽极力推崇运气，实际上他只是有取舍地汲取了运气学说，此处就非常清楚地反映出来。刘完素独取小运主气，不及大运客气，是他经过长期临床观察深思熟虑得出的。

五、论亢害承制

【原文】癥，腹中坚硬，按之应手，谓之癥也。《圣惠方》谓：癥犹征也[1]。然水体柔顺，而今反坚硬如地，亢则害，承乃制。故病湿过极则为痉，反兼风化制之也，风病过极则反燥，筋脉劲急，反兼金化制之也，病燥过极则烦渴，反兼火化制之也，病热过极而反出五液[2]，或为战栗恶寒，反兼水化制之也。其为治者，但当泻其过甚之气，以为病本，不可反误治其兼化也。然而兼化者，乃天机造化，抑高之道，虽在渺冥恍惚之间，而有自然之理，亦非显形而有气也，病虽为邪，而造化之道，在其中矣。

【注释】

［1］《圣惠方》谓癥犹征也：《圣惠方》即宋·翰林医官院由王怀隐等人集体编写的《太平圣惠方》。该书第七十一"治妇人癥痞诸方"指出，"牢强推之不移者，名曰癥，言其病形征可验也"，说明癥是腹中有块，推之不移，形状固定不变。

［2］五液：指汗、涕、泪、涎、唾。《素问·宣明五气》云："心为汗、肺为涕、肝为泪、脾为涎、肾为唾，是谓五液。"

【按语】本篇提出亢害承制的问题。亢害承制理论始见于《内经》，是贯穿《素问玄机原病式》的基本观点。刘完素论述的亢害制，亢而为害是其本质，承济相制是为假象，其中尚有牵强附会之处，目的主要是分清疾病中假象与本质的关系，从而在治疗中不至于陷于标本不分、模棱两可的困境中。这是刘完素对"治病必求其本"的发挥。

第五节 《三因极一病证方论》选读

《三因极一病证方论》由南宋陈言著，成书于淳熙元年（1174年）。

陈言（约1121—1190年），字无择，号鹤西道人，青田（今浙江景宁）人。其聪敏好学，精于方脉，治病多效；长于医理，善执简驭繁，创立"三因极一"学说；归纳病因为内、外、不内外三因，并据此论述内、外、妇、儿各科疾病，从因辨证，详列主治，选集方剂，于淳熙元年（1174年）撰成《二因极一病源方粹》（简称《三因方》），又名《三因极一病证方论》（《宋志》改名）。

《三因极一病证方论》对《金匮要略》的三因说法大加发挥，文辞典雅，理致深蕴，后世医家多受其影响。全书共十八卷，分一百八十门，包括内、外、妇、儿、五官各科。内科为详论，占十二卷篇幅。

陈氏强调临证施治必须详审三因之所在，并认为审因论治是疗效优劣的关键，这在中医病因病理发展史上是第一次提出，且在《金匮要略》《诸病源候论》基础上发展了病因病理学理论，奠定了中医病因学说的基础。

一、论三因

【原文】夫人禀天地阴阳而生者，盖天有六气，人以三阴三阳而上奉之。地有五行，人以五脏六腑而下应之。于是资生皮肉筋骨、精髓血脉、四肢九窍、毛发齿牙唇舌，总而成体，外则气血循环，流注经络，喜伤六淫；内则精神魂魄志意思，喜伤七情。六淫者，寒暑燥湿风热是；七情者，喜怒忧思悲恐惊是。若将护得宜，怡然安泰，役冒非理，百疴生焉。病诊既成，须寻所自，故前哲示教，谓之病源。《经》不云乎，治之极于二者因得之，闭户塞牖，系之病者，数问其经，以从其意，是欲知致病之本也。然六淫，天之常气，冒之则先自经络流入，内合于脏腑，为外所因；七情，人之常性，动之则先自脏腑郁发，外形于肢体，为内所因；其如饮食饥饱，叫呼伤气，尽神度量，疲极筋力，阴阳违逆，乃至虎狼毒虫，金疮踒折，疰忤附着，畏压溺等，有悖常理，为不内外因。《金匮》有言，千般疢难，不越三条，以此详之，病源都尽，如欲救疗，就中寻其类例，别其三因，或内外兼并，淫情交错，推其深浅，断其所因为病源，然后配合诸证，随因施治，药石针艾，无施不可。

【按语】《三因方》中所论三因是对《金匮要略》中三因说法的大加发挥，其以天人表里立论，以邪从外来、内生分内外；外因为感受六淫邪气，内因为七情所伤，不内外因为饮食、房室、跌仆、金刃所伤，并明确指出了不同病因有好犯人体不同部位和传变趋向、规律不同的特点，从而使病因学的分类更加具体，更趋于合理。现代中医对病因的分类，仍然基本沿用此法。

二、论临证心得

【原文】凡学医，必识五科七事。五科者，脉病证治，及其所因；七事者，所因复分为三。故因脉以识病，因病以辨证，随证以施治，则能事毕矣。故《经》曰：有是脉而无是诊者，非也。究明三因，内外不滥，参同脉证，尽善尽美。

凡学脉，须先识七表八里九道名体证状，了然分别，然后以关前一分应动相类，分别内外及不内外。又须知二十四脉，以四脉为宗，所谓浮沉迟数，分风寒暑湿，虚实冷热，交结诸脉，随部说证，不亦乎。

凡审病，须先识名，所谓中伤寒暑风湿瘟疫时气，皆外所因；脏腑虚实，五劳六极，皆内所因；其如金疮踒折，虎狼毒虫，涉不内外。更有三因备具，各有其名，所谓名不正则言不顺，言不顺则事不成，学不可不备。

凡学审证，须知外病自经络入，随六经所出，井营输源经合各有穴道，起没流传，不可不别。内病自五脏郁发，证候各有部分，溢出诸脉，各有去处。所谓上竟上，头项胸喉中事也；下竟下，腹肚腰足中事也。

凡用药，须熟读本草，广看方书，雷公炮炙，随方过制，汗下补吐，轻重涩滑，燥润等性，量病浅深，饮服多寡，五德五味，七情八反，升合分两，朝代不同，一一备学，将欲对治，须识前后。故《经》曰：先去新病，病当在后。

凡治病，先须识因，不知其因，病源无目。其因有三，曰内，曰外，曰不内外。内则七情，外则六淫，不内不外乃背经常。《金匮》之言，实为要道。《巢氏病源》，具列一千八百余件，盖为示病名也，以此三条，病源都尽，不亦反约乎。

凡学医，既明五科，每科须识其要。脉有浮沉迟数，病有风劳气冷，证有虚实寒热，治有汗下补吐，若于三因推明，外曰寒热风湿，内曰喜怒忧思，不内外曰劳逸作强，各有证候，详而推之，若网在纲，有条不紊。

【按语】此段从学医、学脉、审病、审证、用药、治病等方面一一详述，为后世学医者指明了方向。

第六节　《儒门事亲》选读

《儒门事亲》由金代著名医学家张从正所著，三卷成书于南宋邵定元年（1228年），历时三稔撰成十四卷本，正式刊行于南宋景定三年（1262年）。

张从正（1156—1228 年），字子和，睢州考城县郜城乡（今河南省民权县王庄寨乡吴屯村）人。张从正幼承家学，博览群书，又尊儒学，20 岁始便行医济世，40 岁已成为一方名医。曾受召补太医之职，因其性格豪放豁达，不屑于向权贵卑躬屈膝，故辞官隐世，常居寺庙，受道学影响。本书其中许多内容为其隐世时所作。

全书共十五卷，前三卷为其命名本，为张子和亲自书写，其余诸卷为其门人整理，内容包括子和讲学、临床医案及所用方剂，还汇集了大量古人验方，集中体现了张从正及其门人的学术思想。其中，刘河间《三消论》由其传人麻知己收录，反映了张氏之学与刘氏之学的学术渊源。

全书体裁丰富，涉猎广泛，囊括了说、辨、记、解、诫、笺、诠、式、断、论、疏、述、衍、诀等叙述体裁类型。观本书主要学术成就，一为系统论述病因发病学观点；二为丰富的临床验案及创新。张氏认为，人体发病皆由邪气所致，故主张治病以攻邪为要。他根据人体上、中、下三部感邪不同，将病邪分为"天邪、地邪、人邪"，分别以"汗、吐、下"三法攻之，因势利导，使邪祛正安。他根据对病邪感悟，将诸药及治法统于三法之中，有"发散者归于汗，涌者归于吐，泄者归于下，渗为解表归于汗，泄为利小便归于下"等论述，又将引涎、追泪、嚏嚏等属上行之法归于吐法，把针、灸、蒸、熏、按摩等属下行之法归于汗法，把催生、下乳、通经、逐水、泄气等属下行之法归于下法，可见其运用的三法远超《伤寒论》所创之三法，突破了六经辨证论治规律。张氏还主张食补养生，治病用药攻，中病即止，反对滥补，反映其攻邪存正的辨证思维。诸论及医案中，不少运用《内经》《难经》，涉猎内、外、妇、儿、五官各科，还包括急救、取咽中异物、心理治疗等内容，取材广泛，有所创新，造诣深厚。

张氏医理之精妙独到，医术之精湛高明，医德之精诚至善，对后世中医人产生了深远影响，位于金元四大家之列，自成"攻邪派"，为金元时期医学门户分立奠定了基础，其尊古而不泥古之作风及敢于创新的精神，当为我辈中医人之典范，为中医药事业发展做出了杰出贡献。

一、汗吐下三法该尽治病诠十三

【原文】人身不过表里，气血不过虚实。表实者，里必虚；里实者，表必虚；经实者，络必虚；络实者，经必虚，病之常也。良工[1]之治病者，先治其实，后治其虚，亦有不治其虚时。粗工[2]之治病，或治其虚，或治其实，有时而幸中，有时而不中。谬工[3]之治病，实实虚虚，其误人之迹常著，故可得而罪也。惟庸工之治病，纯补其虚，不敢治其实，举世皆曰平稳，误人而不见其迹。渠亦自不省其过，虽终老而不悔，且曰："吾用补药也，何罪焉？"病人亦曰："彼以补药补我，彼何罪焉？"虽死而亦不知觉。夫粗工之与谬工，非不误人，惟庸工误人最深，如鲧湮洪水，不知五行之道。夫补者人所喜，攻者人所恶。医者与其逆病人之心而不见用，不若顺病人之心而获利也，岂复计病者之死生乎？呜呼！世无真实，谁能别之？今余著此吐汗下三法之诠[4]，所以该治病之法也，庶几[5]来者有所凭借耳。

【注释】

[1] 良工：古代泛称技艺高超的人。

［2］粗工：医道粗疏的医生。

［3］谬工：指不懂医理的医生。

［4］诠：解释；诠解。

［5］庶几：或许可以，表示希望或推测。

【按语】本段论述了虚实治疗中不同医师的做法："'彼以补药补我，彼何罪焉？'虽死而亦不知觉。"表现出了人们对于虚实治疗原则的误解，最后写下这篇文章，希望人们可以对虚实治疗有更好的认识。

【原文】夫病之一物，非人身素[1]有之也。或自外而入，或由内而生，皆邪气也。邪气加诸身，速攻之可也，速去之可也，揽而留之，可乎？虽愚夫愚妇，皆知其不可也。及其闻攻则不悦，闻补则乐之。今之医者曰："当先固其元气，元气实，邪自去。"世间如此妄人，何其多也！夫邪之中人，轻则传久而自尽，颇甚则传久而难已，更甚则暴死。若先论固其元气，以补剂补之，真气未胜，而邪已交驰横骛[2]而不可制矣。惟脉脱、下虚、无邪、无积之人，始可议补。其余有邪积之人而议补者，皆鲧湮洪水之徒也。今予论吐、汗、下三法，先论攻其邪，邪去而元气自复也。况予所论之法，识练日久，至精至熟，有得无失，所以敢为来者言也。

天之六气，风、暑、火、湿、燥、寒；地之六气，雾、露、雨、雹、水、泥；人之六味，酸、苦、甘、辛、咸、淡。故天邪发病，多在乎上；地邪发病，多在乎下；人邪发病，多在乎中。此为发病之三也。处之者三，出之者亦三也。诸风寒之邪，结搏皮肤之间，藏于经络之内，留而不去，或发疼痛走注，麻痹不仁，及四肢肿痒拘挛，可汗而出之。风痰宿食，在膈或上脘，可涌而出之。寒湿固冷，热客下焦，在下之病，可泄而出之。《内经》散论诸病，非一状也；流言治法，非一阶也。《至真要大论》等数篇言运气所生诸病，各断以酸、苦、甘、辛、咸、淡以总括之。其言补，时见一二；然其补，非今之所谓补也。文具于补论条下，如辛补肝，咸补心，甘补肾，酸补脾，苦补肺。若此之补，乃所以发腠理、致津液、通血气。至其统论诸药，则曰：辛、甘、淡三味为阳，酸、苦、咸三味为阴。辛、甘发散，淡渗泄，酸、苦、咸涌泄。发散者归于汗，涌者归于吐，泄者归于下。渗为解表，归于汗；泄为利小溲[3]，归于下。殊不言补。乃知圣人止有三法，无第四法也。

【注释】

［1］素：平素；一向。

［2］骛：快；急速。

［3］小溲：小便；撒尿。

【按语】作者先指出疾病本来并非人向来都有的，或由内生，或自外而入，皆由邪气加身引起，故治疗的时候可以攻邪之法。接着论及天、地、人三邪发病的病因、病位和症状表现，进一步分析《内经》所言补法实为汗、吐、下之攻法也。

二、凡在上皆可吐式十四

【原文】夫吐者，人之所畏。且顺而下之，尚犹不乐，况逆而上之，不说者多矣。

然自胸已上，大满大实，痰如胶粥，微丸微散，皆儿戏也，非吐，病安能出？仲景之言曰：大法春宜吐。盖春时阳气在上，人气与邪气亦在上，故宜吐也。涌吐之药，或丸或散，中病则止，不必尽剂，过则伤人。然则四时有急吐者，不必直待春时也。但仲景言其大法耳。今人不得此法，遂废而不行。试以名方所记者略数之。如仲景《伤寒论》中，以葱根白豆豉汤，以吐头痛；栀子厚朴汤，以吐懊憹[1]；瓜蒂散，以吐伤寒六七日，因下后腹满无汗而喘者。如此三方，岂有杀人者乎？何今议予好涌者多也？又如孙氏《千金方》风论中数方，往往皆效。近代《本事方》中，稀涎散，吐膈实中满、痰厥失音、牙关紧闭、如丧神守[2]。《万全方》以郁金散吐头痛、眩运、头风、恶心、沐浴风。近代《普济方》以吐风散、追风散吐口噤不开、不省人事；以皂角散吐涎潮。《总录》方中，以常山散吐疟。孙尚方以三圣散吐发狂；神验方吐舌不正。《补亡篇》以远志去心，春分前服之，预吐瘟疫。此皆前人所用之药也，皆有效者，何今之议予好涌者多也！

【注释】

[1] 懊憹：烦闷。《素问·六元正纪大论》："目赤心热，甚则瞀闷懊憹，善暴死。"

[2] 神守：精神内聚。《宋书·南郡王义宣传》："义宣惛垫，无复神守。"

【按语】 作者引《伤寒论》《备急千金要方》《普济方》等做著作中所载吐法治方药及其应用实证，列举分析证明善用吐法也可以治病，并且效果显著。

三、凡在表皆可汗式十五

【原文】 风、寒、暑、湿之气，入于皮肤之间而未深，欲速去之，莫如发汗。圣人之《刺热》五十九刺，为无药而设也，皆所以开玄府而逐邪气，与汗同。然不若以药发之，使一毛一窍，无不启发之为速也。然发汗亦有数种。世俗止知惟温热者为汗药，岂知寒凉亦能汗也，亦有熏渍[1]而为汗者，亦有导引而为汗者。如桂枝汤、桂枝麻黄各半汤、五积散、败毒散，皆发汗甚热之药也。如升麻汤、葛根汤、解肌汤、逼毒散，皆辛温之药也。如大柴胡汤、小柴胡汤、柴胡饮子，苦寒之药也。如通圣散、双解散、当归散子，皆辛凉之药也。故外热内寒宜辛温，外寒内热宜辛凉。平准所谓导引而汗者，华元化之虎、鹿、熊、猿、鸟五禽之戏，使汗出如敷粉，百疾皆愈。所谓熏渍而汗者，如张苗治陈廪丘，烧地布桃叶蒸之，大汗立愈。又如许胤宗治许太后感风不能言，作防风汤数斛，置于床下，气如烟雾，如其言，遂愈能言。此皆前人用之有验者。

以《本草》校之，荆芥、香白芷、陈皮、半夏、细辛、苍术，其辛而温者乎；蜀椒、胡椒、茱萸、大蒜，其辛而大热者乎；生姜，其辛而微温者乎；天麻、葱白，其辛而平者乎；青皮、薄荷，其辛苦而温者乎；防己、秦艽，其辛而且苦者乎；麻黄、人参、大枣，其甘而温者乎；葛根、赤茯苓，其甘而平者乎；桑白皮，其甘而寒者乎；防风、当归，其甘辛而温者乎；附子，其甘辛而大热者乎；官桂、桂枝，其甘辛而大热者乎；浓朴，其苦而温者乎；桔梗，其苦而微温者乎；黄芩、知母、枳实、地骨皮，其苦而寒者乎；前胡、柴胡，其苦而微寒者乎；羌活，其苦辛而微温者乎；升麻，其苦甘且平者乎；芍药，其酸而微寒者乎；浮萍，其辛酸而寒者乎。凡此四十味，皆发散之属也。

惟不善择者，当寒而反热，当热而反寒，此病之所以变也。仲景曰：大法春夏宜汗。春夏阳气在外，人气亦在外，邪气亦在外，故宜发汗。然仲景举其略耳。设若秋冬得春夏之病，当不发汗乎？但春夏易汗而秋冬难耳。凡发汗欲周身漐漐[2]然，不欲如水淋漓，欲令手足俱周遍，汗出一二时为佳。若汗暴出，邪气多不出，则当重发汗，则使人亡阳。凡发汗中病则止，不必尽剂。要在剂当，不欲过也。此虽仲景调理伤寒之法，至于杂病，复何异哉？且如伤寒麻黄之类，为表实而设也；桂枝汤之类，为表虚而设也；承气汤，为阴虚而设也；四逆汤，为阳虚而设。表里俱实者，所谓阳盛阴虚，下之则愈；表里俱虚者，所谓阴盛阳虚，汗之则愈也。所谓阳为表而阴为里也，如表虚亡阳，发汗则死。发汗之法，辨阴阳，别表里，定虚实，然后汗之，随治随应。

【注释】

[1] 熏渍：指熏染浸渍。

[2] 漐漐（zhízhí）：出汗的样子："遍身漐漐，微似有汗者，益佳"。

【按语】本部分作者阐释春夏宜汗，秋冬得春夏之病亦可发汗；发汗可用药也可用其他的非药物疗法；发汗药性可温热也可寒凉；只要"辨阴阳，别表里，定虚实，然后汗之，随治随应"即可，拓展了对汗法的认识。

四、凡在下皆可下式十六

【原文】下之攻病，人亦所恶闻也。然积聚陈莝于中，留结寒热于内，留之则是耶？逐之则是耶？《内经》一书，惟以气血通流为贵。世俗庸工，惟以闭塞为贵。又止知下之为泻，又岂知《内经》之所谓下者，乃所谓补也。陈莝去而肠胃洁，癥瘕尽而荣卫昌。不补之中，有真补者存焉。然俗不信下之为补者，盖庸工妄[1]投下药，当寒反热，当热反寒，未见微功，转成大害，使聪明之士，亦复不信者此也。

所以谓寒药下者，调胃承气汤，泄热之上药也；大、小、桃仁承气，次也；陷胸汤，又其次也；大柴胡，又其次也。以凉药下者，八正散，泄热兼利小溲；洗心散，抽热兼治头目；黄连解毒散，治内外上下蓄热而不泄者；四物汤，凉血而行经者也；神芎丸，解上下蓄热而泄者也。以温药而下者，无忧散，下诸积之上药也；十枣汤，下诸水之上药也。以热药下者，煮黄丸、缠金丸之类也，急则用汤，缓则用丸，或以汤送丸，量病之微甚，中病即止[2]，不必尽剂，过而生愆[3]。

【注释】

[1] 妄：随意。

[2] 中病即止：攻伐之性较强的药物不宜使用过多，一般见效即停，以免对身体造成不必要的损伤。

[3] 愆：过分；过度。

【按语】本部分第一段阐释"陈莝去而肠胃洁，癥瘕尽而荣卫昌"。攻即为补，第二段详细介绍了各类攻下药的药性及主治。

第七节 《内外伤辨惑论》选读

李东垣（1180—1251年），名杲，字明之，晚年自号东垣老人，宋金时真定（今河北省正定）人，金元时期著名医学家，为"金元四大家"之一，也是脾胃学说的创始人，被称为"补土派"。

《内外伤辨惑论》成书于公元1247年，为李东垣亲自为序的第一部著述。现存较早刻本有《东垣十书》《医统正脉》等，1949年后有排印本。

《内外伤辨惑论》全书分三卷，载方四十六首，合共二十六论。上卷十三论，介绍内伤病与外感病的不同脉证及病理变化；中卷五论，介绍饮食劳倦所伤，强调情志劳逸过度损耗元气，并创制升阳益气及各种变通治法；下卷八论，介绍内伤饮食的辨证及用药。

一、内外伤辨惑论卷上

【原文】辨外感八风[1]之邪

辨外感八风之邪，或有饮食劳役所伤之重者，三二日间特与外伤者相似，其余证有特异名者，若不将两证重别分解，犹恐将内伤不足之证，误作有余外感风邪，虽辞理有重复处，但欲病者易辨，医者易治耳。

外感八风之邪，乃有余证也；内伤饮食不节，劳役所伤，皆不足之病也。其内伤亦恶风自汗，若在温暖无风处，则不恶矣，与外伤鼻流清涕，头痛自汗颇相似，细分之特异耳。外感风邪，其恶风自汗、头痛、鼻流清涕，常常有之，一日一时，增加愈甚，直至传入里作下证乃罢。语声重浊，高厉有力，鼻息壅塞而不通，能食，腹中和，口知味，大小便如常，筋骨疼痛，不能动摇，便着床枕，非扶不起。

其内伤与饮食不节，劳役所伤，然亦恶风，居露地中，遇大漫风起，却不恶也；惟门窗隙中些小贼风来，必大恶也，与伤风、伤寒俱不同矣。况鼻流清涕，头痛自汗，间而有之。鼻中气短，少气不足以息，语则气短而怯弱，妨食[2]，或食不下，或不饮食，三者互有之。腹中不和，或腹中急而不能伸，口不知五谷之味，小便频数而不渴。初劳役得病，食少，小便赤黄，大便常难，或涩或结，或虚坐只见些小白脓，时有下气，或泄黄如糜，或溏泄[3]色白，或结而不通。

若心下痞[4]，或胸中闭塞，如刀劙[5]之痛，二者亦互作，不并出也。有时胃脘当心而痛，上支两胁，痛必脐下相火之势，如巨川之水，不可遏而上行，使阳明之经逆行，乱于胸中，其气无止息，甚则高喘，热伤元气，令四肢不收，无气以动，而懒倦嗜卧。以其外感风寒俱无此证，故易为分辨耳！

【注释】

[1] 外感八风：八风分东西南北和春夏秋冬，合为八风，多指外感邪气。

[2] 妨食：妨，妨碍；食，食物。意为影响进食，食欲减退。

[3] 溏泄：大便稀、烂、软。

[4] 心下痞：心下指胃脘。胃脘胀满不适的症状。

［5］劙（lí）：刺破、割破之意。

【按语】本条文重点阐述了外感八风与内伤不足之证的临床诊断鉴别，重点从病因和临床表现方面进行阐述。鼻流清涕、头痛、自汗等症状在外感和内伤证候都可能出现，对病因、病情发展和疾病全身伴随症状等方面仔细分析、甄别，可以准确鉴别。如外感八风之邪，食欲、脘腹、二便正常，而内伤者食欲、脘腹、二便都出现症状。

二、内外伤辨惑论卷中

【原文】饮食劳倦论

古之至人，穷于阴阳之化，究乎生死之际，所著《内经》，悉言人以胃气为本。盖人受水谷之气[1]以生，所谓清气、荣气、卫气、春升之气，皆胃气之别称也。夫"胃为水谷之海"，"饮食入胃，游溢精气，上输于脾；脾气散精，上归于肺；通调水道，下输膀胱。水精四布，五经并行，合于四时五脏阴阳，揆度以为常也。"苟饮食失节，寒温不适，则脾胃乃伤；喜怒忧恐，劳役过度，而损耗元气[2]。既脾胃虚衰，元气不足，而心火独盛。心火者，阴火[3]也，起于下焦，其系系于心，心不主令，相火代之。相火，下焦包络之火，元气之贼也。火与元气不能两立，一胜则一负。脾胃气虚，则下流于肾肝，阴火得以乘其土位。故脾胃之证，始得之则气高而喘，身热而烦，其脉洪大而头痛，或渴不止，皮肤不任风寒，而生寒热。盖阴火上冲，则气高而喘，身烦热，为头痛，为渴，而脉洪大；脾胃之气下流，使谷气不得升浮，是生长之令不行，则无阳以护其荣卫，不任风寒，乃生寒热。皆脾胃之气不足所致也。

【注释】

［1］水谷之气：又称为谷气，多指饮食营养。

［2］元气：又称为原气，是人体最根本、最重要的气，是人体生命活动的原动力。

［3］阴火：李东垣所指的阴火，即是指在脾胃内伤虚损基础上所产生的一种火热邪气，包括了相火的部分内容，需与现代中医理论中的阴虚火旺加以鉴别。

【按语】本条文从病因饮食劳倦的因素，阐述了"温能除大热"的理论依据及其方剂，提出"阴火"理论，并从脏腑功能角度、病理角度分析了脾胃之证出现一派热象，如身热、脉洪大、口渴、恶热等症的病因病机，与外感风寒所致症状进行鉴别，提出误治的危害，创立了相应的经典名方——补中益气汤对症治疗。

此外，《内外伤辨惑论》还创制了多首名方，包括清暑益气汤、升阳益胃汤、厚朴温中汤和朱砂安神丸等。

三、内外伤辨惑论卷下

【原文】辨内伤饮食用药所宜所禁[1]

内伤饮食，付药者，受药者，皆以为琐末细事，是以所当重者为轻，利害非细。殊不思胃气者，荣气也，卫气也，谷气也，清气也，资少阳生发之气也。人之真气衰旺，皆在饮食入胃，胃和则谷气上升。谷气者，升腾之气也，乃足少阳胆、手少阳元气始发生长，万化之别名也。饮食一伤，若消导药[2]的对其所伤之物，则胃气愈旺，五谷之精华上腾，乃清气为天者也，精气、神气皆强盛，七神卫护，生气不乏，增益大旺，气血周流，则百病不能侵，虽有大风苛毒，弗能害也。此一药之用，其利博哉。

饮食自倍肠胃乃伤分而治之

《痹论》云："阴气者，静则神藏，躁则消亡。饮食自倍，肠胃乃伤。"此混言之也。分之为二：饮也，食也。又经云："因而大饮则气逆。因而饱食，筋脉横解，则肠澼为痔。"饮者，无形之气，伤之则宜发汗、利小便，使上下分消其湿，解酲[3]汤、五苓散之类主之。食者，有形之物，伤之则宜损其谷；其次莫若消导，丁香烂饭丸、枳术丸之类主之；稍重则攻化，三棱消积丸、木香见睍丸之类主之；尤重者，则或吐或下，瓜蒂散、备急丸之类主之。以平为期。盖脾已伤，又以药伤，使营运之气减削，食愈难消。故《五常政论》云："大毒治病，十去其六；常毒治病，十去其七；小毒治病，十去其八；无毒治病，十去其九；谷肉果菜，食养尽之。无使过之，伤其正也。不尽，行复如法。"圣人垂，此严戒，是为万世福也。如能慎言语、节饮食，所谓治未病也。

【注释】

[1]所宜所禁：指服药期间饮食相宜和饮食禁忌，包括治病服用药物时适合的饮食为所宜；治病服药时不适合食用的为所禁。

[2]消导药：是指消化饮食、导行积滞为主要作用的一类中药。

[3]酲（chéng）：指饮酒后身体不舒服，或酒后神志不清的样子。

【按语】"辨内伤饮食用药所宜所禁"所引的部分条文重点提出了内伤治病用药之时顾护脾胃之气的重要性，脾胃本有所损，在服药期间，重视饮食禁忌，对于疾病的治疗可以起到非常重要的作用，医者要给予足够的重视。

"饮食自倍肠胃乃伤分而治之"所引条义明确了"饮"和"食"所致病的病机不同，相应治疗原则也不同，不能将"饮"和"食"混为一谈。同时在治疗疾病时，选取药物要结合病情，选取副作用较小的，灵活变化，以食为重，重视饮食对于疾病的影响。

第八节　《脾胃论》选读

李东垣（1180—1251年），名杲，字明之，晚年自号东垣老人，宋金时真定（今河北省正定）人，金元时期著名医学家，为"金元四大家"之一，脾胃学说的创始人，被称为"补土派"。

《脾胃论》成书于公元1249年，为李东垣依据临床实践，结合医学理论所著。现存较早版本有《济生拔萃》本、《东垣十书》本、《古今医统正脉全书》本等，1949年后陆续有注释本、排印本、影印本出版。

《脾胃论》全书共分为三卷，收载医论三十六篇，方论六十三篇。上卷分为论脾胃虚实传变、脾胃盛衰、肺之脾胃虚等，并述君臣佐使法、分经随证制方用药宜禁等内容。中卷主要包括饮食劳倦所伤始为热中、安养心神调治脾胃论等医论。下卷有医论十二篇，着重论述脾胃虚损与其他脏腑及九窍的关系。《脾胃论》为李东垣的代表著作，书中的相关论述为我们研究其辨证诊断的学术思想提供了有益启示。

一、脾胃论卷上

【原文】脾胃虚实传变论

故夫饮食失节，寒温不适，脾胃乃伤。喜怒忧恐，损耗元气，资助心火。火与元气不两立，火胜则乘其土位，此所以病也。《调经篇》云：病生阴者，得之饮食居处，阴阳喜怒。又云：阴虚则内热，有所劳倦，形气衰少，谷气不盛，上焦不行，下脘不通，胃气热，热气熏胸中，故为内热。脾胃一伤，五乱互作，其始病遍身壮热，头痛目眩，肢体沉重，四肢不收，怠惰[1]嗜卧，为热所伤，元气不能运用，故四肢困怠如此。圣人著之于经，谓人以胃土为本，成文演义，互相发明，不一而止，粗工不解读，妄意施用，本以活人，反以害人。

《生气通天论》云：苍天之气清净[2]则志意治，顺之则阳气固，虽有贼邪，弗能害也，此因时之序。故圣人传精神，服天气，而通神明。失之内闭九窍，外壅肌肉，卫气散解。此谓自伤，气之削也。阳气者，烦劳则张，精绝，辟积于夏，使人煎厥。目盲耳闭，溃溃乎若坏都。故苍天之气贵清净，阳气恶烦劳，病从脾胃生者一也。《五常政大论》云：阴精所奉其人寿，阳精所降其人夭。阴精所奉，谓脾胃既和，谷气上升，春夏令行，故其人寿。阳精所降，谓脾胃不和，谷气下流，收藏令行，病从脾胃生者二也。《六节藏象论》云：脾、胃、大肠、小肠、三焦、膀胱者，仓廪之本，荣之居也。名曰器，能化糟粕，转味而入出者也。其华在唇四白，其充在肌，其味甘，其色黄。此至阴之类，通于土气。凡十一脏，皆取决于胆也。胆者，少阳春生之气，春气升则万化安。故胆气春升，则余脏从之；胆气不升，则飧泄肠澼，不一而起矣。病从脾胃生者三也。

【注释】

[1]怠惰：懈怠懒惰之意。

[2]净：清净，主要是精神内在清净无为之意。

【按语】"脾胃虚实传变论"是李东垣阐述脾胃生理和病理在人体中起到非常重要作用的相关论述。本文所选的部分条文从寒温不适、饮食失节、情志失调和四时阴阳等不同角度阐述了脾胃的重要性，以及"病从脾胃生"的不同原因。无论调养抑或治病，调养脾胃都是关键。

二、脾胃论卷中

【原文】脾胃虚弱随时为病随病制方

夫脾胃虚弱，必上焦之气不足，遇夏天气热盛，损伤元气，怠惰嗜卧，四肢不收，精神不足，两脚痿软，遇早晚寒厥，日高之后，阳气将旺，复热如火，乃阴阳气血俱不足，故或热厥而阴虚，或寒厥而气虚。口不知味，目中溜火，而视物䀮䀮[1]无所见。小便频数，大便难而结秘。胃脘当心而痛，两胁痛或急缩。脐下周围，如绳束之急，甚则如刀刺，腹难舒伸。胸中闭塞，时显呕哕，或有痰嗽，口沃白沫，舌强。腰、背、胛眼皆痛，头痛时作。食不下，或食入即饱，全不思食。自汗[2]尤甚，若阴气覆在皮毛之上。皆天气之热助本病也，乃庚大肠，辛肺金为热所乘而作。当先助元气，理治庚辛之不足，黄芪人参汤主之。

【注释】

[１]晄晄（huānghuāng）：目光昏花模糊不清的意思。

[２]自汗：白天或清醒状态下出汗过多，动则加重。

【按语】"脾胃虚弱随时为病随病制方"阐述了脾胃虚弱的病因及其与其他脏腑的联系。同时结合四时天气特点，分析相应的症状及其在一日之间的病机、病情变化特点，以及在不同部位出现的不同症状，主张以固本、助元气为主。

三、脾胃论卷下

【原文】脾胃虚则九窍[１]不通论

真气又名元气，乃先身生之精气也，非胃气不能滋之。胃气者，谷气也，荣气也，运气也，生气也，清气也，卫气也，阳气也。又天气、人气、地气，乃三焦之气。分而言之则异，其实一也，不当作异名异论而观之。

饮食劳役所伤，自汗小便数，阴火乘土位，清气不生，阳道不行，乃阴血伏火。况阳明胃土，右燥左热，故化燥火而津液不能停；且小便与汗，皆亡津液。津液至中宫变化为血也。脉者，血之腑也，血亡则七神何依？百脉皆从此中变来也。人之百病，莫大于中风[２]，有汗则风邪客之，无汗则阳气固密，腠理闭拒，诸邪不能伤也。

或曰：经言阳不胜其阴，则五脏气争，九窍不通；又脾不及则令人九窍不通，名曰重强[３]；又五脏不和，则九窍不通；又头痛耳鸣，九窍不通利，肠胃之所生也。清析而解之？答曰：夫脾者，阴土也，至阴之气，主静而不动；胃者，阳土也，主动而不息。阳气在于地下，乃能生化万物。故五运在上，六气在下。其脾长一尺，掩太仓，太仓者，胃之上口也。脾受胃禀，乃能熏蒸腐熟五谷者也。胃者，十二经之源，水谷之海也，平则万化安，病则万化危。五脏之气，上通九窍。五脏禀受气于六腑，六腑受气于胃。六腑者，在天为风、寒、暑、湿、燥、火，此无形之气也。胃气和平，荣气上升，始生温热。温热者，春夏也，行阳二十五度。六阳升散之极，下而生阴，阴降则下行为秋冬，行阴道，为寒凉也。胃既受病，不能滋养，故六腑之气已绝，致阳道不行，阴火上行。五脏之气，各受一腑之化，乃能滋养皮肤、血脉、筋骨，故言五脏之气已绝于外，是六腑生气先绝，五脏无所禀受，而气后绝矣。肺本收下，又主五气，气绝则下流，与脾土叠于下焦，故曰重强。胃气既病则下溜。经云：湿从下受之，脾为至阴，本乎地也，有形之土，下填九窍之源，使不能上通于天，故曰五脏不和，则九窍不通。胃者，行清气而上，即地之阳气也，积阳成天，曰清阳出上窍，曰清阳实四肢，曰清阳发腠理者也。脾胃既为阴火所乘，谷气闭塞而下流，即清气不升，九窍为之不利。胃之一腑病，则十二经元气皆不足也。气少则津液不行，津液不行则血亏，故筋骨、皮肉、血脉皆弱，是气血俱羸弱矣。劳役动作，饮食饥饱，可不慎乎？凡有此病者，虽不变易他疾，已损其天年，更加之针灸用药差误，欲不夭枉，得乎？

【注释】

[１]九窍：指人体的两眼、两耳、两鼻孔、口、前阴和后阴。

[２]中风：本条文是指因感受外邪（风邪）所致。

[3] 重（zhòng）强：脾胃功能失调所致四肢沉重不举、九窍不通的病证。

【按语】本条文以脾胃学说为中心，胃为水谷之海，阐述了五脏六腑禀受于胃的理论。胃功能失调则十二经元气不足。元气乃人身之根本，可影响气血津液的运行，使全身筋骨皮肉血脉、眼耳口鼻等九窍都出现症状。本条文从脾胃的角度阐释了九窍不通的病因病机，为临床诊治相关病证，如耳鸣、目昏等提供了新的诊治思路。

第九节 《素问病机气宜保命集》选读

《素问病机气宜保命集》，作者刘完素（1120—1200年），字守真，别号宗真子，又号通元处士，河间（今属河北）人，金代著名医学家，为"金元四大家"之一。自幼聪慧，耽嗜医书。对《素问》一书，朝夕研读，遂洞达医术。以为疾病多属火热，用药好用寒凉，以降心火、益肾水为主，认为"土为万物之本，水为万物之源"，"泻火清热，即所以保水土；滋水培土，则所以制火热"。为寒凉派的倡导者。

《素问病机气宜保命集》凡上、中、下三卷，上卷为医论九篇，中、下卷皆为疾病证治。凡分三十二门，首原道、原脉、摄生、阴阳诸论，次及处方用药，次第加减，君臣佐使之法，于医理精微，阐发极为深至。刘完素的成就主要体现在对热性病的研究上，扩大了《内经》热性病的范围，深化了对火热病机的认识，并发展了病机十九条的理论；在治疗上，创辛凉甘寒解表之法，善用寒凉药物，注重养血益阴。此外，他的成就还体现在对《内经》杂病与其他杂病的论治上，成为发挥《内经》杂病证治的开山。刘完素虽倡言火热，以善用寒凉著称，但并不是唯火热论者，临床治病亦不囿于寒凉，而概以辨证论治为准。故其有寒热并用、补泻兼施之方，如地黄饮子即是温补之代表方。学习刘完素的学术思想，应有一个客观正确的评价。

一、病机论

【原文】诸热瞀瘛[1]，皆属于火。热气胜，则浊乱昏昧也。瞀，示乃昏也。经[2]所谓病筋脉[3]相引而急，名曰瘛者，故俗谓之搐是也。热胜风抟，并于经络，故风主动而不宁，风火相乘[4]，是以热，瞀瘛而生矣。治法，祛风涤热之剂，折[5]其火势，瞀瘛可立愈。若妄加灼火[6]，或饮以发表之药，则死不旋踵[7]。

诸禁鼓栗[8]，如丧神守[9]，皆属于火。禁栗惊惑，如丧神守，悸动[10]怔忪[11]，皆热之内作，故治当以制火，制其神守，血荣而愈也。

诸逆冲上[12]，皆属于火。冲，攻也。火气炎上[13]，故呕涌溢，食不下也[14]。

诸胀腹大，皆属于热[15]。肺主于气，贵乎通畅。若热甚则郁于内，故肿胀而腹大。是以火主长[16]而高茂，形现彰显[17]，升明舒荣[18]，皆肿之象也。热去则见自利也。

【注释】
[1] 诸热瞀瘛：众多发热、昏闷、抽搐。
[2] 经：指《素问·玉机真脏》。
[3] 病筋脉：王冰注："筋脉受热而自跳掣，故名曰瘛。"
[4] 相乘：相加；相凌。

[5]折：抑制；摧挫。治病五法之一。如病热极重者，以大寒之剂折其焰而救其急。

[6]灼火：指艾灸等。

[7]不旋踵：来不及转身，形容时间极短。

[8]诸禁鼓栗：由于战栗而上下牙齿相击。禁，通"噤"，口噤，即咬紧牙关。鼓栗，鼓额而战栗。鼓，谓鼓额；上下牙齿相碰撞。鼓，用作动词。鼓动；敲击。

[9]丧神守：神不守舍；神志不宁。

[10]悸动：因惊怖而心跳加快。

[11]怔忪：又作"怔忡"，指心跳剧烈的一种病。

[12]逆冲上：气逆上攻。

[13]炎上：火气上腾，是说火焰的本性是向上行。

[14]故呕涌溢，食不下也：谓涌吐食物，不能下咽。

[15]诸胀腹大，皆属于热：谓众多肿胀腹大，大都属于热邪。

[16]火主长：于五行，火为夏，夏主长。

[17]彰显：彰著显明。

[18]舒荣：舒展荣华。

【按语】本篇阐明诸症属于火、热的机理。"病机论"是上卷九篇医论之一，其内容是就《素问·至真要大论》中所论病机十九条逐条进行发挥，并增加了"诸涩枯涸，干劲皴揭，皆属于燥"一条。

二、火热病证治

【原文】论曰：有表而热者，谓之表热也。无表而热者，谓之里热也。有暴发而为热者，乃久不宣通而致也。有服温药过剂而为热者，有恶寒战栗而热者。盖诸热之属者，心火之象也。王注曰：百端之起，皆自心生，故上善若水，下愚若火。治法曰：少热之气，凉以和之。大热之气，寒以取之。甚热之气，则汗发之。发之不尽，则逆治之。制之不尽，求其属以衰之。故曰：苦者以治五脏，五脏属阴而居于内，辛者以治六腑，六腑属阳而在于外，故内者下之，外者发之。又宜养血益阴，其热自愈，此所谓不治而治也。故不治谓之常治，治之不治，谓之暴治。经所谓诸寒而热者取之阴，诸热而寒者取之阳，此所谓求其属也。王注曰：益火之源，以消阴翳，壮水之主，以制阳光，此之谓也。

【按语】本篇提出火热病的治疗。刘完素对不仅火热病的病机有深入研究，对火热病的治疗亦有丰富的经验。他提出的或辛凉解表，或表里双解，或攻下里热，或清热解毒，或养阴退阳颇具独到见解，对后世温病学派治疗学的发展有很大启示。

三、杂病证治

【原文】泻痢论第十九

论曰：脏腑泻痢，其证多种，大抵从风、湿、热论。是知寒少而热多，寒则不能久也，故曰暴泻非阳，久泻非阴。

消渴论第二十三

论曰：消渴之疾，三焦受病也，有上消、中消、肾消。上消者，上焦受病，又谓之膈消病也，多饮水而少食，大便如常，或小便清利，知其燥在上焦也，治宜流湿润燥。中消者，胃也，渴而饮食多，小便黄，《经》曰热则消谷，知热在中，法云宜下之，至不欲饮食则愈。肾消者，病在下焦，初发为膏淋，下如膏油之状，至病成而面色黧黑，形瘦而耳焦，小便浊而有脂，治法宜养血以肃清，分其清浊，而自愈也。

【按语】本篇提出泻痢、消渴的证治。

刘氏认为，泻痢由"五脏窘毒，结而不散，或感冷物，或冒寒暑失饥，不能开发，又伤冷热等食，更或服暖药过极，郁化成利"所致，其证虽有多种，但大抵从风湿热而论治。刘氏关于泻痢病因病机、辨证治疗的阐发，虽然还不够全面，但是许多内容颇有深度，且具有临床指导意义，故为后世所本。

刘完素对消渴病的认识尤有独到之处，曾专著《三消论》加以论述。他认为，消渴病"本因饮食服饵失宜，肠胃干涸，而气液不得宣平；或耗乱精神，过违其度，或因大病，阴气损而血液衰虚，阳气悍而燥热郁甚之所成也"。刘氏论治杂病是很精深的，对杂病学发展的贡献可见一斑。

第十节　《内经知要》选读

《内经知要》，作者李中梓（1588—1655年），字士材，号念莪，华亭（今上海松江）人，明末著名医家。一生重视中医理论，兼众家之长述医理，多能深入浅出。在学术上勤求古训，博采众长，既善把握诸家之长，又能灵活变通，由博返约，删繁就简，拾缺补遗归纳。一生著作颇多，有《医宗必读》《内经知要》《伤寒括要》《士材三书》《删补颐生微论》等，在医学界颇有影响。《内经知要》是李中梓选辑《内经》编注而成。全书分上下两篇，有道生、阴阳、色诊、脉诊、藏象、经络、治则、病能八章，是历代选注《内经》最为简明扼要的一本书，颇受初学者欢迎。

一、论藏象

【原文】《灵兰秘典论》曰：心者，君主之官，神明出焉（心者一身之主，故为君主之官。其藏神，其位南，有离明之象，故曰神明出焉）。肺者，相傅之官，治节出焉（位高近君，犹之宰辅，故为相傅之官。肺主气，气调则脏腑诸官听其节制，无所不治，故曰治节出焉）。肝者，将军之官，谋虑出焉（肝为震卦，壮勇而急，故为将军之官。肝为东方龙神，龙善变化，故为谋虑所出）。胆者，中正之官，决断出焉（胆性刚直，为中正之官。刚直者善决断，肝虽勇急，非胆不断也）。膻中者，臣使之官，喜乐出焉（《胀论》云：膻中者，心主之宫城也。贴近君主，故称臣使。脏腑之官，莫非王臣，此独泛言臣。又言使者，使令之臣，如内侍也。按十二脏内有膻中而无胞络，十二经内有胞络而无膻中，乃知膻中即胞络也。况喜笑属火，此云喜乐出焉，其配心君之府，较若列眉矣）。脾胃者，仓廪之官，五味出焉（胃司纳受，脾司运化，皆为仓廪之官。五味入胃，脾实转输，故曰五味出焉）。大肠者，传道之官，变化出焉（大肠居小肠之下，主出糟粕，是名变化传导）。小肠者，受盛之官，化物出焉（小肠居胃之下，受盛胃之水谷而分清浊，水液渗于前，糟粕归于后，故曰化物）。肾者，作强之官，伎巧出焉（肾处北方而主骨，宜为作强之官。水能化生万物，故曰伎巧出焉）。三焦者，决渎之官，水道出焉（上焦如雾，中焦如沤，下焦如渎。三焦气治，则水道疏通，故名决渎之官）。膀胱者，州都之官，津液藏焉，气化则能出矣（膀胱位居卑下，故名州都之官。《经》曰：水谷循下焦而渗入膀胱。盖膀胱有下口而无上口，津液之藏者，皆由气化渗入，然后出焉。旧说膀胱有上口而无下口者，非也）。凡此十二官者，不得相失也（失则不能相使，而疾病作矣）。

【按语】本篇提出藏象问题。藏象一词首见于《黄帝内经》，后世曾长期沿用。《黄帝内经》中有相当篇章对各个脏腑的不同功能进行了深入细致而又独到的精彩阐述，体现了中医学独特的奥秘内涵。

二、论治则

【原文】《阴阳应象大论》曰：因其轻而扬之，因其重而减之，因其衰而彰之（轻者在表，宜扬而散之。重者在内，宜减而泻之。衰者不补，则幽潜沉冤矣，补则再生，故曰彰）。形不足者，温之以气；精不足者，补之以味（此彰之之法也。阳气衰微则形不足，温之以气，则形渐复也。阴髓枯竭则精不足，补之以味，则精渐旺也）。其高者，因而越之（高者，病在上焦。越者，吐也，越于高者之上也）；其下者，引而竭之（下者，病在下焦。竭者，下也，引其气液就下也，通利二便皆是也。或云引者，蜜导、胆导之类。竭者，承气、抵当之类）；中满者，泻之于内（中满，非气虚中满也，如胀满而有水有积，伤寒而结胸便闭是也。内字与中字照应）。其有邪者，渍形以为汗（渍，浸也，如布桃枝以取汗，或煎汤液以熏蒸，或表清邪重，药不能汗，或冬月天寒，发散无功，非渍形之法不能汗也）；其在皮者，汗而发之（邪在皮则浅矣，但分经汗之可也）；其剽悍者，按而收之（剽者，急也。悍者，猛也，怒气伤肝之症也。按者，制伏酸收，如芍药之类是也）；其实者，散而泻之（阴实者，以丁、姜、桂、附散其寒。阳实者，以芩、连、栀、柏泻其火），审其阴阳，以别柔刚（审病之阴旧，施药之柔刚），阳病治阴，阴病治阳（阳胜者阴伤，治其阴者，补水之主也；阴胜者阳伤，治其阳者，补水中之火也），定其血气，各守其乡（或血或气，用治攸分，各不可紊也），血实宜决之（导之下流，如决江河也），气虚宜掣[1]引之（提其上升，如手掣物也）。

【注释】

[1] 掣：掣引，即导引。导引则气行条畅。

【按语】本篇提出治则问题。治则，即治病的法则。中医学种种治则的确立，因为都是以整体观念和辨证论治的总精神为指导，所以充满了思辨性特点，甚至可以说是原则性与灵活性的完美结合。

第十一节 《兰室秘藏》选读

《兰室秘藏》，金朝李杲著，成书于元至元十三年（1276年）。

李杲（1180—1251年），字明之，晚号东垣老人，习称李东垣，金时真定（今河北正定）人，生活于金大定二十年至元宪宗元年，为金代著名的医学家。李氏治疗脾胃内伤诸病主用益气升阳，结合苦寒泻火，对后世影响甚大。著作有《脾胃论》《内外伤辨惑论》和《兰室秘藏》等。

《兰室秘藏》共三卷，据病论方，共计二十一门，分饮食劳倦、中满腹胀、心腹痞、胃脘痛、眼耳鼻、内障眼、齿咽喉、妇人、疮疡等。每门之下，先有总论，内容以证候为主，详论各证候的病源和治疗原则，后附载各种处方，所论多聚焦于中焦脾胃，以"土为万物之母，脾胃为生化之源"为论点，阐述发明内伤治疗的大法与准则，强调在治疗过程中须注意保护或增强脾胃功能，以利于康复。书中所载方药配伍精当，切于实用，对后世有较大影响。

一、饮食劳倦门

【原文】《调经论篇》云：阴虚生内热。岐伯曰：有所劳倦，形气衰少，谷气不盛，上焦不行，下脘不通，而胃气热，热气熏胸中，故内热。《举痛论》云：劳则气耗。劳则喘且汗出，内外皆越，故气耗矣。夫喜怒不节，起居不时，有所劳伤，皆损其气，气衰则火旺，火旺则乘其土。脾主四肢，故困热，无气以动，懒于语言，动作喘乏表热自汗，心烦不安。当病之时，宜安心静坐，以养其气，以甘寒泻其热火，以酸味收其散气，以甘温补其中气，《经》言劳者温之、损者温之者是也。

【按语】本段论及劳役过度，精神刺激，饮食所伤，致人胃中元气散解，脏腑组织失其濡养，疾病由生，提出此时宜静坐以养心养气，以甘寒之品泻其火，以酸敛之品收其气，以甘温之品补其中。

二、中满腹胀门

【原文】《六元政纪大论》云：太阴所至为中满，太阴所至为蓄满。诸湿肿满，皆属脾土。论云：脾乃阴中之太阴，同湿土之化，脾湿有余，腹满食不化。天为阳为热，主运化也；地为阴为湿，主长养也。无阳则阴不能生化，故云脏寒生满病。《调经论篇》云：因饮食劳倦，损伤脾胃，始受热中，末传寒中，皆由脾胃之气虚弱，不能运化精微而制水谷，聚而不散，而成胀满。《经》云：腹满䐜胀，支膈胠胁，下厥上冒，过在足太阴阳明，乃寒湿郁遏也。《脉经》所谓胃中寒则胀满者是也。《针经》三卷杂病第八：腹满，大便不利，上走胸嗌，喘息喝喝然，取足少阴。又云：胀取三阳。三阳者，足太阳寒水为胀，与《通评虚实论》说"腹暴满，按之不下，取太阳经络，胃之募也"正同。取者，泻也。《经》云：中满者，泻之于内者是也。宜以辛热散之，以苦泻之，淡渗利之，使上下分消其湿，正如开鬼门，洁净府，温衣缪刺其处，是先泻其血络，后调其真经，气血平，阳布神清，此治之正也。或曰：诸胀腹大，皆属于热者何也？此乃病机总辞。假令外伤风寒有余之邪，自表传里，寒变为热，而作胃实腹满，仲景以大承气汤治之；亦有膏粱之人，湿热郁于内，而成胀满者，此热胀之谓也。大抵寒胀多而热胀少，治之者宜详之。

【按语】本段论及中满腹胀的病机与治法，提出中满宜以辛热散之，以苦泻之，淡渗利之，使上下分消其湿，如此方能气血调和，阳气布散，神气精爽，此为治疗之大法。

三、胃脘痛门

【原文】论酒大热有毒，气味俱阳，乃无形之物也。若伤之，则止当发散，汗出则愈矣，此最妙法也；其次莫如利小便。二者乃上下分消其湿，何酒病之有？今之酒病者，往往服酒癥丸，大热之药下之，又有用牵牛、大黄下之，是无形元气受病，反下有形阴血，乖误甚矣！酒性大热，已伤元气，而复重泻之，况亦损肾水真阴及有形阴血俱为不足，如此则阴血愈虚，真水愈弱，阳毒之热大旺，反增其阴火，是谓元气消亡，七神何依？折人长命，虽不即死，而虚损之病成矣。《金匮要略》云：酒疸下之，久久为黑疸。慎不可犯此戒，不若令上下分消其湿，当以葛花解醒汤主之。

【按语】本段论及酒病的病机以及治法，驳庸医用酒癥丸之误，正确治法宜发汗、利小便，上下分消，可选用葛花解醒汤治之。

四、消渴门

【原文】后分为三消，高消者，舌上赤裂，大渴引饮。《气厥论》云：心移热于肺，传为膈消者是也。以白虎加人参汤治之。中消者，善食而瘦，自汗，大便硬，小便数。叔和云：口干饶饮水，多食亦肌虚，瘅成消中者是也。以调胃承气及三黄丸治之。下消者，烦躁引饮，耳轮焦干，小便如膏。叔和云：焦烦水易亏，此肾消也。以六味地黄丸治之。《总录》所谓未传能食者，必发脑疽背疮，不能食者，必传中满鼓胀，皆谓不治之证。洁古老人分而治之，能食而渴者，白虎加人参汤；不能食而渴者，钱氏方白术散倍加葛根治之。上中既平，不复传下消矣。前人用药，厥有旨哉。

【按语】本段论及三消的临床表现与方药，引用张元素治疗消渴病的经验，强调消渴病宜早治，高消、中消之时予以治疗，则病可不传及下焦。

五、头痛门

【原文】凡头痛皆以风药治之者，总其大体而言之也。高巅之上，惟风可到，故味之薄者，阴中之阳，乃自地升天者也。然亦有三阴三阳之异，故太阳头痛，恶风寒，脉浮紧，川芎、羌活、独活、麻黄之类为主。少阳经头痛，脉弦细，往来寒热，柴胡为主。阳明头痛，自汗，发热，不恶寒，脉浮缓长实者，升麻、葛根、石膏、白芷为主。太阴头痛，必有痰，体重，或腹痛，为痰癖，其脉沉缓，苍术、半夏、南星为主。少阴经头痛，三阴三阳经不流行，而足寒气逆为寒厥，其脉沉细，麻黄附子细辛汤为主。厥阴头疼项强，或吐痰沫，厥冷，其脉浮缓，吴茱萸汤主之。血虚头痛，当归、川芎为主。气虚头痛，人参、黄芪为主。气血俱虚头痛，调中益气汤少加川芎、蔓荆子、细辛，其效如神。

【按语】本段论及六经头痛、气虚头痛、血虚头痛的临床表现及用药特点，强调头痛具有使用祛风药之共性。

六、大便结燥门

【原文】《金匮真言论》云：北方黑色，入通于肾，开窍于二阴，藏精于肾。又云：肾主大便，大便难者，取足少阴。夫肾主五液，津液润则大便如常。苦饥饱失节，劳役过度，损伤胃气，及食辛热味厚之物，而助火邪，伏于血中，耗散真阴，津液亏少，故大便结燥。然结燥之病不一，有热燥，有风燥，有阳结，有阴结，又有年老气虚，津液不足而结燥者。治法云：肾苦燥，急食辛以润之，结者散之。如少阴不得大便，以辛润之。太阴不得大便，以苦泄之。阳结者散之，阴结者温之。仲景云：小便利而大便硬，不可攻下，以脾约丸润之。食伤太阴，腹满而食不化，腹响，然不能大便者，以苦药泄之。如血燥而不能大便者，以桃仁酒制大黄通之。风结燥而大便不行者，以麻子仁加大黄利之。如气涩而大便不通者，以郁李仁、枳实、皂角仁润之。大抵治病必究其源，不可一概用巴豆、牵牛之类下之，损其津液，燥结愈甚，复下复结，极则以至导引于下而不通，遂成不救，噫！可不慎哉。

【按语】本段论及大便结燥的类型及治法，提出大便结燥有热燥、有风燥、有阳结、有阴结、有年老气虚、津液不足等类型，强调治病必须探究其源，不可一概用巴豆、牵牛之类的泻药以下之，此为禁忌。

七、杂病门

【原文】火郁汤治五心烦热，是火郁于地中。四肢者，脾土也，心火下陷于脾土之中，郁而不得伸，故经云：火郁则发之。

升麻、葛根、柴胡、白芍药，以上各一两；防风、甘草，以上各五钱。

上㕮咀，每服五钱，水二大盏，入连须葱白三寸，煎至一盏，去渣，稍热，不拘时候服。

【按语】本段论及火郁汤的病证表现、病机、治法及方药。

第十二节 《丹溪心法》选读

朱震亨，字彦修（1281—1358年），元代婺州义乌（今浙江义乌）人，因世居丹溪，故学者尊之为丹溪翁，兼集医、哲于一身。其重视相火病变的研究，大倡"阳有余阴不足论"，治疗强调滋阴降火，被后人称为滋阴派的倡导者。此外，其对气、血、痰、郁等杂病亦有深入研究，以善治杂病而盛极一时，名扬海内外。

《丹溪心法》在正文之前有《十二经见证》，分别对膀胱、胃、胆、小肠、大肠、脾、肾、肝、肺、心人体10个部位的经络及手厥阴别脉、手足阴阳合生等疾病的病证表象进行了论述，使读者对人体疾病的发生情况有一个基本认识。接着附5篇论文，阐述了朱震亨的部分医学思想。如"不治已病治未病"是要人们平时注意养生保健，把防病放在首位，不要等到生病或病情已十分严重了再去求医治病，这样往往会贻误病情，造成严重后果。"亢则害，承乃制"是运用阴阳和五行相生相克理论来论述为医之道，具有十分重要的意义。"亢则害"就是说阴阳寒热是人们生存不可缺少的内外环境，但无论阴阳寒热中的任何一种，超过了应有的"度"，都会形成对人体有害的疾病。"承乃制"是说只要根据病发的原因对症治疗，疾病就能得到有效的控制而痊愈。

一、不治已病治未病

【原文】与其救疗于有疾之后，不若摄养[1]于无疾之先，盖[2]疾成而后药者，徒劳而已。是故已病而不治[3]，所以为医家之法[4]；未病而先治，所以明摄生之理。夫如是，则思患[5]而预防之者，何患之有哉？此圣人不治已病治未病之意也。尝谓备土以防水也，苟不以闭塞其涓涓[6]之流，则滔天之势不能遏，备水以防火也，若不以扑灭其荧荧[7]之光，则燎原之焰不能止。其水火既盛，尚不能止遏，况病之已成，岂能治欤？

【注释】

[1]摄养：保养。下文的"摄生"意同。

[2]盖：连词。承接上文，申述原因。

[3]已病而不治：意为不等到已经发病了再治疗，与不治已病意同。

[4]法：法则；制度。

[5]思患：考虑到疾病。

[6]涓涓：细水缓流的样子。

[7]荧荧：微光闪烁的样子。

【按语】本篇提出不治已病治未病问题。朱震亨明确提出，与其在有病之后进行救治，不如在没病之时好好保养。平时不注意保养，病了以后又以药物治疗，就往往成为徒劳之举。

二、火证论治

【原文】火，阴虚火动难治。火郁当发，看何经。轻者可降，重者则从其性而升之。实火可泻，黄连解毒之类，虚火可补。小便降火极速。凡气有余便是火，不足者是气虚。火急甚重者，必缓之，以生甘草兼泻兼缓，参、术亦可。人壮气实，火盛颠狂者，可用正治，或硝黄、冰水之类。人虚火盛狂者，以生姜汤与之，若投冰水正治，立死。有补阴即火自降，炒黄柏、生地黄之类。凡火盛者，不可骤用凉药，必兼温散。可发有二：风寒外来者可发，郁者可发。气从左边起者，乃肝火也；气从脐下起者，乃阴火也；气从脚起，入腹如火者，乃虚之极也。盖火起于九泉之下多死，一法用附子末津调，塞涌泉穴，以四物汤加降火药服之妙。阴虚证本难治，用四物汤加炒黄柏，降火补阴。龟甲补阴，乃阴中之至阴也。四物加白马胫骨，降阴中火，可代黄连、黄芩。黄连、黄芩、栀子、大黄、黄柏降火，非阴中之火不可用。生甘草缓火邪，木通下行泻小肠火。人中白[1]泻肝火，须风露中二三年者。人中黄[2]大凉，治疫病须多年者佳。中气不足者，味用甘寒。山栀子仁大能降火，从小便泄去，其性能屈曲下降，人所不知，亦治痞块中火邪。

【注释】

［1］人中白：为凝结在尿桶或尿缸中的灰白色无晶形之薄片或块片，洗净干燥而成。味咸，性寒，入肝、三焦、膀胱经。具有清热解毒、祛瘀止血之效。

［2］人中黄：中药名，是一种加工制品。为甘草末置竹筒内，于人粪坑中浸渍后的制成品，具有清热、凉血、解毒之效。

【按语】本篇提出火证论治问题。《丹溪心法》将火分为实火和虚火两种，治法上分别采取泻和补的方法，实火可泻，虚火可补。火证也可采取"发"的方法治疗，一是风寒外感，二是因郁而火。

三、杂病论治

【原文】气血冲和，万病不生，一有怫郁，诸病生焉。故人身诸病，多生于郁。

苍术、抚芎[1]，总解诸郁，随证加入诸药。凡郁皆在中焦，以苍术、抚芎开提其气以升之。假如食在气上，提其气则食自降矣。余皆仿此。

【注释】

［1］抚芎：现多用川芎。

【按语】本篇提出郁证的治疗。这里所谓的"郁"，是"忧郁""郁积"，是人的情绪或气血循环不畅所导致的疾病。朱震亨认为，郁是人体致病一个非常重要的因素，"气血冲和，万病不生；一有怫郁，诸病生焉。故人身诸病，多生于郁"。在治疗过程中，他对因郁导致的疾病进行了细致分析，将其分为气郁、湿郁、痰郁、热郁、血郁、食郁6种不同的类型，并根据每种疾病的实际情况确定了不同的治疗方法。

第十三节　《格致余论》选读

《格致余论》，作者朱震亨（1282—1358年），字彦修，浙江金华（今浙江义乌市）人，元代著名医学家，因家居义乌丹溪，故人称丹溪翁。他提出"阳常有余，阴常不足"及"相火易动"等观点，主张滋阴降火，成为滋阴学派的代表人物。

《格致余论》是朱丹溪的医学论文集，也是其学术代表作。由于受宋代程朱理学的影响，他认为"古人以医为吾儒格物致知之一事"，故书以"格致"名之。全书共载医论四十二篇，内容涉及养生、诊法治则、临证、正误等诸多方面。每论虽篇幅短小，但论述明晰，且多附验案以取证，论案结合，颇具特色。书中"阳有余阴不足论"和"相火论"是本书的重点，也是其学术思想的核心，集中反映了朱氏研究相火及其病变，人体阴阳关系养生之道的学术观点，是学习朱氏学术思想的重要参考书。该论不仅发展完善了刘河间的火热病机学说，而且对后世滋阴学说的倡行及温病学派的形成和发展均有重要影响。书中提出的节饮食、戒色欲、养老慈幼、治病求本、不妄攻击等观点，以及气血痰郁等理论亦为后世医家所推崇。

一、论阳有余阴不足

【原文】人受天地之气以生，天之阳气为气，地之阴气为血，故气常有余，血常不足。何以言之？天地为万物父母。天，大也，为阳，而运于地之外；地，居天之中为阴，天之大气举之。日，实也，亦属阳，而运于月之外；月，缺也，属阴，禀日之光以为明者也。人身之阴气，其消长[1]视月之盈缺[2]，故人之生也，男子十六岁而精通，女子十四岁而经行。是有形之后，犹有待于乳哺水谷以养，阴气始成，而可与阳气为配，以能成人，而为人之父母。古人必近三十、二十而后嫁娶，可见阴气之难于成，而古人之善于摄养[3]也。《礼记》注曰：惟五十然后养阴者有以加。《内经》曰：年至四十，阴气自半，而起居衰矣。又曰：男子六十四岁而精绝，女子四十九岁而经断。夫以阴气之成，止供给[4]得三十年之视听言动，已先亏矣，人之情欲无涯[5]，此难成易亏之阴气，若之何而可以供给也？

【注释】
[1]消长：增减；盛衰。
[2]盈缺：圆缺。
[3]摄养：同"摄生"。养生。
[4]供给：供应给养。
[5]涯：边际；极限。

【按语】本篇提出阳有余阴不足的问题。朱氏关于人体"阳有余阴不足"的观点，是基于对人体生理特点及病理现象的分析而得出的，旨在说明人体阴精难于充足，而相火易于妄动。因此，保持阴精充足，勿使相火妄动，亦即养阴抑阳，则成为人体养生、防病的关键。这些都对防止早衰、却病延年具有重要的意义。同时，对于研究生命科学和老年医学亦有重要的启示。

二、论相火

【原文】太极，动而生阳，静而生阴，阳动而变，阴静而合，而生水、火、木、金、土，各一其性。惟火有二：曰君火，人火也；曰相火，天火也。

火内阴而外阳，主乎动者也，故凡动皆属火。以名而言，形气相生，配于五行，故谓之君；以位而言，生于虚无，守位禀命，因其动而可见，故谓之相。天主生物，故恒于动；人有此生，亦恒于动；其所以恒于动，皆相火之为也。见于天者，出于龙雷，则木之气；出于海，则水之气也。具于人者，寄于肝肾二部，肝属木而肾属水也。胆者，肝之腑；膀胱者，肾之腑；心胞络者，肾之配；三焦以焦言，而下焦司肝肾之分，皆阴而下者也。天非此火不能生物，人非此火不能有生。天之火虽出于木，而皆本乎地。故雷非伏，龙非蛰，海非附于地，则不能鸣，不能飞，不能波也。鸣也，飞也，波也，动而为火者也。肝肾之阴，悉具相火，人而同乎天也。

【按语】本篇提出相火论的问题。相火一词，首见于《内经》七篇大论，属运气学说的概念，朱震亨在总结前人论相火的基础上，对其从常与变两个方面，加以全面而深刻的阐发。朱震亨对相火的认识包括生理与病理两个方面，既论述了相火对人体的重要作用，又阐发了相火给人体带来的危害，而以后者为重点。其与"阳有余阴不足论"皆反映出朱氏重视相火病变的观点，是朱氏学术思想的重要组成部分。

三、论痛风

【原文】气行脉外，血行脉内，昼行阳二十五度，夜行阴二十五度，此平人之造化也。得寒则行迟而不及，得热则行速而太过。内伤于七情，外伤于六气，则血气之运，或迟或速，而病作矣。

彼痛风者，大率因血受热已自沸腾，其后或涉冷水，或立湿地，或扇取凉，或卧当风，寒凉外抟，热血得寒，污浊凝涩，所以作痛；夜则痛甚，行于阴也，治法以辛热之剂，流散寒湿，开发腠理。其血得行，与气相和，其病自安。然亦有数种治法稍异，谨书一二，以证予言。

【按语】本篇提出痛风的问题。痛风也叫风痹，是人体因受风寒而导致的四肢麻痹、疼痛的疾病。因为痛风主要是患在四肢，故有在上下之分。在治疗痛风病的过程中，朱震亨最大的功绩就是把痛风和痿病的区别明确地告诉人们，避免了在治疗方法上风痹、痿证不分的情况。

第十四节 《金匮钩玄》选读

《金匮钩玄》由元代朱丹溪著，刊于明成化二十一年（1485年）。

朱丹溪（1282—1358年），名震亨，字彦修，号丹溪，元代著名医学家，婺州义乌（今浙江金华义乌）人。朱丹溪医术精湛，临床证治疗效卓著，故时人又誉之为"朱一贴""朱半仙"，被后世称为"滋阴派"的创始人，与刘完素、张从正、李东垣并列为"金元四大家"，在中国医学史上占有重要地位，著有《格致余论》《局方发挥》《丹溪心法》《金匮钩玄》《素问纠略》《本草衍义补遗》《伤寒论辨》《外科精要发挥》等。

《金匮钩玄》共三卷，并附医论六篇。卷一、卷二为内科喉科和外科病证，卷三为妇科、儿科病证。内容收入内科病证87种，喉科、外科病证12种，妇科病证16种，儿科病证22种，共计137种，分证论治，条理赅括，词旨简明。因此，本书成为代表丹溪学术思想的重要著作之一，也是我们今天学习丹溪学术思想的重要参考文献。

一、论中风、头眩、痫诸病

【原文】大率主血虚，有痰以治痰为先，或虚夹火与湿；亦有死血留滞者，外中于风者；亦有中气者，当从痰治，顺气化痰。若口开、手撒、眼合、遗尿、吐沫直视、喉如鼾睡、肉脱筋痛者，皆不治。

半身不遂，大率多痰。在左属死血、无血；在右属痰、有热、气虚。

病若在左者，四物汤等加桃仁、红花、竹沥、姜汁；在右者，二陈汤、四君子等加竹沥、姜汁。

痰壅盛者、口眼㖞斜者、不能言者、皆当吐。

吐法：轻用瓜蒂、虾汁、皂角；重用藜芦半钱或三分，加麝香灌入鼻内或口内，吐痰出。一吐不已，再吐之。亦有虚而不可吐者。

气虚卒倒，参芪补之。

气虚有痰，浓参汤合竹沥、姜汁。

血虚，宜四物汤，俱用姜汁炒；恐泥痰，再加竹沥、姜汁入内服；能食者，去竹沥，加荆沥。

又法：以猪牙皂角、白矾等份为末，姜汤调下，名稀涎散。

【按语】本篇提出中风病机当属本虚标实，重点指出痰为关键的病理因素，因此，治疗当以治痰为先、顺气化痰为治疗大法；接着提出半身不遂在左与在右不同部位，具体病机侧重及用药选方的大体规律。

【原文】痰夹气、虚火，治痰为主。夹补气药，并降火药。属痰，无痰则不能作眩。属火，痰因火动。又有湿痰者、有火多者，左手脉数，热多。脉涩，有死血。右手脉实，痰积。脉大，必是久病。

【按语】本段认为头眩的核心病机当属痰，可兼气虚，或火热，故提出"无痰则不能作眩"的论点。痰又可分湿痰与火痰，可从脉象中得知病邪之大体。

二、论痰、火、郁诸病

【原文】戴云：郁者，结聚而不得发越也。当升者不得升，当降者不得降，当变化者不得变化也。此为传化失常，六郁之病见矣。气郁者，胸胁痛，脉沉涩；湿郁者，周身走痛，或关节痛，遇阴寒则发，脉沉细；痰郁者，动则即喘，寸口脉沉滑；热郁者，瞀，小便赤，脉沉数；血郁者，四肢无力，能食，便红，脉沉；食郁者，嗳酸腹饱不能食，人迎脉平和，气口脉紧盛者是也。

气血中和，万病不生，一有怫郁，诸病生焉。

气郁：香附子、苍术、川芎。

湿郁：苍术、川芎、白芷。

痰郁：海石、香附、南星、瓜蒌。

热郁：青黛、香附、苍术、川芎、栀子。

血郁：桃仁、红花、青黛、川芎、香附。

食郁：苍术、香附、针沙（醋炒）、山楂、神曲（炒）。

春加芎，夏加苦参，秋冬加吴茱萸。

越鞠丸，解诸郁，又名芎术丸。

苍术、香附、抚芎、神曲、栀子等份为末，水丸，如绿豆大。

凡郁皆在中焦，以苍术、抚芎开提其气以升之。假如食在气上，提其气则食自降。余皆仿此。

【按语】本篇论及六郁之病的病机及其种类，详述六郁的临床表现及脉象特征，提出"气血中和，万病不生，一有怫郁，诸病生焉"之理论，可谓发前人之所未发。针对六郁的不同类型，分别列举不同的药物进行对治，选药精辟，可为临床提供极为实用的价值。最后创制名方"越鞠丸"，以五药治六郁。

三、论君相五志之火

【原文】火之为病，其害甚大，其变甚速，其势甚彰，其死甚暴。何者？盖能燔灼焚焰，飞走狂越，消烁于物，莫能御之。游行乎三焦虚实之两途：曰君火也，犹人火也；曰相火也，犹龙火也。火性不妄动，能不违道于常，以禀位听命营运造化，生存之机矣。夫人在气交之中，多动少静，欲不妄动，其可得乎。故凡动者皆属火。龙火一妄行，元气受伤，势不两立。偏胜则病移他经，事非细故，动之极也，病则死矣。经所以谓一水不胜二火之火，出于天造。君相之外，又有厥阴、脏腑之火，根于五志之内，六欲七情激之，其火随起。大怒则火起于肝，醉饱则火起于胃，房劳则火起于肾，悲哀动中则火起于肺。心为君主，自焚则死矣。

【按语】本段详论火的种类及生理病理特点，提出火有君火，有相火，有五志脏腑之火。君火为人火，为生理之火；相火为龙火，为病理之火，相火与元气不两立。除此之外，还有五志脏腑之火，受六欲七情激发，则火随之而起。

第十五节 《明医杂著》选读

《明医杂著》由明代王纶撰，薛己注释并加按语，合而成书。该书原撰于公元1502年，未见原刊，现行本为薛己加注本，刊于明弘治十五年（1549年）。

王纶（1460—1537年），字汝言，号节斋，浙江慈溪人。薛己（1487—1559年），字新甫，号立斋，江苏吴市人。王纶因父病而学医，他根据古代本草及张洁古、李东垣、朱震亨等名医著作，删筛编纂成《本草集要》；另把朱、李学说结合起来，加上个人经验，编成《明医杂著》。

《明医杂著》是一部具有实用价值的临床杂病治疗著作，记录了作者学习和发挥金元各大医家的学术思想，并在临床实践中加以运用的心得体会。"外感法仲景，内伤法东垣，热病用河间，杂病用丹溪"，是我们学习和研究本书的一条主线。为本书作注的著名医家薛己正是继承王纶的学术思想，融合李朱两家之说，为后来的温补学说开创先河。

一、论发热

【原文】世间发热，症类伤寒者数种，治各不同，外感、内伤乃大关键。张仲景论伤寒、伤风，此外感也。因风寒之邪感于外，自表入里，故宜发表以解散之，此麻黄、桂枝之义也。以其感于冬春之时寒冷之月，即时发病，故谓之伤寒，而药用辛热以胜寒。若时非寒冷，则药当有变矣。如春温之月，则当变以辛凉之药。如夏暑之月，则当变以甘苦寒之药。故云冬伤寒不即病，至春变温，至夏变热，而其治法，必因时而有异也。又有一种冬温之病，谓之非其时而有其气，盖冬寒时也，而反病温焉，此天时不正，阳气反泄，用药不可温热。又有一种时行寒疫，却在温暖之时，时行温暖，而寒反为病，此亦天时不正，阴气反逆，用药不可寒凉。又有一种天行温疫热病，多发于春夏之间，沿门阖境相同者，此天地之疠气，当随时令参气运而施治，宜用刘河间辛凉甘苦寒之药，以清热解毒。已上诸症，皆外感天地之邪者。

【按语】该段论述了王纶对外感发热的证治原则。在外感方面，首辨寒热，指出若"为伤寒、伤风及寒疫也，则用仲景法"，若是"天行温疫，热病……宜用刘河间辛凉、甘苦寒之药以清热解毒"。

【原文】若夫饮食、劳倦，为内伤元气，此则真阳下陷，内生虚热，故东垣发补中益气之论，用人参、黄芪等甘温之药，大补其气而提其下陷，此用气药以补气之不足者也。又若劳心好色，内伤真阴，阴血既伤，则阳气偏胜而变为火矣，是谓阴虚火旺痨瘵之症，故丹溪发阳有余阴不足之论，用四物加黄柏、知母，补其阴而火自降，此用血药以补血之不足者也。益气补阴，皆内伤症也。一则因阳气之下陷，而补其气以升提之；一则因阳火之上升，而滋其阴以降下之；一升一降，迥然不同矣。

【按语】该段论述了王纶对内伤发热的证治原则。对于内伤发热，应以阴阳为纲，若内伤元气，阳气下陷，内生虚热，"宜用东垣人参、黄芪等甘温之药"，其重者宜用"东垣法加熟附子补之"；若内伤真阴，阴血既伤，阳气偏旺而变为火，则依丹溪之法用四物加黄柏、知母，补其阴而火自降。

二、补阴丸

【原文】人之一身，阴常不足，阳常有余。况节欲者少，过欲者多，精血既亏，相火必旺，火旺则阴愈消，而痨瘵[1]咳嗽、咯血、吐血等症作矣。故宜常补其阴，使阴与阳齐，则水能制火，而水升火降，斯无病矣。故丹溪先生发明补阴之说，谓专补左尺肾水也。古方滋补药皆兼补右尺相火，不知左尺原虚，右尺原旺。若左右平补，依旧火胜于水，只补其左制其右，庶得水火相平也。右尺相火固不可衰，若果相火衰者，方宜补火。但世之人火旺致病者十居八九，火衰成疾者百无二三，且少年肾水正旺，似不必补，然欲心正炽，妄用太过，至于中年，欲心虽减，然少年所斲丧[2]既多，焉得复实？及至老年，天真渐绝，只有孤阳，故补阴之药，自少至老，不可缺也。丹溪先生发明先圣之旨，以正千载之讹，其功盛哉！今立补阴丸方，备加减法于后。

黄柏（去皮，酒拌，炒褐色）、知母（去皮毛，酒拌，炒，忌铁）、败龟板（酥炙透）各三两，锁阳（酥炙干）、枸杞子各二两，熟地黄（酒拌蒸，忌铁）五两，五味子一两，白芍药（酒炒）、天门冬（去心）各二两，干姜（炒紫色）三钱，寒月加至五钱。

上为末，入炼蜜及猪脊髓三条，和药末杵匀，丸桐子大。每服八九十丸，空心，淡盐汤送下，寒月可用温酒下。

【注释】

[1]痨瘵：病名。指具有传染性的慢性消耗性疾病，类肺结核病。

[2]斲（zhuó）丧：伤害。特指沉溺酒色，伤害身体。

【按语】王纶承丹溪之说，在治疗上也强调补阴，认为"补阴之药，自少至老不可缺"，如能"使阴与阳剂，则水能制火而水升火降"。另外，他在丹溪大补阴丸的基础上，自制"补阴丸"方，作为滋阴降火之剂。该方与丹溪大补阴丸相比，加入天冬、白芍、五味子的同时，并益为锁阳、枸杞子、干姜等味，体现了补阴而不伤阳及阴阳互济的思想。

三、枳术丸

【原文】人之一身，脾胃为主。胃阳主气，脾阴主血，胃司受纳，脾司运化，一纳一运，化生精气，津液上升，糟粕下降，斯无病矣。人惟饮食不节，起居不时，损伤脾胃。胃损则不能纳，脾损则不能化，脾胃俱损，纳化皆难，元气斯弱，百邪易侵，而饱闷、痞积、关格、吐逆、腹痛、泻痢等症作矣。况人与饮食，岂能一一节调，一或有伤，脾胃便损，饮食减常，元气渐惫矣。故洁古制枳术之丸，东垣发脾胃之论，使人常以调理脾胃为主，后人称为医中王道，厥有旨哉！近世论治脾胃者，不分阴阳气血，而率皆理胃所用之药，又皆辛温燥热助火消阴之剂，遂致胃火益旺，脾阴愈伤，清纯中和之气，变为燥热，胃脘干枯，大肠燥结，脾脏渐绝，而死期迫矣。殊不知脾胃属土属湿，位居长夏，故湿热之病十居八九，况土旺四季，寒热温凉各随其时，岂可偏用辛热之剂哉！今举枳术丸方，立加减法于后。

白术二两，枳实（麸炒）一两。

上为细末，荷叶包饭烧取出，杵烂和药，杵匀，丸绿豆大。每服五六十丸，清米汤下。此法一补一消，取饮食缓化，不令有伤。东垣加陈皮一两，名枳术橘丸，治老幼元气衰弱，饮食少进，久服令人多食而不伤。

【按语】在脾胃论治方面，王纶继承了东垣学说，并且多作阐发。除详论脾胃的生理特点和病理变化之外，其突出贡献在于结合东垣、丹溪之学提出了脾阴学说。他认为，治疗脾胃须"分阴阳气血"，反对概用"辛温燥热，助火消阴之剂"，否则使"胃火益旺，脾阴愈伤，清纯中和之气，变为燥热，胃脘干枯，大肠燥结，脾脏渐绝。"他认为胃火旺与脾阴虚是互为因果的，不只胃火旺可伤及脾阴，反之"脾胃阴虚则阳火旺"。这种脾胃阴阳分治的论述，对后世"脾阴""胃阴"学说的发展，具有一定影响。同时，他又善于把补阴与调治脾胃融会贯通，熔李、朱两家之长，而得灵活化裁之妙。

四、论咳嗽

【原文】咳谓有声，肺气伤而不清；嗽谓有痰，脾湿动而生痰。咳嗽者，因伤肺气而动脾湿也。病本虽分六气五脏之殊，而其要皆主于肺。盖肺主气而声出也。治法须分新久虚实。新病风寒则散之，火热则清之，湿热则泻之；久病便属虚属郁，气虚则补气，血虚则补血，兼郁则开郁。滋之、润之、敛之，则治虚之法也。

主方

杏仁（去皮尖）、白茯苓各一钱，橘红七分，五味子、桔梗、甘草（炙）各五分。

春多上升之气，宜润肺抑肝，加川芎、芍药、半夏各一钱，麦门冬、黄芩（炒）、知母各五分。

春若伤风，咳嗽鼻流清涕，宜辛凉解散，加防风、薄荷、黄芩（炒）、麦门冬各一钱。

夏多火热炎上，最重，宜清金降火，加桑白皮、知母、黄芩（炒）、麦门冬、石膏各一钱。

秋多湿热伤肺，宜清热泻湿，加苍术、桑白皮各一钱，防风、黄芩、山栀（炒）各五分。

冬多风寒外感，宜解表行痰，加麻黄、桂枝、半夏、干姜、防风各一钱。

【按语】王纶在治疗咳嗽方面，以四时为纲，根据春暖、夏热、秋燥、冬寒四季不同特点分时论治，顺时用药，颇具特色。

第十六节　《万病回春》选读

《万病回春》由明代龚廷贤著，成书于万历十五年（1587年）。

龚廷贤（1522—1619年），字子才，号云林，江西金溪县人。父龚信，号西园，精于医术，曾任太医院医官。他自幼承庭训，随父习医，以"良医济世，功同良相"自勉。勤研《内经》《难经》及金元诸家学说，久之贯通医理，遂以医鸣。临证遵古而不拘泥，治多奇中，因愈鲁藩元妃之疾，入御医院任太医。著述甚富，著有《济世全书》八卷、《寿世保元》十卷、《万病回春》八卷、《小儿推拿秘旨》三卷，以及《药性歌括四百味》《药性歌》等。其中《万病回春》和《寿世保元》两书流传最广。

《万病回春》缘以"凡疾者疗之，沉疴顿起，如草木之逢春"为名，是一部涉及内、外、妇、儿诸科的综合性医学著作，共八卷（第一卷"万金一统述"论述天地人、阴阳五行、脏腑功能、主病脉证等有关基础理论；第二至五卷为内科杂病证治；第六至八卷为妇、儿、外科常见病证治），载186种病证，附医案196例，辨证详明，论述精辟，治法切用，是一部临床价值较高的医学参考书籍。

一、辨证

【原文】五虚者，脉细、皮寒、气少、泄利前后、饮食不入是也（糜粥入胃，泄泻止则生）。五实者，脉盛、皮热、腹胀、前后不通、闷瞀是也（泻之，大小通利而得汗者，生）。五胜者，气盛则动、热胜则肿、燥胜则干、寒胜则浮[1]、湿胜则濡泄也。五恶者，心恶热、肺恶寒、肝恶风、脾恶湿、肾恶燥也。六脱者，脱气、脱血、脱津、脱液、脱精、脱神也。五劳者，久视伤血，劳于心也；久卧伤气，劳于肺也；久坐伤肉，劳于脾也；久立伤骨，劳于肾也；久行伤筋，劳于肝也。尽力谋虑，劳伤乎肝，应筋极也；曲运神机，劳伤乎脾，应肉极也；意外过思，劳伤乎心，应脉极也；预事而忧，劳伤乎肺，应气极也；矜持志节，劳伤乎肾，应骨极也。

【注解】

[1]浮：一作浮肿；一作阳气外浮。

【按语】该段汇总了《内经》中所论五虚、五实、五胜、五恶、六脱、五劳的症状、病机及预后，强调辨证以虚实为纲，气血为本，且重视脏腑。

【原文】一损损于皮毛，皮聚而毛落也；二损损于血脉，血脉虚少，不能荣于脏腑也；三损损于肌肉，肌肉消瘦，饮食不能为肌肤也；四损损于筋，筋缓不能自收持也；五损损于骨，骨痿不能起于床也。从上下者，骨痿不能起于床者，死也；从下上者，皮聚而毛落者，死也。肺主皮毛，损其肺者，益其气也。心主血脉，损其心者，调其荣卫也。脾主肌肉，损其脾者，调其饮食，适其寒温也。肝主筋，损其筋者，缓其中也。肾主骨，损其骨者，益其精也。忧愁思虑，则伤心也。形寒饮冷，则伤肺也。恚怒气逆，则伤肝也。饮食劳倦，则伤脾也。坐湿入水，则伤肾也。

【按语】龚氏十分重视气血在生命活动的重要地位，生理上，气血是人生之根本，长养经络百骸，滋养五脏六腑，其形成与脾胃有密切关系，气血通调又不离肝、心、肺、肾四脏，气血营卫的阴阳相贯、周流不息是维持人体生命及健康的重要保证。在病理上，他认为气血亦有窒碍，由此则百病而生，并注重气血与五脏的关系，抓住病机的本质。

二、论治

【原文】在表者，汗而发之也；在里者，下而夺之也；在高者，因而越之也（谓可吐也）；剽悍者，下而收之也。脏寒虚脱者，治以灸焫[1]也。脉病挛痹者，治以针刺也。血室蓄结肿热者，治以砭石也。气滞痿厥寒热者，治以导引也。经络不通、病生于不仁者，治以醪醴[2]也。血气凝注、病生筋脉者，治以熨药也。

人能健步，以髓会绝骨也。肩能任重，以骨会大杼也。少壮寐而不寤者，此血有余气不足也。老人寤而不寐者，此气有余而血不足也。前贫后富，喜伤心也；前富后贫，多郁火也。开鬼门者，谓发其汗也。洁净府者，谓利小便也。老衰久病者，补虚为先也；少壮新病者，攻邪为主也。节戒饮食者，却病之良方也。调理脾胃者，医中之王道也。

外感，法张仲景也；内伤，法李东垣也；热病，用刘河间也；杂病，用朱丹溪也。识感、中、伤三者，标本之微甚也。明内、外、不内外，均表里之虚实也。必先岁气，勿伐天和也。能合色脉，可以万全也。天地有南北之不同也，人身有虚实之各异也。化而裁之，存乎变也；神而明之，在乎人也。医演岐黄，神圣之术也，学推孔孟，仁义之心也。此前圣之确论，为医家之所宗也。诚后学之阶梯，乃云林之所述也。

【注释】
[1]焫（ruò）：利用燃烧草药熏灼治病的方法。
[2]醪醴（láolǐ）：中药剂型之一，即药酒。

【按语】《万病回春》对临床各科病证的处治，治则明确，以调理气血、固护脾胃为特征。同时讲求三因制宜，临证时要灵活变通。

第十七节 《医贯》选读

《医贯》由明代赵献可著，刊行于公元1617年。

赵献可（1573—1664年），字养葵，自号医巫闾子，鄞州区（今浙江宁波）人，著有《医贯》《内经钞》《素问钞》《经络考》《正脉论》《二体一例》，以《医贯》流传广而影响大，系医论著作。

《医贯》共六卷：卷一为玄元肤论，论《内经》十二官、阴阳、五行。卷二为主客疑，论中风、伤寒、温病、郁病、针砭时弊。卷三为绛雪丹书，专论血证。卷四、卷五为先天要论，论常用温补方及18种病证治法。卷六为后天要论，从补中益气汤、伤饮食、中暑伤暑、湿、疟、痢疾六个方面阐发了李东垣重视脾为后天之本的观点，并结合具体病证说明补脾与补肾的互动关系。

一、内经十二官论

【原文】玩《内经》注文，即以心为主。愚谓人身别有一主，非心也，谓之君主之官，当与十二官平等，不得独尊心之官为主。若以心之官为主，则下文主不明则十二官危，当云十一官矣，此理甚明。何注《内经》者昧此耶？盖此一主者，气血之根，生死之关，十二经之纲维，医不达此，医云乎哉！

两肾俱属水，但一边属阴，一边属阳，越人谓左为肾，右为命门，非也！命门即在两肾各一寸五分之间，当一身之中，《易》所谓一阳陷于二阴之中。

《内经》曰：七节之旁，有小心是也，名曰命门，是为真君真主，乃一身之太极，无形可见。两肾之中，是其安宅也，其右旁有一小窍，即三焦。三焦者，是其臣使之官，禀命而行，周流于五脏六腑之间而不息，名曰相火。相火者，言如天君无为而治，宰相代天行化，此先天无形之火，与后天有形之心火不同。

【按语】本篇论述心脏非为《素问·灵兰秘典论》所言"十二经之主"，五脏六腑之真君真主，实为命门。引用道家、释家对"根本"之理解而言医，命门如同道家所言太极，佛家真如心，无形无状，却发挥着极其重要的作用。其命门之火为无形之火，此为五脏之真，肾之根本，其不在右肾，乃位于两肾之中，君火无为而治，三焦蕴含之相火代其行事。

二、阴阳五行论

【原文】天上地下，阴阳之定位，然地之气每交于上，天之气每交于下，故地天为泰，天地为否。圣人参赞天地，有转否为泰之道，如阳气下陷者，用味薄气轻之品，若柴胡升麻之类。举而扬之，使地道左旋，而升于九天之上，阴气不降者，用感秋气肃杀为主，若瞿麦萹蓄之类。抑而降之，使天道右迁而入于九地之下，此东垣补中益气汤。万世无穷之利，不必降也，升清浊自降矣。春秋昼夜，阴阳之门户，一岁春夏为阳，秋冬为阴；一月朔后为阳，望后为阴；一日昼为阳，夜为阴，又按十二时而分五脏之阴阳。医者全凭此，以明得病之根原，而施治疗之方术。

【按语】本段论述气机阴阳升降之理，取类比象，设"天地否"卦、"地天泰"卦以明其理，再论药物气味的厚薄升降之性，用药物升降之性以纠正人体气机升降之紊乱，一气周流，圆周运动。

三、相火龙雷论

【原文】火有人火，有相火。人火者，所谓燎原之火也，遇草而热，得木而燔，可以湿伏，可以水灭，可以直折，黄连之属可以制之。相火者，龙火也，雷火也，得湿则焰，遇水则燔，不知其性而以水折之，以湿攻之，适足以光焰烛天，物穷方止矣。识其性者，以火逐之，则焰灼自消，炎光扑灭。古书泻火之法，意盖如此。今人率以黄柏治相火，殊不知此相火者，寄于肝肾之间，此乃水中之火，龙雷之火也，若用黄柏苦寒之药，又是水灭湿伏，龙雷之火愈发矣。龙雷之火，每当浓阴骤雨之时，火焰愈炽，或烧毁房屋，或击碎木石，其势诚不可抗，惟太阳一照，火自消灭，此得水则炽，得火则灭之一验也。

【按语】本篇论及治疗相火的特点与治疗大法，指出相火与人火不同，相火为水中之火，不可以寒凉药清解，需以滋阴药滋养水中之火，兼以桂、附引火归原。

四、痰饮咳嗽论

【原文】《蒙筌》谓地黄泥膈生痰，为痰门禁药，以姜汁炒之。嗟乎！若以姜汁炒之，则变为辛燥，地黄无用矣。盖地黄正取其濡润之品，能入肾经，若杂于脾胃药中，土恶湿，安得不泥膈生痰？八味六味丸中诸品，皆少阴经的药，群队相引，直入下焦，名曰水泛为痰之圣药。空腹服之，压以美膳，不留胃中，此仲景制方立法之妙，何必固疑？

【按语】本段论及地黄用以治疗痰证的炮制禁忌及配伍要点，提出地黄本入少阴经药，若加入脾胃药中，反而令其不能直入下焦，而留滞于中焦矣。

五、方药论

【原文】君子观象于坎，而知肾中具水火之道焉。夫一阳居于二阴为坎，此人生与天地相似也。今人入房，盛而阳事易举者，阴虚火动也。阳事先痿者，命门火衰也。真水竭则隆冬不寒，真火息则盛夏不热。是方也，熟地、山萸、丹皮、泽泻、山药、茯苓皆濡润之品，所以能壮水之主；肉桂、附子辛润之物，能于水中补火，所以益火之原。水火得其养，则肾气复其天矣，益火之原，以消阴翳，即此方也，盖益脾胃而培万物之母，其利溥矣。

【按语】本段以卦象为引喻，将人与天地相参，提出真水竭与真火竭之临床表现，最后指出八味丸配伍治病之理，体味其组方之妙。

第十八节 《温疫论》选读

《温疫论》，明代吴有性著，成书于崇祯十五年（1642年）。

吴有性（约1582—1652年），字又可，吴县（今江苏苏州）人。1642年前后，疫病肆虐于吴县，而时医对疫病认识不足，常以伤寒法治之，均不见效。吴又可对此深有所感，故集前人之所成，结合大量临床实践，探求治疗温疫的方法，最终著成《温疫论》一书。

《温疫论》成书不久即有刊本行世，现存最早的版本为石楷校梓本与张以增评点本。全书分为上下两卷，内容包括温疫的病因病机、传变规律、临床表现、兼症变症、诊治方法等，还有关于妇人、妊娠、小儿时疫及病后调理的分析论述。此书内容详备，不仅有温疫因证脉治的认识，更是在理论证治等方面提出独到见解。

吴氏认为，不可以伤寒法来治温疫，并明确指出温疫与伤寒之不同，其区别在于伤寒发病常因外感寒邪，感而即发，若见发斑则为病笃，不具有传染性；时疫发病常无明显病因，感久而后发，若见发斑则为病衰，有传染性。与时医认为六淫引起疫病的观点不同，吴又可在本书中首创"戾气"病因学说，认为是戾气经口鼻侵入人体而致病。他提出感染戾气分为两个途径，一是吸入自然环境中的戾气而发病者为"天受"，二是与疫病患者直接接触而发病者为"传染"。

吴氏在辨证和治疗温疫病时，特别注重舌脉变化，根据其变化而改变用方，提出"九传治法"，创立达原饮以宣透膜原，强调攻下法的使用，提出"勿拘下不厌迟"的观点。此外，吴氏认为重视攻下亦需兼顾人体正气，故而书中可见攻补兼施之方。他还着重强调疫病后期当重视养阴，以避免温疫病耗伤阴液之患。

吴又可所著《温疫论》，不仅对温疫病的诊治具有指导作用，也对后世中医温病学的发展产生了深远影响。

一、温疫初起

【原文】温疫初起，先憎[1]寒而后发热，日后但热而无憎寒也。初得之二三日，其脉不浮不沉而数，昼夜发热，日晡益甚，头疼身痛。其时邪在伏脊之前，肠胃之后，虽有头疼身痛，此邪热浮越于经，不可认为伤寒表证，辄[2]用麻黄、桂枝之类强发其汗。此邪不在经，汗之徒伤表气，热亦不减。又不可下，此邪不在里，下之徒伤胃气，其渴愈甚，宜达原饮。

达原饮
槟榔二钱，厚朴一钱，草果仁五分，知母一钱，芍药一钱，黄芩一钱，甘草五分。
上用水二钟，煎八分，午后温服。
按：槟榔能消能磨[3]，除伏邪[4]，为疏利之药，又除岭南瘴气；厚朴破戾气所结；草果辛烈气雄，除伏邪盘踞；三味协力，直达其巢穴[5]，使邪气溃败，速离膜原，是以为达原也。热伤津液，加知母以滋阴；热伤营血，加白芍以和血；黄芩清燥热之余；甘草为和中之用；以后四味，不过调和之剂，如渴与饮，非拔病之药也。

凡疫邪游溢[6]诸经，当随经引用，以助升泄，如胁痛、耳聋、寒热、呕而口苦，此邪热溢于少阳经也，本方加柴胡一钱。

如腰背项痛，此邪热溢于太阳经也，本方加羌活一钱；如目痛、眉棱骨痛、眼眶痛、鼻干不眠，此邪热溢于阳明经也，本方加干葛一钱。

证有迟速轻重不等，药有多寡缓急之分，务在临时斟酌。所定分两，大略而已，不可执滞[7]。间有感之轻者，舌上白胎亦薄，热亦不甚，而无数脉。其不传里者，一二剂自解^[8]。稍重者，必从汗解。如不能汗，乃邪气盘错于膜原，内外隔绝，表气不能通于内，里气不能达于外，不可强汗。或者见加发散之药，便欲求汗，误用衣被壅遏，或将汤火熨蒸，甚非法也^[9]。然表里隔绝，此时无游溢之邪在经，三阳加法不必用，宜照本方可也。感之重者，舌上胎如积粉，满布无隙，服汤后不从汗解，而从内陷者，舌根先黄，渐至中央，邪渐入胃，此三消饮证。若脉长洪而数，大汗多渴，此邪气适离膜原，欲表未表，此白虎汤证。

如舌上纯黄色，兼之里证，为邪已入胃，此又承气汤证也。有二三日即溃而离膜原者，有半月、十数日不传者，有初得之四五日，淹淹摄摄^[10]，五六日后陡然势张者。凡元气胜者毒易传化，元气薄者邪不易化，即不易传。设遇他病久亏，适又微疫，能感不能化，安望其传？不传则邪不去，邪不去则病不瘳^[11]，延缠日久，愈沉愈伏，多致不起。时师误认怯证，日进参、芪，愈壅愈固，不死不休也。

【注释】

［1］憎：厌恶。

［2］辄：总是。

［3］能消能磨：消，消化积滞；磨，研磨坚硬的东西。

［4］伏邪：深藏在体内的邪气。

［5］巢穴：指邪气所在的膜原。

［6］游溢：充斥；充满。

［7］不可执滞：不能呆板、拘泥。

［8］自解：自然地得到解散。此自解不是不用药而自愈，是用药后的自然过程。

［9］甚非法也：严重地违背治疗的法则。

［10］淹淹摄摄：病情缠缠绵绵。

［11］瘳（chōu）：病愈。

【按语】本节论述温疫病初期的症状表现和基本治疗方法。病人虽在得病初期，有恶寒、头痛、身痛、发热，甚至有日晡潮热的症状，与仲景所说的伤寒表证的证候十分相似，但吴又可认为这是疫邪伏于膜原、欲出于表的现象，如用辛温解表的麻黄汤、桂枝汤治疗，则易伤营卫之气；因为疫邪不在里，下之只会损伤胃气，不能祛除病邪。只有运用达原饮，才能使深伏于膜原的邪气溃散，离开膜原。

二、蓄血

【原文】大小便蓄血^[1]，便血，不论伤寒时疫，总不宜此证。盖因失下，邪热久羁，无由^[2]以泄，血为热搏，留于经络，败为紫血，溢于肠胃，腐为黑血，便色如漆。大便反易者，虽结粪得瘀而润下，结粪虽行，真元已败，多至危殆。其有喜忘^[3]如狂者，此胃热波及于血分。血乃心之属，血中留火，延蔓心家，宜其有是证矣。仍从胃治。

【注释】

［1］大小便蓄血：指热邪结于肠道或膀胱。

［2］由：经过；从；如"必由之路"。

［3］忘：通"妄"，胡乱；荒诞。

【按语】本节所述之蓄血，均因热邪壅滞体内得不到疏泄所致。热邪煎灼血液形成瘀血，故可见大便色黑。若治蓄血，必先使热邪有路可去，而不至波及其他。

三、辨明伤寒时疫

【原文】或曰：子言伤寒与时疫有霄壤之隔[1]，今用三承气及桃仁承气、抵当、茵陈诸汤，皆伤寒方也。既用其方，必同其证，子何言之异也？

曰：夫伤寒必有感冒之因，或单衣风露，或强力入水[2]，或临风脱衣，或当檐出浴，当觉肌肉粟起[3]，既而四肢拘急，恶风恶寒，然后头疼身痛，发热恶寒，脉浮而数。脉紧无汗为伤寒，脉缓有汗为伤风。

时疫初起，原无感冒之因，忽觉凛凛[4]，以后但热而不恶寒。然亦有所触因而发者，或饥饱劳碌，或焦思气郁，皆能触动其邪，是促其发也。不因所触，无故自发者居多，促而发者，十中之一二耳。且伤寒投剂，一汗而解；时疫发散，虽汗不解。伤寒不传染于人，时疫能传染于人。伤寒之邪，自毫窍而入；时疫之邪，自口鼻入。伤寒感而即发，时疫感而后发。伤寒汗解在前，时疫汗解在后。伤寒投剂可使立汗；时疫汗解，俟其内溃，汗出自然，不可以期。伤寒解以发汗，时疫解以战汗。

伤寒不能发斑，时疫而能发斑。伤寒感邪在经，以经传经；时疫感邪在内，内溢于经，经不自传。伤寒感发甚暴，时疫多有淹缠[5]二三日，或渐加重，或淹缠五六日，忽然加重。伤寒初起，以发表为先；时疫初起，以疏利为主……种种不同。其所同者，伤寒、时疫皆能传胃，至是同归于一，故用承气汤辈，导邪而出。要之，伤寒时疫，始异而终同也。

夫伤寒之邪，自肌表一径传里，如浮云之过太虚，原无根蒂[6]，惟其传法，始终有进而无退，故下后皆能脱[7]然而愈。

时疫之邪，始则匿于膜原，根深蒂固，发时与营卫交并，客邪经由之处，营卫未有不被其所伤者。因其伤，故名曰溃，然不溃则不能传，不传邪不能出，邪不出而疾不瘳。

时疫下后，多有未能顿解者，何耶？盖疫邪每有表里分传者，因有一半向外传，则邪留于肌肉，一半向内传，则邪留于胃家。邪留于胃，故里气结滞，里气结，表气因而不通，于是肌肉之邪，不能即达于肌表。下后里气一通，表气亦顺。向者郁于肌肉之邪，方能尽发于肌表，或斑或汗，然后脱然而愈。伤寒下后无有此法。虽曰终同，及细较之，而终又有不同者矣。

或曰：伤寒感天地之正气，时疫感天地之戾[8]气。气既不同，俱用承气，又何药之相同也？曰：风寒、疫邪，与吾身之真气势不两立。一有所着，气壅火积，气也，火也，邪也，三者混一，与之俱化，失其本然之面目，至是均为之邪矣。但以驱逐为功，何论邪之同异也。

假如初得伤寒为阴邪，主闭藏而无汗；伤风为阳邪，主开发而多汗。始有桂枝、麻黄之分，原其感而未化也。传至少阳，并用柴胡；传至胃家，并用承气，至是亦无复有风寒之分矣。推而广之，是知疫邪传胃，治法无异也。

【注释】

[1]霄壤之隔：天和地的差别。霄：云霄；天空。壤：土地；土壤。

[2]强力入水：强行跳入冷水里。

[3]当觉肌肉粟起：当时就觉得发冷，起了鸡皮疙瘩。粟起：像米粒一样的疙瘩立起来。

[4]忽觉凛凛：突然觉得浑身发冷。凛凛：寒冷的样子。

[5]淹缠：病情缠绵难愈。

[6]原无根蒂：本来就没有深藏的巢穴。

[7]脱：除去。

[8]戾（lì）：凶暴；猛烈。

【按语】本节明确指出温疫与伤寒在病因、病机、症状、传变之不同，但因温疫与伤寒最终均能传于胃，故而虽用治伤寒之方，亦可治温疫之证，体现中医异病同治的治病法则。

第十九节 《石室秘录》选读

《石室秘录》为清代著名医家陈士铎编著。陈士铎，字敬之，号远公，浙江山阴（今浙江绍兴）人，明末清初著名医家，约生于明天启年间，卒于清康熙前期。陈氏幼习儒术，初为乡间诸生，后因仕途不成，遂弃举子业，乃究心医学，以"良医济世"为勉，治病多奇中，从不计酬。

《石室秘录》是中医古籍中唯——部以治法为主要内容和标目的著作。全书分六卷，依次分为礼、乐、射、御、书、数六集，各集之中以治法为目，内容阐述了内、外、妇、儿、五官等100种左右疾病的证治，收古今成方及作者自定方500余首，其中大多处方为自拟，是中医古籍中理论联系实际、理法方药俱备的治法专著。本书对中医基础理论及临床各科疾病诊断治疗的理法方药做了系统的梳理和总结，对中医基础理论，特别是阴阳互根、五行生克制化、五脏相关、气血相关、命门相火等学说都有精辟的论述。例如，具体指出了心病治心包之法，上焦火而下治肾之法，对《内经》五脏相关理论颇多发挥。该书重视辨证的灵活性，立方处方，味少而精，量大力宏，颇多独到之处，如"正医法"治肺痈方，金银花用至300g，发挥其清热解毒之力，使肺金得清，痈脓得除；"通治法"治下痢方，白芍、当归各用至90g，正合"行血则便脓自愈"的治疗原则。

一、不孕不育证治

【原文】男子不能生子有六病，女子不能生子有十病。六病维何？一精寒也，一气衰也，一痰多也，一相火盛也，一精少也，一气郁也。

十病维何？一胞胎冷也，一脾胃寒也，一带脉急也，一肝气郁也，一痰气盛也，一相火旺也，一肾水衰也，一任督病也，一膀胱气化不行也，一气血虚而不能摄也。

【按语】本篇提出不孕不育证治问题。陈士铎详细论述了男不育、女不孕的病因病机，认为男子不育有六病：精寒、气衰、痰多、相火盛、精少、气郁，女子不孕有十病：胞胎冷、脾胃寒，带脉急、肝气郁、痰气盛、相火旺、肾水衰、任督病、膀胱气化不行和气血虚而不能摄。其中气衰、痰多、相火旺、气郁四病男女共有，而精寒和胞胎冷亦大体相同。

二、气郁证治

【原文】凡人有郁郁不乐，忽然气塞而不能言，苟治之不得法则死矣。夫郁症未有不伤肝者也。伤肝又可伐肝乎？伐肝是愈助其郁，郁且不能解，又何以救死于顷刻哉！方用救肝开郁汤：白芍二两，柴胡一钱，甘草一钱，白芥子三钱，白术五钱，当归五钱，陈皮二钱，茯苓五钱，水煎服。一剂而声出，再剂而神安，三剂而郁气尽解。此方妙在用白芍之多至二两，则直入肝经，以益其匮乏之气，自然血生而火熄[1]。又用白术、当归，健土以生血；柴胡以解郁，甘草以和中，白芥子以消膜膈之痰，又妙在多用茯苓，使郁气与痰涎尽入于膀胱之中，而消弭于无形也。

【注释】
[1]以益其匮乏之气，自然血生而火熄：气能生血，血属阴，阴克制阳火。

【按语】本篇提出气郁证的证治问题。在病机上，陈士铎认为，郁证未有不伤肝者。在治疗时，陈士铎不主张伐肝，而用救肝开郁之法，观方中白芍用至二两而柴胡仅用一钱，便知其立方之旨。郁证种种，但诸郁以气郁为先，故本篇独论此证。

三、消渴病证治

【原文】消渴之症，虽分上、中、下，而肾虚以致渴，则无不同也。故治消渴之法，以治肾为主，不必问其上、中、下之消也。吾有一方最奇，名合治汤：熟地三两，山茱萸二两，麦冬二两，车前子五钱，元参一两，水煎服。日日饮之，三消自愈。此方补肾而加消火之味，似乎有肾火者宜之，不知消症非火不成也，我补水而少去火，以分消水湿之气，则火从膀胱而出，而真气仍存，所以消症易平也。又何必加桂附之多事哉！惟久消之后，下身寒冷之甚者，本方加肉桂二钱，亦响应异常。倘不遵吾分两，妄意增减，亦速之死而已，安望其有生哉！

【按语】本篇提出消渴病证治问题。在病因病机上，陈士铎认为是肾虚以致渴和"消症非火不成"；在辨证上则分为肾阴虚和肾阴阳两虚，治疗则以治肾为主，或补肾而加消火之味，或大补肾中之水，兼温命门之火。其论可谓抓住了消渴证治关键。

第二十节 《景岳全书》选读

《景岳全书》，明代张景岳著。初刊于清康熙三十九年（1700年）。

张景岳（1563—1640年），名介宾，字会卿，号景岳，别号通一子。浙江绍兴人。因善用熟地黄，人称"张熟地"，明代杰出医学家，温补学派的代表人物，也是实际的创始者。

张景岳博览群书，治学严谨，针对时医偏执一说，保守成方，滥用寒凉/辛热燥烈药物，以致伤阳、劫阴等弊病，创立"阳非有余，真阴不足"的学说，创制了许多著名的补肾方剂，比如左归饮、右归饮、左归丸、右归丸等。

张景岳非常重视命门水火，他认为命门即生命之源。命门为真阴之脏，命门所藏的元精为"阴中之水"，元精所化的元气为"阴中之火"，命门藏精化气，兼具水火。而命门水火是脏腑的化源，命门元阴元阳的亏损是脏腑阴阳病变的根本。他善于调整阴阳，其"阴中求阳""阳中求阴"的阴阳互济理论与治疗大法，一直为后世医家所推崇。

《景岳全书》共六十四卷，100余万字，将中医基本理论、诊断辨证、内妇儿外各科临床、治法方剂、本草药性等内容囊括无遗，全面而精详，全书可谓集当时医学之大成，被后世医家称为"度世之津梁，卫生之丹诀"。

一、论元阴元阳

【原文】道产阴阳，原同一气。火为水之主，水即火之源，水火原不相离也。何以见之？如水为阴，火为阳，象分冰炭。何谓同源？盖火性本热，使火中无水，其热必极，热极则亡阴，而万物焦枯矣；水性本寒，使水中无火，其寒必极，寒极则亡阳，而万物寂灭矣。此水火之气，果可呼吸相离乎？其在人身，是即元阴元阳，所谓先天之元气也。欲得先天，当思根柢。命门为受生之窍，为水火之家，此即先天之北阙也。舍此他求，如涉海问津矣。学者宜识之。

凡人之阴阳，但知以气血、脏腑、寒热为言，此特后天有形之阴阳耳。至若先天无形之阴阳，则阳曰元阳，阴曰元阴。元阳者，即无形之火，以生以化，神机是也，性命系之，故亦曰元气；元阴者，即无形之水，以长以立，天癸是也，强弱系之，故亦曰元精。元精元气者，即化生精气之元神也。生气通天，惟赖乎此。《经》曰：得神者昌，失神者亡，即此之谓。今之人，多以后天劳欲戕及先天；今之医，只知有形邪气，不知无形元气。夫有形者，迹也，盛衰昭著，体认无难；无形者，神也，变幻倏忽，挽回非易。故《经》曰：粗守形，上守神。嗟呼！又安得有通神明而见无形者，与之共谈斯道哉。

【按语】命门学说源于《难经》。张景岳批判地继承了《难经》中的命门学说，对命门的发挥有其独到之处。命门的实质为人身之太极，是人体生命的本源。其生理功能有二：命门为精血之海，水火之宅，寓有元阴元阳，为五脏六腑之本；命门系人身之门户。

二、论治病求本

【原文】万事皆有本，而治病之法，尤惟求本为首务。所谓本者，惟一而无两也。盖或因外感者，本于表也；或因内伤者，本于里也；或病热者，本于火也；或病冷者，本于寒也；邪有余者，本于实也；正不足者，本于虚也。但察其因何而起，起病之因，便是病本，万病之本，只此表里寒热虚实六者而已。知此六者，则表有表证，里有里证，寒热虚实，无不皆然。六者相为对待，则冰炭不同，辨之亦异。凡初病不即治，及有误治不愈者，必致病变日多，无不皆从病本生出，最不可逐件猜摸，短觑目前。《经》

曰：众脉不见，众凶弗闻，外内相得，无以形先。是诚求本之至要也，苟不知此，必庸流耳。故明者独知所因而直取其本，则所生诸病无不随本皆退矣。

至若六者之中，多有兼见而病者，则其中亦自有源有流，无弗可察。然惟于虚实二字，总贯乎前之四者，尤为紧要当辨也。盖虚者本乎元气，实者由乎邪气。元气若虚，则虽有邪气不可攻，而邪不能解，则又有不得不攻者，此处最难下手。但当察其能胜攻与不能胜攻，或宜以攻为补，或宜以补为攻，而得其补泻于微甚可否之间，斯尽善矣。且常见有偶感微疾者，病原不甚，斯时也，但知拔本，则一药可愈。而庸者值之，非痰曰痰，非火曰火，四路兜拿，茫无真见，而反遗其本。多致轻者日重，重者日危，而殃人祸人，总在不知本末耳。甚矣！医之贵神，神奚远哉！予故曰：医有慧眼，眼在局外；医有慧心，心在兆前。使果能洞能烛，知几知微，此而曰医，医云乎哉？他无所谓大医王矣。

【按语】张景岳反复强调治病求本的重要性，所谓本，即起病之因，不外乎虚实寒热表里。

三、论脉诊

【原文】《经》曰：得神者昌，失神者亡。善乎神之为义，此死生之本，不可不察也。以脉言之，则脉贵有神。《脉法》曰：脉中有力，即为有神。夫有力者，非强健之谓，谓中和之力也。大抵有力中不失和缓，柔软中不失有力，此方是脉中之神。若其不及，即微弱脱绝之无力也；若其太过，即弦强真脏之有力也。二者均属无神，皆危兆也。（《神气存亡论》）

脉者，血气之神，邪正之鉴也。有诸中必形诸外，故血气盛者脉必盛，血气衰者脉必衰，无病者脉必正，有病者脉必乖。矧人之疾病，无过表里寒热虚实，只此六字，业已尽之。然六者之中，又惟虚实二字为最要。盖凡以表证、里证、寒证、热证无不皆有虚实，既能知表里寒热，而复能以虚实二字决之，则千病万病，可以一贯矣。且治病之法，无逾攻补。用攻用补，无逾虚实。欲察虚实，无逾脉息。虽脉有二十四名主病各异，然一脉能兼诸病，一病亦能兼诸脉，其中隐微，大有玄秘，正以诸脉中亦皆有虚实之变耳。言脉至此，有神存矣。倘不知要而泛焉求迹，则毫厘千里，必多迷误，故予特表此义。有如洪涛巨浪中，则在乎牢执柁杆，而病值危难处，则在乎专辨虚实，虚实得真，则标本阴阳，万无一失。其或脉有疑似，又必兼证兼理，以察其孰客孰主，孰缓孰急。能知本末先后，是即神之至也矣。（《脉神》）

独之为义，有部位之独也，有脏气之独也，有脉体之独也。部位之独者，谓诸部无恙，惟此稍乖，乖处藏奸，此其独也。脏气之独者，不得以部位为拘也。如诸见洪者，皆是心脉；诸见弦者，皆是肝脉。肺之浮，脾之缓，肾之石。五脏之中，各有五脉，五脉互见，独乖者病，乖而强者，即本脏之有余；乖而弱者，即本脏之不足，此脏气之独也。脉体之独者，如经所云：独小者病，独大者病，独疾者病，独迟者病，独热者病，独寒者病，独陷下者病，此脉体之独也。总此三者，独义见矣。夫既谓之独，何以有三？而不知三者之独，亦总归于独小、独大、独疾、独迟之类，但得其一，而即见病之本矣。故经曰：得一之精，以知死生。又曰：知其要者，一言而终，不知其要，则流散

无穷。正此之谓也。(《独论》)

【按语】仲景诊脉注重察脉神，该篇论述了脉何为有神。有神并非单纯有力，而是有力之中不失柔和，柔和之中不失有力是为有神之脉。有关诊脉，仲景提出"独异"理论，即部位之独、脏气之独和脉体之独。部位之独，按照寸关尺左候心肝肾、右候肺脾命门部位区分，若某一部位脉象独异，即为所候脏腑病。脏气之独不考察脉的部位，而以五脏之五脉区分，如心洪、肝弦、脾缓、肺浮、肾沉。若五脏脉强，即本脏有余；反之为本脏之不足。脉体之独引用《内经》所述，独小、独大、独疾、独迟等之类的脉象。其义简洁明了，易于理解和掌握，尤其适合初学者学习和应用。

四、论伤寒之阴阳

【原文】凡治伤寒，须先辨阳证阴证。若病自三阳不能解散而传入三阴，则寒郁为热，因成阳证。盖其初病，必发热头痛，脉浮紧，无汗，以渐而深，乃入阴经。此邪自阳分传来，愈深则愈热，虽在阴经，亦阳证也。其脉必沉实有力，其证必烦热炽盛，此当攻里，或消或下，随宜而用。若内不有热，安得谓之阳证乎？若初起本无发热头痛等证，原不由阳经所传，而径入阴分者，其证或厥冷，或呕吐，或腹痛泻利，或畏寒不渴，或脉来沉弱无力，此皆元阳元气之不足，乃为真正阴证。经曰：发热恶寒发于阳，无热恶寒发于阴。此以传经不传经而论阴阳也。阴阳之治又当辨其虚实如下。

治伤寒，凡阳证宜凉宜泻，阴证宜补宜温，此大法也。第以经脏言阴阳，则阴中本有阳证，此传经之热邪也；以脉证言阴阳，则阳中最多阴证，此似阳之虚邪也。惟阴中之阳者易辨，而阳中之阴者为难知耳。如发热狂躁，口渴心烦，喜冷，饮水无度，大便硬，小便赤，喉痛口疮，声粗气急，脉来滑实有力者，此真阳证也。其有身虽热，而脉来微弱无力者，此虽外证似阳，实非阳证。观陶节庵曰：凡发热面赤烦躁，揭去衣被，唇口赤裂，言语善恶不避亲疏，虚狂假斑，脉大者，人皆不识，认作阳证，殊不知阴证不分热与不热，须凭脉下药，至为切当。不问脉之浮沉、大小，但指下无力，重按全无，便是阴脉，不可与凉药，服之必死，急与五积散通解表里之寒，甚者必须加姜附以温之。又曰：病自阳分传入三阴者，俱是脉沉，妙在指下有力无力中分，有力者为阳为实为热，无力者为阴为虚为寒，此节庵出人之见也。然以余观之，大都似阳非阳之证，不必谓其外热、烦躁、微渴、戴阳之类，即皆为阴证也，但见其元阳不足，而气虚于中，虽有外热，即假热耳，设用清凉消耗，则中气愈败，中气既败，则邪气愈强，其能生乎？故凡遇此等证候，必当先其所急。人知所急在病，而不知所急在命，元气忽去，疾如绝弦，呼吸变生，挽无及矣。

【按语】张景岳辨伤寒遵循"二纲六变"，首辨阴证、阳证。他根据临床表现进行归类，比如"邪自阳分传来，愈深则愈热，虽在阴经，亦阳证也。其脉必沉实有力，其证必烦热炽盛"，"其证或厥冷，或呕吐，或腹痛泻利，或畏寒不渴，或脉来沉弱无力，此皆元阳元气之不足，乃为真正阴证"。另外对于复杂证候，如阳证似阴（真热假寒）、阴证似阳（真寒假热），应当重视脉诊，不被假象迷惑。

五、论伤寒方之变通

【原文】凡用药处方，最宜通变，不可执滞。观仲景以麻黄汤治太阳经发热头痛，脉浮无汗之伤寒，而阳明病脉浮无汗而喘者亦用之；太阳与阳明合病，喘而胸满者亦用之，此麻黄汤之通变也。又如桂枝汤，本治太阳经发热汗出之中风，而阳明病如疟状，日晡发热，脉浮虚，宜发汗者亦用之；太阳病外证未解，脉浮弱，当以汗解者亦用之；太阴病，脉浮，可发汗者亦用之；厥阴证下痢，腹胀满，身疼痛，宜攻表者亦用之，此桂枝汤之通变也。又如小柴胡汤，本治少阳经胁痛干呕、往来寒热之伤寒，而阳明病潮热胸胁满者亦用之；阳明中风，脉弦浮大，腹满胁痛，不得汗，身面悉黄，潮热等证亦用之；妇人中风，续得寒热，经水适断，热入血室，如疟状者亦用之，此小柴胡之通变也。由此观之，可见仲景之意，初未尝逐经执方，而立方之意，多有言不能悉者，正神不可以言传也。所以有此法，未必有此证，有此证，未必有此方。即仲景再生，而欲尽踵其成法，吾知其未必皆相合，即仲景复言，而欲尽吐其新方，吾知其未必无短长。吁嘻！方乌足以尽变，变胡可以定方，但使学者能会仲景之意，则亦今之仲景也，又何必以仲景之方为拘泥哉？余故曰：用药处方，最宜通变，不当执滞也。虽然，此通变二字，盖为不能通变者设，而不知斯道之理，又自有一定不易之要焉。苟不知要，而强借通变为谈柄，则胡猜乱道，何非经权，反大失通变之旨矣。

【按语】该段论述用药原则，要懂得变通，不可拘泥常规。篇中以麻黄汤、桂枝汤、小柴胡汤为例，论述其适用范围，警示后人要弄清楚方的用义，如此才可做到灵活变通。

六、论杂证

【原文】（非风）非风一证，实时人所谓中风证也。此证多见卒倒，卒倒多由昏愦，本皆内伤积损颓败而然，原非外感风寒所致，而古今相传，咸以中风名之，其误甚矣。故余欲易去中风二字，而拟名类风，又欲拟名属风。然类风、属风，仍与风字相近，恐后人不解，仍尔模糊，故单用河间、东垣之意，竟以非风名之，庶乎使人易晓，而知其本非风证矣。

故凡诊诸病，必先宜正名。观《内经》诸篇所言风证，各有浅深、脏腑、虚实、寒热之不同，前义已详，本皆历历可考也。若今人之所谓中风者，则以《内经》之厥逆，悉指为风矣，延误至今，莫有辨者。虽丹溪云：今世所谓风病，大率与痿证混同论治，此说固亦有之。然何不云误以厥逆为风也？惟近代徐东皋有云：痉厥类风，凡尸厥、痰厥、气厥、血厥、酒厥等证，皆与中风相类。此言若乎近之，而殊亦未善也。使果风厥相类，则凡临是证者，曰风可也，曰厥亦可也，疑似未决，将从风乎？将从厥乎？不知《经》所言者，风自风，厥自厥也。风之与厥，一表证也，一里证也。岂得谓之相类耶？奈何后人不能详察《经》义，而悉以厥证为风。既名为风，安得不从风治？既从风治，安得不用散风之药？以风药而散厥证，所散者非元气乎？因致真阴愈伤，真气愈失，是速其死矣。若知为厥，则原非外感，自与风字无涉，此名之不可不正，证之不可不辨也。但名得其正，又何至有误治之患！诸厥证义详后厥逆本门，当与此门通阅。

【按语】此段论述非风、中风、厥证的区别和联系，提出"属风""类风"的概念，倡导"非风"学说，主张以"非风"为中风病命名。

【原文】（肿胀）肿胀之病原有内外之分，盖中满者谓之胀，而肌肤之胀者亦谓之胀。若以肿言，则单言肌表，此其所以当辨也。但胀于内者，本由脏病，而肿于外者，亦无不由乎脏病。第脏气之病，各有不同，虽方书所载，有湿热、寒暑、血气、水食之辨，然余察之经旨，验之病情，则惟在气水二字，足以尽之。故凡治此证者，不在气分，则在水分，能辨此二者而知其虚实，无余蕴矣。病在气分，则当以治气为主，病在水分，则当以治水为主。然水气本为同类，故治水者当兼理气，盖气化水自化也；治气者亦当兼水，以水行气亦行也。此中玄妙，难以尽言，兹虽条列如下，然运用之法，贵在因机通变也。

【按语】张景岳提出治疗肿胀首当辨在气还是在水，能辨水气二者而知其虚实，则治疗可无忧也。

【原文】（血证）血本阴精，不宜动也，而动则为病；血主营气，不宜损也，而损则为病。盖动者，多由于火，火盛则逼血妄行；损者，多由于气，气伤则血无以存。故有以七情而动火者，有以七情而伤气者，有以劳倦色欲而动火者，有以劳倦色欲而伤阴者；或外邪不解而热郁于经，或纵饮不节而火动于胃，或中气虚寒则不得收摄而注陷于下，或阴盛格阳，则火不归原而泛溢于上，是皆动血之因也。故妄行于上则见于七窍，流注于下则出乎二阴；或壅瘀于经络，则发为痈疽脓血；或郁结于肠脏，则留为血块血癥；或乘风热，则为斑为疹；或滞阴寒，则为痛为痹，此皆血病之证也。若七情劳倦不知节，潜消暗烁不知养，生意本亏而耗伤弗觉，则为营气之羸，为形体之敝，此以真阴不足，亦无非血病也。故凡治血者，当察虚实，是固然矣。然实中有虚，则于疼痛处有不宜攻击者，此似实非实；热中有寒，则于火证中有速宜温补者，此似热非热也。夫正者正治，谁不得而知之？反者反治，则吾未见有知之者。矧反证甚多，不可置之忽略也。

【按语】此段论述血证的病因病机及治则治法，提出"血宜温而不宜寒""血宜静而不宜动"。治疗血证当察其虚实，若遇实中有虚、热中有寒等相反证候时，应谨慎处之，且不可遇实则攻、遇热则凉，以免贻误病情。

【原文】（痰饮）痰饮一证，其在《内经》，止有积饮之说，本无痰证之名，此《内经》之不重痰证，概可知矣。及考痰之为名，虽起自仲景，今后世相传，无论是痰非痰，开口便言痰火，有云怪病之为痰者，有云痰为百病母者，似乎痰之关系，不为不重，而何《内经》之忽之也。不知痰之为病，必有所以致之者。如因风因火而生痰者，但治其风火，风火息而痰自清也；因虚因实而生痰者，但治其虚实，虚实愈而痰自平也；未闻治其痰而风火可自散、虚实可自调者，此所以痰必因病而生，非病之因痰而致也。故《内经》之不言痰者，正以痰非病之本，而痰惟病之标耳。今举世医流，但知百计攻痰，便是治病。竟不知所以为痰，而痰因何而起，是何异引指以使臂、灌叶以救根者乎？标本误认，而主见失真，欲求愈病，难矣！

【按语】此段论述"痰"的成因，仲景分析为何《内经》无痰证之说，最后得出"痰"实为病理产物，应分析痰形成的原因，针对原因治疗，痰亦随之而消除。告诫后人治病求本，要整体分析，溯本求源。

第二十一节 《医宗金鉴》选读

吴谦，字六吉，安徽歙县人，清初名医，生卒年不详。医术精湛，医德高尚，受到朝廷上下广泛赞誉。清朝乾隆年间，吴谦为宫廷御医，1736 年以后任太医院右院判。

乾隆四年（1739 年）吴谦奉旨编修医书，即《医宗金鉴》。吴谦等奏请发内府藏书，并广泛征集家传秘方及世传经验良方，以资参考，不仅"请将大内所有医书发出"，并向全国征集，"除书坊现有医书外，有旧医书无板者，新医书未刻者，并家藏秘方及世传经验良方"，着地方官婉谕购买，或借抄录，或本人愿自献者，集送太医院命官纂修。同时成立"医书馆"，积极选拔参编人员，经过各种努力，该书于乾隆七年（1742 年）完成。

《医宗金鉴》全书共九十卷，分为十五种，全书编次清晰，论述扼要，选方平稳，且于临床实用。《医宗金鉴》为大型医学教科书，总结了清代以前历代名医之经验，成就极大，研究和挖掘其学术经验，对发展中医事业有着重要价值。

一、删补名医方论

【原文】删补名医方论一卷

四君子汤

治面色痿白，言语轻微，四肢无力，脉来虚弱者。若内伤虚热，或饮食难化作酸，须加炮姜。

人参、白术、茯苓、甘草各二钱，加姜、枣，水煎服。加木香、藿香、葛根，为七味白术散。加陈皮，为五味异功散。加陈皮、半夏，为六君子汤。加藿香、砂仁，为香砂六君子汤。

集注：

张璐曰：气虚者，补之以甘，参、术、苓、草，甘温益胃，有健运之功，具冲和之德，故为君子。盖人之一生，以胃气为本，胃气旺则五脏受荫，胃气伤则百病丛生。故凡病久虚不愈，诸药不效者，惟有益胃、补肾两途。故用四君子，随证加减，无论寒热补泻，先培中土，使药气四达，则周身之机运流通，水谷之精微[1]敷布，何患其药之不效哉！是知四君子为司命之本也。

吴崑曰：夫面色痿白，则望之而知其气虚矣。言语轻微，则闻之而知其气虚矣。四肢无力，则问之而知其气虚矣。脉来虚弱，则切之而知其气虚矣。如是则宜补气。是方也，四药皆甘温，甘得中之味，温得中之气，犹之不偏不倚之人，故名君子。本方加木香、藿香、葛根，名七味白术散，治小儿脾虚肌热，泄泻作渴。以木、藿之芳香，佐四君入脾，其功更捷；以葛根甘寒，直走阳明，解肌热而除渴也。

按：

本方加陈皮，名五味异功散，治气虚而兼气滞者；再加半夏，名六君子汤，治气虚而兼痰饮者；再加砂仁、藿香，名香砂六君子汤，治气虚而兼呕吐者。此皆补中有消导之意也。

【注释】

[1]水谷之精微：指经过脾的运化功能，把水谷（饮食物等）化为精微以营养周身的物质。

【按语】"删补名医方论"的选材来源十分广泛，上自扁鹊仓公，下迄清代名医薛己，凡古今名医名方皆在遴选之列。该书在方剂的选择、前贤方论的引用、理论的阐述发挥等诸多方面无不独具匠心。全书共收录名方197首，并按其性质分为温、清、补、消等类，并在每一方名之后都先注明主治证与适应证，有的还指明了病因病机，然后附以清代以前医学名家论说作为注解，以说明方药配伍、临床应用以及加减变化，帮助后学者登堂入室，循序渐进。

本篇条文以四君子汤为主，四君子汤之名首见于《太平惠民和剂局方》。《医宗金鉴》从四君子汤的主治入手，详述其临床表现，之后是其方剂组成及其加减化裁。书中记载的四君子汤及其衍化方遣药精妙，加味运用方法多达30余种，法多且效佳，气滞行气、阳虚温中、热盛苦泻、痰聚化痰、湿阻利水、食停消食、血虚或瘀则活血补血，兼顾五行生克之理，虑及肝脾关系。之后再引用名家之言，内容均是经过明医理者字斟句酌而成，分析药物功效、方剂组成及其组方意义，重视四诊合参，辨证施治，对于方剂的学习和临床应用助益颇多。

二、四诊心法要诀及其应用

【原文】四诊心法要诀

医家造精微[1]，通幽显[2]，未有不先望而得之者。近世惟事切巧，不事望神，大失古圣先贤之旨。今采医经论色诊之文，确然可法者，编为四言，合崔嘉彦《四言脉诀》，名曰《四诊要诀》，实该望、闻、问、切之道。使后之为医师者，由是而教；为弟子者，由是而学。熟读习玩，揣摩日久，自能洞悉其妙。则造精微、通幽显也，无难矣。

望以目察，闻以耳占。问以言审，切以指参。

明斯诊道，识病根源。能合色脉，可以万全。

心赤善喜，舌红口干。脐上动气[3]，心胸痛烦。

健忘惊悸，怔忡不安。实狂昏冒，虚悲凄然。

五色既审，五音当明。声为音本，音以声生。

声之余韵，音遂以名。角徵宫商，并羽五声。

中空有窍，故肺主声。喉为声路，会厌门户。

舌为声机，唇齿扇助。宽隘锐钝，厚薄之故。

好言者热，懒言者寒。言壮为实，言轻为虚。

言微难复，夺气可知。谵妄无伦，神明已失。

【注释】

[1]精微：精深微妙之意。

[2]幽显：阴阳之意。

[3]动气：指脏腑气机不调，皮肤肌肉跳动，多见于脐周。

【按语】"四诊心法要诀"将中医经典医书中较为晦涩难懂的四诊知识，通过歌诀体裁进行高度的总结和概括，朗朗上口，且要点解析明确。提示要重视四诊合参，不能仅取一技之巧，而忽略其他诊法，全面陈述了望诊包括神色，闻诊声音，问诊寒热、饮食，以及切诊部位、指法并四时阴阳变化的影响等四诊的关键点，便于熟读默记，融会贯通，易读易解，对于中医知识的学习和普及意义深远。

三、幼科杂病心法要诀

【原文】儿科自古最为难，毫厘之差千里愆。气血未充难据脉，神识未发不知言。惟凭面色识因病，再向三关[1]诊热寒。听声审病兼切脉，表里虚实随证参。

察色

欲识小儿百病源，先从面部色详观。五部五色应五脏，诚中形外理昭然。额心颏肾鼻脾位，右腮属肺左属肝。青肝赤心黄脾色，白为肺色黑肾颜。青主惊风赤火热，黄伤脾食白虚寒。黑色主痛多恶候，明显浊晦轻重参。部色相生为病顺，部色相克病多难。相生实者邪助病，相克虚者正难堪。天庭青暗惊风至，红主内热黑难痊。太阳青惊入耳恶，印堂青色惊泻缠。风气青惊紫吐逆，两眉青吉红热烦。鼻赤脾热黑则死，唇赤脾热白脾寒。左腮赤色肝经热，右腮发赤肿热痰。承浆青惊黄呕吐，黑主抽搐病缠绵。此是察色之大要，还将脉证一同参。

听声

诊儿之法听五声，聆音察理始能明。五声相应五脏病，五声不和五脏情。心病声急多言笑，肺病声悲音不清。肝病声呼多狂叫，脾病声歌音颤轻。肾病声呻长且细，五音昭著证分明。啼而不哭知腹痛，哭而不啼将作惊。兹煎不安心烦热，嘎声声重感寒风。有余声雄多壮厉，不足声短怯而轻。多言体热阳腑证，懒语身冷阴脏形。狂言焦躁邪热盛，谵语神昏病热凶。鸭声在喉音不出，直声无泪命将倾。虚实寒热从声别，闻而知之无遁情。

审病

审儿之病贵详参，要在安烦苦欲间。能食不食渴不渴，二便调和通秘勘。发热无汗为表病，内热便硬作里看。安烦昼夜阴阳证，苦欲冷暖定热寒。能食不食胃壮弱，渴与不渴胃湿干。便稠黏秽为滞热，尿清不赤乃寒占。耳尻肢凉知痘疹，指梢发冷主惊痫。肚腹热闷乃内热，四肢厥冷是中寒。眉皱曲啼腹作痛，风热来临耳热缠。腹痛须按软与硬，喜按不喜虚实参。欲保赤子诚心辨，对证施方治不难。

切脉

小儿周岁当切脉，位小一指定三关。浮脉轻取皮肤得，沉脉重取筋骨间。一息六至平和脉，过则为数减迟传。滑脉如珠多流利，涩脉滞涩往来艰。三部无力为虚脉，三部有力作实言。中取无力为芤脉，微脉微细有无间。洪脉来盛去无力，数缓时止促结占。

紧脉左右如转索，弦则端直张弓弦。浮为在表外感病，沉为在里内伤端。数为在腑属阳热，迟为在脏乃阴寒。滑痰洪火微怯弱，弦饮结聚促惊痫。芤主失血涩血少，沉紧腹痛浮感寒。虚主诸虚不足病，实主诸实有余看。痘疹欲发脉洪紧，大小不匀中恶勘。一息三至虚寒极，九至十至热极炎。一二十一十二死，浮散无根沉伏难。表里阴阳虚实诊，惟在儿科随证参。

【注释】

[1]三关：望小儿食指络脉，风、气、命三关，与寸口脉诊概念不同。

【按语】儿科，古称为"哑科"。因小儿口不能言，言不足信，更兼小儿病理变化快速，易误诊误治。"幼科杂病心法要诀"整理并总结了我国清代中期以前中医儿科学的学术内容。首列四诊总括，详述疾病的辨证治法与方药，提出了诸多独特见解，在中医儿科学的医学理论、临床实践及医学教育等领域均有一定的学术地位与影响，为中医儿科医者临床必读之书。

本条文将小儿四诊的临床知识点阐述得深入浅出，凝练总结，取其精华，重视四诊合参，提出要望、闻、问、切四诊资料综合分析，辨证施治，明确诊断。整个语言精简，易于掌握，实用性强。

第二十二节 《湿热论》选读

《湿热论》又名《湿热条辨》，为清代薛雪著，大约撰写于乾隆二十一年（1756年）之前。

薛雪（1681—1770年），字生白，号一瓢。清代苏州府人，为吴门温病学派代表医家之一。薛雪少年时敏而好学，游学于吴江叶燮，工善诗画，又喜武术，常执"铜婢"，见恶人行恶则持杖恫吓。科考未就，又因其母体弱多病，遂潜心学医，得名医王晋三、周杨俊指导，尤其精通湿热证。

《湿热论》是薛氏的临证经验之作，其传本尚存在许多悬而未决的疑问。据考证，《医学蒙求》中所载《一瓢湿热论》与《医师秘笈》所附《薛生白湿热条辨》皆为35条，而王孟英《温热经纬》载有46条，其中11条乃录自陈平伯《温热病指南集》，为陈氏临证心得。

薛雪学术思想来源于金元时期河间学派的火热论，并在吴又可《温疫论》的基础上，从湿温角度阐发并完善了温病学说。其《湿热论》将三焦辨证方法用于湿热病诊治，提出5种治湿之法，是温病论治体系之中重要辨证论治方法之一，被吴瑭发挥并完善，传于后世。

《湿热论》一书以《内经》《难经》《伤寒杂病论》为宗，又有所阐发，提出其独特的病因病机学说；同时遵参两晋唐宋金元诸家学说，吸收其学术观点，辨证准确，用药精当。其中就湿热病因，提出内外合邪的观点，认为湿温起病，一则感受外来湿邪，二则脾胃虚弱，内合湿邪，又结合"湿邪为病，易与热相合，易伤阳气，其性重浊黏腻"等特点，就湿热轻重不同及寒热虚实不同而条分缕析，阐释复杂的临床症状。就其感邪途径，提出"湿热之邪，从表伤者，十之一二，由口鼻入者，十之八九"，与叶天士

"温邪上受"不谋而合，为邪去之路奠定了基础。《湿热论》以中焦脾胃为中心，结合其感邪途径及致病特点，阐发湿热病传变可波及上下内外，从而充斥全身。其中主要包括卫气营血传变和三焦传变，二者相辅相成，造成湿邪致病的复杂性。

《湿热论》就其病变部位提出"正局""变局"辨证，"正局"以脾胃为中心，蕴含寒热转化；"变局"则指脾胃之外的病变，兼少阳三焦或厥阴风木，只有热化。《湿热论》根据邪之上下表里内外，辨证得当，选择相应药物，重视给邪以出路；考虑其虚实寒热不同，选用顾护正气之药；病后犹善固本培元。

薛雪以前人理论为基础，围绕湿热病机，阐发自己的学术观点，为后世治疗湿热病提供了重要参考，留下了大量宝贵的学术思想，完善了温病学体系，奠定了温病学派形成之基础，不愧为温病学派代表人之一。

一、湿热总纲

【原文】第一条：湿热症，始恶寒，后但热不寒，汗出，胸痞[1]，舌白或黄，口渴不引饮[2]。

【注释】

[1]胸痞：指胸中满闷不痛。

[2]不引饮：即不欲喝水。

【按语】此为湿热证提纲，揭示湿热病多属阳明、太阴。其虚实表里不同，可见其中变局。以下皆有详例。

二、湿遏卫阳

【原文】第二条：湿热症，恶寒无汗，身重头痛，湿在表分。宜藿香、香茹[1]、羌活、苍术皮、薄荷、大力子[2]等味。头不痛者，去羌活。

【注释】

[1]香茹：即香薷，素有"夏月麻黄"之称。

[2]大力子：即牛蒡子，又名鼠黏子，具有疏散风寒、宣肺透疹、利咽散结的功效。

【按语】此条为湿遏卫阳之轻症，宜用祛湿解表药。

【原文】第三条：湿热症，恶寒发热，身重，关节疼痛，湿在肌肉，不为汗解，宜滑石、豆卷[1]、苓皮、苍术皮、藿香叶、鲜荷叶、通草、桔梗等味。不恶寒者，去苍术皮。

【注释】

[1]豆卷：黑豆浸于水中生芽者，性味功用与黑豆大致相同，然其浸水生芽，有生发之气，亦能解表。

【按语】此条与上条互为参见，皆为湿热壅遏卫阳。此条见汗出而关节疼痛，可见邪初犯阳明之表，用药清阳明表热，而使湿邪渗下。

三、湿邪夹风

【原文】第四条：湿热症，三四日即口噤[1]，四肢牵引拘急，甚则角弓反张[2]，此湿热侵入经络脉隧中，宜鲜地龙、秦艽、威灵仙、滑石、苍耳子、丝瓜藤、海风藤，酒淬川连等味。

【注释】

[1]口噤：牙关紧急，口不能张开，见于中风、痉病、惊厥等。

[2]角弓反张：项背高度强直，使身体仰曲如弓状的病证，多见于痉病及破伤风等病证。

【按语】此条主要指湿邪夹风，风邪侵袭阳明、太阴之络，导致口噤、角弓反张，故用药以息风为主，且风药兼胜湿、疏肝之用。

四、湿热痉厥

【原文】第五条：湿热症，壮热口渴，舌黄或焦红，发痉，神昏，谵语[1]或笑，邪灼心包，营血已耗，宜连翘、犀羚角、生地、元参、银花露、钩藤、鲜菖蒲、至宝丹等味。

【注释】

[1]谵语：《伤寒大白》中曰："谵语者，语言狂妄也。阳明热极，上乘心肺，则神志不清。轻者睡中呢喃，重者不睡亦语。"即病中的神志不清、胡言乱语。

【按语】此条言湿热伤阴而致厥证。湿邪、暑邪伤阳气而热极，迫入营阴，导致津液耗损，热灼心包，心神被扰，则神昏谵语；治当清热救阴，泄邪敛肝。

【原文】第七条：湿热症，壮热烦渴，舌焦红，或缩，斑疹，胸痞，自利，神昏痉厥[1]，热邪充斥表里三焦，宜大剂犀羚角、生地、元参、银花露、紫草、方诸水[2]、金汁[3]、鲜菖蒲等味。

【注释】

[1]痉厥：肢体抽搐，神志不清。

[2]方诸水：方诸，即大蚌。《本草纲目》记载，月明之夜，捕得方诸，反复摩擦蚌壳使其发热，再把贝壳对着月亮放好，能得到水二三小合，这种水就如同清晨的露水，清明纯洁，即方诸水，又叫明水。

[3]金汁：《本经逢原》中载："造法，用大竹截段，两头留节，削去外皮，傍钻一孔，用甘草细末入满于中，以蕉扇柄削圆塞孔，冬至浸大粪池内，立春后取出，悬风处晾干，取用。又法如前制竹，不入甘草，但用蕉扇柄或杉木塞孔，浸粪池中，以取其汁与金汁无异，仅供一时取用，不能久藏。"

【按语】此条言痉厥重症，上见胸闷，下夹热利，斑疹痉厥，治当独清阳明之热，救阳明之液，以求存其胃液。

五、湿热伤阴

【原文】第九条：湿热症，数日后，脘中微闷，知饥不食，湿邪蒙扰上焦，宜藿香叶、薄荷叶、鲜稻叶、鲜荷叶、枇杷叶、佩兰叶、芦尖、冬瓜仁等味。

【按语】此条言湿热初起，郁阻于上焦所致，邪未深入，当以清轻透散之品透散湿邪。与第三十一条参看，此条所言为虚证。

【原文】第十一条：湿热症，数日后，自利[1]溺赤[2]，口渴，湿流下焦，宜滑石、猪苓、茯苓、泽泻、萆薢、通草等味。

【注释】

[1]自利：《伤寒论》"自利而渴者，属少阴也""自利不渴者，属太阴也"都是自利，渴的就属于少阴，不渴就属于太阴，从而区分了下焦的肾阳虚腹泻和中焦的脾阳虚腹泻。此处指的是下焦湿热所致腹泻。

[2]溺赤：指小便色红。

【按语】此条言湿滞下焦，湿重于热，而致阴虚自利，治当利小便以祛湿。

第二十三节　《医学源流论》选读

《医学源流论》，清代徐大椿著，成书于乾隆二十二年（1757年）。

徐大椿（1693—1771年），字灵胎，一名大业，号洄溪老人，江苏吴江（今苏州市吴江区）人。徐大椿精勤十学，平生著述颇多，皆其所评论阐发，如《医学源流论》（1757年）、《医贯砭》（1767年）、《兰台轨范》（1764年）、《慎疾刍言》（1767年）等，均能一扫成见，独树一帜，是中医史上千百年独见之医学评论大家。

《医学源流论》是一部医论专著，共两卷，上卷为经络脏腑、脉、病、方药，下卷乃治法、书论（并各科）、古今。纵横捭阖，触及之处，每有新见，发前人之未发，言常人所不敢言，尤针砭时弊甚多，论述道理深湛。该书不但充分体现了徐氏遵从辨证论治的学术思想，尤见其博学识广与丰厚的临证积累。

一、论脉症与病相反

【原文】症者，病之发现者也。病热则症热，病寒则症寒，此一定之理。然症竟有与病相反者，最易误治，此不可不知者也。如冒寒之病，反身热而恶热；伤暑之病，反身寒而恶寒；本伤食也，而反易饥能食；本伤饮也，而反大渴口干。此等之病，尤当细考，一或有误，而从症用药，即死生判矣。此其中盖有故焉。或一时病势未定，如伤寒本当发热，其时尚未发热，将来必至于发热，此先后之不同也；或内外异情，如外虽寒而内仍热是也；或有名无实，如欲食好饮，及至少进即止，饮食之后，又不易化是也；或有别症相杂，误认此症为彼症是也；或此人旧有他病，新病方发，旧病亦现是也。至于脉之相反，亦各不同。或其人本体之脉，与常人不同；或轻病未现于脉；或痰气阻塞，营气不利，脉象乖其所之；或一时为邪所闭，脉似危险，气通即复；或其人本有他症，仍其旧症之脉。凡此之类，非一端所能尽，总宜潜心体认，审其真实，然后不为脉症所惑。否则徒执一端之见，用药愈真而愈误矣。然苟非辨症极精，脉理素明，鲜有不惑者也！

【按语】辨证论治是中医的精华所在。徐氏在书中深刻阐述了辨证与辨病的关系。病是病，症是症，若症与病不符应细辨。如寒病不见寒症、伤暑不见热症、伤食不厌食、伤饮偏口干，临床出现这种情况，更当审症求因，是否病势未定？内外异性？假饥假渴？别症相杂？抑或新旧并病？均应审其真伪，才不至失误。

二、论用药如用兵

【原文】是故传经之邪，而先夺其未至，则所以断敌之要道也。横暴之疾，而急保其未病，则所以守我之岩疆也。夹宿食而病者，先除其食，则敌之资粮已焚。合旧疾而发者，必防其并，则敌之内应既绝。辨经络而无泛用之药，此之谓向导之师。因寒热而有反用之方，此之谓行间之术。一病而分治之，则用寡可以胜众，使前后不相救，而势自衰。数病而合治之，则并力捣其中坚，使离散无所统，而众悉溃。病方进，则不治其太甚，固守元气，所以老其师；病方衰，则必穷其所之，更益精锐，所以捣其穴。若夫虚邪之体，攻不可过，本和平之药，而以峻药补之，衰敝之日不可穷民力也。实邪之伤攻不可缓，用峻厉之药而以常药和之，富强之国可以振威武也。然而选材必当，器械必良，克期不愆，布阵有方，此又不可更仆数也。孙武子十三篇，治病之法尽之矣。

【按语】徐氏把用药之理与用兵之法进行类比，生动形象，耐人寻味。如认为传经之邪，必先夺其未至，则如同断敌之要道；横暴之疾，而急保其未病之处，则如同守我之岩疆。夹宿食而病者，先除其食，则等于将敌之资粮焚毁；合旧疾而发者，必须防其兼并，则如同断敌之内应等。

三、论防微

【原文】病之始生，浅则易治，久而深入，则难治。《内经》云：圣人不治已病治未病。夫病已成而药之，譬犹渴而穿井，斗而铸兵，不亦晚乎！《伤寒论》序云：时气不和，便当早言，寻其邪由，及在腠理，以时治之，罕有不愈？患人忍之，数日乃说，邪气入脏，则难可制。昔扁鹊见齐桓公云：病在腠理。三见之后，则已入脏，不可治疗而逃矣。历圣相传，如同一辙。盖病之始入，风寒既浅，气血脏腑未伤，自然治之甚易。至于邪气深入，则邪气与正气相乱，欲攻邪则碍正，欲扶正则助邪，即使邪渐去，而正气已不支矣。若夫得病之后，更或劳动感风，伤气伤食，谓之病后加病，尤极危殆。所以人之患病，在客馆道途得者，往往难治。非所得之病独重也，乃既病之后，不能如在家之安适，而及早治之，又复劳动感冒，致病深入而难治也。故凡人少有不适，必当即时调治，断不可忽为小病，以致渐深；更不可勉强支持，使病更增，以贻无穷之害。此则凡人所当深省，而医者亦必询明其得病之故，更加意体察也。

【按语】徐氏十分重视"治未病"。《防微论》中引用了《内经》和《伤寒论》的原文来说明其重要性，并论道："病之始生，浅则易治，久而深入，则难治""故凡人少有不适，必当即时调治，断不可忽为小病，以致渐深；更不可勉强支持，使病更增，以贻无穷之害。"

第二十四节 《杂病源流犀烛》选读

《杂病源流犀烛》，内科著作，三十卷。清代沈金鳌撰。沈金鳌，清代医家（1717—1776年），字芊绿，晚年自号尊生老人，江苏无锡人，早年习儒，博闻强识，涉猎广博，经史诗文、医卜星算皆有涉猎。著《尚书随笔》等。至中年，犹屡试不中，遂矢志攻医，于临证各科均甚精通。又研习《灵》《素》、仲景之学及仲景以下历代名家，互相参订。后来又勤于著述，先后撰成《脉象统类》《诸脉主病诗》《杂病源流犀烛》《伤寒论纲目》《妇科玉尺》《幼科释迷》《要药分剂》，总其名曰《沈氏尊生书》。其内容赅博，论述亦精辟，颇有精辟，颇有影响。《杂病源流犀烛》为《沈氏尊生书》的重要组成部分，阐释杂病方面是为专著，按脏腑经络、风寒暑湿燥、内伤外感、面部身形各门统括诸种杂病，包括脏腑门、奇经八脉门、六淫门、内伤外感门、面部门、身形门等。每门分若干病证，每病各着源流一篇，并详述病证原委，悉其形证，辨证求因，审因论治，依法立方，按方遣药，理法方药比较契合。每病在介绍方治外，并附导引等治法。沈氏博采前人著述，结合个人见解予以整理编写，论述较为完备，在杂病著作中有相当影响。直到今天，此书仍不失为内科名著而受到极大重视。

一、导引法

【原文】 鼓胀导引

《保生秘要》[1]曰：坐定擦手足心极热，用大指节仍擦摩迎香二穴，以畅肺气。静定闭息，存神半响，次擦手心，摩运脐轮，按四时吐故纳新，从玄雍窍转下至丹田，扪气面，撮谷道，紧尾闾，提升泥丸，下降宫，复气海，周天一度。如此七七，身心放下半炷香许。如久病难坐，用得力人扶背。慎勿早睡，恐气脉凝滞，神魂参错，效难应期。手足可令人摩擦，患轻者，一七能取大效，重则二七、三七，五脏尽消，屡屡取验，妙入神也。

【注释】

[1]《保生秘要》：气功导引著作。明代曹士珩著。原书少见，佚存未知。其内容散见于《古今图书集成》及《沈氏尊生书》。

【按语】 本篇提出鼓胀导引法问题。《杂病源流犀烛》所记载的鼓胀导引法具有重要的"治未病"价值，从养生及预防的角度都值得深入研究，为更好地继承和发扬古人的养生理念与方法，需探究古代导引法的科学性，并提高其在当今时代的实用性。

二、男科证治

【原文】 遗泄，肾虚有火病也。肾元虚，虚火流行，以致精海脱滑。遗于夜而不遗于昼者，昼阳夜阴，惟阴虚，故遗于阴分也。昼亦有遗者，阳亦虚也。求其所属，则由心肝肾之火相夹而成。

至于病之所因，更可历举：有因思想无穷，神气浮游者（宜朱砂、龙骨、磁石镇之）；有因思久成痰，迷于心窍者（宜猪苓丸）；有因思想伤阴者（宜大凤髓丹）；有因思想伤阳者（宜鹿茸益精丸）；有因阴阳俱虚者（宜茯神远志丸）；有因用心过度者（宜远志、莲肉、龙齿、茯神、山药）；有因思欲不遂者（宜妙香散）；有因色欲过度，下元虚惫，滑泄不禁者（宜六味丸加鹿茸、牡蛎、肉苁蓉、龙齿、五味、菟丝子）；有因壮年盛满流溢者（宜生地、黄柏、知母、莲子、黄连、茯神、石菖、远志）；有因脾胃湿热，气化不清，而分注膀胱者，亦混浊稠厚，阴火一动，精随而出，此则不待梦而自遗者（宜二陈汤加二术[1]、知、柏）；有因饮酒厚味太过，痰火为殃者（宜二陈汤加二术、升、柴）；有因经络热而得之，至夜必脊心热而遗者（宜猪苓丸、清心饮）；有因真有鬼魅相感者，由正气本虚，欲心妄动之故，脉息必乍大乍小，乍有乍无，或两手如出两人，或寸尺各为一等，或绵绵无度数，而颜色不变（宜人参、茯神、远志以养其正，生地、当归、枣仁以安其神，朱砂、雄黄、沉香、安息香、鬼箭羽、虎头骨以辟其邪，移房于向阳处，令多人伴之，此为正治）。

【注释】

[1] 二术：指白术、苍术。

【按语】 本篇提出男科遗精证治问题。《杂病源流犀烛》一书中论述了男子遗精与"尿精""白淫""漏精"等不同命名，对遗精类证辨证准确，论治完备，用药有约，皆凸显了《杂病源流犀烛》一书中强调育精保精的论治特点。

三、骨伤科证治

【原文】 跌仆闪挫，卒然身受，由外及内，气血俱伤病也。何言之？凡人忽跌忽闪挫，皆属无心，故其时本不知有跌与闪挫之将至也，而忽然跌，忽然闪挫，必气为之震。震则激，激则壅，壅则气之周流一身者，忽因所壅而凝聚一处，是气失其所以为气矣。气运乎血，血本随气以周流，气凝则血亦凝矣，气凝在何处，则血亦凝在何处矣。夫至气滞血瘀，则作肿作痛，诸变百出。虽受跌受闪挫者，为一身之皮肉筋骨，而气既滞，血既瘀，其损伤之患，必由外侵内，而经络脏腑并与俱伤，其为病，有不可胜言，无从逆料者矣。至于打扑，有受人谴责者，有与人斗殴者，虽不尽无心，然当谴责斗殴之时，其气必壅，其血必凝，固与跌闪挫无异也。其由外侵内，而经络脏腑之俱伤，亦与跌闪挫无异也。

【按语】 本篇提出骨伤科证治问题。在《杂病源流犀烛》卷三十《跌仆闪挫源流》中，沈氏论述提出了外伤治疗的观点，要注意行气行血，防止气滞血瘀使疾病进一步发展，注意局部与整体兼顾。

第二十五节　《温热论》选读

《温热论》是叶桂师徒问答授课内容记录，大约撰写于乾隆十一年（1746年）。

叶桂（1667—1746年），字天士，号香岩，清代江苏吴县著名医家。叶桂出生于医学世家，14岁丧父，立志从医，善于博采诸家之长，融会贯通，故学识渊博，医术精湛，于家传儿科之外，兼通内、外、妇等科，形成了自己的学术思想，闻名遐迩。他一生治学严谨，精益求精，对医学保持谨慎的态度，他留有"医可为而不可为，必天资颖悟，读万卷书，而后可借术以济世，不然鲜有不杀人者，是以药饵为刀刃也，吾死，子孙慎勿轻言医"数语警戒其子，由此可见他对于医学的态度恭谨，对子孙教导有方，更为我辈学习之警示。叶桂由于诊务繁忙而无暇整理其临床经验及著作，其大多数著作由其门人或后人整理而成，存世的有《临证指南医案》《幼科要略》《叶氏医案存真》《眉寿堂方案选存》《叶天士晚年方案真本》等。

《温热论》由叶天士口授，其徒弟顾景文执笔著录，原无书名。后世经整理主要有两种传本：其一传于叶氏门人华岫云，王孟英《温热经纬》中《外感温热篇》的原文即据于此；又本见于唐大烈《吴医汇讲》卷一，名为《温症论治》。两个传本文字表达并不一样，但其学术思想一致。本次主要参考"华本"选读内容。

《温热论》为温病学说的形成奠定了理论和辨证的基础，提出了温病的发生发展、病理变化、感邪途径、侵犯部位、传变规律及相应的治疗方法等，进一步明确了伤寒与温病的区别，创立了温病卫气营血的辨证体系，丰富和发展了温病诊断学的内容，论述了妇人温病的特点。该书文辞简要，论述精辟，被称为温病学理论的奠基之作。

一、温邪传变

【原文】温邪上受，首先犯肺，逆传心包[1]。肺主气属卫，心主血属营，辨营卫气血虽与伤寒同，若论治法，则与伤寒大异。盖伤寒之邪留恋在表，然后化热入里，温邪则热变最速[2]。未传心包，邪尚在肺。肺主气，其合皮毛，故云在表。在表初用辛凉轻剂。夹风则加入薄荷、牛蒡之属；夹湿加芦根、滑石之流。或透风于热外，或渗湿于热下[3]，不与热相抟[4]，势必孤[5]矣。不尔[6]，风夹温热而燥生，清窍必干，谓水主之气不能上荣，两阳相劫[7]也。湿与温合，蒸郁而蒙蔽于上，清窍为之壅塞，浊邪害清[8]也。其病有类伤寒，其验之之法，伤寒多有变症，温热虽久在一经不移，以此为辨[9]。

【注释】

[1]心包:《医学正传》有云:"心包络，实乃裹心之包膜也，包于心外，故曰心包络也。"

[2]盖伤寒之邪……则热变最速:吴鞠通谓，伤寒伤人身之阳，由毛窍而溪，由溪而谷，由谷而孙络，由孙络而大络，由大络而经，始太阳，终厥阴，曲折而入。故曰留恋在表，然后化热入里。温邪犯肺，即传心包；上焦不治，便入中焦；中焦不治，即传下焦；伤人之阴最易，故曰热变最速。

[3]或透风于热外，或渗湿于热下:风，阳邪，宜表而出之，故曰透外；湿，阴邪，宜分而利之，故曰渗下。

[4]抟:本意为把东西捏聚成团，文中之意为湿邪与热邪相夹杂。

[5]孤:单独。

[6]不尔:不如此；不然，出自《管子·海王》。

[7]两阳相劫:风邪与热邪交织，津液受劫。

[8]浊邪害清："浊邪"指的是湿热邪气，"清"指的是人体之清窍，即头部七窍，为清阳游行交会之所。此处意为热邪之气侵犯人体清窍。

[9]伤寒多有变症……以此为辨：伤寒传经，故多变证。温邪只在三焦营卫，故曰不移。

【按语】此段为温病证治总纲，明确温病的病因为"温邪"，病位在肺，其中有不传与逆传之别，同时需与伤寒相鉴别。从治法看，逆传心包，即由卫入营。伤寒者热变入里，传变入里慢而曲折；温邪热变则速度较快；不传者，又有兼夹风湿二邪之别，根据所夹邪之不同，确立不同治法。

二、论黄舌

【原文】再前云舌黄或浊，须要有地[1]之黄。若光滑者，乃无形湿热中已虚象，大忌前法。其脐以上为大腹，或满，或胀，或痛，此必邪已入里矣，表症必无，或十之存一。亦要验之于舌，或黄甚，或如沉香色[2]，或如灰黄色，或老黄色，或中有断纹，皆当下之，如小承气汤，用槟榔、青皮、枳实、元明粉、生首乌等。若未现此等舌，不宜用此等法，恐其中有湿聚，太阴为满，或寒湿错杂为痛，或气壅为胀，又当以别法治之。

【注释】
[1]有地：有根底。
[2]沉香色：黄黑色，中国传统色彩之一。

【按语】此处主要围绕舌色判断舌象的有根无根，从而判断虚实。实者当下，虚者不宜攻，恐伤正太过而表邪反内陷入里。

【原文】再黄苔不甚厚而滑者，热未伤津，犹可清热透表。若虽薄而干者，邪虽去而津受伤也，苦重之药当禁，宜甘寒轻剂可也。

【按语】此处言明热未伤及津液的舌象以及其对应治法，以清热透表为要。当邪去津伤，忌用苦寒药，宜用甘寒轻剂。

三、论舌苔

【原文】再舌苔白厚而干燥者，此胃燥气伤也，滋肾药中加甘草，令甘守津还之意。

舌白而薄者，外感风寒也，当疏散之。若白干薄者，肺津伤也，加麦冬、花露、芦根汁等轻清之品，为上者上之也。

若白苔绛底者，湿遏热伏也，当先泄湿透热，防其就干也。勿忧之，再从里透于外则变润矣。

初病舌即干，神不昏者，宜急养正，微加透邪之药。若神已昏，此内匮矣，不可救药。

又不拘何色，舌上生芒刺者，皆是上焦热极也，当用青布拭冷薄荷水揩之。即去者轻，旋即生者险矣。

舌苔不燥，自觉闷极者，属脾湿盛也。或有伤痕血迹者，必问曾经搔挖否，不可以有血而便为枯症，仍从湿治可也。

再有神情清爽，舌胀大不能出口者，此脾湿胃热，郁极化风，而毒延于口也，用大黄磨入当用剂内，则舌胀自消矣。

【按语】此处专论舌苔，根据舌苔的厚薄、湿度、苔色、芒刺有无等判断病机，从而辨证用药。

【原文】再舌上白苔黏腻，吐出浊厚涎沫者，口必甜味也，为脾瘅病[1]。乃湿热气聚，与谷气相抟，土有余也。盈满则上泛，当用醒头草[2]芳香辛散以逐之则退。若舌上苔如碱者[3]，胃中宿滞夹浊秽郁伏，当急急开泄，否则闭结中焦，不能从膜原[4]达出矣。

【注释】

[1]脾瘅病：《素问·奇病论》："有病口甘者，此五气之溢也，名曰脾瘅。夫五味入口，藏于胃，脾为之行其精气，津液在脾，故令人口甘也。"其治疗，《内经》提出"治之以兰，除陈气也。"

[2]醒头草：又名省头草、佩兰，具有芳香化湿、醒脾开胃、发表解暑之功效。

[3]舌苔上如碱者：指舌苔白而厚，是湿热秽浊兼胃中积滞相结之象，病多凶险。

[4]膜原：伏邪在体内潜伏的部位。《温疫论·原病》云："邪从口鼻而入，则其所客，内不在脏腑，外不在经络，舍于伏脊之内，去表不远，附近于胃，乃表里之分界，是为半表半里，即《针经》所谓横连膜原者也。"

【按语】此段主要论述脾瘅病舌苔以及治疗的辨证用药。

第二十六节　《笔花医镜》选读

《笔花医镜》又名《卫生便览》，清代江涵暾著，初刊于清道光四年（1824年）。

江涵暾，原名秋，号笔花，浙江归安（今江苏吴县）人。约生于清乾隆年末年，主要生活在嘉庆至道光年间，生卒年不详。江氏采前贤之说，融己之心得，著成《笔花医镜》，使学医者能执简驭繁，融会贯通，乡僻间不及延医者，能对症自医，按病索方，而不至于延误病情。

《笔花医镜》全书四卷，五万余言。卷一总论四诊八纲辨证，阐述内伤外感及伤寒时疫、虚劳证治等；卷二列脏腑证治十二部，统述内科杂病辨证、补泻"药队"及各部列方；卷三、卷四分述儿科、女科证治及将护方法。时人评该书可济世救人，今贤谓其"真正传世，渡人以真谛"。统观全书，内容浅近，论述简要，切合临床而无浮泛之辞，是一部流传甚广、颇有影响的医学入门读物。

一、论望闻问切

【原文】望者，看形色也。闻者，听声音也。问者，访病情也。切者，诊六脉也。四事本不可缺一，而唯望与问为最要。何也？盖闻声一道，不过审其音之低响，以定虚实；嗽之闷爽，以定升降。其他则无可闻也。切脉一道，不过辨其浮沉以定表里；迟数以定寒热；强弱以定虚实。其他则胸中了了，指下难明。且时大时小，忽浮忽沉，六脉亦难定准。故医家谓据脉定症，是欺人之论也。惟细问情由，则先知病之来历；细问近状，则又知病之深浅。而望其部位之色，望其唇舌之色，望其大小便之色，病情已得八九矣。而再切其脉，合诸所问、所望，果相符否，稍有疑义，则默思其故，两两相形，虚与实相形，寒与热相形，表与里相形，其中自有把握之处，即可定断。慎斯术也，以往其无所失矣。

【按语】在四诊的运用上，江氏强调四诊合参，尤重望诊与问诊。对某些医者故弄玄虚，仅凭切脉即夸夸其谈，妄断病证的做法十分反感，反映了他实事求是的治学态度。

二、辨表里虚实寒热

【原文】凡人之病，不外乎阴阳。而阴阳之分，总不离乎表、里、虚、实、寒、热六字尽之。夫里为阴，表为阳；虚为阴，实为阳；寒为阴，热为阳。良医之救人，不过能辨此阴阳而已；庸医之杀人，不过错认此阴阳而已。假如发热恶寒，鼻塞咳嗽，头痛脉浮，舌无苔，口不渴，此病之在表者也；如或潮热恶热，口燥舌黄，腹痛便涩，脉沉，此病之在里者也。假如气短体弱，多汗惊悸，手按心腹，四肢畏冷，脉来无力，此病之本虚者也。若病中无汗，或狂躁不卧，腹胀拒按，脉实有力，此病之又实者也。假如唇舌俱白，口不渴，喜饮热汤，鼻流清涕，小便清，大便溏，手足冷，脉迟，此病之犯寒者也；若舌赤目红，口渴喜冷，烦躁，溺短便秘，或唇燥舌干，此病之患热者也。凡此皆阴阳之分也。至于邪盛正衰，阴虚火亢等，则又阴中之阳，阳中之阴，其间毫厘千里，命在反掌，辨之者安得而不慎。

【按语】该篇体现了作者简明的辨治思路，以八纲辨证为基础，从表里虚实寒热分型，以面色、脉象、症状体征为主要依据，条理清晰，为临证提供了很好的辨治思路。

第二十七节 《时病论》选读

《时病论》，清代雷丰著。

雷丰（1833—1888 年），字松存，号少逸、侣菊，天资聪颖，善书画，旁及星卜，有医术、丝竹、书画"三绝"之誉，著有《时病论》《雷少逸医案》《脉诀入门》《病机药论》《药引常需》《药赋新论》《本草诗三百首》等。

《时病论》全书八卷，列四时病 70 余种，从病因、病机、症状、治法、方药等方面详加论述，并于每一病证后附列自己治案。本书以四季分类，每季又以新感病邪即发与前季感邪越季而发，分为两部分，顺序编为八卷。雷氏以《内经》理论为基础，论述伤寒、温病等时令外感病自成系统，所载治法和成方精练实用，为当时医家所推崇，对后世颇有影响，对临床人员有指导价值，是一本重要参考书。

一、冬伤于寒春必病温大意

【原文】经谓"冬伤于寒，春必病温"，是训人有伏气之为病也。夫冬伤于寒，甚者即病，则为伤寒，微者不即病，其气伏藏于肌肤，或伏藏于少阴，至春阳气开泄，忽因外邪乘之，触动伏气乃发，又不因外邪而触发者，偶亦有之。其藏肌肤者，都是冬令劳苦动作汗出之人；其藏少阴者，都是冬不藏精肾脏内亏之辈。此即古人所谓最虚之处，便是容邪之处。何刘松峰、陈平伯诸公，皆谓并无伏气，悖经之罪，其何逭乎！据丰论春时之伏气有五：曰春温也，风温也，温病也，温毒也，晚发也。盖春温者，由于冬受微寒，至春感寒而触发。风温者，亦由冬受微寒，至春感风而触发。温病者，亦由冬受微寒，寒酿为热，至来春阳气弛张之候，不因风寒触动，伏气自内而发。温毒者，由于冬受乖戾之气，至春夏之交，更感温热，伏毒自内而发。晚发者，又由冬受微寒，当时未发，发于清明之后，较诸温病晚发一节也。此五者，皆由冬伤于寒，伏而不发，发于来春而成诸温病者，当辨别而分治之。

【按语】本段论述"冬伤于寒，春必病温"的内涵，认为伏邪可藏于肌肤，亦可藏于少阴，大多因春季阳气开泄，外邪引动而发。据患者的体质不同，伏邪所藏的部位有所差异，冬季劳作之人，伏邪藏于肌肤；冬不藏精之人，伏邪藏于少阴。

二、春伤于风大意

【原文】风湿之病，其证头痛、发热，微汗、恶风，骨节烦疼，体重微肿，小便欠利，脉来浮缓是也。罗谦甫云：春夏之交，人病如伤寒，为风湿证也，宜用五苓散自愈。由是观之，风湿之邪，多伤于太阳者，不待言矣！宜用两解太阳法疏其膀胱之经，复利其膀胱之腑也。如风胜者，多用羌、防；湿胜者，多加苓、泽；阴虚之体，脉中兼数，宜加黄柏、车前；阳虚之体，脉内兼迟，宜入戟天、附片。医者总宜分其风胜湿胜，辨其阴虚阳虚，庶无贻误。

【按语】本段指出了风湿病的大体症状体征，认为春夏之际此病易得，且易与伤寒混淆，当以五苓散为主方，治法当为两解太阳之法，疏利足太阳膀胱经之邪。最后针对风胜、湿胜、阴虚、阳虚4种情况，提出选药方面需斟酌进行。

三、春伤于风夏生飧泄大意

【原文】热痢者，起于夏秋之交，热郁湿蒸，人感其气，内干脾胃，脾不健运，胃不消导，热夹湿食，酝酿中州，而成滞下矣。盖热痢之为病，脉滑数而有力，里急后重，烦渴引饮，喜冷畏热，小便热赤，痢下赤色，或如鱼脑，稠黏而秽者是也。治宜清痢荡积法，益以楂肉、槟榔治之，如体弱者，以生军改为制军最妥。

【按语】本段指出热痢之外因在于外部湿热的气候环境，内因乃脾胃气虚，无力健运，故成滞下。接着论述了热痢的主要临床表现、治法、常用药，以及若体弱者用药又须仔细。

四、秋伤于湿冬生咳嗽大意

【原文】干咳者，乏痰而咳逆也。此因秋分之后先伤乎燥，燥气内侵乎肺，当时未发，交闭藏之令乃发，斯为金寒水冷之咳也。前论秋燥条中，是为燥之新邪；此论干咳，是为燥之伏气。其证咳逆乏痰，即有痰亦清稀而少，喉间干痒，咳甚则胸胁引疼，脉沉而劲，舌苔白薄而少津，当用温润辛金法治之。如胸胁痛者，可加旋复、橘络；咳逆艰难者，再加松子、款冬。咳剧震动血络，喉痛吐红，脉转沉滑，或沉数，此燥气已化为火也，当用清金宁络法治之。如咳逆气短，甚则有汗，咽喉干燥者，当用金水相生法治之。蹉跎失治，最易延为痨损，可不谨欤！

【按语】本段指出干咳乃因先伤于燥，内侵入肺，当时未发，至冬季发为金寒水冷之咳。然而，干咳之病机亦非一种，当视患者的临床表现而辨别，有用温润辛金法治之，有用清金宁络法治之，亦有用金水相生法治之，不一而足，当抓住时机，灵活论治。

第二十八节 《医学衷中参西录》选读

《医学衷中参西录》由清代民初医学大家、中西医汇通学派代表人物张锡纯所著，成书于 1909 年。

张锡纯（1860—1933 年），字寿甫，河北盐山县人。张锡纯自幼聪资过人，对六经诗文和天元数学有精深研究。其父去世后，秉遗训专心研究医学，上至《黄帝内经》《伤寒论》，下至历代各家之说，无不披览。西医传入中国时，张锡纯并不完全抵制西医，反将其精华部分融入中医，使治疗效果更显著，甚至将西医难治之症逐一化解，因此声名大噪，与江苏陆仅生、杨如侯和广东刘蔚楚共称"医林四大家"。

张锡纯以中医理论为基础，以理、法、方、药为根本，融合西方医学知识，总结归纳，经多次修改增稿，撰写成《医学衷中参西录》。全书逾百万言，分为医方编、药物编、医论编、医话编和医案编五部分，内容多为详细的实践记录和总结，阐述中医与西医存在的共性、辨证施方机理、治疗经验、用药心得及临床医案，生动地体现了张氏的学术观点。张氏不仅将中西医理论与大量临床经验结合，开创了中西医结合的先河，更以《内经》《难经》等经典医籍为理论基础，以仲景的《伤寒杂病论》为辨证论治法则，引经据典，融会贯通，实为衷中参西之楷模。

张氏主张"中医不妨取西医之所长，以补中医之所短"，其中西医汇通思想在《医学衷中参西录》中可见一斑。此书尊崇经典，独居创见，融会贯通中西医学，亦能博采众长，折衷得当，是为近代中医临床医学名著，具有重要的研究学习价值。

一、升陷汤

【原文】治胸中大气下陷，气短不足以息，或努力呼吸，有似乎喘；或气息将停，危在顷刻。其兼证，或寒热往来[1]，或咽干作渴，或满闷怔忡[2]，或神昏健忘，种种病状，诚难悉数。其脉象沉迟微弱，关前尤甚。其剧者，或六脉不全，或参伍不调[3]。

生箭耆[4]六钱，知母三钱，柴胡一钱五分，桔梗一钱五分，升麻一钱。

气分虚极下陷者，酌加人参数钱，或再加山萸肉（去净核）数钱，以收敛气分之耗散，使升者不至复陷更佳。若大气下陷过甚，至少腹[5]下坠，或更作疼者，宜将升麻改用钱半，或倍作二钱。

【注释】

[1]寒热往来：是发热与恶寒交替出现的一种热型，其热时自热而不觉寒，其寒时

自寒而不觉热，与恶寒发热的寒热同时并作不同。

　　[2]怔忡：病名，是心悸的一种，指多因久病体虚、心脏受损导致气血、阴阳亏虚，或邪毒、痰饮、瘀血阻滞心脉，日久导致心失濡养，心脉不畅，从而引起的心中惕惕不安，不能自控的一种病证，常与惊悸合并称为心悸。

　　[3]参伍不调：脉学名词。指脉象疾徐错杂，参差不齐，不相协调。《素问·三部九候论》云："参伍不调者病。"

　　[4]生箭芪：即生黄芪。

　　[5]少腹：人体部位名，腹的下部，位于脐与骨盆之间，又称小腹。

　　【按语】本段论述了升陷汤所治"胸中大气下陷"之主症与或然症。

　　【原文】大气者，充满胸中，以司肺呼吸之气也。人之一身，自飞门[1]以至魄门[2]，一气主之。然此气有发生之处，有培养之处，有积贮之处。天一生水[3]，肾脏先成，而肾系命门之中（包肾之膜油，连于脊椎自下上数七节处），有气息息萌动，此乃乾元[4]资始气，《内经》所谓"少火生气[5]"也。此气既由少火发生，以徐徐上达，培养于后天水谷之气，而磅礴之势成；绩贮于膺胸空旷之府，而盘据之根固。是大气者，原以元气为根本，以水谷之气为养料，以胸中之地为宅窟者也。夫均是气也，至胸中之气，独名为大气者，诚以其能撑持全身，为诸气之纲领，包举肺外，司呼吸之枢机，故郑而重之曰大气。夫大气者，内气也。呼吸之气，外气也。人觉有呼吸之外气与内气不相接续者，即大气虚而欲陷，不能紧紧包举肺外也。医者不知病因，犹误认为气郁不舒，而开通之。其剧者呼吸将停，努力始能呼吸，犹误认为气逆作喘，而降下之，则陷者益陷，凶危立见矣。其时作寒热者，盖胸中大气，即上焦阳气，其下陷之时非尽下陷也，亦非一陷而不升也。当其初陷之时阳气郁而不畅则作寒，既陷之后阳气蓄而欲宣则作热，迨[6]阳气蓄极而通，仍复些些上达，则又微汗而热解；其咽干者，津液不能随气上潮也；其满闷者，因呼吸不利而自觉满闷也；其怔忡者，因心在膈上，原悬于大气之中，大气既陷，而心无所附丽[7]也；其神昏健忘者，大气因下陷，不能上达于脑，而脑髓神经无所凭借也。其证多得之力小任重[8]，或枵腹力作[9]，或病后气力未复勤于动作，或因泄泻[10]日久，或服破气药太过，或气分虚极自下陷，种种病因不同，而其脉象之微细迟弱，与胸中之短气，实与寒饮结胸相似。然诊其脉似寒凉，而询之果畏寒凉，且觉短气者，寒饮结胸也；诊其脉似寒凉，而询之不畏寒凉，惟觉短气者，大气下陷也。且即以短气论，而大气下陷之短气，与寒饮结胸之短气，亦自有辨。寒饮结胸短气，似觉有物压之；大气下陷短气，常觉上气与下气不相接续。临证者当细审之（寒饮结胸详第三卷理饮汤下）。

　　【注释】

　　[1]飞门：指口唇。出《难经·四十四难》："唇为飞门。"七冲门之一。飞通扉（门扉），形容口唇的张合如门扉，饮食由此而入，故称。

　　[2]魄门：指肛门。《素问·五脏别论》云："魄门亦为五脏使，水谷不得久藏。"王冰注："谓肛之门也。内通于肺，故曰魄门。"一说，"魄"通"粕"。肛门为糟粕所出之处，故称"粕门"。

［3］天一生水："天一生水，地六成之"源自远古时代对天象的观测，是为"河图"。图式结构分布为一与六共宗居北方，因天一生水，地六成之。

［4］乾元：乾有四德：元、亨、利、贞。元是四德之首。乾是天，元是始，乾元即是天道之始。蓬勃盛大的乾元之气，是万物所赖以创始化生的动力资源。

［5］少火生气：少火指正常的阳气，气指元气等。少火有滋生元气、维持生命活动的作用。《素问·阴阳应象大论》云："壮火之气衰，少火之气壮。壮火食气，气食少火。壮火散气，少火生气。"

［6］迨：等到；达到。

［7］附丽：附着；依附。

［8］力小任重：能力小，负担重。犹言力不胜任。《易经·系辞下》云："德薄而位尊，知小而谋大，力小而任重，鲜不及矣。"

［9］枵（xiāo）腹力作：枵腹，空腹，指饥饿。意为饥饿时劳力工作。

［10］泄泻：指因感受外邪，或被饮食所伤，或情志失调，或脾胃虚弱，或脾肾阳虚等原因引起的以排便次数增多，粪便稀溏，甚至泄如水样为主症的病证。

【按语】此段首先论述大气生成之根本、培养、积贮，接着具体分析大气下陷所致的各种证候，最后指出大气下陷的病因，以及与"寒饮结胸"症状的辨别。

【原文】升陷汤，以黄耆[1]为主者，因黄耆既善补气，又善升气。且其质轻松，中含氧气，与胸中大气有同气相求之妙用。惟其性稍热，故以知母之凉润者济之。柴胡为少阳之药，能引大气之陷者自左上升。升麻为阳明之药，能引大气之陷者自右上升。桔梗[2]为药中之舟楫，能载诸药之力上达胸中，故用之为向导也。至其气分虚极者，酌加人参，所以培气之本也。或更加萸肉，所以防气之涣也。至若少腹下坠或更作疼，其人之大气直陷至九渊[3]，必需升麻之大力者以升提之，故又加升麻五分或倍作二钱也。方中之用意如此，至随时活泼加减，尤在临证者之善变通耳。

【注释】

［1］黄耆：即黄芪。

［2］桔梗：中药名，其性主上行，在方药中加入桔梗，可引药上行，故被称为舟楫之剂。

［3］九渊：深渊。语出《庄子·列御寇》。其云："夫千金之珠，必在九重之渊，而骊龙颔下。"

【按语】本段论述了升陷汤之方药组成、方解及加减之法。

二、活络效灵丹

【原文】治气血凝滞，疬癖[1]癥瘕，心腹疼痛，腿疼臂疼，内外疮疡，一切脏腑积聚，经络湮瘀。

当归五钱，丹参五钱，生明乳香五钱，生明没药五钱。

上药四味作汤服。若为散，一剂分作四次服，温酒送下。腿疼加牛膝；臂疼加连翘；妇女瘀血腹疼加生桃仁（带皮尖，作散服炒用）、生五灵脂；疮红肿属阳者加金银花、知母、连翘，白硬属阴者加肉桂、鹿角胶（若恐其伪可代以鹿角霜）；疮破后生肌不速者加生黄耆、知母（但加黄耆恐失于热）、甘草；脏腑内痛加三七（研细冲服）、牛蒡子。

【注释】

［1］痃癖（xuánpǐ）：病名。脐腹偏侧或胁肋部时有筋脉攻撑急痛的病证。因气血不和、经络阻滞、食积寒凝所致。

【按语】 本段论述了活络效灵丹所治"一切脏腑积聚"之主症、或然症及方药加减。

三、石膏解

【原文】 石膏之质，中含硫氧，是以凉而能散，有透表解肌之力。外感有实热者，放胆用之直胜金丹。《神农本经》谓其微寒，则性非大寒可知；且谓其宜于产乳，其性尤纯良可知。医者多误认为大寒而煅用之，则宜散之性变为收敛（点豆腐必煅用，取其能收敛也），以治外感有实热者，竟将其痰火敛住，凝结不散，用至一两即足伤人，是变金丹为鸩毒也。迨至误用煅石膏偾事［1］，流俗［2］之见，不知其咎在煅不在石膏，转谓石膏煅用之其猛烈犹足伤人，而不煅者更可知矣。于是一倡百和，遂视用石膏为畏途，即有放胆用者，亦不过七八钱而止。夫石膏之质甚重，七八钱不过一大撮耳。以微寒之药，欲用一大撮扑灭寒温燎原之热，又何能有大效。

是以愚用生石膏以治外感实热，轻证亦必至两许［3］；若实热炽盛，又恒重用至四五两，或七八两，或单用，或与他药同用，必煎汤二四茶杯，分四五次徐徐温饮下，热退不必尽剂。如此多煎徐服者，欲以免病家之疑惧，且欲其药力常在上焦、中焦，而寒凉不至下侵致滑泻也。盖石膏生用以治外感实热，断无伤人之理，且放胆用之，亦断无不退热之理。惟热实脉虚者，其人必实热兼有虚热，仿白虎加人参汤［4］之义，以人参佐石膏亦必能退热。

特是药房轧细之石膏多系煅者，即方中明开生石膏，亦恒以煅者充之，因煅者为其所素备，且又自觉慎重也。故凡用生石膏者，宜买其整块明亮者，自监视轧细（凡石质之药不轧细，则煎不透）方的。若购自药房中难辨其煅与不煅，迨将药煎成，石膏凝结药壶之底，倾之不出者，必系煅石膏，其药汤即断不可服。

【注释】

［1］偾（fèn）事：败事。

［2］流俗：世俗，流行的习俗；俗人，世俗之人，此为世俗之人。

［3］两许：两，量词。许，约略、估计之义。这里指的是用量约为一两。

［4］白虎加人参汤：中医方剂名。出自《伤寒论》，为清热剂，具有清热、益气、生津功效。主治伤寒、温病、暑病气分热盛，津气两伤，身热而渴，汗出恶寒，脉虚大无力；火热迫肺，上消多饮者。

【按语】 本部分详析石膏之用量、用法、生石膏与煅石膏功效之异，强调在治疗外感实热之时生石膏可放胆用之，并无伤人之理。

四、镇肝熄风汤

【原文】治内中风证（亦名类中风，即西人所谓脑充血证），其脉弦长有力（即西医所谓血压过高），或上盛下虚，头目时常眩晕，或脑中时常作疼发热，或目胀耳鸣，或心中烦热，或时常噫气，或肢体渐觉不利，或口眼渐形㖞斜，或面色如醉，甚或眩晕，至于颠仆[1]，昏不知人，移时始醒，或醒后不能复原，精神短少，或肢体痿废[2]，或成偏枯[3]。

怀牛膝一两，生赭石（轧细）一两，生龙骨（捣碎）五钱，生牡蛎（捣碎）五钱，生龟甲（捣碎）五钱，生杭芍五钱，玄参五钱，天冬五钱，川楝子（捣碎）二钱，生麦芽二钱，茵陈二钱，甘草钱半。

心中热甚者，加生石膏一两；痰多者，加胆星二钱；尺脉重按虚者，加熟地黄八钱，净萸肉五钱；大便不实者，去龟甲、赭石，加赤石脂（喻嘉言谓石脂可代赭石）一两。

风名内中，言风自内生，非风自外来也。《内经》谓"诸风掉眩皆属于肝"。盖肝为木脏，于卦为巽[4]，巽原主风。且中寄相火，征之事实，木火炽盛，亦自有风。此因肝木失和，风自肝起。又加以肺气不降，肾气不摄，冲气、胃气又复上逆。于斯，脏腑之气化皆上升太过，而血之上注于脑者，亦因之太过，致充塞其血管而累及神经。其甚者，致令神经失其所司，至昏厥不省人事。西医名为脑充血证，诚由剖解实验而得也。是以方中重用牛膝以引血下行，此为治标之主药。而复深究病之本源，用龙骨、牡蛎、龟甲、芍药以镇息肝风。赭石以降胃、降冲。玄参、天冬以清肺气，肺中清肃之气下行，自能镇制肝木。至其脉之两尺虚者，当系肾脏真阴虚损，不能与真阳相维系。其真阳脱而上奔，并夹气血以上冲脑部，故又加熟地、萸肉以补肾敛肾。从前所拟之方，原止此数味。后因用此方效者固多，间有初次将药服下，转觉气血上攻而病加剧者，于斯加生麦芽、茵陈、川楝子即无斯弊。盖肝为将军之官，其性刚果。若但用药强制，或转激发其反动之力。茵陈为青蒿之嫩者，得初春少阳生发之气[5]，与肝木同气相求，泻肝热兼舒肝郁，实能将顺肝木之性。麦芽为谷之萌芽，生用之亦善将顺肝木之性使不抑郁。川楝子善引肝气下达，又能折其反动之力。方中加此三味，而后用此方者，自无他虞也。心中热甚者，当有外感，伏气化热，故加石膏。有痰者，恐痰阻气化之升降，故加胆星也。

【注释】

[1]颠仆：跌倒；跌落。

[2]痿废：萎缩残废。

[3]偏枯：偏瘫；半身不遂。

[4]巽（xùn）：《易经》六十四卦中第五十七卦。意思是稍见亨通，利于出行。

[5]初春少阳生发之气："胆者，少阳春生之气，春气升则万化安"出自《素问·六节藏象论》。

【按语】张氏镇肝熄风汤为清上实下之范例。本段作者将中医基础理论与西医病理相结合，详析镇肝熄风汤之主症、或然证、方解。

五、寿胎丸

【原文】治滑胎。

菟丝子（炒熟）四两，桑寄生二两，川续断二两，真阿胶二两。

上药将前三味轧细，水化阿胶和为丸，一分重（干足一分）。每服二十丸，开水送下，翌日再服。气虚者，加人参二两；大气陷者，加生黄芪三两（大气陷证详第四卷升陷汤下）。食少者，加炒白术二两；凉者，加炒补骨脂二两；热者，加生地二两。

菟丝无根，蔓延草木之上，而草木为之不茂，其善吸他物之气化以自养可知。胎在母腹，若果善吸其母之气化，自无下坠之虞。且男女生育，皆赖肾脏作强[1]。菟丝大能补肾，肾旺自能荫胎也。寄生根不着土，寄生树上，又复隆冬茂盛，雪地冰天之际，叶翠子红，亦善吸空中气化之物。且其寄生于树上，亦犹胎之寄母腹中，气类[2]相感，大能使胎气强壮，故《本经》载其能安胎。续断亦补肾之药，而其节之断处，皆有筋骨相连，大有连属维系之意。阿胶系驴皮所熬，驴历十二月始生，较他物独迟。以其迟，挽流产之速，自当有效。且其胶系阿井之水熬成，阿井为济水之伏流，以之熬胶，最善伏藏血脉，滋阴补肾，故《本经》亦载其能安胎也。至若气虚者，加人参以补气。大气陷者，用黄芪以升补大气。饮食减少者，加白术以健补脾胃。凉者，加补骨脂以助肾中之阳（补骨脂善保胎修园曾详论之）。热者，加生地黄以滋肾中之阴。临时斟酌适宜，用之无不效者。

【注释】

[1]作强：谓产生强劲之力。《素问·灵兰秘典论》云："肾者，作强之官，伎巧出焉。"王冰注："强于作用，故曰作强。"

[2]气类：气质同类者。

【按语】本段作者将理论与临床实践相结合，详析寿胎丸之主症、方解，并提出此方为预防之法，非急救之法。本方药味虽简，但配伍严谨，药性平和，适时加减，疗效显著。

六、元气诠

【原文】人之始生也，绌缊[1]化醇，胚胎初结，中间一点动气，似有脂膜绕护，乃先天资始之气，即气海[2]（胸中为气海，藏后天之气；此气海在脐下，外当气海穴，藏先天之气）中之元气也。此元气得母荫育，渐渐充盛，以生督任二脉[3]；又渐渐充盛，其气冲开督脉，由后上升，复通于任脉，由前下降（内炼者所以务通督任以返先天），以生全身；迨至官骸[4]脏腑皆备，肺能呼吸，遂接后天之根（后天生命之根在呼吸），而脱离母腹矣。特是同一元气也，其在先天之功用，与后天之功用迥殊。何者？元气在先天，来源有自，故输其有余，与督任之脉常通以融贯全身，为十月养胎之用，其功用在于能施。元气在后天，来源既息，故保其所得，与督任之脉不通而坐镇中宫（以全身论气海当为中宫），握百年寿命之根，其功用在于能敛。夫地之中心有磁气，所以敛吸全球之气化，磁气即地之元气也。人身一小天地，由斯知人之元气，即天地间之磁气类也。其所以能镇摄全身之气化者，诚以全身之血脉皆含有铁锈，磁铁相恋，气化自固，此造化生成之妙也。然其气纯属先天，至精至微，不涉后天迹象；其气不但无形且并无质（空气扇之成风，电气阻以玻璃，是皆有质之验。惟磁气无质，触处透达，元气似磁气，故亦无质）。故一切补助气分之药，皆不能有益于元气。若遇元气之衰惫[5]欲涣散者，宜保护以收涩之品，以助其吸摄之力。是以拙著中所载病案，凡于元气之将脱者，必重用净萸肉[6]四两，或兼用他药以辅之，即危至极点，亦能挽回，胜于但知用参、耆、术者远矣。

　　或问：参、耆、术皆为补气之品，子独谓其不能补助元气，是服之于元气毫无益乎？答曰：参、耆、术诸药皆补助后天气化之品，故救元气之将脱，但服补气药不足恃（喻嘉言谓：若气上脱者，但知重用人参，转令气高不返），惟以收敛之药为主，若萸肉、龙骨、牡蛎之类，而以补气之药辅之。其上脱者，宜辅以人参、赭石（人参得赭石能引气下行）；若阴虚不能系阳，更宜加熟地黄、生山药以滋阴。其下脱者，宜辅以人参、黄耆；若下焦泄泻不止，更宜加白术以止泻。此乃临时救急之法。至于欲补助元气于平时，当于静坐之时，还虚凝神，常于精明之府[7]（《内经》谓：头者精明之府），保此无念之正觉，如天道下济[8]光明，仍然无心成化，久之元气自有充盛之候，此乃内炼家初步工夫。此时静坐之风盛行，不妨借之以辅药饵之不逮[9]也。

【注释】

[1]絪缊（yīnyūn）：古代指天地阴阳二气交互作用的状态。来自《易经·系辞下》："天地絪缊，万物化醇；男女构精，万物化生。"

[2]气海：部位名称，有上下之分，膻中为上气海，是宗气会积之所；脐下丹田为下气海，是男女精气汇聚之处。文中所指之气海为下气海。

[3]督任二脉：督脉、任脉均为奇经八脉之一。督脉在循行过程中与脊髓、脑和诸阳经相连系，是阳经经脉的总纲。任脉在循行过程中与诸阴经相连系，是阴经经脉的总纲。

[4]官骸：身躯；形体。

[5]惫：极度疲乏。

[6]萸肉：中药，山茱萸。具有补益肝肾、收涩固脱之功效。

[7]精明之府：指头部。五脏六腑的精气（或精华）皆上会于头面部，其中尤以人的眼睛，其外观的神态及光华最能反映脏腑的功能状况，故名（见《素问·脉要精微论》）。

[8]下济：利泽下施，长养万物。

[9]逮：及；到达。

【按语】张氏认为，先天元气与督任之脉常通以融贯全身，后天元气坐镇中宫以握百年寿命之根；对切脉独辟蹊径，从"上脱下脱"辨别脉象；还提出重用山萸肉来升补和收涩元气。

第二章 中医方药类 ▷▷▷▷

第一节 《太平惠民和剂局方》选读

　　《太平惠民和剂局方》系北宋太平惠民和剂局所编制的成药配方书，颁行于南宋高宗绍兴二十一年（1151年），是我国第一部成药典，比英国18世纪"药局方"还要早600多年，是世界上最早的成药专书。《太平惠民和剂局方》与《太平圣惠方》《圣济总录》被称为宋代官修三大方书。

　　《太平惠民和剂局方》全书共十卷，附指南总论三卷，载方788首。书中详细记述了各方主治、配伍及具体修制法，许多名方，如至宝丹、牛黄清心丸、苏合香丸、紫雪丹、四物汤、四君子汤、逍遥散、肥儿丸等沿用至今，疗效显著。作为官方组织编写的方书，其收方虽不为众，却集萃前代名方之精华。该书详载各方药物炮制及药剂修合之法，不仅医家可以据此随证选方，甚至普通民众都可依此随方求药。正如元代医家朱震亨所述，此书"自宋迄今，官府守之以为法，医门传之以为业，病者恃之以立命，世人习之以成俗"，故而备受后世学者推崇。

　　《太平惠民和剂局方》被后世誉为我国药学史上第一部成药制剂规范，书中丸、散剂等成药剂型超过60%，其他剂型也多被制成成药。可以说，成药剂型被广泛应用始于《太平惠民和剂局方》。成药具有节约药材、方便百姓、价格低廉、易于储藏等优势，不仅方便、便宜，而且疗效显著，受到当时人们的追捧，故广为流传。

一、诸风方论

至宝丹

【原文】疗卒中[1]急风不语，中恶气绝，中诸物毒暗风，中热疫毒，阴阳二毒，山岚瘴气毒，蛊毒水毒，产后血晕，口鼻血出，恶血攻心，烦躁气喘，吐逆，难产闷难，死胎不下。

　　以上诸疾，并用童子小便一合，生姜自然汁三五滴，入于小便内温过，化下三圆至五圆，神效。又疗心肺积热，伏热呕吐，邪气攻心，大肠风秘，神魂恍惚，头目昏眩，睡眠不安，唇口干燥，伤寒狂语，并皆疗之。

　　生乌犀屑（研）、朱砂（研飞）、雄黄（研飞）、生玳瑁屑（研）、琥珀（研）各一两，麝香（研）、龙脑（研）各一分，金箔（半入药，半为衣）、银箔（研）各五十片，牛黄（研）半两，安息香（为末，以无灰酒搅澄飞过，滤去沙土，约得净数一两，慢火熬成膏）一两半。

上将生犀、玳瑁为细末，入余药研匀，将安息香膏重汤煮凝成后，入诸药中和搜成剂，盛不津器中，并旋圆如桐子大，用人参汤化下三圆至五圆。又疗小儿诸痫，急惊心热，卒中客忤[1]，不得眠睡，烦躁风涎搐搦。每二岁儿服二圆，人参汤化下。

【注释】

[1] 卒中：即中风。中医病名。

【按语】 本段论述了至宝丹的临床适应证、方剂组成、制作方法及其服用方法。至宝丹临床适用范围为痰热内闭心包证，用法中强调人参汤化服，意在人参之力益气扶正祛邪，但以气虚脉弱者为宜。

二、伤寒方论

1. 香苏散

【原文】 治四时瘟疫、伤寒。

香附子（炒香，去毛）、紫苏叶各四两，甘草（炙）一两，陈皮（不去白）二两。

上为粗末。每服三钱，水一盏，煎七分，去滓热服，不拘时候，日三服。若作细末，只服二钱，入盐点服。（尝有白发老人授此方与一富人家，其家合施，当大疫，城中病者皆愈。其后疫鬼问富人，富人以实告。鬼曰：此老教三人矣，稽颡[1]而退）

【注释】

[1] 稽颡（sǎng）：古代一种跪拜礼，屈膝下拜，以额触地，表示极度的虔诚。

【按语】 本段论述了香苏散的适应证、方剂组成及验案。该方适用于外感风寒，气郁不舒证，配伍严谨，疗效显著。

2. 藿香正气散

【原文】 治伤寒头疼，憎寒[1] 壮热，上喘咳嗽，五劳七伤[2]，八般风痰，五般膈气，心腹冷痛，反胃呕恶，气泻霍乱，脏腑虚鸣，山岚瘴疟，遍身虚肿，妇人产前产后血气刺痛；小儿疳伤，并宜治之。

大腹皮、白芷、紫苏、茯苓（去皮）各一两，半夏曲、白术、陈皮（去白）、厚朴（去粗皮，姜汁炙）、苦梗各二两，藿香（去土）三两，甘草（炙）二两半。

上为细末。每服二钱，水一盏，姜钱三片，枣一枚，同煎至七分，热服。如欲出汗，衣被盖，再煎并服。

【注释】

[1] 憎寒：即恶寒。

[2] 五劳七伤：泛指各种疾病和致病因素。五劳，《素问》五劳所伤：久视伤血，久卧伤气，久坐伤肉，久立伤骨，久行伤筋，是谓五劳所伤。七伤，大饱伤脾，大怒气逆伤肝，强力举重、久坐湿地伤肾，行寒饮冷伤肺，忧愁思虑伤心，风雨寒暑伤形，恐惧不解伤志。

【按语】 本段论述了藿香正气散的适应证、方剂组成及使用方法。藿香正气散主治外受风寒，内伤湿滞证。本方芳香辟秽，表里双解，和中悦脾，煎服方法中加入姜、枣，内调脾胃，外和营卫，为临床常用之法。

三、一切气方论

1. 平胃散

【原文】治脾胃不和，不思饮食，心腹胁肋胀满刺痛，口苦无味，胸满短气，呕哕恶心，噫气吞酸，面色萎黄，肌体瘦弱，怠惰嗜卧，体重节痛，常多自利，或发霍乱，及五噎[1]八痞，膈气反胃，并宜服。

苍术（去粗皮，米泔浸二日）五斤，厚朴（去粗皮，姜汁制，炒香）、陈皮（去白）各三斤二两，甘草（炒）三十两。

上为细末。每服二钱，以水一盏，入生姜二片、干枣二枚，同煎至七分，去姜、枣，带热服，空心、食前。入盐一捻，沸汤点服亦得。常服调气暖胃，化宿食，消痰饮，辟风、寒、冷、湿四时非节之气。

【注释】

[1]五噎：一曰气噎，二曰忧噎，三曰食噎，四曰劳噎，五曰思噎。

【按语】本段论述了平胃散证因湿阻气滞、脾胃失合所致。症见脘腹胀满、不思饮食、口淡无味、呕哕恶心、嗳气吞酸、肢体沉重、怠惰嗜卧、常多自利、舌苔白腻而厚、脉缓。全方苦辛芳香温燥，主以燥湿，辅以行气；主以运脾，兼以和胃。

2. 四君子汤

【原文】治荣[1]卫气虚，脏腑怯弱，心腹胀满，全不思食，肠鸣泄泻，呕哕吐逆，大宜服之。

人参（去芦）、甘草（炙）、茯苓（去皮）、白术各等份。

上为细末。每服二钱，水一盏，煎至七分，通口服，不拘时，入盐少许，白汤点亦得。常服温和脾胃，进益饮食，辟寒邪瘴气。

【注释】

[1]荣：指营气。

【按语】本段论述了四君子汤的适应证、方剂组成及使用方法。该方主治脾胃气虚证。全方药性甘温，益气健脾助运，适合脾欲缓喜燥之性。四药相合，药简效宏，有益气健脾之效。

四、痰饮方论

1. 人参定喘汤

【原文】治丈夫、妇人远年日近肺气咳嗽，上喘气急，喉中涎声，胸满气逆，坐卧不安，饮食不下，及治肺感寒邪，咳嗽声重，语音不出，鼻塞头昏，并皆治之。

人参（切片）、麻黄（去节）、甘草（炙）、阿胶（炒）、半夏曲各一两，桑白皮、五味子各一两半，罂粟壳（蜜刷炙）二两。

上为粗末，入人参片拌匀。每服三大钱，水一盏半，入生姜三片，同煎至七分，去滓，食后温服。又治小儿久病，肺气喘急，喉中涎声，胸膈不利，呕吐痰沫，更量岁数加减服。

【按语】本段论述了人参定喘汤的适应证、方剂组成、使用方法及临床应用。本方主治肺气不足，久咳不止，上喘气急，喉中涎声，胸满气逆，坐卧不安，饮食不下；以及小儿久病，肺气喘急，喉中涎声，胸隔不利，呕吐痰沫。

五、诸虚、痼冷方论

十全大补汤

【原文】治男子、妇人诸虚不足，五劳七伤，不进饮食，久病虚损，时发潮热，气攻骨脊，拘急疼痛，夜梦遗精，面色萎黄，脚膝无力，一切病后气不如旧，忧愁思虑伤动血气，喘嗽中满，脾肾气弱，五心烦闷，并皆治之。此药性温不热，平补有效，养气育神，醒脾止渴，顺正辟邪，温暖脾肾，其效不可俱述。

人参、肉桂（去粗皮，不见火）、川芎、地黄（洗，酒蒸，焙）、茯苓（焙）、白术（焙）、甘草（炙）、黄芪（去芦）、川当归（洗，去芦）、白芍药各等份。

上一十味，锉为粗末。每服二大钱，水一盏，生姜三片，枣子二个，同煎至七分，不拘时候，温服。

【按语】本段论述了十全大补汤的适应证、方剂组成及使用方法。本方由四君子汤合四物汤加肉桂而成。方中四君补气，四物补血，更与补气之黄芪和少佐温照之肉桂组合，补益气血之功更著。唯药性偏温，以气血两亏而偏于虚寒者为宜。

第二节 《医方考》选读

《医方考》系明代医家吴崑编制的理法方药俱备的方论专著，成书于明万历十二年（1584 年），是中国医学史上一部富有创造性的方论专著。《医方考》采用方论的方法分析方剂，开创了方论之先河，促进了方剂理论的形成与发展。

《医方考》全书共六卷，按病证分为七十二门。每门前先叙其病因、病机，再汇集同类方于后。书中精选了内科、外科、妇科、儿科、五官科及情志等病证常用方剂 780余首。每方之后虽然仅略略数语，却集中了历代医家丰富的治疗经验和当时中医方剂学的研究成果。书中对每一方剂的命名、组成、功效、方义、适应证、用药、加减应用、变通得失、禁忌等都详细地加以考释与辨析。

《医方考》为方剂理论专著，开方论专著之先河。吴氏精选各家名方，从东晋时期葛洪的《肘后备急方》到宋代的《太平惠民和剂局方》，再到金元时期李杲的《东垣试效方》，集结历代医家之精华，再结合其学识和经验撰成此书。该书按病证分类，有利于因病检方，并密切联系临床实际，方便临床使用。

一、中风方论

1.苏合香丸

【原文】沉香、青木香、乌犀角、香附子、丁香、朱砂、诃黎勒、白檀香、麝香、荜拔、龙脑、白术、安息香、苏合油各二两，薰陆香一两。

病人初中风，喉中痰塞，水饮难通，非香窜不能开窍，故集诸香以利窍。非辛热不能通塞，故用诸辛为佐使。犀角虽凉，凉而不滞。诃黎虽涩，涩而生津。世人用此方于初中之时，每每取效。丹溪谓：辛香走散真气[1]。又谓脑、麝能引风入骨，如油入面，不可解也。医者但可用之以救急，慎毋[2]令人多服也。

【注释】

[1]真气：真元之气，流动着而看不见的精微物质，是生命活动的原动力。

[2]慎毋：慎，小心。毋，不要；不可以。

【按语】本段阐明了苏合香丸的方剂组成、适应证、方义及使用注意。苏合香丸为温开的代表方。全方芳香辛温相须，补敛寒镇相佐，温散开窍，无耗气伤正之虞。方中药物辛香走窜，有损胎气，孕妇忌用。

2. 牵正散

【原文】白附子、白僵蚕、全蝎。

并生用，为末。每服酒调下二钱。

中风口眼㖞斜[1]，无他证者，此方主之。

芎、防之属，可以驱外来之风[2]，而内生之风[3]非其治也。星、夏之辈，足以治湿土之痰，而虚风之痰非其治也。斯三物者，疗内生之风，治虚热之痰，得酒引之，能入经而正口眼。又曰：白附之辛，可使驱风。蚕、蝎之咸，可使软痰。辛中有热，可使从风。蚕、蝎有毒，可使破结。医之用药，有用其热以攻热，用其毒以攻毒者，《大易》所谓同气相求[4]。《内经》所谓衰之以属也。

【注释】

[1]口眼㖞斜：即口眼㖞向一侧，多因经脉空虚、风痰乘袭所致，属风邪中络范畴。

[2]外来之风：即外风，位于六淫之首，四季皆能伤人，经口鼻或肌表而入。外风致病多突然发作。

[3]内生之风：即内风，多由脏腑功能失调所致，与心、肝、肾有关，临床表现以眩晕、肢麻、震颤、抽搐为主要特征。内风致病多慢性发作。

[4]同气相求：是指人体内的某种因素与外界的致病因素相对应而形成一定类型的疾病而言，是中医学的特色理论之一。

【按语】本段阐述了牵正散的方剂组成、使用方法、临床适应证及方义解释。该方药简效宏，为治疗风痰阻于头面经络之常用方。方中白附子辛温燥烈，入阳明经而走头面，以祛风化痰，尤其善散头面之风为君。全蝎、僵蚕均能祛风止痉，其中全蝎长于通络，僵蚕且能化痰，合用既助君药祛风化痰之力，又能通络止痉，共为臣药。用热酒调服，以助宣通血脉，并能引药入络，直达病所，以为佐使。方中白附子、全蝎有一定毒性，应慎酌用量，不宜久服。

3. 大秦艽汤

【原文】秦艽（去芦）、石膏（生用）、当归（酒洗）、芍药（酒炒）、羌活（去芦）、防风（去芦）、黄芩（酒炒）、生苄[1]（洗去土）、熟苄、甘草（炙）、川芎（洗）、白术（酒炒）、白芷、茯苓（去皮）、独活各一钱，北细辛（去土）五分。

中风，手足不能运动，舌强[2]不能言语，风邪散见不拘一经者，此方主之。

中风，虚邪也。许学士云：留而不去，其病则实。故用驱风养血之剂兼而治之。用秦艽为君者，以其主宰一身之风。石膏所以去胃中总司之火。羌活去太阳百节之风疼。防风为诸风药中之军卒。三阳数变之风邪，责之细辛。三阴内淫之风湿，责之苓、术。去厥阴经之风，则有川芎。去阳明经之风，则有白芷。风热干乎气，清以黄芩。风热干乎血，凉以生苄[1]。独活疗风湿在足少阴。甘草缓风邪上逆于肺。乃当归、芍药、熟苄者，所以养血于疏风之后，一以济风药之燥，一使手得血而能握，足得血而能步也。

【注释】

[1]生苄（hù）：生地黄。

[2]舌强：舌体强硬，活动不灵，舌体伸缩不自然，谈吐不利，见于外感病热入心包，内伤杂病之中风，亦可由热盛伤津或痰浊壅阻所致。

【按语】本段论述了大秦艽汤的方剂组成、适应证及方义。大秦艽汤辛散甘寒，外散内补，气血兼顾，清养并行，主治风邪初中经络证。风邪初中经络往往数经并发，病情变化多端，治疗不可拘泥某一经。

二、伤寒方论

1. 桂枝汤

【原文】桂枝（洗净）三两，芍药（炒）三两，甘草（生）二两，生姜三两，大枣（擘）十二枚。

头痛，发热，汗出，恶风，脉缓者，太阳中风也，此汤主之。

风之伤人也，头先受之，故令头痛。风在表则表实，故令发热。风为阳，气亦为阳，同类相从[1]，则伤卫外之气。卫伤则无以固卫津液，故令汗出。其恶风者，卫气不能卫也。其脉缓者，卫气不能鼓也。上件皆太阳证，故曰太阳中风。桂枝味辛、甘，辛则能解肌，甘则能实表，经曰辛甘发散为阳，故用之以治风。然恐其走泄阴气，故用芍药之酸以收之，佐以甘草、生姜、大枣，此发表而兼和里之意。是方也，惟表邪可以用之，若阳邪去表入里，里作燥渴，二便秘结，此宜承气之时也，而误用之则反矣。论曰：桂枝下咽，阳盛则毙。盖谓阳邪去表入里故也。又曰：桂枝本为解肌，若其人脉浮紧，发热汗不出者，不可与也。盖以与之则表益实，而汗益难出耳。故申之以常须识此，勿令误也。

【注释】

[1]同类相从：指物之同类者相互依从。

【按语】本段论述了桂枝汤太阳中风证的主症、方剂组成、方义、适应证及禁忌。桂枝汤主治太阳中风证，证因外感风寒、营卫不和所致。太阳中风乃外受风寒以风邪为主，全方辛散与酸收相配，散中有收，汗不伤正。本方需要注意不可过汗，大汗淋漓易耗伤气津。

2. 小柴胡汤

【原文】柴胡（去芦）半斤，黄芩三两，人参（去芦）三两，甘草三两，半夏（制）半升，生姜三两，大枣十二枚。

伤寒，寒热往来[1]，胁痛口苦，脉弦者，此邪在少阳经半表半里之证也，本方主之。邪在表则恶寒，邪在里则发热。邪在半表半里则恶寒且热，故令寒热往来。少阳之脉行于两胁，故令胁痛。其经属于胆，胆汁上溢，故口苦。胆者，肝之腑，在五行为木，有垂枝之象，故脉弦。柴胡性辛温，辛者金之味，故用之以平木；温者春之气，故就之以入少阳。黄芩质枯而味苦，枯则能浮，苦则能降，君以柴胡，则入少阳矣。然邪之伤人，常乘其虚，用人参、甘草者，欲中气不虚，邪不得复传入里耳。是以中气[2]不虚之人，虽有柴胡证俱，而人参在可去也。邪初入里，里气逆而烦呕，故用半夏之辛以除呕逆。邪半在表，则荣卫争，故用姜、枣之辛甘以和荣卫。

仲景云：胸中烦而不呕，去半夏、人参，加瓜蒌实一枚。若渴者，去半夏，更加人参一两五钱、瓜蒌根四两。若腹中痛者，去黄芩，加芍药三两。若胁下痞硬，去大枣，加牡蛎四两。若心下悸，小便不利者，去黄芩，加茯苓四两。若不渴，外有微热者，去人参，加桂枝三两，温覆取微汗。若咳者，去人参、大枣、生姜，加五味子半斤、干姜二两。

以上加减法，皆去其所弊，加其所宜，兹惟明者求之，不复赘也。

【注释】

[1]寒热往来：是指发热与恶寒交替出现的一种热型，其热时自热而不觉恶寒，其寒时自寒而不觉热。

[2]中气：是指人体的中焦脾胃之气和脾胃等脏腑对饮食的消化运输、升清降浊等生理功能。

【按语】本段阐述了伤寒少阳证的主证及小柴胡汤的方剂组成、方义及加减运用。小柴胡汤既是治疗伤寒少阳证之代表方，又是和解少阳的代表方剂。全方透表清泄以和解，升清降浊兼扶正。本方除了用于和解少阳外，对于各种杂症，如疟疾、黄疸、产后或经期感冒见有口苦咽干、往来寒热、目眩者皆可选用。

三、水肿方论

1. 九味羌活汤

【原文】羌活、防风、苍术、细辛、川芎、白芷、生苄、黄芩、甘草。

水病，腰以上肿者，此方微汗之即愈。

腰以上皆肿，谓头面俱病也。《内经》曰：上盛为风，下盛为湿。故腰以上皆肿，必兼风治。盖无风则湿不能自上于高颠清阳[1]之分也。是方也，羌活、防风、苍术、细辛、川芎、白芷，皆辛甘之品，可以疏风，亦可以除热，所谓辛药能疏风，风药能胜湿也。风湿相搏[2]，必有内热，故用生苄、黄芩之凉。而甘草者，所以调和营卫，使其相协而无相争也。

【注释】

[1]清阳：即阳气，体内轻轻升发之气。

[2]风湿相搏：指风邪与湿邪侵入人体肌表筋骨后，互相搏击所出现的病变。

【按语】本段论述了九味羌活汤的方剂组成、适应证及方义。方中九味药物配伍，既能统治风寒湿邪，又能兼顾协调表里，共成发汗祛湿、兼清里热之剂。本方药备六经，通治四时，运用当灵活权变，不可执一，对后世颇有启迪。

2. 严氏实脾散

【原文】厚朴（姜汁炒）、白术、附子、大腹子、白茯苓、草果仁、木香、木瓜、干姜（炮）各一两，炙甘草半两。

水气，肢体浮肿，口不渴，大便不秘，小便不涩者，阴水也，此方主之。

脾胃虚寒，不能制水，则水妄行，故肢体浮肿。以无郁热，故口不渴而大小皆利。是方也，用白术、茯苓、甘草之甘温者补其虚；用干姜、附子之辛热者温其寒；用木香、草果之辛温者行其滞；用厚朴、腹子之下气者攻其邪；用木瓜之酸温者抑其所不胜。名曰实脾散者，实土[1]以防水也。虽其药味不皆实土，然能去其邪，乃所以使脾气之自实也。

【注释】

［1］土：原作"上"，据亮明斋本改。

【按语】本段论述了实脾散的方剂组成、临床适应证、方义及水肿形成的机理。本方是治疗阴水的代表方，证属脾胃虚寒，气不制水，水邪为患。该方温补脾土之功偏著，体现治病求本的法则，实脾则水治，故得"实脾"之名。

第三节 《本草原始》选读

《本草原始》是明代药学家李中立所著，其书约成书于明万历四十年（1612年）。是书以图文结合的形式详细地介绍了药材的形态特点及其真伪鉴别等，是李中立在长期对药材实地考察中所获得的一手材料，并结合前人所著本草的相关内容编著而成，对药材学的发展做出了重要贡献。

《本草原始》全书共十二卷，收录药物502条，分为草、木、谷、菜、果、石、兽、禽、虫鱼、人等十部，配图416幅。药物与药图穿插在一起，绝大多数药图旁带有描述药图特点的文字说明。药物正文在药名下按照药物"原始"，包括药物产地、形态、释名等，同时对气味、主治、采摘、修治、附方、药物君臣佐使属性等顺序分项加以介绍。书中的药材图及图旁注文均为李中立所原创，并亲自书写文字、绘画药材图，完成该书的编撰。

《本草原始》一书的主要成就表现在对中药材描绘及鉴别上。该书以图文结合的形式对中药材加以说明，在中国本草史上实属首创。是书为医家们提供了认知药材的良好途径，开启了药材图谱的先河，深受广大医家的欢迎，对后世医药学的发展产生了很大影响。

一、草部上

1. 白术

【原文】始生郑山山谷，汉中南郑。春生苗，青色无桠。茎作蒿干状，青赤色。长三二尺以来。夏开花紫碧色，或黄白色，似刺蓟花，故《本经》载名山蓟。根类姜，故《别录》名山姜。扬州之域多种白术，其状如枹，故一名杨枹。枹乃鼓槌之名。按六书本义，木字篆文，象其根干枝叶之形。

（气味：甘温，无毒）

（主治：风寒湿痹，死肌痉疸，止汗除热，消食。作煎饵久服轻身，延年不饥。主大风在身面，风眩头痛，目泪出；消痰水，逐皮间风水结肿；除心下急满，霍乱吐下不止；利腰脐间血，益津液，暖胃消谷嗜食。治心腹胀满，中冷痛，胃虚下利，多年气痢；除寒热，止呕逆。反胃，利小便，主五劳七伤，补腰膝，长肌肉；治冷气痃癖气块，妇人冷癥瘕。除湿益气，和中补阳，消痰逐水，生津止渴，止泻痢；消足胫湿肿，除胃中热、肌热。得枳实消痞满气分，佐黄芩安胎清热。理胃益脾，补肝风虚；主舌本强，食则呕，胃脘痛，身体重，心下急痛，心下水痞。冲脉为病，逆气里急，脐腹痛）

（入药用根。二月、三月、八月、九月采，曝干）

（白术，《本经》上品）

（云头术种平壤，虽肥大，由粪力也，易生油。狗头术、鸡腿术虽瘦小，得土气充也，甚燥白。凡用不拘州土，惟白为胜）

（修治：去芦，以米泔浸一宿，切片，用东壁土[1]炒；亦有乳汁浸者）

（白术，味厚气薄，阳中阴也，可升可降。入手太阳、少阴、足太阴、阳明、少阴、厥阴六经）

（防风、地榆为之使；忌食桃、李、雀、蛤）

（《简便方》治湿泻、暑泻，白术、车前子等份，炒为末，白汤调下二三钱效）

（白术君）

【注释】

[1] 东壁土：古旧房屋东边墙上的口十蜂窠土，叫东壁土。取其得太阳真火之意，扶益脾胃，以类相属也。

【按语】本段论述了白术产地、形状、气味、主治、修治、配伍禁忌及验方等。

2. 五味子

【原文】出高丽者第一，今南北俱有。春初生苗，引赤蔓于木上。叶似杏叶，三月、四月开黄花。七月成实，丛生茎端如梧子大，生青、熟红紫。其实皮甘肉酸，核中辛苦，都有咸味，故名五味子。《典术》曰：五味者，五行之精。其茎赤，花黄白，生青、熟紫黑，亦具五色。且能养五脏，是以称五。

（气味：酸温，无毒）

（主治：益气，咳逆上气，劳伤羸瘦；补不足，强阴，益男子精。养五脏，除热，生阴中肌。治中下气，止呕逆，补虚劳，令人体悦泽。明目，暖水脏，壮筋骨，治风消食反胃，霍乱转筋，痃癖，奔豚冷气。消水肿，心腹气胀。止渴，除烦热，解酒毒。生津止渴，治泻痢，补元气不足，收耗散之气，瞳子散大。治喘咳燥嗽，壮水镇阳）

（五味子，《本经》上品）

（子比蔓荆子而大；北者湿润，南者干枯。凡用以北为胜）

（雷公云：小颗，皱，有白朴盐霜一重。其味酸、咸、苦、辛、甘味全者为真。则南五味陈久自生白朴，是雷公之言，是南而非北。不知南北各有所长，风寒咳嗽南五味为奇，虚寒劳伤北五味为佳）

（修治：入补药蜜浸蒸用，入嗽药生用。连核入药，其核如猪肾）

（五味子，味厚气轻，阴中微阳。入手太阴血分，足少阴气分。苁蓉为之使；恶葳蕤、乌头）

（《摄生方》：治久咳不止，用五味子一两，真茶四钱，晒研为末，以甘草五钱煎膏，丸绿豆大，每服三十丸，沸汤下，数日即愈）

（五味子君）

【按语】本段论述了五味子产地、生长周期、形状、气味、主治、南北功效差异、炮制及验方应用等。

二、草部中

1. 当归

【原文】始生陇西川谷，今川蜀、陕西诸郡及江宁府、滁州皆有之，以蜀中者为胜。春生苗，绿叶有三瓣；七八月开花似蒔萝，浅紫色；根黑黄色。二月、八月采根，阴干。然苗有二种，都类芎，而叶有大小为异。茎梗比芎甚卑小。根亦二种，大叶名马尾当归，叶细名蚕头当归。大抵以肉厚而不枯者为胜。谨按《尔雅》云：薜，山蕲。郭璞注引《广雅》云：山蕲，当归也，似芹而粗大。释曰：《说文》云：蕲，草也，生山中者名薜，一名山蕲。然则当归，芹类也。在平地者名芹，生山中而粗大者名当归也。承曰：当归治妊妇产后恶血上冲，仓卒取效。气血昏乱者，服之即定。能使气血各有所归，故因名曰当归。

（气味：苦，温，无毒）

（主治：咳逆上气，温疟，寒热洗洗在皮肤中，妇人漏下绝子，诸恶疮疡、金疮，煮汁饮之。温中止痛，除客血内塞，中风痉，汗不出，湿痹中恶，客气虚冷。补五脏，生肌肉。止呕逆，虚劳寒热，下痢腹痛，齿痛，女人沥血，腰痛，崩中，补诸不足。治一切风，补一切劳，治一切气；破恶血，养新血，及癥癖肠胃冷。主痿癖嗜卧，足下热而痛。冲脉为病，气逆里急；带脉为病，腹痛，腰溶溶如坐水中。治头痛，心腹诸痛，润肠胃、筋骨、皮肤，治痈疽排脓止痛，和血补血）

（当归：《本经》上品。马尾当归：头圆尾多，色紫，气香肥润者，名马尾当归，最胜他处当归）

（蚕头当归：头大尾粗，色白坚枯者，为蚕头当归，止宜入发散药尔）

（修治：去芦头，以酒浸一宿，或火干、日干入药）

（杲曰：头，止血而上行；身，养血而中守；尾，破血而下流；全，活血不走）

（杲曰：甘、辛，温，气厚味薄，可升可降，阳中微阴。入手少阴、足太、厥阴经血分）

（当归恶䕡茹、湿面；畏菖蒲、海藻、牡蒙[1]、生姜）

（贾相公进过《牛经》：牛有尿血病，当归、红花各半两，为末，以酒半升，煎，候冷灌之差）

（当归：臣）

【注释】

[1]牡蒙：紫参。

【按语】本段论述了当归产地、生长周期、性状、名称由来以及气味、主治、修治、禁忌和验方应用，还收录了李杲对当归不同部位功效的论述。

2. 郁金

【原文】今广南、江西州郡亦有之，然不及蜀中者佳。四月初生苗，似姜黄。花白质红，末秋出茎心，无实。根锐圆有横纹，如蝉腹状。黄赤类金，始产郁林郡[1]，故名郁金。

（气味：辛，寒，无毒）

（主治：血积下气，生肌止血，破恶血，血淋尿血，金疮。单用治女人宿血气，心痛冷气结聚，温醋摩傅之。亦治马胀，凉心。治阳毒入胃，下血频痛。治血气心腹痛，产后败血冲心欲死，失心癫狂，蛊毒）

（郁金，《唐本草》。入药锉用）

（郁金、姜黄二药，原不同种。郁金味苦，寒，色赤，类蝉肚；姜黄味辛，温，色黄似姜爪，亦有似姜块者。郁金甚少，姜黄甚多。今市家惟取多者欺人，谓原是一物，指大者为姜黄，小者为郁金。则一种之药，大小不齐者多矣，何尝因其异形而便异其名也？夫何俗医，不昧诸本草"蝉肚"之语，而亦以姜黄之小者为郁金，独何欤）

（元素曰：气味俱厚，纯阴。可浸水染衣）

（《袖珍方》：治产后血气上冲心痛，郁金烧灰为末，二钱，米醋调灌，苏）

【注释】

[1]郁林郡：西汉改秦桂林郡为郁林郡，统辖布山、桂林等县，区域包括南宁地区大部分、柳州地区大部分、玉林地区北部、河池地区东部和南部、百色地区大部分。

【按语】本段论述了郁金产地、生长周期、性状、名称由来、气味、主治、与姜黄的区别及验方应用。

三、草部下

1. 半夏

【原文】始生槐里山谷，今在处有之，以齐州者佳。二月生苗，一茎，茎端三叶而光，颇似竹叶，浅绿色。江南者苗似芍药叶，根下相重生，上大下小，皮黄肉白。八月采根，以灰裹[1]二日，汤洗，曝干。《礼记》：《月令》五月，半夏生。盖当夏之半也，故名半夏。

（气味：辛，平，有毒）

（主治：伤寒寒热，心下坚，胸胀咳逆，头眩，咽喉肿痛，肠鸣下气，止汗。消心腹胸膈痰热满结，咳嗽上气，心下急痛坚痞，时气呕逆，消痈肿，疗萎黄，悦泽面目，堕胎。消痰下肺气，开胃健脾，止呕吐，去胸中痰满。生者摩痈肿，除瘤瘿气。治吐食反胃，霍乱转筋，肠腹冷，痰疟。治寒痰及形寒饮冷，伤肺而咳，消胸中痞，膈上痰，除胸寒，和胃气，燥湿，治痰厥头痛，消肿散结。治眉棱骨痛，补肝风虚）

（半夏，《本经》下品）

（修治：半夏，以滚汤泡二三日，每日换汤，后以皂角、白矾、生姜煮过，待冷，以清水洗净，切片，晒干任用。生戟[2]人喉）

（半夏研末，以姜汁、白矾汤和作饼子，楮叶包置篮中。待生黄衣，日干用，谓之半夏曲）

（半夏曲，主治同半夏，但力柔耳）

（元素曰：半夏，味辛、苦，性温。气味俱薄，沉而降，阴中阳也）

（射干、柴胡为之使；恶皂荚；畏雄黄、生姜、干姜、秦皮、龟甲；反乌头；忌羊血、海藻、饴糖）

（凡采得半夏，当以灰裹二日，汤洗曝干）

（治五绝：一曰自缢，二曰墙壁压，三曰溺水，四曰魇魅[3]，五曰产乳。凡五绝皆以半夏一两，捣罗为末，丸如大豆，内鼻孔中愈。心温者，一日可治。丸半夏，末以冷水和丸）

（半夏：使）

【注释】

[1]裛（yì）：同浥，沾湿之意。

[2]戟：刺激。

[3]魇魅：用邪道致人死亡。

【按语】本段论述了半夏产地、生长周期、性状、炮制，以及气味、主治、修治、配伍禁忌、验方应用等。

2. 藿香

【原文】按《广志》云：出海边国。茎如都梁[1]，叶似水苏，可着衣服中。颂曰：岭南多有之，人家亦多种。二月生苗，茎梗甚密，作丛。叶似桑而小薄。五、六月采，日干乃芬香。《本草纲目》云：豆叶曰藿。此叶似之，故名藿香。

（气味：辛，微温，无毒）

（主治：风水毒肿，去恶气，止霍乱心腹痛。脾胃吐逆为要药。助胃气，开胃口，进饮食。温中快气，肺虚有寒。上焦壅热，饮酒口臭，煎药汤漱之）

（藿香，《别录》木部上品，今移草部。六月、七月采）

（藿香圆茎，叶颇类茄叶而小，亦像豆叶。古人惟用其叶，不用枝梗。今人并枝梗用之，因叶多伪故耳）

（杲曰：可升可降，阳也，入手足太阴经）

（《百一选方》：治霍乱吐泻垂死者，服之回生，用藿香叶、陈皮各五钱，水二钟，煎一钟，温服）

（茎微方，气芬芳）

【注释】

[1]都梁：即都梁香，又名佩兰。

【按语】本段论述了藿香的产地、生长周期、性状、气味、主治及验方应用等。

第四节　《医方集解》选读

《医方集解》系我国清代医家汪昂搜罗古今名方，精心整理编撰而成，成书于康熙二十一年（1682 年）。内容简明扼要，文字浅显易懂，深受后世医者所喜读。费伯雄在《医方论》中介绍："当时之医，每以《医方集解》一书奉为枕秘。"

《医方集解》分为三卷，书中收罗古今名家之方，以正方和附方的形式选录古今临床常用方剂 700 余首，其中正方 388 首。全书根据方剂的功用性质分为补养、涌吐、发表、攻里、表里、和解、理气、理血、祛风、祛寒、清暑、利湿、润燥、泻火、除痰、消导、收涩、杀虫、明目、痈疡、经产二十一类。每方除列述方名、说明主治、介绍组成及附方加减之外，并以《内经》为理论指导，以仲景学说为基础，集数十医家硕论名言，对所采集方剂予以诠释，集理、法、方、药四字，通贯全书。

《医方集解》对中医方剂学的发展做出很大贡献。就方剂分类，汪氏一改以往方书按病证列方的编次惯例，方分二十一类，首创方剂在中医辨证论治理论指导下按功效分类的综合分类法，创造性地采用以法统方、以方为纲、以正方带附方的编写体例，将理法方药紧密联系在一起，初步形成了方剂学科的体系和特点，对方剂学科从其他医籍中分化并独立出来产生了直接的影响。

一、补养方

1. 六味地黄丸

【原文】治肝肾不足，真阴亏损，精血枯竭，憔悴羸弱，腰痛足酸，自汗盗汗，水泛为痰，发热咳嗽，头晕目眩，耳鸣耳聋，遗精便血，消渴淋沥[1]，失血失音，舌燥喉痛，虚火牙痛，足跟作痛，下部疮疡等证。

地黄（砂仁酒拌，九蒸九晒）八两，山茱肉（酒润）、山药各四两，茯苓（乳拌）、丹皮、泽泻各二两。

蜜丸，空心，盐汤下。冬，酒下。

钱氏加减法：血虚阴衰，熟地为君；精滑头昏，山茱为君；小便或多或少，或赤或白，茯苓为君；小便淋沥，泽泻为君；心虚火盛及有瘀血，丹皮为君；脾胃虚弱，皮肤干涩，山药为君。言为君者，其分用八两，地黄只用臣分两。

此足少阴、厥阴药也。熟地滋阴补肾，生血生精；山茱温肝逐风，涩精秘气；牡丹泻君相之伏火，凉血退蒸；山药清虚热于肺脾，补脾固肾；茯苓渗脾中湿热，而通肾交心；泽泻泻膀胱水邪，而聪耳明目。六经备治，而功专肾肝；寒燥不偏，而补兼气血，苟能常服，其功未易殚述也。

本方煎服，名六味地黄汤，治同。

本方加附子、肉桂各一两，名桂附八味丸（崔氏），治相火不足，虚羸少气。王冰所谓"益火之原，以消阴翳"也。尺脉弱者宜之。

本方加黄柏、知母各二两，名知柏八味丸，治阴虚火动，骨痿髓枯，王冰所谓"壮水之主，以制阳光"也。尺脉旺者宜之。

本方加桂一两，名七味地黄丸，引无根之火降而归原。

本方加五味三两，名都气丸，治劳嗽[2]。

本方加五味二两，麦冬三两，名八仙长寿丸，再加紫河车一具，并治虚损劳热。

本方加杜仲（姜炒）、牛膝（酒洗）各二两，治肾虚、腰膝酸痛。

本方去泽泻，加益智仁（盐、酒炒）三两，治小便频数。

本方用熟地二两，山药、山茱、丹皮、归尾、五味、柴胡各五钱，茯神、泽泻各二钱半，蜜丸，朱砂为衣，名益阴肾气丸（即明目地黄丸），治肾虚目昏。

桂附八味丸加车前、牛膝，名肾气丸（《金匮》），治蛊胀[3]。

【注释】

[1]淋沥：指排尿困难、点滴不畅的症状，是淋病的主症之一。《医阶辨证》云："小便难，小水点滴而难出，茎中却不痛；小便淋沥，小水点滴而淋沥或痛。"本症多因心肾气虚、神志不守、下焦气化不利所致，亦可指精浊从窍端淋沥不断的症状。

[2]劳嗽：久嗽成劳或劳极伤肺所致的咳嗽。

[3]蛊胀："蛊"与"鼓"同，以言其急实如鼓。指腹大而急，余处皮肉正常。

【按语】本段论述了六味地黄丸的适应证、病机、药物组成与服法、方义及加减等。本方六药"三补""三泻"，以补为主；肾、肝、脾三阴并补，以滋肾阴精为主。桂附八味丸、知柏八味丸、七味地黄丸、都气丸、八仙长寿丸、明目地黄丸、肾气丸等均由六味地黄丸加味而成，皆有滋阴补肾之功。

2. 参苓白术散

【原文】治脾胃虚弱，饮食不消，或吐或泻（土为万物之母，脾土受伤，则失其健运之职，故饮食不消，兼寒则呕吐，兼湿则濡泄[1]也。饮食既少，众脏无以禀气，则虚羸日甚，诸疾丛生矣）。

人参、白术（土炒）、茯苓、甘草（炙）、山药（炒）、扁豆（炒）、薏仁（炒）、莲肉（去心，炒）、陈皮、砂仁、桔梗。

为末，每三钱，枣汤或米饮调服。

此足太阴、阳明药也。治脾胃者，补其虚、除其湿、行其滞、调其气而已。人参、白术、茯苓、甘草、山药、薏仁、扁豆、莲肉皆补脾之药也。然茯苓、山药、薏仁，理脾而兼能渗湿；砂仁、陈皮调气行滞之品也，然合参、术、苓、草，暖胃而又能补中（陈皮、砂仁入补药则补）；桔梗苦甘入肺，能载诸药上浮，又能通天气于地道（肺和则天气下降），使气得升降而益和，且以保肺防燥，药之上僭也。

【注释】

[1]濡泄：又称湿泄。脾被湿困，不能运化水谷，而致肠鸣腹泻、大便稀溏的病证。

【按语】本段阐明了参苓白术散的适应证、证治机理、药物组成、服法及方义。方中主以甘温补脾，纳芳香渗湿，以助运止泻，佐引药入肺，以培土生金。

3. 补中益气汤

【原文】治烦劳内伤，身热心烦，头痛恶寒，懒言恶食，脉洪大而虚，或喘，或渴，或阳虚自汗，或气虚不能摄血，或疟痢[1]脾虚，久不能愈，一切清阳下陷、中气不足之证。

中者，脾胃也，脏腑肢体皆禀气于脾胃。饥饱劳役，伤其脾胃，则众体无以禀气而皆病矣。阳气下陷，则阴火上乘，故热而烦，非实热也；头者诸阳之会，清阳不升，则浊气上逆，故头痛，其痛或作或止，非如外感头痛不休也；阳虚不能卫外，故恶寒自汗；气虚，故懒言；脾虚，故恶食；脾胃虚则火上于肺，故喘；金受火克，不能生水，故渴；脾虚不能统血，则血妄行而吐下；清阳下陷，则为泻痢；气血两虚，则疟不止，名痎疟。痎，老也。

黄芪（蜜炙）钱半，人参、甘草（炙）各一两，白术（土炒）、陈皮（留白）、当归各五分，升麻二分，柴胡二分，姜三片，枣（煎）二枚。

此足太阴、阳明药也。肺者气之本，黄芪补肺固表，为君。脾者肺之本，人参、甘草补脾益气，和中泻火，为臣。白术燥湿强脾，当归和血养阴，为佐。升麻以升阳明清气，柴胡以升少阳清气，阳升则万物生，清升则阴浊降；加陈皮者，以通利其气（陈皮同补药则补，独用则泻脾）；生姜辛温，大枣甘温，用以和营卫，开腠理，致津液。诸虚不足，先建其中，中者何？脾胃是也。

如血不足，加当归；精神短少，加人参、五味；肺热咳嗽，去人参；嗌干[2]，加葛根；头痛，加蔓荆子；痛甚，加川芎；脑痛，加藁本、细辛；风湿相搏，一身尽痛，加羌活、防风。本方除当归、白术，加木香、苍术，名调中益气汤（东垣），治脾胃不调，胸满肢倦，食少短气，口不知味，及食入反出。本方加白芍、五味子，亦名调中益气汤（东垣），治气虚多汗，余治同前。

【注释】

[1]疟痢：论曰疟痢者，疟久不瘥，寒热邪气内传肠胃也。症见往来寒热，利下脓血，赤白相杂，肠中切痛。

[2]嗌干：病证名，系指咽干的病证。出自《五十二病方·阴阳十一脉灸经》。

【按语】本段阐明了补中益气汤的适应证、证治机理、药物组成、服法、加减及方义等。本方主以甘温，补中寓升，少佐以行，共成虚则补之、陷者升之、甘温除热之代表方。

二、发表方

人参败毒散

【原文】治伤寒头痛，憎寒壮热，项强睛暗，鼻塞声重，风痰咳嗽，及时气疫疠[1]，岚瘴鬼疟，或声如蛙鸣，赤眼口疮，湿毒流注，脚肿腮肿，喉痹[2]毒痢，诸疮斑疹（风寒在表，则恶寒发热，头痛项强；风寒在肺，则鼻塞声重，痰多咳嗽；声如蛙鸣，俗名虾蟆瘟，邪气实也；风寒湿热之气，上干则目赤口疮，下流则足肿，伤于阳明则腮肿，结于少阴则喉痹，壅于肠胃则毒痢，注于皮肤则疮疹。）

人参、羌活、独活、柴胡、前胡、川芎、枳壳、桔梗、茯苓各一两，甘草五钱。

每服一两，加姜三片，薄荷少许，煎。口干舌燥，加黄芩；脚气，加大黄、苍术；肤痒，加蝉蜕。

此足太阳、少阳、手太阴药也。羌活入太阳而理游风；独活入少阴而理伏风，兼能去湿除痛；柴胡散热升清，协川芎和血平肝，以治头痛目昏；前胡、枳壳降气行痰，协桔梗、茯苓以泄肺热而除湿消肿；甘草和里而发表；人参辅正以匡邪。疏导经络，表散邪滞，故曰败毒（喻嘉言曰：暑湿热三气门中，推此方第一）。

本方除人参，名败毒散，治同。有风热，加荆芥、防风，名荆防败毒散，亦治肠风下血清鲜。本方去人参，加连翘、金银花，名连翘败毒散，治疮毒。除人参，加黄芩，名败毒加黄芩汤，治温病不恶风寒而渴。除人参，加大黄、芒硝，名硝黄败毒散，消热毒壅积。败毒散合消风散，名消风败毒散，治风毒瘾疹，及风水、皮水在表，宜从汗解者。本方加陈廪米，名仓廪散，治噤口痢[3]。

【注释】

［1］疫疠：指具有强烈传染性，可造成一时一地流行的疾病。

［2］喉痹：病名。以咽部红肿热痛，或干燥、异物感，或咽痒不适、吞咽不利等为主要表现。"一阴一阳结，谓之喉痹"；"凡红肿无形为痹，有形是蛾"。

［3］噤口痢：痢疾，饮食不进或呕不能食者。

【按语】本段阐明了人参败毒散的适应证、证治机理、药物组成、方解及加减。本方人参用之益气以扶正，一则助正气以鼓邪外出，并寓防邪复入之义；二则令全方散中有补，不致耗伤真元。全方主辛温以解表，辅宣肃以止咳，佐益气以祛邪。

三、利湿方

1. 五苓散

【原文】治太阳病发汗后，大汗出，胃中干，烦躁不得眠，欲饮水者，少少与之，令胃气和则愈。若脉浮，小便不利，微热消渴者，此汤主之。及中风发热，六七日不解而烦，有表里证，渴欲饮水，水入即吐，名曰水逆。及伤寒痞满[1]，服泻心汤不解，渴而烦躁，小便不利。通治诸湿腹满，水饮水肿，呕逆泄泻，水寒射肺，或喘或咳，中暑烦渴，身热头痛，膀胱积热，便秘而渴，霍乱吐泻，痰饮湿疟，身痛身重。（此皆伤湿之见证也。湿胜则脾不运，土不能制水，溢于皮肤则肿胀，并于大肠则泄泻，水停心下则呕逆，水寒射肺则喘咳。暑先入心故烦渴，五苓利小水、降心火，故兼治中暑烦渴。肺病则金不能生水，膀胱热则阳不能化阴，故便秘而渴；阴阳不和，则霍乱吐泻；湿胜则身痛身重。大抵下不通利，则阴阳不能升降而变证多矣）

猪苓、茯苓、白术（炒）各十八铢，泽泻一两六铢半，桂半两（按：杂病当用桂，伤寒证中表未解者仍当用桂枝，兼取解表）。

为末，每服三钱。服后多饮热水，汗出而愈。伤暑者，加朱砂、灯心煎。

此足太阳药也。太阳之热，传入膀胱之腑，故口渴而便不通。经曰：淡味渗泄为阳，二苓甘淡入肺而通膀胱，为君（水无常于五味，故淡能利水。茯苓走气分，猪苓走血分，然必上行入肺，而后能下降入膀胱也）；咸味通泄为阴，泽泻甘咸入肾、膀胱，通利水道，为臣；益土所以制水，故以白术苦温健脾去湿，为佐；膀胱者，津液藏焉，气化则能出矣，故以肉桂辛热为使，热因热用，引入膀胱以化其气，使湿热之邪，皆从小水而出也（若汗下之后，内亡津液而便不利者，不可用五苓，恐重亡津液而益亏其阴也。勿治之，便利自愈。亦有大热如狂，小便不利而用此汤者，欲使太阳随经之邪直达膀胱，由溺而出也。大热利小便，亦釜底抽薪之义）。

本方去桂，名四苓散（李东垣曰：无恶寒证，不可用桂。周杨俊曰：五苓为渴而小便不利者设，若不渴则茯苓甘草汤足矣，若但渴则四苓足矣）。本方加辰砂，名辰砂五苓散，并治小便不利。本方加苍术，名苍桂五苓散，治寒湿。本方加茵陈，名茵陈五苓散，治湿热发黄，便秘烦渴。本方加羌活，名元戎五苓散，治中焦积热。

【注释】

[1]痞满：脘腹满闷不舒。"痞者，痞塞不开之谓。盖满则近胀，而痞则不必胀也"。（《景岳全书·痞满》）

【按语】本段阐述了五苓散的适应证、证治机理、药物组成、服法、方解、使用注意与加减等。本方证为膀胱气化不利、水蓄下焦所致。该方所治虽临床表现不一，但病机都是膀胱气化不利，水湿内停，主症为小便不利。治宜利水渗湿，通阳化气，兼解表邪。五药合用，使水行气化，表解脾健，蓄水留饮自除。

2. 猪苓汤

【原文】治阳明病脉浮发热，渴欲饮水，小便不通（成氏曰：脉浮发热，上焦热也；渴欲饮水，中焦热也；小便不利，热结下焦，津液不通也）。少阴病下利[1]六七日，咳而呕渴，心烦不得眠（下利不渴者，里寒也。渴者，阳邪入里；心烦不眠，知夹热也；咳而渴呕，有停饮也；渴而下利，即小便必不利，是热邪已入膀胱也，宜利小便，则热降而便实）。通治湿热黄疸，口渴溺赤。

猪苓、茯苓、泽泻、滑石、阿胶各一两。

此足太阳、阳明药也。热上壅则下不通，下不通热益上壅；又湿郁则为热，热蒸更为湿，故心烦而呕渴，便秘而发黄也。淡能渗湿，寒能胜热。茯苓甘淡，渗脾肺之湿；猪苓甘淡，泽泻咸寒，泻肾与膀胱之湿；滑石甘淡而寒，体重降火，气轻解肌，通行上下表里之湿；阿胶甘平润滑，以疗烦渴不眠；要使水道利，则热邪皆从小便下降，而三焦俱清矣。吴鹤皋曰：以诸药过燥，故又加阿胶以存津液。

【注释】

[1]下利："下"即"泄"，"利"言其快，则"下利"为快泄。

【按语】本段阐明了猪苓汤的适应证、证治机理、药物组成和方义。本方以利水为主，兼以养阴清热，是治疗水热内结伤阴证的代表方剂。方中以猪苓、茯苓渗湿利水，滑石、泽泻通利小便，泄热于下，两者相配，分消水气，疏泄热邪，使水热不致互结；更佐以阿胶滋阴，滋养内亏之阴液。诸药合用，利水而不伤阴，滋阴而不恋邪，使水气去，邪热清，阴液复而诸症自除。若内热盛、阴津大亏者忌用。

第五节 《本草备要》选读

《本草备要》是由清代著名医家汪昂（1615—1699年）编著的一部临床实用药学著作，初刊于公元1683年。汪昂为安徽休宁人，其将浩繁渊博的医理、方药典籍去粗取精，针对前代本草存在繁简失当等弊病，萃取历代本草精华，精心编排文字，由博返约，为临床医家提供深入浅出、实用便捷的《本草备要》。

书名《本草备要》意即所载药物学内容既完备又扼要。全书精选常用中药及食物药479种，分列草、木、果、谷菜、金石水土、禽兽、鳞介虫鱼、人共八部。各药内容简要实用，用大字重点突出药物的功效特点与主治范围，又用小字随文简释该药取效的原理、主治疾病的特点、临床用药的技巧和方法及同类药物的作用比较等。各药之后还简述药物的产地、鉴别、炮制等相关内容，还经常采用谚语、警句、冠以名号等方式表述药性功效，以便加强记忆。

一、草部

1. 丹参

【原文】丹参（补心、生血、去瘀）。

气平而降（《本经》微寒。弘景曰：性应热），味苦、色赤，入心与包络。破宿血，生新血（瘀去然后新生），安生胎（养血），堕死胎（去瘀），调经脉（风寒湿热，袭伤营血，则经水不调。先期属热，后期属寒。又有血虚、血瘀、气滞、痰阻之不同。大抵妇人之病，首重调经，经调则百病散），除烦热，功兼四物（一味丹参散，功同四物汤），为女科要药。治冷热劳，骨节痛，风痹不随（手足缓散，不随人用。《经》曰：足受血而能步、掌受血而能握），肠鸣腹痛，崩带癥瘕（癥者有块可癥，瘕者假也，移动聚散无常，皆血病），血虚血瘀之候；又治目赤，疝痛，疮疥，肿毒，排脓生肌（郑奠一[1]曰：丹参养神定志，通利血脉，实有神验）。

畏咸水，忌醋。反藜芦。

【注释】

[1]郑奠一：清代医家，安徽歙县人，著有《瘟疫明辨》四卷。

【按语】本段论述了丹参的性味、功效和临床应用，有四物汤之效。

2. 连翘

【原文】连翘（轻、宣，散结、泻火）。

微寒升浮。形似心（实似莲房，有瓣）。苦入心，故入手少阴、厥阴（心、心包）气分而泻火，兼除手、足少阳（三焦、胆），手阳明经（大肠）气分湿热。散诸经血凝气聚（营气壅遏，卫气郁滞，遂成疮肿），利水通经，杀虫止痛，消肿排脓（皆结者散之。凡肿而痛者为实邪，肿而不痛为虚邪；肿而赤者为结热，肿而不赤为留气停痰），为十二经疮家圣药（《经》曰诸疮痛痒，皆属心火）。

【按语】本段论述了连翘的性味归经，功可散气消肿，泻火散结，为疮家圣药。

二、木部

1. 诃子

【原文】诃子（涩肠、敛肺、泻气）。

苦以泄气消痰，酸以敛肺降火（东垣曰：肺苦气上逆，急食苦以泄之，以酸补之。诃子苦重泄气，酸轻不能补肺，故嗽药中不用），涩以收脱止泻，温以开胃调中。治冷气腹胀，膈气呕逆，痰嗽喘急（肺夹痰水，或被火伤，故宜苦酸敛之），泻痢脱肛，肠风崩带（皆取其酸涩），开音止渴（肺敛则音开，火降则渴止。古方有诃子清音汤）。然苦多酸少，虽涩肠而泄气，气虚及嗽痢初起者忌服（同乌梅、倍子则收敛，同陈皮、厚朴则下气。得人参，治肺虚寒嗽；得陈皮、砂仁，治冷气腹胀。佐白术、莲子，治虚寒久泻；佐樗皮，治肠澼便血；同蛇床、五味、山茱、续断、杜仲，治虚寒带下）。

从番舶来，番名诃黎勒，岭南亦有。六棱黑色，肉厚者良。酒蒸一伏时，去核取肉用，用肉则去核。生用清金行气，煨熟温胃固肠（海鱼放涎凝滑，船不能行，投诃子汤，寻化为水，其化痰可知）。

【按语】本段论述了诃子的性味功效、各症的配伍使用和炮制。

2. 血竭

【原文】血竭（补，和血、敛疮）。

甘、咸，色赤入血分。补心包、肝血不足，专除血痛，散瘀生新，为和血之圣药。治内伤血聚，金疮折跌，疮口不合，止痛生肌。性急，不可多使，引脓（血竭单入血分，乳香、没药兼入气分，皆木脂也）。

出南番，色赤，以染透指甲者为真（假者是海母血，味大咸，有腥气），单碾用（同众药捣，则作尘飞）。

【按语】本段论述了血竭的性味功能，为和血圣药。

第六节　《得配本草》选读

《得配本草》是由清代严洁、施雯、洪炜三位具有丰富临床经验的医家共同编著而成的一部切合临床用药实际的药书，是一部对单味中药及多味中药间配伍运用都有深入研究的实用中药学专著。三位作者皆隐德君子，并深入研读了前代大量中药本草典籍，积累了丰富的中药学资料，临证切脉处方，三位作者常授受一堂，遇疑难处，必反复辩论，亲自实践，故对中药书籍记载的谬误与精华多有发现、发明。

《得配本草》一书共十卷，以本草纲目为准绳，分为二十五部，共载药655种。每一药物一般先述俗名、别称、相使、相恶，次述性味、归经、主治、配伍应用、炮制与禁忌、同类药物功用之比较，并附实践与体会及未明了之处。卷末附奇经药考，列奇经八脉药物四十三种。所谓得者"得其直达之功"，为主治之药；配者，配于主治之后。三位作者订出了药物的"得配佐和"，并取前两字为书名。此书与中药学和其他经典本草书籍有特别之处，用以指导临床使用，常收良效。

《得配本草》主要的学术思想表现在：①行文简洁，体积小而容量大。该书行文简洁，不尚浮词。每一药下的各项内容不是面面俱到，而是有用则录，无用则略，紧紧抓住炮制与临床用药相关的内容，寥寥数字，一清二楚。②突出得配，即药知方。该书名为"得配"，取自该书在讲述药物配伍的常见句式。实际上就是药物的简单、适宜的配伍。

一、水部药物

【原文】百沸汤

即热汤[1]。

甘，平。助阳气，行经络。熨霍乱转筋入腹。

【注释】

[1]热汤：《本草纲目》中又名麻沸汤（仲景）、太和汤，指久沸的水。

【按语】本段论述了百沸汤的性味功效。

【原文】阴阳水

即生熟汤[1]。

阴阳不和，吐泻交作，不能纳食及药，危甚者先饮数口即定。

以新汲水、百沸汤合一盏和匀。

【注释】

[1]生熟汤：以新汲水、百沸汤合一盏和匀，故曰生熟。《本草纲目》："甘、咸，无毒。主治调中消食。"

【按语】本段论述了阴阳水的性味功效。

二、草部药物

【原文】人参

一名黄参。

茯苓、马蔺[1]为之使。畏五灵脂。恶皂荚、黑豆、卤碱[2]、人溲[3]。反藜芦。忌铁器。动紫石英。甘、微苦。生微凉，熟微温。入手太阴经气分。能通行十二经，大补肺中元气，肺气旺则四脏之气皆旺，补阳以生阴，崇土以制火。阳气暴脱，能回之于无何有之乡。阴血崩溃，能障之于已决裂之后。阳气虚者，固所必需。阴血虚者，亦不可缺（有一等真阴亏损，而邪火烁于表里，神魂躁动，内外枯热，真正阴虚之证，若过服之，反能助热，所谓阳旺则阴愈消，当用纯甘壮水之品）。

得茯苓，泄肾热（肾脏虚则热）；得当归，活血；配广皮，理气；配磁石，治喘咳（气虚上浮）；配苏木，治血瘀发喘；配藜芦，涌吐痰在胸膈；佐石菖蒲、莲肉，治产后不语；佐羊肉，补形；使龙骨，摄精；入峻补药，崇土以制相火；入消导药，运行益健；入大寒药，扶胃使不减食；入发散药，驱邪有力（宜少用以佐之）。

去芦，隔纸焙熟用；土虚火旺，宜生用；脾虚肺怯，宜熟用；补元恐其助火，加天冬制之；恐气滞，加川贝理之；加枇杷叶，并治反胃；久虚目疾者，煎汁频洗自愈。

肺热，精涸火炎，血热妄行者，皆禁用（以其能升五脏之阳）。

怪症：遍身皮肉混混如波浪声，痒不可忍，搔之血出不止，谓之气奔。用人参、苦杖、青盐[4]、细辛各一两，作一服，煎服自愈。

【注释】

[1]马蔺：别称马莲、马兰等，可清热，解毒，止血。《本草纲目》云："马兰辛平，能入阳明血分，故治血与泽兰同功。"

[2]卤碱：亦名卤盐、寒石、石碱。从碱地掘取，用作硝皮。气味苦寒，无毒。能治大热消渴狂烦，去五脏肠胃留热结气、心下坚、食已呕逆喘满，明目。

[3]人溲：即人尿，咸，寒，无毒，童男者尤良。主久嗽上气失声，及癥积满腹，止劳渴，润心肺。

[4]青盐：卤化物类石盐族湖盐结晶体，是从盐湖中直接采出的盐和以盐湖卤水为

原料在盐田中晒制而成的盐。咸，寒。凉血，明目。

【按语】本段论述了人参的使、畏、恶、反、忌、动；性味、归经、各部位的功用、主治、配伍应用、炮制与禁忌。

三、谷部药物

【原文】小麦

畏汉椒[1]、萝卜。

甘，微寒。入手少阴、足太阴经气分。养心补脾，助五脏，厚肠胃。除烦渴咽燥，止吐血漏血。利小便，收虚汗。治心热不睡，阴虚骨蒸。敷痈肿损伤。

得通草，治五淋。调海藻，消瘿瘤[2]。略炒研细，以京墨汁或藕节汁调服，止内损吐血。

新麦性热，陈麦和平。产北地者佳。去皮即温，补虚养气。连皮用，除烦热。炒研，治泻痢。新者勿用（壅气助湿热也）。

【注释】

[1]汉椒：又称蜀椒、巴椒，辛，温，有毒。主治邪气咳逆，温中，逐骨节皮肤死肌，寒湿痹痛，下气。

[2]瘿瘤：中医病名。生在皮肤、肌肉、筋骨等处的肿块。瘿多生于颈部，皮宽不急，按之较软，始终不溃；瘤遍体可生，肿块界限分明，按之较硬，可能溃破。

【按语】本段论述了小麦的畏、性味、主治、配伍应用、与炮制和禁忌。

四、木部药物

【原文】白茯苓

得甘草、防风、芍药、麦门冬、紫石英，疗五脏。马蔺为之使。畏地榆、秦艽、牡蒙[1]、龟甲、雄黄。恶白蔹。忌米醋、酸物。

甘、淡，平。入手足少阴、太阴、太阳经气分。性上行而下降，通心气以交肾，开腠理，益脾胃。除呕逆，止泄泻，消水肿，利小便。除心下结痛，烦满口干，去胞中积热，腰膝痹痛，及遗精、淋浊、遗溺、带下，概可治之（以其能利三阴之枢纽，故治无不宜）。

得人参，通胃阳。得白术，逐脾水。得艾叶，止心汗。得半夏，治痰饮。得木香，治泻痢不止。配黄蜡[2]，治浊遗带下。君川连、花粉，治上盛下虚之消渴。加朱砂，镇心惊（能利心经之热，故可治惊）。

去皮。补阴，人乳拌蒸。利水，生用。补脾，炒用。研细入水，浮者是其筋膜，误服之损目。

上热阳虚（虚阳上浮，故热），气虚下陷，心肾虚寒，汗多血虚，水涸口干，阴虚下陷，痘疹贯浆，俱禁用。

怪症：手十指节断坏，惟有筋连，无节肉，出虫如灯心，长数寸，遍身绿毛卷，名曰血余。以茯苓、胡黄连煎汤饮之愈。

皮专行水，治水肿肤胀（肿而烦渴，属阳水，宜五皮饮。若溏而不渴，属阴水，宜实脾，不应利水）。

配椒目，治水肿尿涩。

【注释】

［1］牡蒙：别名紫参，苦，寒，无毒。

［2］黄蜡：蜜蜡。《本草纲目》云："取蜜后炼过，滤入水中，候凝取之，色黄者俗名黄蜡，煎炼极净色白者为白蜡。"

【按语】本段论述了白茯苓各个部位的性味、主治、配伍应用、炮制和禁忌。

第七节 《成方切用》选读

《成方切用》是清代著名医药学家吴仪洛所编撰，刊于清乾隆二十六年辛巳（1761年）。该书以方剂为主线。全书共十四卷，共收正方656首（含《黄帝内经》12方），附方与类方共（有方名者）446首，涉及异名31个，合计收方1102首。所选方剂大多注明出处，论方条理清楚，词旨明确，注解方义旁征博引，不厌其详，便于读者全面理解。《成方切用》的学术思想主要表现在两个方面：一方面是切于时用，切于病情。吴氏编撰本书的宗旨，一是"切于时用"，选方尤重切合当时人的体质；二是"切于病情"，即切合疾病的虚实标本缓急等；另一方面是经之以法，纬之立方。以基础理论为经，以具体方剂为纬，以清晰的条理，集理法方药于一炉，如此方能正确理解制方之义，才能既知规范又审时宜，灵活通变，用方治疗才能切中肯綮，游刃有余。

治气方论

【原文】治气门

天积气尔，地积形尔，人气以成形尔。唯气以成形，气聚则形存，气散则形亡。气之关于形也，岂不巨哉？然而身形之中，有营气，有卫气，有宗气，有脏腑之气，有经络之气，各为区分，其所以统摄营卫、脏腑、经络，而令充周无间，环流不息，通体节节皆灵者，全赖胸中大气为之主持，大气一衰，则出入废，升降息，神机化灭，气立孤危矣。《金匮》曰：营卫相得，其气乃行，大气一转，其气乃散。见营卫两不和谐，气即痹而难通，必先令营卫相得，其气并行不悖。然必俟胸中大气一转，其久病驳劣之气始散。然则大气之关于病机若此。《金匮》独窥其微，举胸痹短气心痛，独发其义于一门，而治法以通胸中阳气为主，盖阳主开，阳盛则有开无塞尔，若胸中之阳不亏，可损其有余，则用枳术汤足矣，用枳必与术各半，可过损乎？识此以治胸中之病，宁不思过半乎？今人多暴其气而不顾，迨病成复损其气以求理，习用枳实、枳壳、砂仁、香附、橘皮、苏子、沉香、山楂、槟榔、厚朴之属，总由未识胸中大气为生死第一关尔。

四君子汤

治一切阳虚气弱。脉来虚软，脾衰肺损，饮食少思，体瘦而黄（或痿白无采），皮聚毛落，言语轻微，四肢无力，及脾胃不和，泻痢虚饱。

人参、白术（土炒）、茯苓各二钱，甘草一钱，加姜枣。

人参甘温，大补元气为君。白术苦温，燥脾补气为臣。茯苓甘淡，渗湿泄热为佐。

甘草甘平，和中益土为使。气足脾运，饮食倍进，则余脏受荫而色泽身强矣。

加陈皮以理气散逆，名异功散（钱氏），调理脾胃。再加半夏以燥湿除痰，名六君子汤。治脾胃气虚，饮食不进，致成痰癖[1]，不时咳唾，或胃气虚寒，动成呕恶。凡虚疟及诸病后（惟真阴亏损者，大忌用此培土之剂以伐肾水），加香附、砂仁，名香砂六君子汤，治虚寒胃痛，或腹痛泄泻；六君子加竹沥、麦冬，治四肢不举（脾主四肢）。六君子加乌梅、草果等份，姜、枣煎，名四兽饮（《三因》和四脏以辅脾，故名）。治五脏气虚，七情兼并，结聚痰饮，与卫气相搏，发为疟疾，亦治瘴疟[2]。六君子加柴胡、葛根、黄芩、白芍，名十味人参散。治虚热潮热，身体倦怠。加黄芪、山药，亦名六君子汤，为病后调理，助脾进食之剂。加枣仁（炒），治振悸不得眠（胡洽居士）；加姜汁、竹沥，治半身不遂，在右者属气虚，亦治痰厥暴死。加木香、藿香、干葛，名七味白术散（钱氏），治脾虚肌热，泄泻，虚热作渴（参、术、干葛，皆能生津）。杨仁斋再加五味、柴胡，治消渴不能食。除人参，加白芍，名三白汤。调理内伤外感，治虚烦，或渴，或泄，加山药、扁豆、姜、枣煎，名六神散（陈无择），治小儿表热去后，又发热者（世医到此，尽不能晓。或再用凉药，或再解表，或谓不治。此表里俱虚，气不归原，而阳浮于外，所以再热，非热证也。宜此汤加粳米，和其胃气，则收阳归内，而身凉矣。夹寒者，加肉桂；兼阴虚，加熟地）。四君合四物，名八珍汤。治气血两虚，及胃损饮食不为肌肤。若伤之重者，真阴内竭，虚阳外鼓，诸证蜂起，则于四物四君之中，又加黄芪以助阳固表，加肉桂以引火归原，名十全大补汤（《金匮》曰虚者十补，勿一泻之，此汤是也）。十全大补加防风为君，再加羌活、附子、杜仲、牛膝，名大防风汤，治鹤膝风[3]。十全大补去川芎，加陈皮，名温经益元散（节庵），治汗后头眩心悸，筋惕肉瞤，或汗出不止，或下后下利不止，身体疼痛（太阳宜汗，汗多则亡阳，故有眩悸瞤惕之证。阳明宜下，下多则亡阴，故有下利身痛之证）。

【注释】

[1]痰癖：病名。即痰邪聚于胸胁之间所致病证。

[2]瘴疟：发无固定时日，有神志昏迷或黄疸等病情严重之疟疾。

[3]鹤膝风：病名，西医学指结核性关节炎。症状为患者膝关节肿大，像仙鹤的膝部，以膝关节肿大疼痛，而股骨、胫骨、肌肉消瘦为特征，形如鹤膝，故名鹤膝风。

【按语】本段先论述了气的重要性和类型，强调胸中大气为主，并论述了胸中大气的相关治法；最后论述了四君子汤的功效、组成、方解和各加减方。

第八节　《时方妙用》选读

《时方妙用》为清代医家陈修园所著，刊于清嘉庆八年（1803年）。全书共四卷，卷帙不繁，眉目清晰。《时方妙用》主要学术思想有两点：①遣药组方，示以权变。《时方妙用》就42种临床常见病证的治法、方药予以阐发，每一病证下举出主症，附以主治方药和加减用法，以法统方，承前启后。全书选方实用，总以切合临床应用为最终目的。针对每一时方，作者力求弄清其立方本意，在此基础上，示以规矩，教以灵活应变之法。②重视脾肾，长于温补。肾为先天，脾为后天，是中医藏象理论的基本内容之一。在脾肾观上，陈修园认为生殖不仅在肾，还关乎脾肾两脏。出生之后，无论在生理还是病理方面，脾胃均居于重要地位。基于此，作者在《时方妙用》中处处体现出其重视脾肾、长于温补、不喜寒凉滋阴的临床辨治及用药特色，对于现今临床实践仍具有重要的指导意义。

一、水肿方论

【原文】肿证从来有气肿、水肿之辨。《内经》以按之窅而不起者为气，即起者为水，后医多反其说。然气滞水亦滞，水行气亦行，正不必分。总以不起为肿甚，即起为肿轻。肾囊及茎中肿大，多死。

脉本沉，若浮而弦，宜发汗；若浮而鼓指有力，宜越婢汤；若浮在皮外，多死；若沉而紧，宜麻黄、细辛、附子之类；若沉而缓，易愈；若沉而微细，宜温补。

初起面上微肿，两目下如卧蚕，更肿些，一身觉重滞，微喘，小便不利，即肿症之渐，宜香苏饮加杏仁、防风各三钱。

如皮肤肿大，气喘，小便不利，宜五皮饮。上肿宜发汗，加苏叶、防风、杏仁各三钱；下肿宜利水，加猪苓、防己各二钱，木通一钱。小水多，为阴水，加附子、干姜各二钱，白术三钱，川椒、木香各一钱；小便不利为阳水，加防己、猪苓、知母各二钱。凡脉虚人羸，宜加白术、人参、肉桂、附子；脉实人健，加莱菔子、枳壳各二钱。凡畏风之甚，宜加生黄芪三四钱，或再加附子二钱。

如小便点滴俱无，气喘，口不渴，宜滋肾丸。

如前药不效，宜用济生肾气丸，药料作汤服，或前症愈后，亦以此丸服一月收功。

如服利水之药而小便愈少者，宜补中益气汤。首煎照常服，二煎服后，以手指探吐。

愚按：水肿病浅者，照上法治之愈矣；深者，必遵《金匮》五水而治之。余著有《金匮浅注》，颇有发明。风水由于外邪，法宜发汗。皮水[1]者，外邪已去经而入皮，故不恶风；病在皮间，故内不胀而外如鼓；皮病不涉于内，故口不渴，然水在于皮，亦必从汗以泄之也。石水[2]病在脐下，阴邪多沉于下，法用麻黄附子甘草汤，重在附子以破阴也。黄汗[3]者，外邪伤心，郁热成黄，胸满、四肢、头面俱肿，病在于上，法用桂枝汤加黄芪，啜热粥以取微汗，重在桂枝以化气，尤赖啜粥取汗，以发内外交郁之邪也。唯正水一症，正《内经》所谓"三阴结谓之水症"，症结则脉沉，水属阴则脉迟，三阴结则下焦阴气不复与胸中之阳相调，水气格阳则为喘，其目窠如蚕，一身尽肿。可知《金匮》之论甚精，徐忠可之注甚妙，试节录之。

【注释】

[1]皮水：病名。水气泛溢皮肤而见水肿的病证。

[2]石水：因下焦阳虚，不能司其开阖，聚水不化而致水肿。

[3]黄汗：中医病名。因汗出入水，水热互郁于肌表，所致身肿、发热、汗出色黄如柏汁的病证。

【按语】本段论述了各类水肿的治法和方药。

二、伤寒方论

【原文】何谓发汗、利水为治太阳两大门？曰：邪伤太阳，病在寒水之经也，驱其水气以外出，则为汗，逐其水气以下出，后为黄涎蓄水，前为小便长。

太阳为寒水之经，邪之初伤，必须发汗。麻黄汤发皮肤之汗，桂枝汤发经络之汗，葛根汤发肌肉之汗，小青龙汤发心下之汗，大青龙汤发其内扰胸中之阳气而为汗，此发汗之五法也。

若汗之而不能尽者，则为水，水在心下，干呕而咳，宜小青龙汤。发热而烦，渴欲饮水，水入即吐，名曰水逆，宜五苓散。汗后心下痞硬，干噫食臭，胁下有水气，腹中雷鸣下利者，病势虽在腹中，而病根犹在心下，宜生姜泻心汤。此水气在上焦，在上者汗而散之也。若妄下之后，自心上至小腹硬满而痛不可近，水与气所结，脉迟，名大结胸，宜大陷胸汤。若项亦强，如柔痉[1]之状，宜大陷胸丸。程郊倩谓病势连甚于下者主以汤；病势连甚于上者主以丸是也。若其结止在心下，按之始痛，脉浮滑，名小结胸，邪气尚在脉络，宜小陷胸汤。若无热症，名寒实结胸，宜三物白散。若心下痞硬满，引胁下痛，干呕，短气，汗出，不恶寒，三焦升降之气阻格难通，宜十枣汤。此水气在中焦，中满泻之于内也。若头痛项强，翕翕发热，无汗，心下满，微痛，小便不利者，因膀胱之水不行，营卫不调，不能作汗，宜以桂枝去桂加茯苓白术汤治之，是水气在下焦，在下者引而竭之是也。

【注释】

[1]柔痉：病名。痉病而见有汗者。一作柔痓。症见身热汗出，颈项强急，头摇口噤，手足抽搐，甚则角弓反张，脉沉迟。

【按语】本段论述了发汗、利水为治太阳两大门的思路。

第九节 《验方新编》选读

《验方新编》系清代鲍相璈辑于道光二十六年（1846年）的一部方书，共八卷。本书于内科杂病、妇儿外科、急救、食疗及时疫等无所不及，分九十九问六千余条，选录历代医家的医论与治验，搜罗宏富，门类赅备，征引广博，实用性强，比较全面地展示了历代民间医家的医学理论和治疗经验，是一部医方为主、合参医论的医著。

《验方新编》所载之方大多具有简便廉验的特点。书中收载了许多治疗专科专病的秘验单方，如妇科专病方、儿科专病方、痈疽专病方、急救解毒方、痘疹专病方等，为中医专科专病的研究和发展提供了相当丰富的资料。

一、咳嗽方论

【原文】咳嗽声哑

诃子皮、五倍子、五味子、黄芩、甘草各等份为末。蜜为丸，如樱桃大。每服一丸，嚼化[1]咽下。

【注释】

[1]噙化：中药学术语，系服药法之一。即将药物含在口内融化的服药方法。

【按语】本段论述了咳嗽声哑的验方和治疗方法。

二、脾胃方论

【原文】恶心吞酸

此脾胃虚冷也。吴萸四钱（滚水泡去苦味），水煎，食远[1]服。有人患此多年，一服即愈。或加干姜一钱亦可。忌夜食，并忌生冷食物。

又方：核桃嚼烂，姜汤送下。

【注释】

[1]食远：即离开正常进食时间较远时服药。治疗脾胃病的药可以食远服，泻下药也可以食远服。

【按语】本段论述了恶心吞酸的验方和治疗方法。

【原文】脾家冷积食后胸满兼治一切痰气

橘皮一斤（柑橙皮勿用），甘草、食盐各四两，水五碗，慢火煮干，焙为末，每服二三钱，白滚水[1]冲服。有人得此疾，百药不效，偶食橘皮散，似属相宜，遂连日服之。一日勿觉一物坠下，大惊，自汗如雨，须臾腹痛，遗下数块如铁弹子，臭不可闻，从此胸次霍然，其疾顿愈，盖脾之冷积也。

【注释】

[1]白滚水：白开水。

【按语】本段论述了脾胃食积兼有气滞的验方和治疗方法。

三、泄泻方论

【原文】寒泄

胡椒末和饭作饼，敷贴脐上。或热柴炭布包敷，或炒盐敷，或糯米酒糟和盐炒敷，或酒炒艾绒作饼敷，或胡椒、大蒜作饼敷，或艾叶、灶心土、门斗灰[1]、吴茱萸共为末，醋炒敷，均效。

【注释】

[1]门斗灰：木制门轴与门斗自然摩擦形成的粉末。

【按语】本段论述了寒泄的外治法。

【原文】脾虚泄泻

白术（土炒）、白芍（炒）各一两，冬月加煨肉豆蔻五钱，共为末，饭丸，梧子[1]大。每服五十丸，米饮下，日二服，甚效。

【注释】

[1]梧子：梧桐的果实，又称梧桐子，圆球形或类圆形，径 6 ～ 8mm。

【按语】本段论述了脾虚泄泻的治疗方法。

第十节 《本经疏证》选读

《本经疏证》，清末江苏武进医家邹澍（1790—1884 年）著，书成于道光十七年（1837 年）季春。

邹澍博览群书，于经史子集多有涉猎，尤精通医药，对本草学和仲景方论更有造诣。邹氏编撰的初衷是为阐发潜江刘若金《本草述》之旨，他认为《本草述》存在一定缺陷：一是对《本经》和《别录》涉及太少，二是对《伤寒论》《金匮要略》《肘后方》《备急千金要方》等汉、晋、唐、宋医书重视不够，所以以《神农本草经》《名医别录》为经，以《伤寒论》《金匮要略》《千金方》《外台秘要》为纬，以刘潜江《本草述》为立论引言，将张仲景所用 173 种药逐一剖析，疏理论证。

全书分十二卷，依《神农本草经》三品分类法归类。卷一至卷五为上品，论药 59 味；卷六至卷九为中品，论药 61 味；卷十至卷十二为下品，论药 53 味。每一味药先用朱墨分写《神农本草经》《名医别录》内容，如名称、性味、功用、主治等，后参考《本草图经》与《本草纲目》等，叙述药物生长过程、形状特点、采集时间、炮制方法等，后文则以刘潜江之言为引发，详加论证。所论主要特点是紧密结合张仲景《伤寒论》和《金匮要略》的病脉证治及方药运用，逐药进行分析。所以本书不但是一部本草学专著，亦是一部学习《伤寒论》与《金匮要略》很有价值的参考书。

吴茱萸

【原文】味辛。温，大热。有小毒。主温中，下气，止痛，咳逆，寒热，除湿血痹，逐风邪，开腠理，去痰冷，腹内绞痛，诸冷实不消，中恶，心腹痛，逆气，利五脏。根，杀三虫。一名藙[1]。生上谷、川谷及冤句。九月九日采。阴干（参实为之使，恶丹参、硝石、白垩，畏紫石英）。

（吴茱萸木高丈余，皮青绿色，枝柔而肥，叶似椿阔厚而皱，紫色。三月开红紫细花，七八月结实于梢头，累累成簇而无核，嫩时微黄，熟则深紫，颗粒紧小。参《图经》《纲目》。）

一岁气候，从温而热，从凉而寒，如晷[2]斯移，以渐而进，不容驻足，此其常也。独可异者，芒种以后，届乎小暑，自温转热之际，气候反寒，或者以为由于湿也。然湿亦何事独盛于是时哉？殊不知寒与热，由日道之发敛，从前岁冬至日，自南陆以渐北移，其气发扬昌明，递至夏至，行北陆已极，乃转移就敛而南。斯时也，气之发扬于外者，将收而不及骤就轨范，由是天地屡交，霹霳[3]作焉。霹霳已后，气才就范，但尔时阳气尽浮于地，不得上升，又不能下降，以是酷热之时，气多弥漫不畅。《记》曰：土润溽暑，大雨时行，正纪此也，人气应此，由肾而肝，由肝而脾。脾为水谷之会，气至于是，必偕其精微以上行，苟有所阻，则非特上者不能上，并下者亦不能下矣。是其所由阻者，水谷之阴，阻而不得遂其升降，则阳气也。吴茱萸柔条绿树，开花暮春，俨然木火通明之秀质，乃花后直至七八月间，已过湿热气交之候，始结实焉，又必至季秋收敛已甚才熟，是其质禀于木火，用宣于燥金，偏于阴阳湿热交阻难分难解之处，批大郤，导大窾[4]，因其固然，犹之以无厚入有间，恢恢乎若有余地，故能使水升火降，以复其运用之常。盖痛者，阻而不动也；咳逆者，因阻而上搏也；寒热者，因阻而相争也。内阻则外闭，故腠理不开，风邪得客也。则吴茱萸主治，所谓下气、止痛、咳逆、寒热、逐风邪、开腠理者，一由温中之功，以是而巍然冠于前也。虽然，除湿血痹者，亦岂由温中之力耶？夫血之所由生，非中焦受气变化而赤者乎？以湿困脾，遂无可取气，以变化血，痹而不化，脾乃转受其困，则非温中孰能治之？然湿血痹之证云何？大凡脾滞于中，斯食积、痰饮无不由此而阻，阻则气不行而血随之，故中焦有物，始无形而继有形者皆是也。虽然味辛气温之物于理固升，兹何以独谓其升阴而降阳？夫吴茱萸之辛，其中有苦，且以苦始，又以苦终，惟其苦转为辛，而知其能升阴；辛归于苦，而知其能降阳，原系理之常，无足怪也。

据仲景之用吴茱萸，外则上至颠顶，下彻四肢，内则上治呕，下治利，其功几优于附子矣。不知附子、吴茱萸功力各有所在，焉得并论。附子之用以气，故能不假系属，于无阳处生阳；吴茱萸之用以味，故仅能拨开阴霾，使阳自伸、阴自戢[5]耳。历观吴茱萸所治之证，皆以阴壅阳为患，其所壅之处，又皆在中宫，是故干呕，吐涎沫，头痛，食谷欲呕，阴壅阳于上，不得下达也；吐利，手足逆冷，烦躁欲死，手足厥寒，脉细欲绝，阴壅阳于中，不得上下，并不得外达也。《伤寒论》中但言其所以，而未及抉其奥，《金匮要略》则以一语点明之，曰呕而胸满，夫不壅何以满？谓之胸满则与不满有间，可知不在他所矣。然则温经汤独不以吴茱萸为主欤？何以其满在腹，且云少腹里急也？此盖有在气、在血之不同，故所处之地亦不同，然其系于壅一也。夫手掌烦热，非太阴证所谓四肢烦疼乎？即其主证唇口干燥，核之《六节藏象论》所谓脾、胃、大小肠、三焦、膀胱为仓廪之本，营之居，而其华在唇四白者，亦岂能外于中土乎？惟其在血则不得不在下，是即《本经》所谓湿血痹者也。或曰：古之人皆以吴茱萸为肝药，今若子言则似脾药矣，不既显相背耶？予谓：中品之药以疏通气血而治病，乌得以五脏六腑印定之，且土壅则木不伸而为病，土气疏通，则木伸而病已，盖其施力之所在脾，所愈者实肝病也，谓之为肝药，又何不可之欤有？

【注释】

[1]薏（yì）：即食茱萸，果实味辛，可作调料。

[2]晷：按照日影测定时刻的仪器。

[3]霪霖：久雨不停。

[4]批大郤，导大窾：原出自《庄子·养生主》："依乎天理，批大郤，导大窾，因其固然，技经肯綮之未尝，而况大軱乎？"郤，同"隙"。窾，空隙。原意为顺着牛的筋骨之间隙入刀或刺入。

[5]戢：收敛；停止。

【按语】本段论述了吴茱萸的性味、功用、主治和临床应用。

第三章　中医临床各科 ▷▷▷▷

第一部分　中医诊断

第一节　《脉经》选读

王叔和（201—280 年），名熙，西晋高平（今山东邹县西南，一说今山东济宁）人。精通医道，擅长诊脉，尝任太医令。

《脉经》成书于公元 3 世纪中叶。唐代时期书目内容散见于《备急千金要方》《外台秘要》等大型类书中，宋代经林亿等人先后以大字本、小字本两种版本在全国刊行。南宋嘉定元年和嘉定十年出现的两个《脉经》版本均以北宋小字本《脉经》为底本。元明时期影响大的有叶氏广勤堂刻本。清代以钱熙祚校本和周学海校本为主要刻本。

《脉经》是医家必读的七经之一，全书共十卷，九十八篇，是我国现存最早的脉学专著。该书集汉以前脉学之大成，分述三部九候、寸口、二十四脉等脉法，是脉理与脉法系统化、规范化的基础，构建了中医脉学体系，在中医脉学发展史上占有重要的地位，对后世脉学的发展有着深远的影响。

除了对医学理论的贡献，《脉经》文本还具有重要的文献学价值。《脉经》撰辑了大量前代医籍资料。据学者研究，通过《脉经》与传世之《素问》《灵枢》《难经》《伤寒论》《金匮要略》条文的比较，《脉经》文字之 56% 与这五部医书的记载相合，为经典医籍的传承和研究提供了可能。

一、脉形

【原文】软脉，极软而浮细（一曰按之无有，举之有余。一曰细小而软。软，一作濡[1]，曰濡者，如帛衣在水中，轻手相得）。

【注释】

[1] 濡（ruǎn）：为柔软、柔和之义。

【按语】本条文讲解濡脉的不同表现。在不同时期对于濡脉有不同的见解。而现行《中医诊断学》教材中无软脉的脉象。濡脉的脉象特征为浮细无力而软。

元代朱丹溪《丹溪手镜》曰："濡极软而浮细，按之无，举之有余，轻手乃得，与迟弱相似""弱极软而沉细，举之无，按之乃得。"

明代徐春甫《古今医统大全》记载："濡脉，濡者不坚，浮大无力，按随指下，减去头尾。"认为濡脉"浮大无力"，与以往濡脉脉形细的观点不同。清代程钟龄《医学心悟》言："濡，沉而细也。"认为濡脉脉位沉，与前人认识相左。

近代张山雷《脉学正义》言濡脉为"虚软之脉，虽沉部不及浮部之应指有力，然如中按尚属有神，再重按之，其力不及，即为软脉，更不能谓为必浮"。

杨在纲、朱文锋主编的《诊断学》教材认为，濡脉在兼具浮、细、软 3 个特征的同时兼具无力这一特征，而杨维益、邓铁涛、季绍良、陈家旭在其主编的《中医诊断学》教材中均无濡脉无力这一特征。

【原文】涩[1]脉，细而迟，往来难且散，或一止复来（一曰浮而短，一曰短而止。或曰散也）。

散[2]脉，大而散。散者，气实血虚，有表无里。

【注释】

[1]涩：不流利；不爽快。

[2]散：浮散无根，轻按有分散零乱之感，中按渐空，重按则无。

【按语】上两条条文讲述涩脉、散脉的不同表现。涩脉有曰"散"，要注意区分"散"字的不同含义。《中医诊断学》对涩脉的定义为脉形较细，脉势涩滞不畅，如轻刀刮竹；至数较缓而不匀，脉力大小亦不均，呈三五不调之状。从《中医诊断学》教材来看，对于涩脉，没有定义"歇止"，重点强调涩滞不畅和脉力不均匀的特征。涩脉形态特点最具争议的也是歇止的有无问题。诸多医家之所以认为涩脉存在歇止，是因为涩脉出现的机制多为精亏血少，脉道不充，血流不畅，脉气往来艰涩，或者邪气阻滞，气血运行凝滞，都会致使脉气不能衔接而出现类似结、代脉的歇止现象，这只能说明涩脉临床常兼见歇止，但歇止并非是诊断涩脉的必要条件。

散脉之象至数不齐、来去不明或脉力不匀，伴有脉位表浅、脉形散乱，"稍按则四散不聚"，按之"渐重渐无，渐轻渐有"。

二、名医论脉

【原文】张仲景论脉第一

问曰：脉有三部，阴阳相乘。荣卫[1]气血，在人体躬。呼吸出入，上下于中，因息游布[2]，津液流通。随时动作，效象形容[3]，春弦秋浮，冬沉夏洪。察色观脉，大小不同，一时之间，变无经常，尺寸参差[4]，或短或长。上下乖错，或存或亡。病辄改易，进退低昂[5]。心迷意惑，动失纪纲，愿为缕陈，令得分明。

师曰：子之所问，道之根源。脉有三部，尺寸及关。荣卫流行，不失衡铨[6]，肾沉心洪。肺浮肝弦，此自经常，不失铢分。出入升降，漏刻[7]周旋，水下二刻，脉一周身，旋复寸口，虚实见焉。变化相乘，阴阳相干。风则浮虚，寒则紧弦，沉潜水溜，支饮急弦，动弦为痛，数洪热烦。设有不应，知变所缘。三部不同，病各异端。太过可怪，不及亦然，邪不空见，终必有奸。审察表里，三焦别分，知邪所舍，消息诊看，料度腑脏，独见若神。为子条记，传与贤人。

【注释】

[1]荣卫：荣也通营，泛指气血。

[2]因息游布：借气息活动，精华物质得到游行输布。

[3]效象形容：仿效物象描述脉的形状。

[4]参差：长短不齐。

[5]进退低昂：脉象有快慢高低之异。

[6]衡铨（quán）：量轻重的器具，这里喻作正常法度。

[7]漏刻：是古代计时的水器，百刻为一昼夜，约合现代的24小时。

【按语】本条文引述了张仲景《伤寒杂病论》"平脉法第一"的相关内容，包括脉的三部，定义为尺、寸及关。脉反映气血的盛衰，与人体的活动密切相关。脉与四时相应，春弦秋浮，冬沉夏洪。同时，脉随个体体质有相应的变化，大小不同，一时之间，变无经常，尺寸参差，或短或长。脉亦可以感知病邪变化，风则浮虚，寒则紧弦，沉潜水，支饮急弦，动弦为痛，数洪热烦等。疾病的进退，患者的情绪等在脉象中也有所反映。脏腑与脉的关系也有所描述，肾沉心洪。肺浮肝弦。将脉象随一日时间变化相乘的关系与病之虚实相互联系，说明病势和病情变化，阐述相关病因和病机。仲景辨脉不以单脉辨病证，而是结合病人、时间、季节、病因、症状等多方面因素合参以辨。

三、经病脉象

【原文】肾足少阴经病证第九

肾著[1]之为病，从腰以下冷，腰重如带五千钱。肾著之病，其人身体重，腰中冷如冰状。反不渴，小便自利[2]，食饮如故，是其证也。病属下焦。从身劳汗出，衣里冷湿故，久久得之。

肾之积，名曰奔豚[3]，发于少腹，上至心下，如豚奔走之状，上下无时。久久不愈，病喘逆，骨痿，少气，以夏丙丁日得之，何也？脾病传肾，肾当传心，心适以夏王，王者不受邪，肾复欲还脾，脾不肯受，因留结为积。故知奔豚以夏得之。

【注释】

[1]肾著：病名。寒湿附着肾经而见腰部寒冷沉重的病证，出于《金匮要略·五脏风寒积聚病脉证并治》。

[2]小便自利：是指小便排出顺畅，小便色、量、次数正常。

[3]奔豚：指奔豚气，病名，见《金匮要略·奔豚气病脉证治》。指患者自觉有气从少腹上冲胸咽的一种病证。由于气冲如豚之奔突，故名奔豚气。

【按语】本条文阐述了肾着病和奔豚病的相关症状和机理。有学者认为，肾着症状与腰部联系密切，故有"肾著"实为"腰著"之论断。

本条文明确了肾著的病因，为劳累，汗出，衣湿受冷，长期反复之故，"身劳汗出"，长期劳累损伤肾阳，出汗过多耗伤阴液是为正气不足；"衣里冷湿"，寒湿之邪乘虚内侵，伤及血脉，浸淫筋骨，滞留肌肉，导致气血运行不畅，是为邪气内侵。由于寒主收引，与湿皆为阴邪，很容易损伤阳气。此外湿又为有形之邪，很容易痹阻阳气，从而导致全身阳气不足。阳虚生内寒，进而演变成虚实夹杂证。"久久"二字说明肾著病的形成非一日之功，由于久病不愈、失于调养、损耗精气，可导致肾虚，即"久病及肾""穷必及肾"。肾为先天之本，故可由肾阳不足演变成全身阳气不足。肾著病的发病关乎五脏，但以肾为根本，故命名为肾著病。

奔豚发病部位在少腹部，根据喘逆、骨痿、少气的症状，肺主气，肾藏精，肾纳气，肝藏血，精血同源，与肺、肝两脏有关。从奔豚的发病机理推论，脾病传肾，肾病传心，心以夏适王，不受，心脾皆强，留结于肾，脏腑涉及肾、心和脾。《肘后备急方》曰："奔豚病，从卒惊怖忧追得之。"葛洪提出奔豚病从惊怖忧追四因而诱发，故可推论奔豚病所涉及的脏腑，惊悚恐惧多伤及心、肾、肝，忧则碍胃伤脾。据以上诸家之论，可知奔豚的病因是寒邪、忧思、抑郁、惊恐等不良情志刺激，或失治、误治，或治疗后处理不当。其病机是肾阳不足，寒邪侵袭，循经而入，寒伤阳气，寒易伤肾。肾主一身之阴阳，肝肾同源，肾寒肝亦寒，寒邪留于少腹，日久积聚不散，发为奔豚。或体内脏气因惊恐而逆乱，或抑郁忧思伤及中焦脾胃，使气机升降失常，与体内蓄积的寒气相加，继而影响肝的疏泄功能，或治疗调护不当而成奔豚。

四、妇人脉象

1. 平妊娠分别男女将产诸证第一

【原文】脉平而虚[1]者，乳子法也。经云：阴搏阳别[2]，谓之有子。此是血气和调，阳施阴化[3]也。诊其手少阴脉动甚者，妊子也。

少阴，心脉也。心主血脉，又肾名胞门、子户，尺中肾脉也。尺中之脉，按之不绝，法妊娠也。三部脉沉浮正等，按之无绝者，有娠也。妊娠初时，寸微小，呼吸五至。三月而尺数也。脉滑疾，重以手按之散者，胎已三月也。脉重手按之不散，但疾不滑者，五月也。

妇人妊娠四月，欲知男女法：左疾为男，右疾为女，俱疾为生二子。

又法：得太阴脉为男，得太阳脉为女。太阴脉沉，太阳脉浮。

又法：左手沉实为男，右手浮大为女。左右手俱沉实，猥生二男；左右手俱浮大，猥生二女。

又法：尺脉左偏大为男，右偏大为女，左右俱大产二子。大者如实状。

又法：左右尺俱浮，为产二男，不尔则女作男生。左右尺俱沉为产二女，不尔则男作女生也。

妇人怀娠离经，其脉浮，设腹痛引腰脊，为今欲生也。但离经者，不病也。

又法：妇人欲生，其脉离经，夜半觉，日中则生也。

【注释】

[1]脉平而虚：平脉，而有虚弱表现如恶心或脾胃等症状，考虑妊子。

[2]阴搏阳别：阴指尺脉，阳指寸脉。阴搏，尺脉滑利搏手；阳别，寸脉平和有别于尺。多见于妊娠。

[3]阳施阴化：《大戴礼记·曾子天圆》云："吐气者施，而含气者化，是以阳施而阴化也。"王聘珍解诂："施，予也。化，生也。谓化其所施。《易》曰'天施地生'。"

【按语】本条文主要论述了妇人妊娠的相关脉象特征及其变化，记录了妊娠脉象，并提示妊娠脉在不同的生理状态下会有不同脉象，对于临床应用有一定的指导意义。

妊娠脉以尺脉滑利为主要特征；朱南孙认为妊娠脉象辨证尤应重视尺脉，妊娠脉弱，尺脉尤甚，则应防其胎堕；妊娠脉滑应为从容和缓之滑，不应出现疾数或软弱无力之象；妊娠脉六脉俱全，则胎安无事；妊娠脉疾，则属胎热之象。

以寸口脉按之散与不散为主判断妊娠月份；以左手与右手脉象差别为依据推测妊娠男女；认为"左手沉实为男，右手浮大为女"；单从尺脉判断性别，"尺脉左偏大为男，右偏大为女"。亦有记载浮脉属阳，故男胎多见，左手属阳，故浮脉多见于左手；沉脉属阴，故女胎多见，右手属阴，故多见于右手；滑脉为实，故男胎多见左手滑实，女胎多见右手滑实。以部位和频率来判断胎儿性别，男属阳，女为阴，脉象偏于阳者为男，偏于阴者为女。以散而离经，中指脉动为征象判定即将生产。

2. 平产后诸病郁冒中风发热烦呕下利证第三

【原文】问曰：新产妇人有三病：一者痉[1]（亦作痓），二者病郁冒[2]，三者大便难，何谓也？师曰：新产亡血虚，多汗出，喜中风，故令病痉。何故郁冒？师曰：亡血复汗，寒多，故令郁冒。何故大便难？师曰：亡津液，胃燥，故大便难。产妇郁冒，其脉微弱，呕不能食，大便反坚，但头汗出。所以然者，血虚而厥，厥而必冒，冒家欲解，必大汗出，以血虚下厥，孤阳上出，故但头汗出。所以生妇喜汗出者，亡阴血虚，阳气独盛，故当汗出，阴阳乃复。所以便坚者，呕不能食也，小柴胡汤主之。病解能食。七八日而更发热者，此为胃热气实，承气汤主之。方在《伤寒》中。

【注释】

[1]痉（chì）：病证名。以项背强急、四肢抽搐、甚至口噤、角弓反张为主要表现的疾病。临床上常以筋肉拘急挛缩为共同的证候特征，可表现为猝然口噤、四肢抽搐、角弓反张，亦可仅表现为某些或某个脏腑、经络的拘挛、强急。

[2]郁冒：病证名。昏冒神志不清的病证。《素问·至真要大论》云："郁冒不知人者，寒热之气乱于上也。"金代医家成无己云："郁为郁结而气不舒也，冒为昏冒而神不清也。"

【按语】本条文主要论述了新产妇人的产后三病，痉、郁冒和大便难，从病因、病机和临床表现进行阐述，所有疾病的发生都围绕新产妇人特殊时期的特殊身体状态，对其预后和相关用药辨证施治。

产后三病包括痉病、郁冒和大便难。痉病、郁冒的发病原因均包括产妇失血、多汗；大便难的病因以产后津液亏少为主，血虚程度较前二者为轻。产妇生产易在一定程度上损伤气血津液，其中损伤程度较轻则会出现大便难，重则引发痉病、郁冒。新产气血亏耗，气随血脱，荣卫不和，腠理失养，气虚不固则易多汗出，素体虚弱的产妇更有产后自汗不止的病证。阴虚又可演变内热，引发自汗加重或盗汗。"夺血者无汗，夺汗者无血"，血伤往往继发自汗，多汗会加重阴虚血伤，过度出汗又可加重产妇阴虚。

新产三病与产后失血、多汗密切相关，是产后多种疾病的发病基础。对比痉病和郁冒的发病原因，失血过多谓之亡血，"亡血复汗"较"血虚多汗"而言更进一步，即郁冒较痉病的损伤程度更重。气血虚弱必然导致正气的不足，易于导致疾病的发生。故产后郁冒的发病是建立在产妇气血虚弱、腠理疏松的基础之上。同时产后郁冒的致病因素还包括外感寒邪的影响。"邪之所凑，其气必虚"，由于气血虚弱，"产后郁冒……但头汗出"，提示此时阳气由于寒邪的郁闭而外泄不足，阳气无法从躯体肌表随汗而出、伸展外达，孤阳独盛于上，逆而上冲继而导致郁冒。

在治疗产后郁冒上亦从阳气郁闭为切入点，"冒家欲解，必大汗出……阳气独盛，故当汗出，阴阳乃复"，关键在于宣发郁闭之阳，汗出而解。

血虚而厥，厥乃气血阴阳不相顺接、气机逆乱所致，轻者气郁，重者气逆，最易影响情志神识。以脏腑气血角度而言，肝藏血，血虚则气无所依，肝阳上亢，气火上扰清窍，发为"郁冒"，此为上实下虚之厥所致。故产妇可有四肢逆冷、发热、其面戴阳以及胸闷抑郁不舒、烦躁易怒、眩晕昏冒甚至神志不清不识人等神志异常的表现。"血虚下厥，孤阳上出，故头汗出。所以产妇喜汗出者，亡阴血虚，阳气独盛"，下厥阳盛、阴阳气机的逆乱正是"厥"的形成本质；"厥而必冒"，冒为厥的转归结果。

五、脉象禁忌

【原文】病不可发汗证第一

少阴病[1]，脉细沉数，病为在里，不可发其汗。

脉浮而紧，法当身体疼痛，当以汗解。假令尺中脉迟者，不可发其汗。何以知然？此为荣气不足，血微少故也。

少阴病，脉微。不可发其汗，无阳故也。

诸脉数，动微弱，并不可发汗。发汗则大便难，腹中干，胃燥而烦。其形相象，根本异源。

脉濡而弱，弱反在关，濡反在颠，弦反在上，微反在下。弦为阳运，微为阴寒，上实下虚，意欲得温。微弦为虚，不可发汗，发汗则寒栗，不能自还。

咳者则剧，数吐涎沫，咽中必干，小便不利，心中饥烦，晬[2]时而发，其形似疟，有寒无热，虚而寒栗。咳而发汗，蜷而苦满，腹中复坚。

厥，不可发汗，发汗则声乱，咽嘶，舌萎，谷不得前[3]。

亡血家，不可攻其表，汗出则寒栗而振。

衄家，不可攻其表，汗出必额陷，脉上促急而紧，直视而不能眴[4]，不得眠。

汗家，重发其汗，必恍惚心乱，小便已，阴疼，可与禹余粮丸。

淋家，不可发汗，发其汗，必便血。

疮家，虽身疼痛，不可攻其表，汗出则痉，冬时发其汗，必吐利，口中烂，生疮。

下利清谷，不可攻其表，汗出必胀满。

咳而小便利，若失小便，不可攻其表，汗出则厥逆冷。汗出多极，发其汗，亦坚。

【注释】

[1]少阴病：病证名，六经病之一，是指以心肾两脏虚衰为特征的病变，可从三阳病传变而来，也可以因外邪直中少阴而引起。由于心肾阳虚，阴寒内盛，其主要症状有脉微细、但欲寐、恶寒蜷卧、下利清谷、四肢逆冷甚至汗出亡阳等。

[2]晬（zuì）：婴儿周岁之义。

[3]谷不得前：食物不得运化，消化。

［4］眴（xuàn）：同眩。

【按语】本条文重点论述了不可发汗的证候，尤其是症状与脉象合参，对不同病因所引起的临床表现的"汗法"禁忌进行了总结。脉象的变化、脉象的特征，对于治疗原则的确定有着明确的指导意义。少阴病，脉沉细数时，病在里，有虚热，伤津。津汗同源，不可发汗，如若细数而浮，在表，则可发汗。诸脉数，动微弱，并不可发汗，是同样的道理。血汗同源，皆属于阴，《灵枢·营卫生会》篇曰："夺血者无汗，夺汗者无血。"经常反复出血者，多会血亏，若误汗或妄汗则阴血更亏。阴血亏虚，则头面失其所养，出现头、面有凹陷处；肝开窍于目，得血则目能视，阴血亏损不能上荣于目，则眼球转动不能；血虚不能上灌于睑，故上下眼皮难以闭合，而出现汗出必额陷，脉上促急而紧，直视而不能，不得眠等症状。

第二节 《诸病源候论》选读

巢元方是隋代著名医家，公元六七世纪间人。史书记载不详，生平不可考。

《诸病源候论》又名《诸病源候总论》《巢氏病源》，由巢元方奉诏主持集体编撰而成，约成书于大业六年（610年）。最早辑录本书的是《隋书·经籍志》。宋代初刻此书的时间是天圣五年（1027年），早于成立"校正医书局"三十年，此刊本称为北宋本。现存世的该书传本是南宋以后的各种刊本。其元刊本《重刊巢氏诸病源候总论》是"据宋本重刊，而兼校改文字……唯标目增重刊巢氏及总字"（《经籍访古志》）。后世刊本均自此本衍化而来。

《诸病源候论》为我国第　部论述各种疾病病因、病机和证候之专著。全书分六十七门，一千七百二十候。卷一至卷二十七论内科诸病，卷二十八至卷三十论五官科诸病，卷三十一至卷三十六论外伤科诸病，卷三十七至卷四十四论妇产科诸病，卷四十五至五十论小儿科疾病。此书继《内经》《难经》、仲景著作之后，使中医理论更为丰富。

一、风病诸候上

【原文】中风候

中风[1]者，风气中于人也。风是四时之气，分布八方，主长养万物。从其乡来者，人中少死病。不从其乡来者，人中多死病。其为病者，藏于皮肤之间，内不得通，外不得泄。其入经脉，行于五脏者，各随脏腑而生病焉。

心中风，但得偃卧，不得倾侧，汗出。若唇赤汗流者可治，急灸心俞百壮。若唇或青，或黑，或白，或黄，此是心坏为水。面目亭亭，时悚动者，皆不可复治，五六日而死。

肝中风，但踞坐，不得低头。若绕两目连额上，色微有青，唇青、面黄者可治。急灸肝俞百壮。若大青黑，面一黄一白者，是肝已伤，不可复治，数日而死。

脾中风，踞而腹满，身通黄，吐咸汁，汗出者可治。急灸脾俞百壮。若手足青者，不可复治。

肾中风，踞而腰痛，视胁左右，未有黄色如饼粢大者可治。急灸肾俞百壮。若齿黄赤，鬓发直，面土色者，不可复治。

肺中风，偃卧而胸满短气，冒闷汗出，视目下、鼻上下两旁，下行至口，色白者可治。急灸肺俞百壮。若色黄者，为肺已伤，化为血，不可复治。其人当妄，撮空指地，或自拈衣寻缝，如此数日而死。

诊其脉，虚弱者，亦风也；缓大者，亦风也；浮虚者，亦风也；滑散者，亦风也。

【注释】

[1]中风：有外风和内风之分，外风因感受外邪（风邪）所致，内风属内伤病证。

【按语】风病诸候分上下篇。上篇条文主要论述风邪侵犯机体导致疾病的发生，包括脏腑、经络及气血等不同受损部位，出现各自不同的症状，有中风候、风候、风口噤候、风舌强不得语候、风失音不语候、贼风候、风痉、风角弓反张候、风口候、柔风候、风痱候、风退候、风偏枯候、风四肢拘挛不得屈伸候、风身体手足不随候、风湿痹身体手足不随候、风痹手足不随候、风半身不随候、偏风候、风曳候、风不仁候、风湿痹候、风湿候、风痹候、血痹候、风惊邪候、风惊悸候、风惊恐候和风惊候，共二十九候，从病因、病机、症状及其预后等多个方面对"风邪（外风和内风）"进行了相关的论述。

所选的条文中风候主要是指内风，从其所中脏腑的不同，影响不同的脏腑功能，出现不同的临床表现，并结合相关症状来判断疾病的预后。

二、虚劳病诸候上

虚劳病诸候上

【原文】

1. 虚劳[1]不能食[2]候

脾候身之肌肉，胃为水谷之海。虚劳则脏腑不和，脾胃气弱，故不能食也。

2. 虚劳胃气虚弱不能消谷候

胃为腑，主盛水谷；脾为脏，主消水谷。若脾胃温和，则能消化。今虚劳，血气衰少，脾胃冷弱，故不消谷[3]也。

3. 虚劳痰饮[4]候

劳伤之人，脾胃虚弱，不能克消水浆，故为痰饮也。痰者，涎液结聚在于胸膈；饮者，水浆停积在膀胱也。

【注释】

[1]虚劳：又称虚损，由于禀赋薄弱、后天失养及外感内伤等多种原因引起，以脏腑功能衰退、气血阴阳亏损、日久不复为主要病机，是以五脏虚证为主要临床表现的多种慢性虚弱证候的总称。

[2]不能食：食欲减退，进食减少。

[3]不消谷：食物入胃肠，很难消化之证。

[4]痰饮：是机体水液代谢障碍所形成的病理产物。相对而言，稠浊者为痰，清稀者为饮。

【按语】虚劳病诸候分上下篇，从脏腑、气血、精液的角度全面论述虚劳。对"五劳"的论述分为两种："一曰志劳，二曰思劳，三曰心劳，四曰忧劳，五曰瘦劳"；另一种"五劳"的论述则似"五脏虚"，分别为肺劳、肝劳、心劳、脾劳和肾劳，两种认知均与五脏相关，分别描述了劳伤五脏的症状表现。"六极"则从气极、血极、筋极、骨极、肌极、精极六个方面对不同症状进行了论述。在论述此端的同时，篇中又着重论述了虚劳的脉象及其预后。

虚劳病诸候所选的三条条文主要与脾胃相关。脾胃为后天之本，脾主肌肉，胃为仓廪之官、水谷之海，虚劳导致脾胃受损，或气弱，或阳虚，水谷运化失常，而出现食欲减退、水谷不得消及水湿痰饮凝聚等症状。

三、解散病诸候

【原文】寒食散[1]发候

夫散脉，或洪实；或断绝不足，欲似死脉；或细数；或弦快，坐所犯非一故也。脉无常投，医不能识。热多则弦快，有癖则洪实，急痛则断绝。凡寒食药率如是。无苦，非死候也。勤从节度[2]，不从节度则死矣。

欲服散，宜诊脉候；审正其候，尔乃毕愈。脉沉数者，难发；难发当数下之。脉浮大者，易发也。人有服散两三剂不发者，此人脉沉难发，发不令人觉，药势行已，药但于内发，不出形于外。欲候知其得力，人进食多，是一候；气下，颜色和悦，是二候；头、面、身痒瘙，是三候；策策恶风，是四候；厌厌欲寐，是五候也。诸有此证候者，皆药内发五脏，不形出于外，但如方法，服散勿疑。但数下之，则内虚，当白发也。

【注释】

[1]寒食散：寒食散因服散后，宜寒饮、寒食、冷洗，以寒解热故名，又称五石散，概由紫石英、白石英、赤石脂、钟乳石、硫黄等5种矿石组成，然其具体药物数量与组成多有争论。

[2]节度：节序度数。指历象上据以推算天体运行、季节变化的度数。

【按语】解散病诸候共二十六论，是记载寒食散病最全面的历史资料，也是我国系统论述药源性疾病的最早文献。其从脉象、症状等方面系统阐述了服用寒食散的适应证，尤重脉象。

解散病是指服食寒食散而洗、食不时，失节度者，会出现头痛腰痛、眩冒、腹胀下利、发热寒战、二便失调、寐寤不得等不适，病变涉及脏腑内外和精神情志，可谓无所不发，无奇不有。之所以发病表现的症状不一是因为每个人的体质不同，故而病情也不同。本条文还论述了解散病的解救方法及将息禁忌原则，使患者能够温食、温衣、温卧的方法。

药物的使用一定要对症、对证，同时要注意服药期间的注意事项，避免出现药物的毒性反应或副作用。本条文从脉证相应的角度提出了药物使用毒性的注意事项等。

四、咳嗽病诸候

【原文】咳嗽候

咳嗽者，肺感于寒，微者则成咳嗽也。肺主气，合于皮毛。邪之初伤，先客皮毛，故肺先受之。五脏与六腑为表里，皆禀气于肺。以四时更王[1]，五脏六腑皆有咳嗽，各以其时感于寒而受病，故以咳嗽形证不同。

五脏之咳者，乘秋则肺先受之，肺咳之状，咳而喘息有音声，甚则唾血。乘夏则心先受之，心咳之状，咳则心痛，喉中喝喝如梗，甚则咽肿喉痹。乘春则肝先受之，肝咳之状，咳则两胁下痛，甚则不可以转侧，转则两胠[2]下满。乘季夏则脾先受之，脾咳之状，咳则右胁下痛，喑喑引于膊背，甚则不可动，动则咳剧。乘冬则肾先受之，肾咳之状，咳则腰背相引而痛，甚则咳逆。此五脏之咳也。

五脏咳久不已，传与六腑。脾咳不已，则胃受之。胃咳之状，咳而呕，呕甚则长虫出。肝咳不已，则胆受之，胆咳之状，咳呕胆汁。肺咳不已，则大肠受之。大肠咳之状，咳而遗屎。心咳不已，则小肠受之。小肠咳之状，咳而失气，与咳俱出。肾咳不已，则膀胱受之。膀胱咳之状，咳而遗尿。久咳不已，则三焦受之。三焦咳之状，咳而腹满，不欲食饮。此皆聚于胃，关于肺，使人多涕唾而面浮肿，气逆[3]也。

又有十种咳。一曰风咳，欲语因咳，言不得竟[4]是也。二曰寒咳，饮冷食，寒入注胃，从肺脉上气，内外合，因之而咳是也。三曰支咳，心下硬满，咳则引痛，其脉反迟是也。四曰肝咳，咳而引胁下痛是也。五曰心咳，咳而唾血，引手少阴是也。六曰脾咳，咳而涎出，续续不止，引少腹是也。七曰肺咳，咳而引颈项而唾涎沫是也。八曰肾咳，咳则耳聋无所闻，引腰并脐中是也。九曰胆咳，咳而引头痛，口苦是也。十曰厥阴咳，咳而引舌本是也。

诊其右手寸口，名气口以前脉，手阳明经也。其脉浮则为阳，阳实者，病腹满，善喘咳。微大为肝痹，咳引小腹也。咳嗽，脉浮大者生，小沉伏匿者死。

又云：脉浮直者生，沉硬者死。咳且呕，腹胀且泄，其脉弦急欲绝者死。咳，脱形发热，脉小坚急者死。咳且羸瘦[5]，脉形坚大者死。咳而尿血，羸瘦脉大者死。

【注释】

[1]四时更王：五脏应于四时，不同季节应于不同脏腑，春肝，夏心，长夏脾，秋肺，冬肾。

[2]胠（qū）：腋下到腰的位置。有版本将"胠"做"脚"。

[3]气逆：指气机升降出入反常，应降不降，气机上逆，或横逆的病理变化。

[4]言不得竟：话不能连续讲完整。

[5]羸瘦：衰弱消瘦。

【按语】《诸病源候论》对于咳嗽"病源"的论述沿袭了《素问·咳论》"五脏六腑皆令人咳"的思想。咳嗽病诸候共计15论，记述了"五脏咳""十种咳"的分类及症状特点，对后世医家深入探讨咳嗽的病理机理及指导临床诊治意义深远。

本条文主要对咳嗽的病因、病机及其预后进行了系统的阐述，认为寒邪是咳嗽发生最主要的病因。五脏六腑各于其时感寒发为咳嗽，同时指出气虚感寒，肺气失宣，则咳而短气。感寒咳嗽也可见于胸痹，亦可发为肺痈。肺气虚寒，寒复乘肺，肺感于寒则成咳嗽，故肺感寒，郁而化热，热壅血滞，咳嗽脓血。认为脉象反映了脏腑的病变及预后，指出肺部脉在右手寸部，形象地形容了平脉脉象，同时提出秋季脉象与病脉的预后，指出秋季脉象当浮涩而短。若见脉浮而洪，为火刑金之象，提示病情危重；沉濡而滑，为子病犯母；缓大而长，为母病及子；弦而长，为木刑金，均虽病而易愈。

五、痰饮病诸候

【原文】痰饮候

痰饮者，由气脉闭塞，津液不通，水饮气停在胸腑，结而成痰。又其人素盛今瘦，水走肠间，辘辘有声，谓之痰饮。其为病也，胸胁胀满，水谷不消，结在腹内两肋，水入肠胃，动作有声，体重多唾，短气好眠，胸背痛，甚则上气咳逆，倚息，短气不能卧，其形如肿[1]是也。脉偏弦为痰，浮而滑为饮。其汤熨针石，别有正方，补养宣导，今附于后。

《养生方·导引法》云：左右侧卧，不息十二通，治痰饮不消。右有饮病，右侧卧；左有饮病，左侧卧。又有不消，以气排之，左右各十有二息。治痰饮也。

【注释】

[1]形如肿：形体肥胖，伴见虚浮。

【按语】痰饮病诸候共16候，本条文对痰饮病的病因病机、证候、临床表现方面等均作了详细论述。所述痰饮病的理论依据为《金匮要略》中论述痰饮的内容，但在对痰饮病病因病机及痰与饮的差异方面进行了补充和发展。

本条文从痰饮停聚于不同的部位，结合病人体质的差异、形体的胖瘦等，阐述其临床症状的不同，另与脉象相结合，根据不同的证候进行对证处理。同时重视导引之法，清晰阐述了治疗痰饮的导引术。

六、注病诸候

【原文】

1. 诸注候

凡注之言住也，谓邪气居住人身内，故名为注。此由阴阳失守[1]，经络空虚，风寒暑湿，饮食劳倦之所致也。其伤寒不时发汗，或发汗不得真汗，三阳传于诸阴，入于五脏，不时除瘥[2]，留滞宿食；或冷热不调，邪气流注；或乍感生死之气；或卒犯鬼物之精，皆能成此病。其变状多端，乃至三十六种，九十九种，而方不皆显其名也。

2. 毒注候

注者，住也；言其病连滞停住，死又注易傍人也。毒者，是鬼毒之气，因饮食入人腹内，或上至喉间，状如有物，吞吐不出；或游走身体，痛如锥刀所刺。连滞停久，故谓之毒注。

3. 恶注候

注者，住也；言其病连滞停住，死又注易傍人也。恶注者，恶毒之气，人体虚者受之，毒气入于经络，遂流移心腹。其状，往来击痛，痛不一处，故名为恶注。

【注释】

[1]阴阳失守：脏腑阴阳平衡状态破坏，五脏失去藏守精气的功能。

[2]瘥（chài）：病愈的意思。

【按语】注病诸候共计34论，主要从病源方面进行了系统的阐述，尤其是邪气久居，导致机体阴阳失衡，气血虚弱，日常生活中饮食、作息等因素与失治误治或其他精神等因素杂糅结合而致病。本病病机复杂，证候变化多，症状多有不同。其中的"毒注候"讲"鬼毒之气"因饮食而进入人体腹内而致病，其症状为病邪向上至喉咙，如有东西在喉咙间，吞吐不出，或游走全身，如同锥子、刀子所刺一般疼痛。"恶注候"是人体虚弱，恶毒之气乘虚而入而导致的疾病，症状为攻击疼痛，走窜不定，痛无定处。本条文讨论了病因的致病特点，与现今的传染病有一定的相关性，如因饮食而进入体内与通过空气传播是外因、体虚是内因等。

第三节 《诊家枢要》选读

《诊家枢要》，著者滑寿。滑寿，字伯仁，元末明初人。本书约成书于1364年，乃滑寿参考历代医家诊法，结合自己的临床经验所著，是其论脉学之专书。该书言简意赅，颇为医家推崇。主要版本有王纶《明医杂著》节选本（1502年）、薛己《薛氏医案》节选本（1549年）、皇甫中《明医指掌》附刻本（1579年）等。

《诊家枢要》共一卷，计二十篇。本书专论脉诊，除介绍脉法及其原理外，凡脉的名称和形象，条分缕析，扼要叙述，语简义尽。提倡脉诊要"举、按、寻"灵活运用，丰富了儿科脉法内容。内容依次为"脉象大旨""左右手配脏腑部位""五脏平脉""四时平脉""呼吸沉浮定五脏脉""因指下轻重以定五脏""三部所主""诊脉之道""脉阴阳类成""妇人脉法""小儿脉"和"诊家宗法"等。

滑氏在脉学上的最大贡献是将30种脉的体象、主病与六部定位主病重新结合起来。《诊家枢要》是一部珍贵而实用的脉学专著，是让习医者掌握打开脉学枢机的钥匙，在中医诊断学发展史上占有重要地位。

一、脉脏腑所应

【原文】

1. 左右手配脏腑部位

左手寸口[1]，心、小肠脉所出；左关，肝、胆脉所出；左尺，肾、膀胱脉所出（命门[2]与肾脉通）；右手寸口，肺、大肠脉所出；右关，脾、胃脉所出；右尺，命门、心包络、三焦脉所出。

2. 三部所主（九候附）

寸为阳，为上部，主头项以下，至心胸之分也。关为阴阳之中，为中部，主脐腹肤胁之分也。尺为阴，为下部，主腰足胫股之分也。凡此三部之中，每部各有浮、中、沉三候，三而三之，为九候也。浮主皮肤，候表及府；中主肌肉，以候胃气；沉主筋骨，候里及脏也。

【注释】

[1]寸口：指两手桡骨头内侧桡动脉的诊脉部位，又称"气口"或"脉口"，分寸、

关、尺三部。

[2]命门：一般指右肾，亦是经络穴位名，在第十四至十五脊椎之间骨缝中，属督脉经。命门为男精女血汇聚之处。

【按语】本条文主要论述了脉诊部位。对于寸口脉诊，将六部脉与五脏六腑相应，寸、关、尺各候相应脏腑，定位清晰。与《内经》左寸外以候心、内以候膻中，左关外以候肝、内以候膈，左尺外以候肾、内以候腹中，右寸外以候肺、内以候胸中，右关外以候胃、内以候脾，右尺外以候肾、内以候腹中有所不同，在《内经》的基础上略有变更，师古而不泥于古。同时又分三部九候，从头至足，各有所主，并根据脉象、脉位的特征来区分病位的不同。

二、持脉手法

【原文】诊脉之道

凡诊脉之道，先须调平自己气息[1]，男左女右，先以中指定得关位，却齐下前后二指。初轻按以消息之，次中按消息之，再重按消息之。然后自寸关至尺，逐部寻究，一呼一吸之间，要以脉行四至为率，闰以太息，脉五至，为平脉[2]也，其有太过不及，则为病脉，看在何部，各以其部断之。

凡诊脉，须要先识时脉、胃脉与腑脏平脉，然后及于病脉时脉。

诊脉之际，人臂长则疏下指，臂短则密下指，三部之内，大小、浮沉、迟数同等，尺寸、阴阳、高下相符，男女、左右、强弱相应，四时之脉不相戾，命曰平人。其或一部之内，独大独小，偏迟偏疾，左右强弱之相反，四时男女之相背，皆病脉也。

凡病脉之见在上曰上病，见在下曰下病，左曰左病，右曰右病。左脉不和，为病在表，为阳，在四肢；右脉不和，为病在里，为阴，主腹藏，以次推之。

凡取脉之道，理各不同。脉之形状，又各非一。凡脉之来，必不单至，必曰浮而弦、浮而数、沉而紧、沉而细之类，将何以别之？大抵提纲之要，不出浮、沉、迟、数、滑、涩之六脉也。浮沉之脉，轻手、重手而取之也；迟数之脉，以己之呼吸而取之也。

察脉，须识上、下、来、去、至、止六字，不明此六字，则阴阳虚实不别也。上者为阳，来者为阳，至者为阳；下者为阴，去者为阴，止者为阴也。上者，自尺部上于寸口，阳生于阴也；下者，自寸口下于尺部，阴生于阳也；来者，自骨肉之分而出于皮肤之际，气之升也；去者，自皮肤之际而还于骨肉之分，气之降也。应曰至，息曰止也。

明脉须辨表、里、虚、实四字。表，阳也，腑也。凡六淫之邪，袭于经络，而未入于胃腑及脏者，皆属于表也。里，阴也，脏也。凡七情之气，郁于心腹之内，不能越散，饮食五味之伤，留于腑脏之间，不能通泄，皆属于里也。虚者，元气之自虚，精神耗散，气力衰竭也。实者，邪气之实，由正气之本虚，邪得乘之，非元气之自实也，故虚者补其正气，实者泻其邪气，经文所谓邪气盛则实，精气夺则虚，此大法也。

【注释】

[1]息：一呼一吸为一息。

[2]平脉：又称常脉。指脉来有胃气、有神、有根的正常脉象。

【按语】本条文主要论述脉诊手法，包括脉诊之前医者的调息，脉诊部位时中指定关，脉力所用轻、中、重指力，结合患者的体形调整布指的疏密，配合呼吸，在寸、关、尺三部仔细体察脉象，区分平脉与病脉的不同。同时将脉象所主病证分表里、阴阳来进行辨证，尤其是重视脉象的相兼症状，结合上、下、来、去、至、止六种规律来区分脉象阴阳虚实的临床意义。

在脉诊过程中，渗透边诊边辨的思路，时刻将脉象与临床症状、病变部位及其机理相互联系，不拘泥脉学，与望、闻、问三诊合参对临床实践具有指导意义。

三、平脉特征

【原文】

1. 五脏平脉

心脉浮大而散，肺脉浮涩而短，肝脉弦而长，脾脉缓而大，肾脉沉而软滑。

心合血脉[1]，心脉循血脉而行，持脉指法，如六菽之重。按至血脉而得者为浮；稍稍加力，脉道粗者为大；又稍加力，脉道阔软者为散。

肺合皮毛，肺脉循皮毛而行，持脉指法，如三菽之重。按至皮毛而得者为浮；稍稍加力，脉道不利为涩；又稍加力，不及本位曰短。

肝合筋，肝脉循筋而行，持脉指法，如十二菽之重。按至筋而脉道如筝弦相似为弦；次稍加力，脉道迢迢者为长。

脾合肌肉，脾脉循肌肉而行，持脉指法，如九菽之重。按至肌肉如微风轻飐柳梢之状为缓；次稍加力，脉道敦实者为大。

肾合骨，肾脉循骨而行，持脉指法，按至骨上而得者为沉；次重而按之，脉道无力为濡；举指来疾流利者为滑。

凡此五脏平脉，要须察之，久久成熟，一遇病脉，自然可晓。经曰：先识经脉，而后识病脉，此之谓也。

2. 四时平脉

春弦，夏洪，秋毛，冬石，长夏四季脉迟缓。

谓春三月，六部中俱带弦；夏三月，俱带洪；秋三月，俱带浮；冬三月，俱带沉。胃脉，谓中按得之，脉和缓，腑脏平脉已见前章。凡人腑脏脉既平，胃脉和，又应时脉，乃无病者也，反此为病。

【注释】

[1]心合血脉：指五脏与五体相合，心主要是联系脉。

【按语】本条文关于平脉特征的描述，包括五脏平脉和四时平脉。知常达变是中医诊断学的基本原理之一，本条文指出了五脏平脉各自的脉象特征，尤其重视各五脏平脉的诊脉手法、轻重，从脉位、脉力、脉势和脉率等来判定平脉。要求先识平脉，而后识病脉，同时要注意季节对于脉象的影响。

四、兼见脉象

【原文】浮大伤风鼻塞，浮滑疾为宿食，浮滑为饮，左寸浮，主伤风发热，头疼目眩及风痰。浮而虚迟，心气不足，心神不安。浮散，心气耗，虚烦。浮而洪数，心经热。关浮，腹胀。浮而数，风热入肝经。浮而促，怒气伤肝，心胸逆满。尺浮，膀胱风热，小便赤涩[1]，浮而芤，男子小便血，妇人崩带。浮而迟，冷疝脐下痛。右寸浮，肺感风寒，咳喘清涕，自汗体倦。浮而洪，肺热而咳。浮而迟，肺寒喘嗽。关浮，脾虚，中满不食[2]。浮大而涩，为宿食。浮而迟，脾胃虚。尺浮，风邪客下焦，大便秘。浮而虚，元气不足。浮而数，下焦风热，大便秘。

沉细为少气，沉迟为痼冷[3]，沉滑为宿食，沉伏为霍乱[4]，沉而数内热，沉而迟内寒，沉而弦心腹冷痛。左寸沉，心内寒邪为痛，胸中寒饮胁疼，关沉，伏寒在经，两胁刺痛，沉弦，痃癖内痛，尺沉，肾藏感寒，腰背冷痛，小便浊而频，男为精冷，女为血结；沉而细，胫酸阴痒，溺有余沥。右寸沉，肺冷，寒痰停蓄，虚喘少气；沉而紧滑，咳嗽，沉细而滑，骨蒸寒热，皮毛焦干。关沉，胃中寒积，中满吞酸；沉紧，悬饮。尺沉，病水，腰脚疼，沉细，下利，又为小便滑，脐下冷痛。

【注释】

[1]小便赤涩：病证名。多为胞内有实热，入于膀胱，致水液不利，故见。

[2]中满不食：脘腹胀满，食欲减退或不欲食。

[3]痼冷：病证名。系寒邪久伏、固滞于肠胃，阳气郁结的病证。

[4]霍乱："霍"，忽也，有迅速、急骤、猝然之意。"乱"，即升降逆乱，清浊不分，又吐又泻。

【按语】以上条文是关于相兼脉象的主病描述。在相兼脉之前，有各大类脉单独脉象特征及其临床主病的单独描述。然后根据不同大类，从脉位、脉数、脉形、脉流利度和脉势等不同的角度，综合分析脉象所主的临床意义。同时，寸口三部脉，结合寸、关、尺所应脏腑的不同对脉象表现进行分析，将脏腑功能、病因病机与脉象有机结合，阐述归类清晰，有很好的临床指导意义。

第四节 《濒湖脉学》选读

李时珍（1518—1593 年），字东璧，晚年号濒湖山人，明代蕲州（今湖北省蕲春县）人，是我国 16 世纪伟大的医药学家，被称为"医中之圣"。

《濒湖脉学》成书于 1564 年。本书现存主要版本有明万历三十一年（1603 年）刊本、明合刊《脉学奇经》本、清顺治间刻巾箱本、《四库全书》本、清光绪九年（1883 年）天津文成堂合刊《脉学奇经》及光绪十一年（1885 年）味古斋刊本等。

《濒湖脉学》主要论述脉象 27 种，对于脉的体状、相类、主病都作了较详尽的介绍。该书分两部分，前半部分主要论述浮、沉、迟、数等 27 种脉象，后半部分根据宋代崔嘉彦的《紫虚脉诀》加以删补而成，全面论述了脉象机理、诊脉法、五脏平脉、辨脉提纲、各种病脉体状、脉象主病等。《濒湖脉学》中 27 种脉的脉象特征和临床意义是当代中医脉诊学的基础。

《濒湖脉学》是一本脉学专著，该书以论脉为纲，贯穿辨病、辨证、治法、治则方面的内容，对中医脉学和临床辨病辨证具有重要的指导意义，对中医脉诊学的研究和发展具有承前启后的意义。

一、脉位

【原文】浮（阳）

浮脉，举之有余，按之不足（《脉经》）。如微风吹鸟背上毛，厌厌聂聂（轻泛貌），如循榆荚（《素问》），如水漂木（崔氏），如捻葱叶（黎氏）。浮脉法天，有轻清在上之象，在卦为乾，在时为秋，在人为肺，又谓之毛。太过则中坚旁虚[1]，如循鸡羽，病在外也。不及则气来毛微，病在中也。《脉诀》言，寻之如太过，乃浮兼洪紧之象，非浮脉也。

体状诗：浮脉惟从肉上行，如循榆荚似毛轻。三秋得令知无恙，久病逢之却可惊。

相类诗：浮如木在水中浮，浮大中空乃是芤[2]。拍拍而浮是洪脉，来时虽盛去悠悠。浮脉轻平似捻葱。虚来迟大豁然空。浮而柔细方为濡，散似杨花无定踪。浮而有力为洪，浮而迟大为虚，虚甚为散，浮而无力为芤，浮而柔细为濡。

主病诗：浮脉为阳表病居，迟风数热紧寒拘。浮而有力多风热，无力而浮是血虚。寸浮头痛眩生风，或有风痰聚在胸。关上土衰兼木旺，尺中溲便不流通。

浮脉主表，有力表实，无力表虚，浮迟中风，浮数风热，浮紧风寒，浮缓风湿，浮虚伤暑，浮芤失血，浮洪虚热，浮散劳极。

【注释】

[1]中坚旁虚：指浮脉指下脉脊较满，而之外脉象不够坚满之象。

[2]芤（kōu）：葱管，旁实中空。

【按语】本条文从脉位之中的"浮"着手，从阴阳立意，解释"浮"的定义，引用明代之前中医典籍对于"浮"的各种描述，给予客观的描述。将脉位与四时相应，与脏腑相应，同时将"浮"类脉进行详细的鉴别，结合脉数的特征，分析不同病位、病因、邪正力量对比情况，更注重对相类脉象细节上的比较和描述，使每种脉象的特征更为凸显。

二、脉数

【原文】迟（阴）

迟脉，一息三至，去来极慢（《脉经》）。

迟为阳不胜阴[1]，故脉来不及。《脉诀》言，重手乃得，是有沉无浮。一息三至，甚为易见。而曰隐隐、曰状且难，是涩脉矣，其谬可知。

体状诗：迟来一息至惟三，阳不胜阴气血寒。但把浮沉分表里，消阴须益火之原。

相类诗：脉来三至号为迟，小快于迟作缓持。迟细而难知是涩，浮而迟大以虚推（三至为迟，有力为缓，无力为涩，有止为结，迟甚为败，浮大而软为虚。黎氏曰：迟小而实，缓大而慢；迟为阴盛阳衰，缓为卫盛营弱，宜别之）。

主病诗：迟司脏病或多痰，沉痼癥瘕[2]仔细看。有力而迟为冷痛，迟而无力定虚寒。寸迟必是上焦寒，关主中寒痛不堪。尺是肾虚腰脚重，溲便不禁疝牵丸。

迟脉主脏，有力冷痛，无力虚寒。浮迟表寒，沉迟里寒。

【注释】

[1] 阳不胜阴：阴指人之阴精，阳指阳亢之气，胜有制约之意。

[2] 沉痼癥瘕：痼是坚固，瘕是时聚时散，谓之瘕。

【按语】本条文从脉数之中的"迟"着手，从阴阳立意，解释"迟"的定义，引用明代之前中医典籍对于"迟"的描述。重点阐述了迟脉相类脉象的相互鉴别。对于迟脉相兼脉的主症叙述清楚，条理明晰。

三、脉势

【原文】洪（阳）

洪脉，指下极大（《脉经》），来盛去衰（《素问》），来大去长（《通真子》）。洪脉在卦为离，在时为夏，在人为心。《素问》谓之大，亦曰钩。滑氏曰：来盛去衰，如钩之曲，上而复下。应血脉来去之象，象万物敷布下垂之状。詹炎举言如环珠者，非。《脉诀》云：季夏宜之，秋季、冬季，发汗通肠，俱非洪脉所宜，盖谬也。

体状诗：脉来洪盛去还衰，满指淹淹应夏时。若在春秋冬月分，升阳散火莫狐疑。

相类诗：洪脉来时拍拍然，去衰来盛似波澜。欲知实脉参差处，举按弦长愊愊坚。（洪而有力为实，实而无力为洪）

主病诗：脉洪阳盛血应虚，相火[1]炎炎热病居。胀满胃翻须早治，阴虚泄痢可愁如。寸洪心火上焦炎，肺脉洪时金不堪。肝火胃虚关内察，肾虚阴火尺中看。洪主阳盛阴虚之病。泄痢、失血、久嗽者忌之。《经》曰：形瘦脉大多气者死。曰：脉大则病进。

【注释】

[1] 相火：指命门之火。君火与相火相互配合，以温养脏腑，推动人体的功能活动。一般认为，肝、胆、肾、三焦均内寄相火，而其根源则在命门。

【按语】本条文从脉势之中的"洪"着手，从阴阳立意，解释"洪"的定义，引用明代之前中医典籍对于"洪"的描述。"洪"主热，以实证为主。但指出其阳盛血虚的特点，尤其要注意洪脉的禁忌。

四、脉律

【原文】代（阴）

代脉，动而中止，不能自还，因而复动（仲景）。脉至还入尺，良久方来（吴氏）。脉一息五至，肺、心、脾、肝、肾五脏之气，皆足五十动而一息，合大衍之数[1]，谓之平脉。反此则止乃见焉，肾气不能至，则四十动一止；肝气不能至，则三十动一止。盖一脏之气衰，而他脏之气代至也。《经》曰：代则气衰。滑伯仁曰：若无病，羸瘦脉代者，危脉也。有病而气血乍损，气不能续者，只为病脉。伤寒心悸脉代者，复脉汤主之，妊娠脉代者。其胎百日。代之生死，不可不辨。

体状诗：动而中止不能还，复动因而作代看。病者得之犹可疗，平人却与寿相关。

相类诗：数而时止名为促，缓止须将结脉呼。止不能回方是代，结生代死自殊涂。促、结之止无常数，或二动、三动，一止即来。代脉之止有常数，必依数而止，还入尺中，良久方来也。

主病诗：代脉元因脏气衰，腹痛泄痢下元亏。或为吐泻中宫[2]病，女子怀胎三月兮。

《脉经》曰：代散者死，生泄及便脓血。五十不止身无病，数内有止皆知定。四十一止一脏绝，四年之后多亡命。三十一止即三年，二十一止二年应。十动一止一年殂，更观气色兼形证。两动一止三四日，三四动止应六七。五六一止七八朝，次第推之自无失。戴同父曰：脉必满五十动，出自《难经》；而《脉诀·五脏歌》，皆以四十五动为准，乖于经旨。柳东阳曰：古以动数候脉，是吃紧语。须候五十动，乃知五脏缺失。今人指到腕臂，即云见了。夫五十动，岂弹指间事耶？故学人当诊脉、问证、听声、观色，斯备四珍而无失。

【注释】

[1]大衍之数：大，大数。衍，演；大衍，指运用大数来演卦。指五十。

[2]中宫：中医名词，指脾胃。

【按语】 本条文从脉律之中的"代"着手，从阴阳立意，解释"代"的定义，引用明代之前中医典籍对于"代"的描述。重点阐述了代、促、结脉等相类脉象的相互鉴别，并总结了代脉歇止规律对病情预后的指导意义，同时强调要四诊合参。

第二部分　中医内科

第一节　《秘传证治要诀及类方》选读

《秘传证治要诀及类方》，明代戴原礼著，成书于明代洪武年间。

戴原礼（1324—1405 年），名思恭，号肃斋，诸暨马剑镇马剑村人。其师承朱丹溪，为太医院御医，他医术高明，闻名于江浙一带。

戴思恭出身医学世家，元至正三年（1343 年），他和弟弟戴思温跟随父亲戴士尧，父子三人同拜浙江义乌著名医家朱震亨（丹溪）为师。戴思恭在继承中对丹溪未竟之论予以补充、发挥。朱丹溪说"气有余便是火"，戴思恭则进一步说"气属阳，动作火"，"捍卫冲和不息之谓气，扰乱妄动变常之谓火"。朱丹溪说"人身诸病，多生于郁"，戴思恭则根据临床实践，指出"传化失常"是导致郁证的关键，后世以"震亨高徒"闻名。

《秘传证治要诀及类方》全书十六卷，包括《要诀》十二卷和《类方》四卷。《要诀》中有诸中门、诸伤门、诸气门、诸血门、诸痛门、诸嗽门、寒热门、大小腑门、虚损门、拾遗门、疮毒门和妇人门，结合其临床实践论述了各种疾病的诊断、病因、病机和治疗用药。《类方》是依据《要诀》诸病而设立的汤、饮、丸、散、膏、丹。两本书现合成一部，更适合临床参考。

一、伤风寒附感冒篇

【原文】伤风、伤寒，俗呼为伤寒。传经分三阳三阴[1]。三阳，是太阳、阳明、少阳经也。三阴，太阴、少阴、厥阴经也。经之阴阳以脏腑言，腑为阳，膀胱、胃、胆是也。脏为阴，脾、肾、肝是也。病之阴阳，乃是外邪之阴阳，阴气、阳气是也。

【注释】

[1]三阳三阴：本意为阴阳概念引入医学时，由太阴、太阳、少阴、少阳与当时解剖发现的脏腑匹配，增为少阳阳明太阳、厥阴少阴太阴，后以其命名手足三阴三阳经络，故而出现在各代医书中。

【按语】戴氏认为，三阴三阳是指足三阴三阳经及其所络属的脏腑，在中医理法方药体系之下，明确病位与病性无疑是第一要务，否则无从立法和组方。然而戴氏对六经的脏腑定位只是继承了宋代以来医家的通俗看法，并没有回到《黄帝内经》五运六气学说的根本或仲景的知识背景角度去深入探究。如果回到运气理论，太阳寒水肾与膀胱，阳明燥金肺与大肠，少阴君火心与小肠，少阳相火三焦和心包，太阴湿土脾胃，厥阴风木肝胆，天地人体合一的理论体系，那么很多关于伤寒的困惑就容易解决了。

【原文】阴阳二气[1]，皆能犯脏腑。故阳气犯太阳，则为伤风，恶风而有汗。阴气犯太阳，则为伤寒，恶寒而无汗。在太阳未得解，转入阳明、少阳二经，则纯乎阳，不如太阳易其治。若阳气未能罢，以次传入阴经，则为阴中之阳。盖缘阳经之阳气，来入阴经。虽有自利、欲寝、唇青、手足厥冷、舌卷、囊缩等证，不可妄投热药，宜泻其阳之在阴经也。

【注释】

[1]阴阳二气：此处指邪气。外邪是否分阴阳，答案是肯定的。比如感冒病毒染人多怕冷，而登革热病毒染人多发热。

【按语】本段文字告诉我们外感常见的两种情况，以有汗无汗、恶风恶寒区分，前者伤于风，后者伤于寒。但事实上，太阳病尚有热化之春温，太阳寒水，从标本双化，或伤寒或春温，而伤于风是营卫虚损的表现。治疗大不相同，分别治以辛温解表、辛凉解表和扶正解表。对于邪气由表入里，出现自利、欲寝、唇青、手足厥冷、舌卷囊缩等症，戴氏也提醒我们这不是脾阳虚损之类的虚证，而应泻其阳邪。这一方面提醒临床医生需分辨表里虚实，另一方面也隐约谈及了太阳病中的热病类证真热假寒。此次庚子年新冠肺炎疫情中，中医药工作者以清肺排毒汤等方剂早干预，多种中医手段并用，极大地缩短了康复时间，降低了重症率和死亡率。其辨证方法离不开太阳病证候的鉴别，所用方剂也显示了免疫调节作用，有利于减少炎症的发生。

【原文】若风寒二证，传经后，身热烦渴，小便赤，大便不通，言语不得，睡不宁，鼻干头目疼[1]，日晡增剧，不恶寒，反恶热，舌上白胎，或黑胎方为极热，甚则昏不知人，此属阳明经，宜大柴胡汤、小承气汤下之。若具诸证，而大便自调者，宜白虎汤少加小柴胡汤。若胸胁俱痛，头疼，耳聋，口苦，或渴或呕，大小便或利或不利，往来寒热如疟，此属少阳证，宜小柴胡汤。

【注释】

[1]鼻干头目疼：多发生于上呼吸道感染过程。中医学认为，症状发生在阳明胃经起始部，故属阳明证。

【按语】本段文字谈到伤寒传经的治疗，传入阳明，大便通畅者，治疗用白虎汤加小柴胡；大便不通者，用大柴胡汤或小承气汤；口苦、寒热往来，用小柴胡汤。这样明晰地指出各种传经后的治法，是临床医生梦寐以求的。可是"若具诸证，而大便自调者，宜白虎汤少加小柴胡汤"，这里小柴胡汤的指征并不明确。另外，大柴胡汤也不应被理解为泻下方剂，大柴胡汤原文中有伤寒发热、汗出不解、心中痞硬、呕吐而下利的症状，所以我们认为大柴胡汤是治疗少阳热证的重剂。综合原文提到的邪入阳明或少阳的症状，柴葛解肌汤是更好的选择。

【原文】呕吐，有寒热二证，无物为呕，有物为吐。何以为吐有物，古语只闻有干呕，不闻干吐。太阳与阳明合病[1]，身热头疼、项强烦热、鼻干目疼而呕，宜葛根汤加半夏一钱。太阳与少阳合病，头疼腰疼、往来寒热、胸胁疼痛而呕，宜黄芩汤加半夏一钱半，入生姜五片煎。若少阳证俱不系合病，呕而热者，宜小柴胡汤。若阳明证具虽显，然有可下之者，兼之呕多，犹属上焦，未可遽下，宜小柴胡汤。若太阳不与少阳、阳明合病，而独见太阳证，或吐泻者，恐病患膈间素有痰饮停饮伤滞，且以二陈汤定之，候呕吐定，徐进解太阳经药。若先呕却渴者，宜猪苓汤；先渴却呕者，宜治膈间有水，小半夏茯苓汤。

【注释】

[1]合病：在《伤寒论》中，两经病证同时发生为合病。如果太阳病未罢，阳明病已成，叫作并病。

【按语】关于呕吐的临床类型，戴氏在呕与吐两种情形的基础上，拓宽临床思维，认为有太阳、阳明合病者，有太阳、少阳合病者，也有仅见于少阳证者，治疗均以相应方剂加半夏、生姜。同时，戴氏指出了痰饮停饮伤滞导致呕吐的情况，治疗如二陈汤、猪苓汤和小半夏茯苓汤，对今天仍具有指导意义。

二、虚损门之盗汗与自汗

【原文】眠熟而汗出者，曰盗汗[1]，又名一寝汗。不分坐卧而汗者，曰自汗。伤风伤暑，伤寒伤湿痰嗽等自汗，各载本门。其无病而常自汗出，与病后多汗皆属表虚。卫气不固，荣血漏泄，宜黄芪建中汤，加浮麦少许，煎黄芪六一汤或玉屏风散；或身温如常而汗出冷者，或身体冷而汗亦冷，别无他病，并属本证。

有痰证冷汗自出者，宜七气汤。此方已载二百四十九肾逆散之下。有气不顺而自汗不止须理气，使荣卫调和，小建中汤加木香。

有病后多汗，服正元饮诸重补剂不愈，惟八珍散宜之。有别处无汗，独心孔一片有汗，思虑多则汗亦多，病在用心，宜养心血，只宜一条用药，仍以艾汤调茯苓末服之，名曰心汗。青桑第二叶焙干研末，空心米饮汤调下，最治盗汗。

若阴汗惟密陀僧和蛇床子研末，扑之立止。

若服药汗仍出者，小建中汤加熟附子一钱，不去皮，或正元饮，仍以温粉扑之，大汗不止，宜于诸药入牡蛎粉一分，并吞朱砂丹，或茸朱丹。

常自汗出，经年累月者，多用黑锡丹。久病及大病新愈汗出者，亦可用此。若不宜热补须交济其阴阳自愈，当以灵砂丹主之。凡此皆非为他病而止病于汗者设，非谓有兼病者也。若服诸药，欲止汗固表里，并无效验。药愈热而汗愈不收，可只理心血。盖汗乃心之液，心无所养，不能摄血，故溢而为汗，宜用大黄汤，加炒酸枣仁半钱；有微热者，更加炒石斛半钱，兼下灵砂丹。

汗出如胶之黏，如珠之凝，及淋漓如雨，揩拭不逮者，难治。漏风颇汗，出诸中门中风证。应汗多而发虚热者，不当泥于热，宜用收敛之剂。汗出而有邪热者，其人若不渴，小柴胡汤加桂枝半钱最良。

治心虚多汗不睡，猪心一个，破开带血，用人参二两，当归二两，装入心中煮熟，去二味药，只吃猪心，不满三四日，其病即愈。

【注释】

[1]盗汗：睡眠中出汗，醒来则汗止，称盗汗。中医学认为，睡眠时阳气入阴分，阴液不足，阳气就相对亢盛，阳加于阴谓之汗。而醒来阳气出表，则汗止。

【按语】《内经》云：阳加于阴谓之汗。汗有虚实之分，实证要清热，虚证需养阴。也有因病理产物如痰饮、瘀血、气滞所致，汗之异常也与不同脏腑相关，但与心系统关联最大，因汗为心之液。戴氏之书成于明代，但关于汗证的病机分析已经较为全面而细致。表虚卫气不固者以黄芪建中汤加浮小麦，表阳虚甚者小建中（桂枝汤）加附子，脾肺俱虚者服八珍汤。如由于痰所致，养阴和补气都不奏效，应化痰理气，方用四七汤，方中半夏五两，取"五"补脾而降气化痰之意；茯苓四两，化痰湿并燥收；厚朴、紫苏之三两，乃行气疏肝之用；生姜七片，意在温运脾阳。

对于不同部位之汗证，治法亦大不相同。阴汗，阴部多汗，戴氏用密陀僧和蛇床子研末扑之，效可立止，值得深入研究。此外，"青桑第二叶焙干研末，空心米饮汤调下，最治盗汗"。这类妙法也需要认真梳理，先继承，再研究，植物不同部位，成分有差异，古人已有认识，但若能像屠呦呦教授一样，认真钻研其物质基础，则中药制剂将取得更大进步。同理，治疗心虚多汗，采用猪心参归煲以形补形之药膳，也是我们应该继承和发展的。中医临床本就应该内容丰富，除了药物、针灸、理疗，还有药膳、音乐、作画、运动等疗法。

三、拾遗门之鼻病

【原文】酒皶鼻[1]属肺风，有不能饮而自生者，非尽因酒，酒皶乃俗呼耳。宜一味折二泔，食后用冷饮，外用硫黄入大菜头内碾涂之。若鼻尖微赤及鼻中热生疮者，辛夷碾末入脑麝少许，绵裹纳之，或以枇杷叶拭去毛，不须涂炙，锉细，煎浓汤，候冷调消风散，食后临卧进。

鼻塞流涕不止，有冷热不同。清涕者，脑冷肺寒所致，宜细辛、乌、附、干姜之属。浊涕者，乃《素问》所谓胆移热于脑，故辛颊鼻渊是也，宜防风、甘菊之属，须以清浊别冷热。一方用苍耳子，即缣丝草子，炒碾为细末，食后入药末点服，立效。有不因伤冷而涕多，涕或黄或白，或时带血，如脑髓状，此由肾虚所生。不可过用凉剂，宜补脑散，仍以黑锡丹、紫灵丹、灵砂丹；伤冷热，鼻暴塞，流涕多者，通关散。

鼻衄，见血门鼻衄证。

余处无恙，独鼻尖色青黄者，此其人必为淋也。鼻尖微白者，亡血也，赤者血热也。外有鼻痔，辨患不能尽举外科方论。

【注释】

[1]酒皶鼻：即酒渣鼻，一种鼻头皮肤变红粗糙增厚的疾病，病因尚不明确。

【按语】古时中医多为全科医生，虽多以内科为主，但外科、妇科、儿科、五官科也要兼顾。这与当时的社会环境和中医坐堂营业的方式有关，更与中医学"天人合一"的整体观相关。中医学认为，肺开窍于鼻，胃经、大肠经和膀胱经都与其有络属关系。鼻头周围颜色变化也可反映气血的多少和脾胃的寒与否。鼻衄可以是局部症状，也可能是全身病变的局部反映。流涕根据颜色、质地可分寒热。鼻塞的轻重、发作时间和病程可用以辨别外感内伤。戴氏临床显然酒渣鼻、鼻塞流涕、鼻衄最为常见。关于酒渣鼻，其病因尚未明确，多认为在皮脂溢出的基础上，由于体内外各种有害因子的作用，使患部血管舒缩神经功能失调，毛细血管长期扩张所致。毛囊虫及局部反复感染是发病的重要因素。嗜酒、吸烟、刺激性饮食、消化道功能紊乱、内分泌功能失调、精神因素、病灶感染、长期作用于皮肤的冷热因素如高温工作、日晒、寒冷、风吹等均可诱发和加重本病。本病的治疗往往效果不甚理想。戴氏在当时外用硫黄入大菜头内碾涂之。这在现代已极少使用，但硫黄具有解毒杀虫止痒作用，大菜头清热解毒，合而外用，有抗感染、抑制局部皮肤增生的功效，是值得研究的。"或以枇杷叶拭去毛。不须涂炙。锉细，煎脓汤，候冷调消风散，食后临卧进"。内服清肺热治疗鼻尖微赤及鼻中热生疮也提醒我们中药炮制的重要性。这些古方妙法因教材没有涉及而往往被忽略，应引起重视。

第二节 《医学入门》选读

《医学入门》，明代李梴（chān）著，成书于万历三年（1575年）。

李梴（生卒年不详），字建斋，南丰（今江西南丰）人，明代著名儒医，生活于明代嘉靖至万历年间。其在青年时期因病学医，博览群书，勤于临床，医声斐然；晚年因感初学者苦无门径可寻，乃收集医书数十家，"论其要，括其词，发其隐而类编之"，著成本书，并于万历三年刊行于世。

全书分内外集，自谓"医能知此内外门户，而后可以设法治病，不致循蒙执方，夭枉人命"，故题之曰《医学入门》。该书共八卷，内容包括历代医家传略、保养、运气、经络、脏腑、诊断、针灸、本草、方剂，以及外感内伤病机、内外妇儿各科疾病证治等。所述内容，皆先编成歌括书之于前，然后引录各家并参以己见详注于后。该书因内容广博，分类清晰，通俗易懂，便于习诵，故受到后世医家的欢迎，成为初学中医者最佳读本之一。

一、先天图

【原文】学《易》而后可以言医，非学乎画也，学乎爻[1]也。试观之心，果有画乎？果有爻乎？元理元气[2]浑合无间[3]而已。生天生地，生人生物，皆由此造化以为之主也。颐生者知此，则自然惩忿窒欲[4]而水火交泰[5]。济人者[6]知此，则自然辨物居方[7]而沉疴顿复[8]。

【注释】

[1]爻（yáo）：交也。比喻天地万物变动、生生不息（的规律）。

[2]元理元气：元理，即玄理。奥妙的道理。

[3]浑合无间：形容两事物彼此交融，不可分割。

[4]惩忿窒欲：惩，惩戒。忿，愤怒。窒，抑止。欲，嗜欲。形容克制愤怒，抑制嗜欲。

[5]交泰：指天地之气祥和，万物通泰。此处用于形容水火既济，身体康健。

[6]济人者：指医者。

[7]辨物居方：意思是辨别众物的性质、条件等因素，使之各得其所。此处指代辨病辨证直指病所。

[8]沉疴顿复：即沉疴顿愈，指久治不愈的病，突然治好了。

【按语】本段论述了学习周易的重要性及其学习要义。学习周易不仅仅是粗浅学习八卦图，还应该深入了解周易蕴含的天地万物生生不息的规律。造化生天地，天地生人和万物。自然水火既济、坎离交泰，天地之气祥和。医者亦当如此，具有辨别众物性质的能力，使之各得其所，方能治愈疾病，使病人身体康健。

二、天人相应说

【原文】荣卫循环，上应天之度数，下应地之分野。天有宿度，地有经水，人有经脉。宿谓二十八宿[1]，度谓天之三百六十五度[2]也。经水者，谓海水、清水、渭水、湖水、沔水、汝水、江水、淮水、漯水、河水、漳水、济水也，以其内合经脉，故名之曰经水焉。经脉者，谓手足三阴三阳之脉，所以言者，以内外参合，人气应之，故言及也。

【注释】

[1]二十八宿：黄道附近二十八组星象的总称。上古时代人们根据日月星辰的运行轨迹和位置，把黄道附近的星象划分为二十八组，俗称二十八宿。

[2]三百六十五度：周天三百六十五度，谓绕天球大圆一周。天文学上以天球大圆三百六十度为周天，一周天三百六十五度。

【按语】《灵枢·邪客》说："人与天地相应者也。"本节阐述了人与自然环境间的相应关系。人体的荣卫循环、经脉循行均与天之度数、地之分野、经水相对应。自然环境的变化可以直接或间接地影响人体，产生疾病，故人应与自然环境保持和谐协调的关系。

三、原道统说

【原文】大哉医乎，其来远矣！粤自混沌既判，洪荒始分，阳之轻清者，以气而上浮为天；阴之重浊者，以形而下凝为地。天隆然而位乎上，地隤[1]然而位乎下。于是阳之精者为日，东升而西坠；阴之精者为月，夜见而昼隐。两仪[2]立矣，二曜[3]行焉。于是玄气[4]凝空，水始生也；赤气[4]炫空，火始生也；苍气[4]浮空，木始生也；素气[4]横空，金始生也；黔气际空，土始生也。五行备，万物生，三才[5]之道着矣。是以惟人之生，得天地之正气，头圆象天，足方象地，天有阴阳，人有气血；天有五行，人有五脏。

【注释】

[1]隤（tuí）：倒下；崩溃。

[2]两仪：是道教文化术语，指"阴阳"。

[3]二曜（yào）：指日月。

[4]玄气、赤气、苍气、素气：道教语。道教认为，天地混沌之时为先天，有玄、元、始三气，三气又各化生三气，合成先天九气，为万物之源。

[5]三才：指天、地、人。

【按语】本段出自《幼科发挥》卷一《形气发微论》一章，通过详述洪荒始分、天地人造化之过程，将阴阳、天地、日月、昼夜等概念寓于中医学基础理论之中，并运用中国古代朴素唯物主义思想解释五行、三才等中医概念，为中医学的整体观念、辨证论治提供了理论支撑。

四、论保养

【原文】人受天地之气以生，天之阳气为气，地之阴气为血，故气常有余，血常不足。何以言之？天地为万物之父母。天，大也，为阳，而运于地之外；地居天之中，为阴，天之大气举之。日，实也，亦属阳，而运于月之外；月，缺也，属阴，禀[1]日之光以为明者也。

【注释】

[1]禀：借助之意。

【按语】"阳常有余，阴常不足"是元代朱丹溪经过临床实际体会所提倡的一种论说。他的这个观点源于《素问》。他在书中引《太阴阳明论》云："阳者，天气也，主外；阴者，地气也，主内。故阳道实，阴道虚。"天于日属性为阳，地于月属性为阴，天运于地之外且日实，而地举天之大气且月常缺，因为基于三才一体理论，人体之阳气常有余而阴常不足。

五、论经络

【原文】经，径也。径直者为经，经之支派旁出者为络。界为十二，实出一脉[1]。医而不知经络，犹人夜行无烛，业者[2]不可不熟。

【注释】

[1]界为十二，实出一脉：经脉是人体气血运行的通道，经脉有手足三阴三阳，共十二条，相表里的阴经与阳经在四肢末端交接，所有经脉循环往复，交替运转。因而作者说"界为十二，实出一脉"。

[2]业者：从业者，此处指医者。

【按语】经脉是经络系统的主干，络脉是经脉的分支。经脉多以纵行为主，循行于较深的部位，有一定的循行路径；络脉纵横交错，网络全身，深浅部位皆有分布，浮络循行于较浅的部位。经络是经脉和络脉的总称，为人体运行气血、联络脏腑、沟通内外、贯穿上下的径路。《医学源流论》说："病之从内出者，必由于脏腑；病之从外入者，必由于经络。"因而，从医者不可"不知经络"。

【原文】络穴[1]俱在两经中间，乃交经过络之处。十二经络周流迭运，荣于肢节。另有三络，阳跷络、阴跷络、脾之络是也。此与形色问证出《医经小学》[2]。

【注释】

[1]络穴：十五络脉分出部位的穴位称络穴。

[2]《医经小学》：明代刘纯（字宗厚）所著。

【按语】十二经脉和任脉、督脉各自别出一络，加上脾之大络，总计15条，称为十五络脉，分别以其所别出处的腧穴命名。十二经脉的络脉从四肢肘膝以下本经络穴分出后，均走向与其相表里的经脉；任脉络脉从鸠尾分出后散布于腹部，督脉络脉从长强分出后夹脊（lǚ）上项，散布于头部，左右别走足太阳经；脾之大络从大包分出，散布于胸胁。

【原文】此奇经八脉[1]，相连相会，维系诸经，乃顺其常，人脉隆甚，入于八脉，泛溢横流，却不还流于诸经，故十二经亦不能拘制。

【注释】

[1]奇经八脉：奇经八脉是人体经络走向的一个类别。奇经八脉是督脉、任脉、冲脉、带脉、阳维脉、阴维脉、阴跷脉、阳跷脉的总称。与十二正经不同，既不直属脏腑，又无表里配合关系，"别道奇行"，故称"奇经"。

【按语】本段概括了奇经八脉的主要生理特点：①"相连相会，维系诸经"：奇经八脉可以沟通十二经之间的联系。奇经八脉将部位相近、功能相似的经脉联系起来，达到统摄经脉气血、协调阴阳的作用。②"乃顺其常，人脉隆甚，入于八脉，泛溢横流"：《难经·二十八难》把十二经脉比作"沟渠"，把奇经八脉喻作"湖泽"。当十二经脉及脏腑气血旺盛时，奇经八脉能加以蓄积。当人体功能活动需要时，奇经八脉又能渗灌供应，因而奇经八脉有涵蓄十二经气血和调节十二经盛衰的作用。③"不还流于诸经，故十二经亦不能拘制"：奇经八脉对十二经脉的气血运行有蓄积和渗灌作用，却不受制于十二经脉的气血盛衰。由此推断，奇经八脉的主要生理功能是对十二经脉的气血运行起着涵蓄、调节作用。

【原文】奇经病非自生，盖因诸经溢出而流入之也。

【按语】奇经八脉生理病理与十二经脉密切相关，奇经八脉之病多与其联系的十二经脉相关。

六、论诊法

【原文】以治未病。凡脏腑未竭，气血未乱，精神未散者全愈，病已成者半愈，病势已过者危矣。

【按语】《黄帝内经》说："上工治未病，不治已病，此之谓也。""治未病"即采取相应的措施，防止疾病的发生发展。其在中医学中的主要思想是未病先防和既病防变。这种思想进一步提高了对疾病转归及预后的认识和把握，有助于精准施药，立体防控。

【原文】肥白人多湿痰，黑瘦人多火热。或形肥色黑，或形瘦色白，临时参症[1]，或从形，或从色，不可泥[2]也。

【注释】

[1]临时参症：需要根据患者情况辨证论治。

[2]泥：拘泥。

【按语】中医诊断有望闻问切四法，望诊的内容主要包括观察人的神、色、形、态、舌象、络脉、皮肤、五官九窍，以及排泄物、分泌物、分泌物的形、色、质量等。

【原文】五音以应五脏，金声响，土声浊，木声长，水声清，火声燥。如声清，肺气调畅。声如从室中言，中湿也。

言而微，终日乃复言，夺气也[1]。先轻后重，高厉有力，为外感。先重后轻，沉困无力，为内伤。

【注释】

[1]言而微……夺气也：微：指声音低弱模糊。夺气：指语言低微，气喘不续，欲言不能复言的症状。多见于多种疾病的晚期、危重阶段，此时中气大虚。

【按语】本段论述听声审音、以五音应五脏。天有五音，人有五脏，这是中医的人与天地相应理论之一。《黄帝内经》将五音和脏腑的配属关系应用于临床，五音属于五行，内应于五志，五脏可以影响五音，反之亦可以通过五音调节五脏功能。

七、论针灸

【原文】子者，阳也；午者，阴也。不曰阴阳，而曰子午[1]者，正以见[2]人身任督，与天地子午相为流通，故地理南针[3]不离子午，乃阴阳自然之妙用也。八法[4]者，奇经八穴为要，乃十二经之大会也。言子午八法者，子午流注兼奇经八法也。

【注释】

[1]子午：此处指子午流注针法。

[2]见："对应"之意。

[3]地理南针：指南针。

[4]八法：即灵龟八法，是根据八卦九宫学说，结合人体奇经八脉气血的会合，取其与奇经八脉相通的八个经穴（八脉交经八穴）的按时取穴法。

【按语】子午八法是子午流注针法和灵龟八法的合称。子午流注是中医针灸以"人与天地相应"的观点为理论基础，以五输穴配合阴阳五行，运用干支以推算经气流注盛衰开阖。子午流注是辨证循经按时针灸取穴的一种具体操作方法，是根据经脉气血受自然界影响有时盛、有时衰并有一定规律而制定的。灵龟八法即根据八卦九宫学说，结合人体奇经八脉气血的会合，取其与奇经八脉相通的八个经穴（八脉交经八穴）的按时取穴法。子午流注与灵龟八法均采用按时取穴的治疗方法，是我国时间医学的重要组成部分。

八、论本草

【原文】药本五味[1]，入五脏而为补泻。辛散，谓散其表里怫郁[2]也；酸收，谓收其耗散之气也；淡渗，谓渗其内湿利小便也；咸软，谓软其大便燥结之大热也；苦泻，谓泻其上升之火也；甘缓，谓缓其大热大寒也。

【注释】

[1]五味：即酸、苦、甘、辛、咸五种味道，出自《黄帝内经》。

[2]怫郁：愤懑；忧郁。

【按语】五味一是指五种味道自身所具有的特性，即辛味能散能行，酸味能收能涩，甘味能补能缓，苦味能泻能燥，咸味能软坚润下。二是指五行理论中五味与五脏的关系，酸味入肝，苦味入心，辛味入肺，甘味入脾，咸味入肾，通过这种对应关系，将五味的功能应用于五脏，在五行理论框架下形成一种理论，指导着临床治疗。

【原文】上品药一百二十种为君，主养命以应天，无毒，多服久服轻身延年。中品药一百二十种为臣，主养性以应人，无毒或有毒，遏病[1]补虚，斟酌其宜。下品药一百二十种为佐使，主治病以应地，多毒，除寒热，破积聚，不可久服。

【注释】

[1]遏病：遏，阻止；禁止。指能疗愈疾病、阻止疾病恶化的药物。

【按语】《神农本草经》首创三品分类法，因受到"天人合一"思想的影响，将365味药物分为上、中、下三品，以应天、地、人三界。把无毒有祛病延年作用的药物定为上品，把无毒或有毒有补虚强身作用的药物定为中品，把有毒且有治病愈疾作用的药物定为下品。三品分类方法的核心包括重视药物的功效和药物的毒性，寻求疗效好、毒副作用小的药物是现代中药研究的重点。三品分类法对现代中药研究仍具有现实意义。

第三节 《先醒斋医学广笔记》选读

《先醒斋医学广笔记》简称《医学广笔记》，明代缪希雍著。全书四卷，万历四十一年（1613年）成书。

缪希雍（约1546—1627年），字仲淳，号慕台，明嘉靖、天启间人，苏州常熟（今江苏省苏州市）人。17岁时其患疟疾，自检方书治愈，因学医，于浙江、湖广、南直隶等地行医著述。其生平好游，寻师访友，旨在搜集方药，切磋学问，探讨医理，曾增益群方，几经修订，撰《先醒斋医学广笔记》及多部医学典籍。

缪氏勤于钻研医道，勇于实践，对疾病的辨治独具匠心。其诊疗特色可概括为变而通之疗伤寒，创三要诀治吐血，重视脾胃善甘润，真假内外辨中风，辛凉发散疗痧疹。

本书前三卷介绍作者临床心得及其验案、效方，分别论述了中风、痢、泄泻、虚弱、吐血、妇科、幼科等病证，并总结出一些病证的治疗规律和大法，如"三阴治法总要""吐血三要法"，深为后世所重；卷四列述常用药及其炮制大法等，选取常用药品，分为水、火、土、金、石、草、木等十四部，共录四百余种，分别说明其炮制方法，末附用药凡例。

历代刊本颇多，现存初刊本等多种，有明刻本、清刻本，1949年后有排印本。

一、辨验外感真伪

【原文】凡外感必头疼。其疼也，不间昼夜。探其舌本，必从喉咙内干出于外，多兼烦躁。不烦躁者，即轻证也。不头疼而发热，不发热而头疼；头虽疼而有时暂止，口虽干而舌本不燥；骨虽疼而头不疼，虽渴而不欲引饮；至夜或偶得寐，遇食不好亦不恶，居处虽若尪怯[1]而神气安静。凡若此者，皆非伤寒也。太阳病其证发热、恶寒、恶风、头痛、项强、腰脊强[2]、遍身骨痛，脉虽浮洪而不数，多不传经。烦躁、脉数急者，是欲传经。宜先发汗以解表邪。

【注释】

[1]尪怯（wāngqiè）：怯懦；懦弱。尪，跛。怯，胆小；没勇气。出自《北齐书·孙腾传》："时西魏遣将寇南兖，诏腾为南道行台，率诸将讨之。腾性尪怯，无威略，失利而还。"

〔2〕腰脊强：证名。出自《素问·热论》，指腰脊部肌肉拘紧、强直，可见于高热、痉、痹、破伤风等病证。

【按语】本段论述了外感伤寒的症状。外感伤寒必有头痛，喉咙干，兼有烦躁。本段从头痛、发热、咽干、口渴、睡眠、饮食等方面，列举不同的辨别标准与非伤寒的疾病以作区分。本段还论述了太阳病的表现。太阳统摄营卫，主一身之大表，为诸经之藩篱。凡感受外邪，自表而入，每先侵犯太阳，故太阳病多出现于外感热病的早期阶段。脉浮、头项强痛而恶寒是太阳病的提纲。凡见以上脉证者，即可称为太阳病。

二、三阳治法

【原文】正阳阳明病者，胃家实是也。其证不大便，自汗，潮热，口渴，咽干，鼻干，呕或干呕，目眴眴[1]不得眠，畏人声，畏木声，畏火，不恶寒，反恶热，或先恶寒，不久旋发热，甚则谵语[2]狂乱，循衣摸床[3]，脉洪大[4]而长。宜急解其表，用竹叶石膏汤大剂与之。

【注释】

〔1〕眴眴（xuànxuàn）：晕眩看不清楚。《素问·刺疟》："肾疟者令人洒洒然，腰脊痛宛转，大便难，目眴眴然。"

〔2〕谵（zhān）语：指病中神志不清，胡言乱语，语声高亢有力，多因痰热扰乱心神。

〔3〕循衣摸床：指患者神昏时，两手不自主地抚摸衣被或床沿的动作，多见于邪盛正虚或元气将脱的危重证候。

〔4〕脉洪大：指脉大而有力，如波涛汹涌，来盛去衰。主病：热盛。

【按语】本段主要论述阳明病之竹叶石膏汤的适用证。阳明病属里病、热病。胃家系指肠胃而言。实指病性为实，实有其物，并有一系列实热症状。内有郁热，热蒸皮肤，腠理开泄，津液外泄，故有自汗、口渴、咽干之症状，甚则因高热而导致昏迷以至狂妄错乱。阳明病不可以使用汗法。此时需用竹叶石膏汤解表清热。缪氏擅用生石膏，谓此药"辛能解肌，甘能缓热，大寒而兼辛甘，则能除大热"。

三、临床治法

泄泻

【原文】天地之间动静云为者，无非气也。人身之内转运升降者，亦气也。天地之气不和，则山川为之崩竭[1]。人身之气不调，则肠胃失其转输。外则风寒暑湿之交侵，内则饮食劳倦之不节，肠胃因之而变，此泄泻[2]之由也。

【注释】

〔1〕崩竭：谓山崩川竭。语本《国语·周语上》："三川竭，岐山崩。"

〔2〕泄泻：中医证名。指因感受外邪，或被饮食所伤，或情志失调，或脾胃虚弱，或脾肾阳虚等原因引起的以排便次数增多、粪便稀溏，甚至泄如水样为主症的病证。

【按语】本段主要论述缪氏气机升降之说。气机升降源于《黄帝内经》，后世在此基础上发挥补充者颇多。缪希雍认为，泄泻的病因不外乎内外两方面：外则风寒暑湿之交侵，内则饮食劳倦之不节，即外感和内伤。其认为气机在疾病发生发展过程中有着重要作用。人体是一个各脏腑组织相互协调、相互统一的整体，肺主宣肃、肝主疏泄、心主血脉、肾主温煦，以上脏腑功能的失常，均可影响脾胃气化升降功能的正常发挥，其中"肺主宣肃"和"肝主疏泄"尤为重要，与脾胃病的产生直接相关。脾胃居于中焦，为气机升降的枢纽。脾胃功能失调，运化失司，清气不升，浊气不降，"清气在下，则生飧（sūn）泄"，故发为泄泻。缪希雍视气机之升降逆调为"病机之要最"，在阐述人与自然的规律、疾病病机、治法及临证处方用药中都极其重视气机的升降。

【原文】经云：春伤于风，夏生飧泄[1]。春者木令，风为木气，其伤人也，必土脏受之。又风为阳邪，其性急速，故其泄必完谷不化[2]，洞注而有声，风之化也，古之所谓洞风是也。

【注释】

[1] 飧泄：本病是由清气不升、肝郁脾虚所致。临床表现为完谷不化、肠鸣腹痛、脉弦缓等。此病名源自《黄帝内经》。

[2] 完谷不化：腹泻的一种类型，指大便清稀、夹有不消化的食物残渣。

【按语】本段主要论述泄泻的病因。缪氏指出，泄泻的病因有内外之不同，治疗方法也是各异。但纵观其对泄泻的治疗，有两个比较突出的特点：一是制肝实脾，二是脾肾双补。治疗洞风泄时，缪希雍采用制肝实脾之法。因洞泄之因起于风木，因此治疗时缪氏指出："宜先以风药发散升举之；次用人参、黄芪、白术、茯苓、大枣、甘草、肉桂等药，以制肝实脾。"并强调"芍药、甘草乃始终必用之剂"，治疗肾泄之时，缪氏采用的是益火暖土、脾肾双补之法。

白带赤淋

【原文】妇人多忧思郁怒，损伤心脾，肝火时发，血走不归经，此所以多患赤白带[1]也。白带多是脾虚，盖肝气郁则脾受伤，脾伤则湿土之气[2]下陷，是脾精不守，不能输为荣血，而下白滑之物矣，皆由风木郁于地中使然耳。法当开提肝气，补助脾元。

【注释】

[1] 赤白带：病证名，出于《备急千金要方》卷四。白带里面含有红色物质，即指有异常的阴道出血，而导致血性白带出现。

[2] 湿土之气：脾属土，主湿，位于中焦，湿邪犯人易于直接袭于中焦，故云湿土之气。

【按语】本段主要论述妇人带下病的病因。带下病与脾关系密切，多因饮食不节、劳倦过度、肝郁乘脾、脾气受损、运化失职，以致水谷精微不能上输以生血，反聚为湿，流注下焦伤及任脉。傅青主亦云带下之病，皆属于湿。所以治疗上应当疏肝解郁，健脾理气。

第四节 《慎柔五书》选读

《慎柔五书》，明代胡慎柔著，成书于顺治三年（1646年）。

胡慎柔（1572—1636年），名住想，字慎柔，生于毗陵（今江苏省常州市），明末医僧。胡氏敏而好学，遍览佛儒经史百家著述，但因罹患痨瘵，后经名医查了吾（查万合）救治痊愈，遂由患转医，精研医术。胡氏先后师从查了吾、周慎斋，是慎斋学派代表人物之一。尤擅虚损、痨瘵，临终前将平生所著授予友人顾元交和弟子石震，并于1646年由石震付梓于世。

该书由五卷集合而成，卷一为师训，主要记录胡慎柔跟师期间，其师查了吾的临床训诫及诊治医案；卷二医劳历例，共三千余字，通过病例展示的方式讲述胡氏治疗虚损的个人经验；卷三虚损、卷四痨瘵，分别从脉法、病因病机、临床分型、治法方药等方面详细介绍"虚""劳"二病；卷五医案主要记载胡慎柔的临证医案。

《慎柔五书》篇幅短小，但特点突出，强调虚为虚损，劳即痨瘵，二者症有不同，治有相反，不可统而言之。在继承先师周慎斋、查了吾等慎斋学派学术思想的基础上，胡氏结合个人临床经验，重点探讨虚损和痨瘵的治疗，简而备，明而确，发古人之未究，启后学之先蒙，为后世汪绮石论治虚损埋下伏笔，是明末治疗内科虚劳的名著。

一、师训选读

【原文】地黄丸[1]为肾家[2]之主剂。盖肾水枯，则肝木不荣；木不荣，则枯木生心火。故用熟地以滋肾，用泽泻以去肾家之邪，则地黄成滋肾之功。肾所恶者，土也，脾家有湿热，则能克肾水，故用山药补脾，用茯苓以去脾家之湿，则山药成补脾之功。木枯则耗水，以山茱萸敛火以润肝；火炽亦能涸水，以牡丹皮泻心火而补心。心足则火不妄起，且下降与肾交，而补肾之功愈成矣。此即《难经》东方实，西方虚，泻南方，补北方之义；又《素问》亢害承制[3]之道也。

【注释】

[1]地黄丸：即六味地黄丸，宋钱乙去仲景肾气丸之附子、桂枝而成，方解见原文。

[2]肾家：说文解字注："家，居也。"主要指住所，此处"家"字源自《伤寒杂病论》，如"亡血家""疮家""汗家""呕家"等，是素有痼疾病理体质的体现。"肾家"可引申为素有肾虚之人或疾病。下文"脾家"可参。

[3]亢害承制：见于《素问·六微旨大论》："亢则害，承乃制，制则生化，外列盛衰，害则败乱，生化大病。"历代医家多有注解发挥，一般认为是五行生克制化理论在运气学说中的体现，同理可延伸至人体生理、病理、治疗等方方面面，在此强调治疗。

【按语】六味地黄丸是治疗肾阴虚不足的经典方剂。文中从五行五脏，利用五行生克制化的原理，解释六味地黄丸处方玄机。由此延伸在虚损劳证的治疗中，若脾肾虚弱，水亏土虚，木火少制而生虚火，可依方治疗。

【原文】凡内伤[1]发热、口干，乃下焦虚寒，火不归元[2]，阳气在上故耳，须温下焦，使阳气下降，则口干自愈。

凡内伤，火在上，水在下，故发咳嗽而喘，此皆滋阴降火所致也，初用桂制白芍、吴萸少许，及甘草、人参、五味、半夏、破故纸[3]、杜仲，一温则火下行，水上升。如或作泻，则阳下行，而胃中所积宿食水谷行动矣。

【注释】

[1]内伤：即内伤虚损之疾。虚损是因禀赋薄弱、外感、内伤等多种因素导致的以机体脏腑功能衰退，气血阴阳亏损，日久不复为主要病机，以五脏虚证为主要临床表现的多种慢性虚弱性病证的总称。此处内伤强调因内伤所致虚损。

[2]火不归元：肾为先天之本，水火之宅，内寄元阴元阳。张景岳云："寒从中生，则阳气无所依附而泻散于外，即是虚火，假热之谓也。"若下焦阳虚，阴寒内生，虚阳浮越即所谓火不归元。

[3]破故纸：补骨脂别名。辛、苦，温，归肾、心包、脾、胃、肺经。功效补肾助阳，纳气平喘，温脾止泻。

【按语】引周学海注加以阐述：第一段即所谓从下温补也，是下焦虚寒，格阳于上。所以然者，下焦之气不续升，气无所接引，不得顺降，久结于上，化为燥火，故而出现内伤口干。第二段解释内伤虚损、火不归元因误用滋阴降火，导致咳嗽而喘。此"乃阳为阴抑，水上火下之咎也。用辛温拨其阴而伸其阳，生气勃发，而败气败津举无所容矣，故或汗或泻也。内郁热甚者，略佐清降，恐郁火之发太骤为患也，曾屡见之"。

二、虚损选读

【原文】虚损致病之由

褚先生[1]《精血篇》云：男子精未通[2]，而御女[3]以通其精，则五体有不满之处，异日[4]有难状之疾。阴已痿[5]，而思色以降其精，则精不出而内败，小便道涩而为淋；精已耗而复竭之，则大小便道牵痛[6]，愈疼则愈欲小便，愈便则愈疼。又云：女人天癸[7]既至，逾十年无男子合，则不调；未逾十年，思男子合，亦不调。不调则旧血不出，新血误行，或渍[8]而入骨，或变而为肿，或虽合而难子。合男子多，则沥枯虚人；乳产众，则血枯杀人。观其精血，思过半矣。

立斋先生云：夫月水之为物，乃手太阳、手少阴二经主之，此二经相为表里，上为乳汁，下为月水，为经络之余气。苟外无六淫所侵，内无七情所伤，脾胃之气壮，则冲任之气盛，故月水适时而至。然有面色萎黄，四肢消瘦，发热口干，月水过期[9]且少。乃阴血不足，非有余瘀闭之证，宜以滋血气之剂徐培之，使经气盛，水自依时而下。

丹溪云：肾主闭藏，肝主疏泄。二脏俱有相火，而其系上属于心。心为君火，为物所感则易动。心动则相火翕然[10]而随，虽不交合，其精暗耗矣。

【注释】

[1]褚先生：全名褚澄，南齐时期著名医家，著有《褚氏遗书》，上文《精血篇》即出自该书。

[2]精未通：《素问·上古天真论》"男子……二八，肾气盛，天癸至，精气溢泻，

阴阳和，故能有子"，故一般认为男子十六而精通。精未通，引申为男子尚小，肾气未盛，天癸未至，精液尚未盈满而溢的阶段。

［3］御女：御，驾驭，这里指男子过早行性生活。

［4］异日：将来；日后。

［5］阴已痿：阴痿。《杂症治要秘录》指出"阴痿即阳痿"，汉唐时期多将阳痿作"阴痿"。清代韩善徵《阳痿论》曰："阳者，男子之外肾；痿者，弱也。弱而不用，欲举而不能之谓。"

［6］大小便道牵痛：主要指尿痛。

［7］天癸：是肾中精气充盛所产生的具有促进生殖功能萌发、成熟、旺盛的精微物质，男女皆有天癸，在此特指女子天癸至，具备生育功能。《素问·上古天真论》云："女子……二七而天癸至，任脉通，太冲脉盛，月事以时下，故有子。"

［8］渍（zì）：浸渍。

［9］月水过期：又称月经后期，即月经应期不至，较前推迟。

［10］翕（xī）然：翕，从合也，翕然即一致；一起。

【按语】本节从男女两性角度，通过先后引用褚澄、薛立斋、朱丹溪三位医家之言论述虚损病因。虚损发病除与外感六淫、七情内伤有关外，还与房事不节、所欲不遂、产乳众多等因素有关，或直接损伤精血，或君相妄动，精血暗耗。

【原文】虚损死证

刘河间曰：虚损之疾，寒热[1]因虚而感也。感寒则损阳，阳虚则阴盛，损自上而下，治之宜以辛甘淡[2]，过于胃则不可治也；感热则损阴，阴虚则阳盛，故损自下而上，治之宜以苦酸咸，过于脾则不可治也。自上而下者，繇[3]肺而心而胃；自下而上者，繇肾而肝而脾。论曰：心肺损而色敝[4]，肾肝损而形痿[5]。谷不能化而脾损，渐渍之深，皆为虚劳。

【注释】

［1］寒热：虚劳症状，自觉恶寒或发热。

［2］辛甘淡：中药性味，根据中药性味归经原理，性味有辛、甘、苦、咸、涩、淡、酸，对应肺、脾、心、肾、心包、三焦和肝。胡氏认为，淡养胃气，故辛、甘、淡强调补肺、脾、胃，下文中苦、酸、咸应为补心、肝、肾。

［3］繇（yóu）：本意傜（yào），茂盛的样子，此处通假字，通"由"。

［4］色敝：色，颜色，在人体引申为形色、面色。敝，败坏；衰败。心主血脉，肺主卫气，心肺虚损则机体显露于外，形色或面色见虚衰之象。

［5］形痿：指形体削弱萎软无力，与"色敝"相对应。形，形体。痿，痿痹；虚弱；枯萎。

【按语】本段从虚损疾病的寒热症状入手，将虚损分阳虚而阴盛和阴虚而阳盛两类，传变途径、表现及治法各有不同。其中阳虚而阴盛者传变途径为自上而下，即由肺及胃；阴虚而阳盛者传变途径为自下而上，即由肾及脾，故治亦殊别。特别强调虚损病中脾胃的重要性。脾胃为气血生化之源，气机水液代谢之枢纽，无论阳虚或阴虚，损及脾胃则不可治。

【原文】虚损秘诀

虚损之起，或久遇劳碌，损伤阳气，遂发热，渐至咳嗽。或伤风失治，或治之不当，亦成此症；或伤寒汗下失宜，久之遂成寒热之症；或饥饿伤脾，饱食伤胃，治之不妥，亦成此症。大凡百病后发热不止皆成此证。是皆阳气虚弱，倒入于内[1]，便化而为火，而发热也。须用保元[2]或四君加黄芪，再加干葛以开肌，紫苏以开皮毛。病未多日者，服十五六剂，则自然汗来。譬如夏天郁蒸[3]一二日或三四日，遂大雨方凉，阴阳和而后雨泽降也。又如秋冬阳气降入地中，则井水温暖；至春夏阳升，则天地和暖，万物生化，井中水冷彻骨矣。何内热之有？损病初发，十数日间，未经寒凉药，可用火郁汤[4]、升阳散火汤[5]及补中益气汤。若久之，则火郁汤不宜用矣。保元、四君继之，此为第二关。盖元气已虚，只助阳气，不宜散火。误以当归、地黄补血，并黄柏、知母苦寒，有形重味[6]，反伤无形阳气。阳气愈弱，愈不升发，阳绝则阴亦随之而绝，损病之死，职[7]此故也。

损病六脉俱数，声哑，口中生疮，昼夜发热无间。经云"数则脾气虚"，此真阴虚也，此第三关矣。则前保元、四君等剂，皆投之不应，须用四君加黄芪、山药、莲肉、白芍、五味子、麦冬，煎去头煎[8]不用，止服[9]第二煎、第三煎，此为养脾阴秘法也。服十余日，发热渐退，口疮渐好，方用丸剂，如参苓白术散，亦去头煎，晒干为末，陈米锅焦打糊为丸，如菉豆[10]大，每日服二钱，或上午一钱，百沸汤下[11]。盖煮去头煎，则燥气尽，遂成甘淡之味。淡养胃气，微甘养脾阴。师师相授之语，毋[12]轻忽焉。

【注释】

[1]倒入于内：倒，倒退。倒入于内，指虚阳下陷于中焦，出现郁而化热之象。

[2]保元：即保元汤，元，元气也，保元即保养元气。始见于明朝魏桂岩的《博爱心鉴》，实则源自东垣之黄芪汤。

[3]郁蒸：此指夏季天气闷热。郁，盛也；蒸，热也。

[4]火郁汤：即东垣火郁汤，源自《兰室秘藏》，是李氏根据《内经》"恶寒非寒，火郁则发之"而创。

[5]升阳散火汤：出自李东垣《内外伤辨惑论》，治男子、妇人四肢发热，肌热，筋痹热，骨髓中热，发困，热如燎，扪之烙手之症。

[6]有形重（zhòng）味：血为有形之品，有形，代指阴血。重味，厚味也。联系前文，此处有形重味当代指虚损初期误用当归、生地黄、黄柏、知母等滋阴苦寒之品。

[7]职：语气助词，犹当；尚。类似成语如"职此之由"。

[8]头煎：指第一遍煎煮的中药汤剂。头，第一的；开初的。

[9]止服：即只服。止，仅；只。

[10]菉（lù）豆：菉，草名，即荩（jìn）草，王刍（chú）。古时绿豆也称菉。

[11]百沸汤：强调沸腾很久的开水，如《水浒传》中有"百沸滚汤。此处可理解为服参苓白术丸时需热水送服。百，一百。沸，沸腾。汤，指开水。

[12]毋（wú）：表示禁止或劝阻，相当于"不要"；另指姓氏。

【按语】本节"虚损秘诀"讲述胡慎柔临证治疗虚损心得。首先再次强调虚损之由，多因外感、内伤失治误治损伤阳气所致。元气内陷，郁而化火则见发热、恶寒等类伤寒证，治疗应温阳升举、火郁发之，可用保元汤、四君子汤等加减。其次，胡氏根据个人经验及虚损的病情演变规律，提出虚损"三关"。第一关，损病初期，未经寒凉误治，病情尚轻，火郁汤、升阳散火汤及补中益气汤即可；第二关，损病日久，误用苦寒滋阴之品，元气已虚，当以温补阳气为主，以续保元汤、四君子汤调理；第三关，虚损最后阶段，阳虚及阴，六脉俱数，昼夜发热，乃脾气虚、真阴不足之证，须甘淡养护脾阴胃气，待病势得控，再以丸剂如参苓白术散等缓缓图之。

第五节 《医宗必读》选读

《医宗必读》，明代李中梓撰于 1637 年。

李中梓，明末清初著名医家，生于明代万历十六年（1588 年），卒于清代顺治十二年（1655 年）。字士材，号念莪，又号尽凡居士。江苏华亭南汇人。李氏因年少多病，乃改业医，自学成才。张元素、李东垣脾胃学说，薛立斋补肾学说对其产生较深影响，学张景岳擅用温补，反对以苦寒为滋阴，重视医学心理。在学术上李氏主张融汇众家之长，谨守绳墨，往以变通，临证多奇效。

《医宗必读》为李氏学术经验的代表作，全书共十卷。卷一为医论图说，列医论十四篇，论述医学流派、脾肾有关理论和解剖生理，论述精辟，图文并茂。卷二载新著四言脉诀、脉法心参、色诊。卷三、卷四为本草征要，论药四百四十余种，每药论述了药物的性味、归经、功用、主治、配伍及禁忌等。卷五为伤寒证治，是伤寒证治的重点辑录。卷六至卷十共列伤寒、真中风、类中风、伤风、虚痨等三十五种病证的病因、病机、证候、治法、方药及医案，详略得宜。书中载自制新方七首，如润肺饮、阴阳攻积丸、肺涌神汤、拯阳理痨汤等；治泻九法；治癃闭八法；对积聚证，首倡初、中、末三期分治的原则；重视医学心理现象等，后世医著多有引用，至今仍为医家所遵奉。现存版本有五十余种，流传十分广泛。

一、医论选读

【原文】富贵贫贱治病有别论

大抵富贵之人多劳心，贫贱之人多劳力。富贵者膏粱自奉，贫贱者藜藿苟充。富贵者曲房广厦，贫贱者陋巷茅茨。劳心则中虚而筋柔骨脆，劳力则中实而骨劲筋强。膏粱自奉者脏腑恒娇，藜藿苟充者脏腑恒固[1]。曲房广厦者，玄府疏而六淫易客；茅茨陋巷者，腠理密而外邪难干。故富贵之疾，宜于补正；贫贱之疾，利于攻邪。易而为治，比之操刃。子和所疗多贫贱，故任受攻；立斋所疗多富贵，故任受补。子和一生岂无补剂成功，立斋一生宁无攻剂获效？但著书立言则不之及耳！有谓子和北方宜然，立斋南方宜尔，尚属边见。虽然贫贱之家亦有宜补，但攻多而补少；富贵之家亦有宜攻，但攻少而补多。是又当以方宜为辨，禀受为别，老壮为衡，虚实为度，不得胶于居养一途，而概为施治也。

【注释】

[1]膏粱自奉者……脏腑恒固：食物过于精细，反倒使身体虚弱，脏腑娇嫩，而粗茶菜蔬则使身体强壮。西医学认为粗茶菜蔬中含有更多营养，尤其是益生元，会使肠道菌群更趋平衡，相当于中医学的健脾。

【按语】中医治病讲究因地、因时、因人三因制宜，李中梓在前面医论中也提及不同的时代用药剂量是不同的。同时他这里提到了不同家庭背景的人，治疗起来是不同的。因为不同家庭背景就有不同的生活方式，因此，在治疗上必须加以区分。实际上，这属于辨证论治的一个部分。文中提到的张子和与薛立斋所用药物，一个寒凉，一个温热，但都取得了很好的疗效。李氏在评论此事的时候认为，主要是由医生所处的地域以及所面对的患者人群决定的。他特意强调，这并不说明张子和就一贯用苦寒攻邪之药，薛立斋就一贯用温补之药，他们在行医过程中，也要根据实际情况辨寒热，调节平衡。

对现代的启示是，无论是用中医的方法还是西医的方法治疗，都要做到因人、因地、因时，甚至根据基因和表观遗传指标精准治疗。

【原文】肾为先天本脾为后天本论

经曰：治病必求于本。本之为言，根也，源也。世未有无源之流，无根之木。澄其源而流自清，灌其根而枝乃茂，自然之经也。故善为医者，必责根本。而本有先天、后天之辨。先天之本在肾，肾应北方之水，水为天一之源。后天之本在脾，脾为中宫之土，土为万物之母。肾何以为先天之本？盖婴儿未成，先结胞胎，其象中空，一茎透起，形如莲蕊。一茎即脐带，莲蕊即两肾也，而命寓焉。水生木而后肝成，木生火而后心成，火生土而后脾成，土生金而后肺成。五脏既成，六腑随之，四肢乃具，百骸乃全。《仙经》曰：借问如何是玄牝？婴儿初生先两肾。未有此身，先有两肾，故肾为脏腑之本，十二经脉之根，呼吸之门，三焦之源，而人资之以为始者也。故曰先天之本在肾。脾何以为后天之本？盖婴儿既生，一日不再食则饥，七日不食，则肠胃涸绝而死。治先天根本，则有水火之分。水不足者，用六味丸壮水之主，以制阳光；火不足者，用八味丸[1]益火之源，以消阴翳。治后天根本，则有饮食、劳倦之分。饮食伤者，枳术丸主之；劳倦伤者，补中益气主之。每见立斋治症，多用前方，不知者妄议其偏，惟明于求本之说，而后可以窥立斋之微耳。王应震曰：见痰休治痰，见血休治血，无汗不发汗，有热莫攻热，喘生毋耗气，精遗勿涩泄，明得个中趣，方是医中杰，此真知本之言矣。

【注释】

[1]八味丸：即金匮肾气丸。现认为其补肾阳作用在于能够改善腰腹部的血液和水液循环。

【按语】李氏在此讨论了先后天之本——肾与脾。其原理在于当时的医家认为胚胎孕育过程先形成了肾，当然是肾脏的肾，因为脐带连接的是一个肾形的早期胚。而出生之后，若不进食七日，就有生命之虞。而脾主运化水谷，故脾为后天之本。所以治病要重视健脾和补肾，甚至诊病过程也要看肾脉太溪与胃脉冲阳之脉力大小，脾肾外在表现之食欲及精神状态、水之运化。

二、本草征要选读

【原文】防风味甘，性温，无毒。入肺、小肠、膀胱三经，畏萆薢，恶干姜、芫花，杀附子毒[1]。色白而润者佳。散风解表，止痛医疮。清咽喉及口齿，治风疹与搔痒。头目中滞气，经络中留湿，俱可疗也。骨节之烦疼，四肢之挛急，均能解之。能御防外风，故名防风，乃风药中润剂也。疮科多用之，为其风湿交攻耳。

【注释】

[1]杀附子毒：与附子同用可减少附子的毒性。

【按语】中医治病，在于判明病机，即明确病位在何脏腑经络，病性是寒是热，病因为外感内伤或病理产物后，方选择处方，组方原则是针对主要矛盾和次要矛盾，选择君臣佐使药物，药物归经需合乎病位，药性可针对病性并能解除病因。所以好的中药教材一定要能告诉临床医生某中药的具体归经、性味和详细功效并配伍方法。李中梓的《本草征要》就是提高临床实用性，去掉以往药书中与临床无关的文字，集其要者，展示给后人。该书是当时最为精准实用的中药指导书。

防风味甘，微温。归肺、小肠、膀胱经，因其具有解痉和止腹痛功效，也被认为归肝、脾经。功效祛风解表，胜湿止痛，解痉。主治外感表证，风疹瘙痒，风湿痹痛，破伤风。临床用于治疗风寒湿邪客于肌肉、经络、关节所致的风湿痹证，关节疼痛，常与羌活、秦艽等同用，如蠲痹汤。善治风寒或风寒夹湿所致的恶寒发热、头痛、身痛，或肢体关节疼痛等症，常与荆芥、羌活等同用，如荆防败毒散。若与连翘、黄芩等配伍，亦可治风热表证。用治破伤风引起的牙关紧闭、抽搐痉挛、角弓反张等症，常与天南星、白附子等配伍，如玉真散。用治风疹瘙痒，常与荆芥、蝉蜕等同用。防风近代用于解砒毒，配伍绿豆、红糖适量，水煎服，疗效显著。

【原文】青蒿味苦，性寒，无毒。入肝、肾二经。童便浸一宿，曝。清热，凉血，解暑热，退潮热，清虚热，治痨热[1]。温疟瘅疟，早凉暮热，热自阴来，用之多捷。苦寒之药，多与胃家不利。惟青蒿芬芳袭脾，宜于血虚有热之人，取其不犯冲和之气耳。寒而泄泻者，仍当避之。

【注释】

[1]痨热：此处的痨，泛指虚劳，不仅仅指肺结核病。

【按语】青蒿常被认为归肝胆经，与李氏记载不同。但若依寒热往来属少阳证，青蒿当入少阳三焦，心火自三焦下潜入肾，故推测青蒿有归肾经之说。若无少阳证，平人服青蒿断无补肾滋阴之功。

青蒿味苦、辛，性寒。能清虚热，解暑，截疟。主治阴虚发热，骨蒸潮热，夜热早凉，疟疾寒热。现代研究认为青蒿有调节免疫功能、降血压、抗病原微生物和解热作用。此外青蒿可减慢心率，抑制心肌收缩力，降低冠状动脉血流量。青蒿素静脉注射有降血、抗疟作用。

【原文】栀子味苦，性寒，无毒。入肺、三焦二经。炒透，治胸中懊侬[1]，而眠卧不宁。疏脐下血滞，而小便不利。清太阴肺，轻飘而上达。泻三焦火，屈曲而下行。栀子本非吐药，仲景谓邪气在上，得吐则邪出，所谓高者因而越之也。亦非利小便药，盖肺清则化行，而膀胱津液之腑，奉气化而出矣。大苦大寒，能损胃伐气，虚者忌之。心腹痛，不因火者，尤为大戒。世人每用治血，不知血寒则凝，反为败证。治实火之吐血，顺气为先，气行则血自归经。治虚火之吐血，养正为先，气壮则能摄血，此治疗之大法，不可少违者也。

【注释】

[1]懊侬：心中烦躁的感觉。

【按语】栀子味苦，性寒。入肺、三焦二经，也有文献记载其归心、胃经。功效为清热泻火，凉血，解毒，利湿。用于心烦失眠，躁扰不宁，湿热黄疸，血热吐衄。

现代药理研究认为，栀子有降压、抗炎、抗病原微生物、解热、镇静、保护肝脏、利胆、泻下和保护胰腺作用。栀子对黄疸有标本兼治之能，用于湿热黄疸、发热、小便黄赤、舌苔黄腻者，常与清热利湿退黄的茵陈、大黄配伍，如茵陈蒿汤。

【原文】熟地黄性、味、畏、忌俱同生地黄。用砂锅、柳甑，衬以荷叶，将生地黄酒润，用缩砂仁粗末拌蒸，盖复极密。文武火蒸半日，取起，贮极干。如前又蒸九次，为度。令中心透熟，纯黑乃佳。滋肾水，封填骨髓。利血脉，补益真阴。久病余，胫股酸痛。新产后，脐腹急疼。地黄合土之坚凝，得土之正色，为补肾要药，益阴上品。禀仲冬之气，故凉血有功，阴血赖养。新者生则瘀者去，血受补则筋受荣，肾得之而骨强力壮矣。胎产劳伤，皆血之愆，血得其养，证因以痊，肾开窍于二阴，况血主濡之，二便所以利也。湿热盛则食不消，地黄去湿热以安脾胃，宿滞乃化，掌中应心主，痿蹷乃脾热，奉君主而清其仓廪，两证可瘳矣。熟者稍温，补阴补血，滋肾养肝，其功更溥。六味丸以之为首，天一所生之本也。四物汤以之为主，乙癸同源之义也。久病阴伤，新产血败，在所极需。

生地黄性寒而润，胃虚食少，脾虚泻多，均在禁例。熟者性滞，若痰多气郁之人，能窒碍胸膈，当斟酌用之。姜酒拌炒，生者不妨胃，熟者不泥膈。

【按语】熟地黄味甘，性微温。归肝、肾经。功效养血滋阴，补精益髓。临床用于肝肾不足、精血亏虚所致的腰膝酸软、头晕眼花、耳鸣耳聋、须发早白，与制首乌、菟丝子等同用；用于血虚萎黄、眩晕、心悸、失眠、月经不调、崩漏等，与当归、白芍同用；用于血虚兼气虚者，与党参、黄芪同用；用于肾阴不足而致的潮热盗汗、遗精，与山药、山茱萸等同用。如用于阴虚消渴之轻症，可单味大剂量内服；如属重症，与沙参、石斛等配用；如属气阴两亏之消渴，当与西洋参、黄芪等配用。

三、伤寒选读

【原文】足太阳膀胱[1]，此经从头项贯腰脊，故头痛恶寒，发热脊强。然风与寒常相因，寒则伤营，恶寒头痛，脉浮紧而无汗，用麻黄汤开发腠理以散寒，得汗而愈；风则伤卫，恶风头痛，脉浮缓而有汗，用桂枝汤充塞腠理以散风，止汗而愈。若夫风寒兼受，营卫俱伤，用大青龙汤。此三汤者，冬月天寒腠密，非辛温不能发散，故宜用也。

若春温夏热之证，皆用羌活冲和汤辛凉解之。传至阳明，则目痛鼻干不眠，以葛根升麻汤治之。

【注释】

[1]足太阳膀胱：经络名，指太阳病病痛区域。现在认为单从经络解释六经是不全面的。

【按语】太阳膀胱经区域刚好与太阳病常见疼痛区重合，原因是机体在感染后一般会因为体温调节中枢（下丘脑室旁核）接受内源性致热原的刺激，提高了体温调定点，启动机体升温过程。在升温过程中，用于呼吸和躯干震颤产热的肌肉会产生大量乳酸，导致颈部背部和腰部疼痛。李中梓对六经的认识试图回到《黄帝内经》热论篇中的描述，但是我们应该看到，张仲景之所以大幅度调整各经提纲证的内容，是临床细致的数据促成的。

【原文】可吐

病在膈上者可吐。汗下后，虚烦懊憹者可吐。

不可吐

脉虚者不可吐，厥逆者不可吐。膈上寒，干呕者，宜温不宜吐。

【按语】呕吐既可以是机体对经口毒物或致病微生物早期的防御反应，也可以是机体内环境失稳（如尿毒症毒素刺激）的胃肠道反应。吐法属中医治法中治疗实证的攻击疗法，故前者可吐，后者属虚，不可吐。

【原文】可下

汗后不解，邪传胃腑，可下。潮热，腹痛，脉实者可下。阳明多汗，谵语，有燥粪，可下。潮热，手足腋下汗出，谵语[1]者可下。吐后腹满者可下。凡脐腹硬，或痛不可按者可下。下后不解，脐腹硬痛者，可再下。结胸，脉不浮可下。少阴病下利清水，色青者，心下必痛，口干者可下。太阳证热结膀胱，小便不利，小腹急结，其人如狂者，蓄血也，可下。阳明证其人喜忘，大便黑，必有瘀血，可下。阳明无汗，小便不利，心中懊憹，必发黄，可下。

不可下

表未解者不可下，腹胀可按而减者不可下，诸虚者不可下，阳微者不可下，咽中闭塞者不可下，诸动气者不可下，脉弱者不可下，脉浮大者不可下，小便清白者不可下，阳明病面赤，心下虽硬满不可下。

【注释】

[1]谵语：语无伦次，声高气粗，神识不清。

【按语】下法也是攻击治法，一般用于实证。肠道菌群微环境在机体炎症过程中和精神症状发生中具有重要作用，下法可在一定程度上排出致病菌，改善肠道环境，但也有可能造成电解质失衡，加重症状。古人用虚实两个字来分别这两种临床情况。

【原文】发热

翕翕而热[1]者，表也，羌活冲和汤。蒸蒸而热者，里也，轻者大柴胡汤，重者承气汤。半表半里者，表里俱热而轻于纯在里也，小柴胡汤。至于三阴发热，则有腹痛肢冷、脉沉下利为异，四逆汤。潮热属阳明，一日一发，日晡而作，阳明内实也，大便硬者承气汤，表未罢者小柴胡汤，烦热兼渴者竹叶石膏汤，心烦不眠酸枣仁汤，烦而心悸小建中汤，烦而闷者栀子豉汤，热者白虎汤，寒者附子汤。

【注释】

[1]翕翕而热：发热并怕风怕冷的样子。

【按语】对于发热，中医治疗方法极为丰富。李氏总结伤寒治法，发热恶风寒者（体温上升期），用羌活冲和汤解表。发热不怕冷（平台期）者，用白虎汤或大柴胡汤。寒热往来者（少阳证），用小柴胡汤。虚人发热，阴盛格阳，用四逆汤。而与自主神经紊乱关联者，有热感并失眠、烦躁、手心热者，用酸枣仁汤或小建中汤。

【原文】恶寒

不见风，亦恶寒，身虽热，不欲去衣被也。发热恶寒者，阳也，羌活冲和汤。无热恶寒者，阴也[1]，理中汤。下证悉具，微恶寒者，表未解也，先解表而后攻里。下后不解，发热而渴，恶寒，白虎汤；恶寒而呕，心下痞者，五苓散。汗后恶寒，虚也，芍药附子甘草汤。背恶寒，表未解也，葛根汤。背恶寒而潮热，柴胡加桂汤。口渴心烦，背微恶寒，白虎加人参汤。背恶寒，潮热，腹痛，小承气汤。少阴病口中和，背恶寒，附子汤。汗后不解，反背恶寒者，虚也，芍药甘草附子汤。

【注释】

[1]阴也：病证属于阴分，或病位在阴经。

【按语】李氏所言恶寒，包括了现在的恶寒（加衣被不能缓解）和畏寒（加衣被可缓解）两种情况。前者恶寒发热，表证也，可解表用羌活冲和汤。后者里虚畏冷，温中助养，用理中汤。若太阳病兼阳明腑实，先解表再攻里。若太阳病末端将转阳明已经伤阴，直接用白虎汤。太阳膀胱蓄水证，水入即吐，用五苓散。发汗伤表阳及阴液，芍药附子甘草汤。后背恶寒，项背强几几，葛根汤。辨证用药尔。

四、真中风选读

【原文】中风者，言为风邪所中，其受病重，非若伤风之轻者也。风是四十八方之气，常以冬至之日，自坎[1]而起，候其八方之风，从其乡来者，主长养万物；若不从其乡来者，名为虚邪贼风，害万物。体虚者则中之，当时未必即发，重感风邪，病遂发焉。脏腑有俞，俞皆在背，中风多从俞入者也，而有中腑、中脏、中血脉之分。

【注释】

[1]坎：指八卦中的坎卦。八卦与方位之间的关系是坎对北方，北方之风是正常的寒风。

【按语】唐代以后，中风出现了内风和外风之说。李中梓认为，中风是由外邪之风引发的。正气内存，应时而来的北风是不会伤人的，而不应时（气候异常）之风则经常伤人，这与现在临床所见相吻合。感染经常会诱发高血糖、高血脂等血黏度增高的情况，使血压升高，内皮细胞损伤，出现脑梗或出血。所以从健康管理的角度，预防寒冷、避免呼吸道感染、防止消化道感染等都可减少中风的发生概率。

【原文】半身不遂

譬如树木，或有一边津液不荫注，而枝叶偏枯，故知偏枯一证，皆由气血不周。经曰风气通于肝。风搏则热盛，热盛则水干，水干则气不荣，精乃亡，此风病所由作也。故曰治风先治血，血行风自灭[1]。古方有顺风匀气散、虎骨散、虎胫骨酒。外用蚕沙二石，分作三袋蒸热，着患处，冷再易，以瘥为度。内用羊肚入粳米、葱白、姜、椒、豉煮熟，日食一具，十日止，大效。

【注释】

[1]血行风自灭：治风先治血、血行风自灭是中医治疗风证的主要原则。

【按语】治风先治血是有理论和实验依据的。后世医家王清任的补阳还五汤广泛用于中风后遗症，其疗效基础首先是改善脑血液循环。西医学治疗中风，无论窗口期的溶栓还是恢复期的抗血小板治疗，都是从改善循环的角度出发的，也就是中医的治血。中药复方不仅能够改善血循环，还能提高免疫功能，降低缺血性半暗区的神经元凋亡率，有的中药有促进神经元再生的功能。从全生命周期的医疗防护看，未病先防更为重要，中医"虚邪贼风，避之有时""精神内守"、四时养生等观点和方法更是从根本上避免中风的好办法。

第六节 《症因脉治》选读

《症因脉治》，明代秦昌遇撰，侄孙秦之桢（字皇士）补辑，成书于崇祯十四年（1641年）。

秦昌遇（约1574—1662年），字景明，又号广野山人，江苏云间（今上海松江）人。《症因脉治》系秦昌遇晚年效仿朱震亨《脉因证治》所著。全书共五卷，卷首为医论六篇，在宗前人理论的基础上结合临床实践，主要论述《内经》《金匮》《医宗必读》《医贯》等治法不同，见解独到，师古而不泥古。卷一至卷四，各卷详列诸病证，以内科为主，共四十三类。鉴于前人外感内伤、有余不足混淆不分，特在每症下设外感、内伤二论，其论下各以症、因、脉、治的先后顺序，分条详述之。强调以症为先，症分内外，因分内外因，脉分虚实，治分经络，对症用药，如此症、因、脉、治条理清晰，简明规范，对后世临床实践有重要的指导意义。同时秦氏也注意到临床有外感兼内伤者，或内伤兼外感者，临证处方当随机应变加减；在症、因、脉、治四者关系上，秦氏还提出从症从脉自有准绳，若症脉相符，依脉用方，若症象明确，脉象模糊，必随症施治。此外，书中方剂超600首，经验秘方40首，有利于经典方剂的流传保存和方剂学的丰富发展。全书症、因、脉、法、方药详备，临证思路清晰，对内科学诊治规律发展有重要意义，是中医内科古籍名著之一。

一、中风伤寒类论选读

【原文】内伤中风症

中风之症：平居无故，倏尔[1]仆倒，随即苏醒，一年半载，又复举发[2]；三四发作，其病渐重；或犯半身不遂，口眼㖞斜，甚则痰涎壅闭，便溺不通；至手撒口开，遗尿不语，乃为不治。此内伤中风之症也。

六淫之邪，皆能中人，非止[3]得风邪也。故《准绳》书立卒中七条。以感而轻者名伤；感而重者名中；若忽然中倒，遍身发热，世名中风。方书充栋[4]，惟河间立四时加减续命汤诸方，以治中风。外有六经表症，开示[5]化方用药之妙悟，立愈风汤、通圣散，以和解有表有里之症；又立三化汤，以治内有便溺阻格[6]，土太过之里实症；又立十全大补等，以治土不及之虚中，则散邪、和解、清里、补虚，四法全备。东垣复发卒中昏倒，偏废手足，舌强语謇之类中风，而立理气开郁，疏通经络，以治气中。丹溪又补痰涎壅闭，痰火攻冲，而立竹沥、姜汁、半夏、南星等，豁痰散结，以治痰中。此皆发明卒中之症，不独外中于风，有因气郁痰迷，内伤壅闭致病者;《家秘》于是分外感内伤，各立一条；又发内伤卒中气郁痰迷，手足偏废，多因膏粱积热、酒湿成瘫所致。既详各条治法，又立总论于卷首，大凡著书垂[7]后，每症之下，必要详明经系何经，病因何气。使后学有实据可凭，临症庶[8]不数数[9]更方，朝攻暮补，贪图侥幸，以致误人。

【注释】

[1]倏（shū）尔：很快；忽然。

[2]举发：发作。

[3]止：仅；只。

[4]充栋：形容藏书、著述之富，可以堆满屋子。

[5]开示：指明。

[6]阻格：阻挠；阻碍。

[7]垂：流传。

[8]庶：但愿；希冀。

[9]数数：屡次；常常。

【按语】 本段论述内伤中风之症状及各家类中风之治。内伤中风之说在《黄帝内经》已有记载，元代王履将其名为类中风。秦昌遇认为内伤中风发病时间更长，属难治。他认为，卒中之症不一定独中于风邪，亦有外感六淫他邪、内便溺阻隔之里实、里虚均可致中风，并引河间散邪、和解、清里、补虚之法治之，再次将中风以外感、内伤分论，并将内伤中风（类中风）以虚实论治，有因痰涎壅盛、痰火攻冲、膏粱积热等之实邪，亦有气血虚损之虚邪。秦昌遇详述中风病因及治疗，使后学有据可凭。

二、疼痛、噎膈类选读

【原文】 内伤头痛

头痛之症：或在半边，或在两边；或痛二三日，或痛七八日，甚则数日之外；痛止仍如平人[1]，偶一触犯，则痛立至。如气怯神衰，遇劳即痛，痛连鱼尾[2]，此气虚痛也；五心烦热，时常牵引刺痛，此血虚痛也；口渴唇焦，二便赤涩，此积热痛也；恶心呕吐，此痰饮痛也；恼怒即发，痛引胁下，此肝火攻冲痛也。以上皆内伤之症也。

头痛之因：或元气虚寒，遇劳即发；或血分不足，阴火攻冲；或积热不得外泄；或积痰留饮；或食滞中焦；或七情恼怒，肝胆火郁。皆能上冲头痛，而成内伤头痛之症也。

头痛之治：若气虚者，《家秘》和中汤。血亏者，《家秘》芎归汤。膏粱[3]积热者，栀连平胃散。酒湿上冲，葛根解酲[4]汤。积痰留饮者，半夏天麻汤、导痰汤。食积作痛者，平胃保和汤。肝胆有火者，清空膏、柴胡清肝饮、泻青汤。

【注释】

[1]平人：无病之人。

[2]鱼尾：经穴别名。出自《扁鹊神应针灸玉龙经》，即瞳子髎。在面部，目外眦旁，当眶外侧缘处。

[3]膏粱：肥肉和细粮，泛指美味的食物。

[4]酲（chéng)：《说文解字》："酲，病酒也。"酒醒后神志不清有如患病的感觉。

【按语】本段论述内伤头痛之症状、病因及治疗。头痛，古医籍有"疾首"之称，《阴阳十一脉灸经》首次记载该病名。秦昌遇以外感、内伤为纲分辨头痛。外感者，暴起，称头痛；内伤者，痛久，称头风。外感中风根据头痛部位，辨所中经脉；据疼痛性质及伴随症状，辨所受外邪。本段则论内伤头痛，其下又分虚实。根据头痛的性质、发作特点及伴随症状，可明辨病邪。其因在气虚，则头痛遇劳诱发，痛及鱼尾，治以和中汤；血虚者，牵引刺痛伴有虚热，治以芎归汤；积热者则一派热象伴有津伤，治以栀连平胃散；酒湿、痰饮者，痛时伴恶心呕吐，宜除湿化痰之品；食积者，用平胃保和汤消食化积；肝火者，痛及两胁，生气加重，以清肝泻火之品治之。秦景遇所用头痛诸方，在原方基础上加入一两味升散之药，如泻青汤乃清肝泻火之药，加羌活、防风等，意在引药于上，药达病所。

【原文】内伤噎膈

内伤噎膈之症：饮食之间，渐觉难下，或下咽稍急，即噎胸前。如此旬月，日甚一日，渐至每食必噎，只食稀粥，不食干粮，此内伤噎膈之症也。

内伤噎膈之因：平素忧愁郁结，五志之火皆动，日夜煎熬，津液干涸，或膏粱厚味，辛辣炙煿[1]，恣意不谨，积热消阴，二者皆成噎膈反胃之因也。

内伤噎膈之治：宜生津养胃，二母二冬汤。虚者生脉散加养血之药。若凝窒已久，痰涎聚结于胃脘，不可用凝滞之药，先用清痰清火，开豁化痰，金匮麦门冬汤，冲竹沥、姜汁、芦根汁，以开通中脘结痰，随以养阴生津治本。若大肠已结者，名结肠[2]，宜以四顺饮缓缓微利几次。如大肠结硬，略加玄明粉。津液干枯，承气不可用。若膏粱积热，本元[3]旺者，承气汤或可选用。

第一要饮食得法，一起忌食干粮辛辣，竟[4]吃酥粥[5]牛乳，及淡腐浆[6]等，小口慢咽渐润，胃管开通，然后咽下。若吃荤腥，但可慢火煮烂，竟吃浓汁，切不可吃有形硬块，治以养阴滋血汤等。夫医者止论用药，谁知治膈症，反在饮食得法，例如饮食伤胃，必要饮食小心，劳累损伤，必要咽津静养，方可挽回也。

【注释】

[1]炙煿（bó）：泛指煎炸类食物。炙，烤；煿，煎炒或烤干。

[2]结肠：指大便秘结于肠。

[3]本元：元气。

[4]竟：全部；完全。

[5]酥粥：乳酪品制成的稀粥。还指方剂，出自《圣济总录》。酥，酪，指用牛羊奶凝成的薄皮制造的食物。

[6]腐浆：软烂的米粥。浆，比较浓的液体，原本定作"将"，即酢浆。一曰是水、米、汁酵相浆的。腐，烂也。

【按语】 本段论述内伤噎膈之症状、病因及治疗。噎即噎塞，指吞咽之时哽噎不顺；膈为格拒，指隔阻不通，饮食不下，或食入即吐。其病首见于《内经》，称为"鬲咽"。巢元方将噎膈分为五噎五膈，认为噎膈除与情志因素有关，也与饮食、外感有关。《妇人大全良方》又提出瘀血之因；刘河间主噎膈病因病机为三阳热结之说；后世又有痰饮致病、肾虚致病之说。秦昌遇论噎膈亦分噎与膈，究其因乃火热煎熬津液，干在喉则噎，干在胃之中则膈。辨证以外感、内伤为纲，外感之因多大热、燥火煎熬津液，治以清热生津之品，并随气血耗伤情况加减。本段论内伤噎膈，发病缓慢，其因在五志过极化火，煎熬津液或因饮食积热、积痰所致，治疗之本均在生津养胃，如二母二冬汤，亦可降逆止噎；继而随虚实论治。虚者加滋阴养血之品，如生脉散等；痰热壅胃者要先清热化痰，开通中州后，方可复液治本；肠腑有结者，加入泻下攻积之品，若体强者可用承气汤，虚者慎用。内伤者阴精内竭，一时难复，故难治。秦昌遇还重视噎膈的饮食调摄，忌食干凉辛辣，以流质润养为主。

三、痰饮类选读

【原文】 饮症论——痰饮

痰饮之症：其人素肥渐瘦，水走肠间，沥沥[1]有声，心下胸胁支满[2]，目眩，谓之痰饮[3]。

痰饮之因：饮食不节，水浆[4]不忌，胃虽能纳，脾不能运，肺不通调，停积于胃，则成痰饮。痰饮内积，外不荣于肌表，则素肥渐瘦；由胃下流，水走肠间，则沥沥有声矣。

痰饮之脉：或见弦数，或见弦紧，或见双弦，甚则沉伏。弦紧寒饮，弦数热痰。

痰饮之治：《金匮》立法二条，一曰病痰饮者，当以温药和之，而不立方。以水寒[5]凝结，温中健脾，则气化痰行。若用寒凉，反凝结不散矣。一曰心下[6]有痰饮，胸胁支满，目眩，苓桂术甘汤主之；若短气，有微饮，当从小便去之，苓桂术甘汤主之，肾气丸亦主之。痰饮胸满，推广苍朴二陈汤。

【注释】

[1]沥沥：象声词，形容风声或水声。

[2]胸胁支满：病证名。指胸及胁肋部支撑胀满。

[3]痰饮：出自《金匮要略·痰饮咳嗽病脉证并治》。中医病证名，四饮之一，指

体内过量水液不得输化、停留或渗注于某一部位而发生的疾病。一般认为，"稠浊者为痰，清稀者为饮"。

［4］水浆：指饮料或流质食物或酒水。

［5］水寒：水有壬、癸之分，癸水温而壬水寒。壬水寒而能闭藏，秘于内，癸水得以温。癸水之温方能生木。水寒，指癸水当温而不温，癸水之寒就失去了升发木气的动力。

［6］心下：指膈下胃脘的部位。

【按语】本段节选自卷二饮症论。痰饮指体内水液输化失常，停留或渗注于某一部位而发生的病证。痰饮最早出现于张仲景《金匮要略·痰饮咳嗽病脉证并治》，对痰病很少提及，更注重论饮。隋代巢元方《诸病源候论》中认识到痰、饮是不同的疾病，分列"诸痰候""诸饮候"，这是最早关于痰和饮的分别论述。本书将"饮症论"和"痰症论"分别论述，遵循张仲景在《金匮》中的分类。饮症中下设六篇，分别为"痰饮""悬饮""溢饮""支饮""留饮"和"伏饮"。饮之所生，源于脾虚。饮者，即胃所化之精微不能运行，而停于人体各部位的疾患。脾主健运，为胃行其精液。脾土衰微则运化不足，五谷之精不能充分从上焦宣发，部分积聚于肠胃则为痰饮。"病痰饮者，当以温药和之"，苓桂术甘汤和肾气丸乃"温化"代表方剂，而苓桂术甘汤又冠于肾气丸之上，其意说明饮证虽多，治法首重"温化"。

【原文】痰症论

秦子曰：痰之为病，变化百出，皆内因七情，外感六气，中宫[1]失清化之令，熏蒸结聚而成，须分所兼之邪治之。有风痰、湿痰、燥痰、郁痰、食积五条。夫湿痰、燥痰，有外感，有内伤；郁痰、食痰，有内伤，无外感。饮主乎水，寒多热少；痰主乎火，寒少热多。

内伤痰证——湿痰

湿痰之症：身或热或不热，体重足酸，呕而不渴，胸膈满，时吐痰，身体软倦，此内伤湿痰之症。

湿痰之因：中气不足，胃阳不能消化，脾阳不能施布，则水谷停留，为痰为饮，而湿痰之症成矣。

湿痰之脉：多见沉滑。滑实顽痰，滑软虚滞，滑而不数，脾湿成痰，滑而带数，湿热所致。

湿痰之治：燥湿则痰自化，理脾则痰运行，二陈平胃散，或二陈羌防汤。湿郁成热，栀连二陈汤。虚人六君子汤。带热，加栀、连；带寒，加姜、桂。

【注释】

［1］中宫：指中焦。

【按语】本段节选自卷二痰症论。痰证，泛指痰浊之邪滞留于体内的病证，包含较广，变化百出。《丹溪心法》云："痰之为物，随气升降，无处不到……凡痰之为患，为喘为咳，为呕为利，为眩为晕，心嘈杂、怔忡、惊悸，为寒热肿痛，为痞膈，为壅塞；或胸胁间辘辘有声；或背心一片常为冰冷；或四肢麻痹不仁。"本书将痰症分为外感和内伤，外感分为风痰、湿痰、燥痰；内伤分为燥痰、湿痰、郁痰和食积痰。后文又另附丹溪杂治和诸贤论。湿痰为病，有外感，有内伤。上文主论内伤湿痰之症因脉治。秦氏认为"脾为生痰之源"，中焦脾胃之气虚弱，胃失运化，脾失输布，则水湿停聚，为痰为饮，治宜燥湿健脾为主。燥湿则痰自化，理脾则痰运行，代表方如二陈平胃散或二陈羌防汤；湿郁化热或兼虚、兼寒热者随症化裁。

四、痹证痢疾类选读

【原文】痹证论

秦子曰：痹者闭也。经络闭塞，麻痹不仁，或攻注[1]作疼，或凝结关节，或重着难移，手足偏废，故名曰痹。今列外感四条，内伤八条。

外感痹证——湿痹

湿痹之症：或一处麻痹不仁，或四肢手足不举，或半身不能转侧，或湿变为热，热变为燥，收引拘挛作痛，蜷缩难伸，名曰着痹[2]，此湿痹之症也。

湿痹之因：或身居卑湿[3]，湿气袭人。或冲风冒雨，湿留肌肉，内传经脉。或雨湿之年，起居不慎，而湿痹之症作矣。

湿痹之脉：脉见浮濡，乃是风湿；脉见浮紧，乃是寒湿。脉洪而数，湿热之诊。

湿痹之治：发汗，羌活除湿汤。胸满闷，茯苓汤。风湿，苍防二妙汤。寒湿，术附汤。湿热，苍柏二妙丸。

【注释】

［1］攻注：侵入。攻，攻击。注，灌入。《元典章·吏部六·儒吏》云："验得某人元因某赃风虚攻注两耳，以致闭塞，不通声闻。"

［2］着痹：湿邪重着而黏滞，故《素问·痹论》云："其风气胜者为行痹，寒气胜者为痛痹，湿气胜者为着痹也。"

［3］卑湿：指地势低下潮湿。卑，低。

【按语】痹证是由于风、寒、湿、热等外邪入侵，痹阻经络，气血运行不畅，引起肢体关节、筋骨、肌肉发生疼痛、重着、酸楚、麻木，或屈伸不利、僵硬、肿大、变形等症状的一类疾病。痹证一病最早见于《黄帝内经》，《素问》专设"痹论"专篇，认为痹证以外邪致病为主，根据病邪不同，分为"行痹""痛痹""着痹"；根据部位不同又分五体痹；痹久不愈，内传五脏六腑，又可引起五脏痹。秦昌遇认为，痹证亦有外感、内伤之分。外感分风痹、寒痹、湿痹和热痹四类，内伤除五脏痹外，又附肠痹、胞痹和胸痹，共七类。上文以外感湿痹为例，详列其症、因、脉、治，条目清晰明了。此外秦氏认为，湿邪为患，重浊、黏滞，常兼他邪，如寒湿、风湿、湿热，故治疗应有所变化，随症加减，便宜临床。

【原文】痢疾论

秦子曰：痢疾之症，便下脓血，或赤或白或黄，或三色杂下，里急后重[1]，欲便而不得便，既便而复登厕，逼迫恼人。若但泻水谷，不滞脓血，此名水泻，而非痢疾矣。痢疾要分外感内伤，天行[2]自感。盖夏秋外感时行之痢，手足阳明肠胃二经主病者也。三时内伤，一人独病之痢，三阴脾肾主病者也。从来前书，混而立论，未曾分别。故余详别外感四条，内伤三条，休息痢二条。

外感痢疾——湿热痢

湿热痢之症：初起先水泻，后两三日，便下脓血，湿气胜，腹不痛；热气胜，腹大痛，肛门重滞，里急后重，此外感湿热症也。若呕吐不食，目痛口渴，湿热伤阳明也。恶寒发热，身痛头疼，湿热伤太阳也。寒热往来，胁痛口苦，湿热伤少阳也。如三阳不解，则湿热内陷，传里而成痢矣。

湿热痢之因：湿土之年，君相二火行令[3]，天之湿气下临，地之湿气上升，当长夏[4]火令司政，人在气交之中，受其蒸酿，则日饮水谷，不能运化，与天行湿热之气，互相郁蒸，则成赤白深黄三色之积。湿郁主否，反似其燥，而里急后重，努责[5]不宣之症作矣。

湿热痢之脉：脉必数大。浮数表热，沉数里热；表热宜汗，里热宜下；洪大伤气，细数伤血。

湿热痢之治：若恶寒头痛，身热有表邪者，荆防解毒汤解表。如无表邪，当清里，腹痛后重，酒煎大黄汤、黄连枳壳汤、香连丸、六一散、八正散、通苓散、分利[6]等药。古人云：湿热下结，分利甚捷，不比燥热痢，禁发汗利小便者，当遵流湿润燥之法。凡下痢红积而腹不痛者，湿伤血分也，宜服河间黄连汤。

此方用当归，似治燥伤血分矣。不知用川连者，乃治湿火也。加当归，不过引川连以入血分耳。若是燥火，当用大黄润燥之药，岂用川连苦燥之药乎？同一火痢也，当分燥湿；同一湿火之痢也，当分伤气伤血。如湿火伤气分，则用香连丸；湿火伤血分，则用河间黄连汤。余以大黄枳壳汤，治燥火伤气分之痢，用大黄当归汤，治燥火伤血分之痢，椓岂无师臆见[7]哉？盖因湿火伤于气分，则煅炼[8]而成白积，故用川连枳壳汤。湿火伤于血分，则煅炼而成血积，故用川连当归汤。

【注释】

[1]里急后重：排便前后的异常症状。指腹痛窘迫，时时欲泻，肛门重坠，便出不爽之意。里急，强调大便之前出现下腹部不适、腹痛，欲大便时则迫不及待。后重，大便时窘迫，排出时不畅，肛门沉重下坠，便后仍有未净感。

[2]天行：五运六气学说术语。指由天地间的疫毒戾气流行传播而引起的传染性流行病，如天行温疫、大头天行之类。这里天行自感强调基于五运六气理论认识下自然界时令气候的变化特点对人体疾病易感性、病情变化转归及预后的影响。

[3]行令：应行节令，运气学说术语。

[4]长夏：农历六月，脾主长夏。

[5]努责：大便或分娩时腹部用力。此指大便。

[6]分利：分利小便。

[7]臆见：个人的私见或主观的看法，亦用为谦辞，犹言浅见。

[8]煅炼：本意煅造或冶炼，此可延伸为郁蒸。

【按语】痢疾是以大便次数增多、腹痛、里急后重、痢下赤白黏冻为主症的疾病，又称"肠澼""赤白""赤沃""热利""下利"等。秦氏强调，"治痢必要分外感内伤，在表在里"。外感多由寒湿、湿热、燥热、疫毒等有关，病位多责之手足阳明肠胃二经。本段主要讲述外感湿热所致痢疾。秦氏认为，天行湿热之气与本病发生有关，若湿热之气与未化之饮食水谷相互郁蒸，则成赤白深黄之积。治疗当辨有无表证。无表证者，可用荆防败毒汤解表，"外泄其表邪，则脏腑自安"。"单是里症，可用清利之药"，如酒煎大黄汤、六一散、八正散、通苓散等分利诸方药。其中湿热痢疾又分伤在气分、血分不同，伤在气分当宜黄连枳壳汤、香连丸，伤在血分，下痢红积而无腹痛者则以黄连当归汤，以当归引黄连入血分，黄连苦寒燥湿，清利湿火，是治疗痢疾常用中药之一。因具有广谱抗菌效果，被广泛应用于治疗消化系统感染，如急性胃肠炎、痢疾的黄连素就是从黄连、黄柏或三颗针中提取的有效成分。

【原文】内伤休息痢

内伤休息痢之症：无外感之邪，非暴发暴痢之症，但因脾胃亏损，渐成积痢，或发或止，经年不愈，此内伤休息痢症也。

内伤休息痢之因：或因劳心过度，思虑伤脾；或因胃强脾弱，饮食伤损；或因寒凉不谨[1]，肠胃受伤，脾肾相传，则内伤休息之痢作矣。

内伤休息痢之脉：脉见弦细，思虑所伤；或见虚大，脾气亏损；或见细涩，脾血有伤；或见沉弦，食积伤脾；或见迟弦，寒凉伤损。

内伤休息痢之治：思虑伤脾者，归脾汤。饮食伤脾者，枳术丸、大安丸、家秘消积散、楂术膏。寒泻不禁者，理中汤、钱氏异功散。

【注释】

[1]寒凉不谨：寒凉不慎。谨，谨慎。

【按语】秦氏将痢疾之因分外感和内伤，前文已述外感痢疾。内伤痢疾还包括七情痢、劳役痢、饮食痢三类，多与忧思、起居不慎、饮食不节、劳役过度有关，病位在脾肾。若外感、内伤失治误治，伏邪肠胃或肠胃受伤，脾肾相传，则可转为"或发或止""缠绵不愈"的休息痢。秦氏根据病因不同将休息痢分为外感休息痢和内伤休息痢。本条文主要阐述了内伤休息痢之症、因、脉、治。内伤休息痢病因主要责之内伤，"或因劳心过度，思虑伤脾；或因胃强脾弱，饮食伤损；或因寒凉不谨"，病位由胃肠传至脾肾，故痢疾反复发作，经年不愈，与西医学的溃疡性结肠炎这一难治性疾病相仿。秦氏治疗内伤休息痢强调辨脉、辨因，思虑伤脾者，以归脾丸健脾养血益气；饮食伤脾者，以枳术丸、大安丸、家秘消积散、楂术膏等方健脾消食导滞；病久损阳，虚寒内生者，以理中汤、钱氏异功散温健脾阳，升阳举陷。溃疡性结肠炎的治疗可参而考之。

第七节 《理虚元鉴》选读

《理虚元鉴》，著者汪绮石，成书于1644年。

汪绮石，明末医家，生平履贯无从考，世称绮石先生。《理虚元鉴》并未在其在世时流传。清代柯怀祖于1725年购得此书，1771年将其校刊后传世。汪绮石以善治虚劳病而闻名。柯怀祖认为，绮石至论虚劳，犹如仲景之论伤寒，其治虚劳之成就不在仲景之下。其学术思想，以《黄帝内经》为宗，涉猎李东垣、朱丹溪、薛立斋等前人成就，创立治痨之法，自成一家。

《理虚元鉴》分为上下两卷。上卷介绍临床所见虚劳病的脉象和脉法，并提出治疗虚劳有三本（肺、脾、肾）和二统（肺、脾），其病因有六，即先天之因、后天之因、痘疹及病后失理之因、外感之因、境遇之因和医药之因，提出脏腑论及证、治、防、护及易于混淆诸证的辨疑。下卷介绍虚劳本治方二十二首和治虚药讹一十八辨。《理虚元鉴》全面总结了汪氏多年治疗虚劳病的临床经验，所论及的治法方药对当今中医临床仍大有裨益。

一、虚火伏火论选读

【原文】诸火可补火[1]，诸热不可补火。又他脏有虚火可补火，肺脏有伏火不可补火。斯言实发前人未有候无。其发也，尽有燎原之势，或面红颊赤，或眩晕厥冒，种种不同，而皆可以温润补肾之剂，以收其浮越，而引归于性根命蒂之中，补之可也。何谓诸热不可补火？热者，实热也。谓其先动于气，久而渐着于形，如烧热之物相似。其见于症，有定时，有定处，无升降，无变迁。其夜间准热日间不热者，为夜热；其里面恒热而皮肤未热者，为内热；其热如在骨髓间蒸出而彻于皮肤者，为骨蒸劳热。此种种蒸热，有清法，无温理，补之不可也。

何谓他脏有虚火可补火，肺脏有伏火不可补火？盖肺与四脏有别，如肝肾龙雷之火可补而伏，脾胃寒格之火可补而越，心家虚动之火可补而定，惟肺之一脏属金，金畏火克，火喜铄金，故清肃之脏最畏火。此言其脏质也。肺居膈上，其气清，其位高，火若上冲则治节失令，而痰滞气塞，喘嗽交加，故至高之部极畏火。此以部位言之也。

然或偶然浮越之火，犹不犯此禁，独至伏逆之火，出于阴虚阳亢，火乘金位，谓之贼邪。以其火在肺叶之下，故名伏；以其火只星星，便能使金令捍格，故名逆。凡若此者，症必胶痰固膈，吸短呼长，脉必细而数。细为血虚，数为火胜。此在少年为劳嗽之根，四十以外，为血虚痰火之兆。宜用清法，无用温理，其断不可补者也。

【注释】

[1]诸火可补火：此处火是虚火之意，浮越在上的火。后面说的热，是指实热。脏腑实热需要清泄。

【按语】汪绮石将肺痨之热与虚阳上越之火和脏腑实热鉴别开来，主要是为治疗作指引。虚阳上越的虚火表现为面红如妆，时有时无，眩晕厥冒，此种火可以温润之药收引。而各脏腑的实热证，如面红目赤、失眠多梦、口舌生疮之心火，头胀痛易怒之肝火，口臭多食易饥的胃火，咳喘痰黄胸痛之肺火，都要用清热之法，不能温补。唯独肺中伏火，虽然是虚火，但不可温补。从临床看，抗痨确需长期清肺热，而不可轻易温补。肺之伏火，不可温补，要用清法，其理由在于肺属金，火易克金；肺居膈上，至高之部极畏火；伏在肺叶之下和星星之火，与痰互结，致使病人呼短吸长，与肺实热亦大不相同。汪氏告诫后人，此肺中伏火，宜用清法，无用温理，其断不可补者也。

二、虚劳当治其未成选读

【原文】患虚劳者，若待其已成而后治之，病虽愈，亦是不经风浪，不堪辛苦，在富贵者犹有生之，令其善为调摄，随用汤液十数剂[1]，或用丸剂、胶剂[2]二三斤，以断其根，岂非先事之善策哉。

【注释】

[1]随用汤液十数剂：归养心脾汤、清热养荣汤、清金甘桔汤、清金百部汤、清金加减百合固金汤、固金养荣汤、清金甘桔汤、加味犀角地黄汤、百部清金汤、补元汤。

[2]丸剂、胶剂：丸剂为归养心肾丸、养心固本丸、养心固肾丸、清金养荣丸、固本肾气丸、獭爪丸。胶剂为加味固本胶、琼玉胶、集灵胶等。

【按语】此处虚劳，可理解为肺痨病，类似现代所说的肺结核或其他造成肺部慢性感染的疾病。其特征为干咳、气喘、乏力、消瘦、盗汗胸闷、痰中带血等。汪氏认为，此类疾病早治疗更为重要。尤其是体力劳动者，加之生活衣食堪忧，病已成，就算治愈了咳喘，以后的生活也会非常困难。富有的人，衣食无忧，不用劳作，尚可坚持。从现在的观点看，肺部感染，如在初期就能治愈，肺部形成的纤维化和瘢痕较小，不会影响肺功能。一旦肺炎日久，肺纤维化，使得肺功能减低，不能胜任甚至一般的走路，将使生活非常不易。SARS和新冠肺炎患者都有类似的情况。汪氏给出的药方也相对容易掌握（见上文）。他告诫患者，疾病早期一定要坚持服药，以根治之。对于任何慢性病，预防第一，有病早治，病重防变。

第八节 《医门法律》选读

《医门法律》，清代喻昌著，成书于顺治十五年（1658年）。

喻昌（1585—1664年），字嘉言，号西昌老人，江西新建（今江西南昌）人。喻昌少年读书，以治举子业。后值清兵入关，于是转而隐于禅，后又出禅攻医，往来于南昌、靖安等地。清代初期（1644—1661年），喻氏又移居江苏常熟，医名卓著，冠绝一时。其著有《寓意草》《尚论篇》《尚论后篇》《医门法律》等。

喻昌在中医学理论研究方面颇有贡献，不仅于《伤寒论》的研究独有体会，倡导三纲学说，而且对于中医基础理论问题颇有建树。此外，其强调辨证施治，临床经验亦十分丰富，故而喻氏成为明末清初著名医家，与张璐、吴谦齐名，被称为清初三大医家之一。

本书共六卷，卷一为基本理论，卷二至卷四为外感病，卷五、卷六为内科杂病，共设中寒门、中风门、热温暑三气门、伤燥门、疟证门、痢疾、痰饮门、咳嗽门、关格门、消渴门、虚劳门、水肿门、黄疸门、肺痈肺痿门14门。每门先论病因病机及传变规律，次立"法"，后列"律"。"法"为正确诊治之法则，"律"为防治失误之禁例。全书纲目清楚，论理透彻，观点独特，对理论研究与临床工作均有很高的参考价值。

一、明望色之法

【原文】喻昌曰：人之五官[1]百骸[2]，赅[3]而存者，神居之耳。色者神之旗也，神旺则色旺；神衰则色衰；神藏则色藏；神露则色露。

病成于内者，其色之著见，又当何如？《内经》举面目为望色[4]之要，谓面黄目青、面黄目赤、面黄目白、面黄目黑者，皆不死；面青目赤、面赤目白、面青目黑、面黑目白、面赤目青，皆死。盖以黄为中土之色，病人面目显黄色，而不受他色所侵，则吉。面目无黄色，而惟受他色所侵，则凶。虽目色之黄，湿深热炽，要未可论于死生之际也。

【注释】

[1]五官：人体面部五种器官，中医通常指眼、耳、口、鼻、舌。

[2]百骸：指人身各种骨骼，泛指人的身体各器官和部位。

[3]赅（gāi）：完备。

[4]望色：医者观察患者肤色，尤其是面部颜色与光泽的一种望诊方法。颜色是色调变化，光泽是明度变化。古人把颜色分为5种，即青、赤、黄、白、黑，称为五色诊。

【按语】本段论述了人的五色与神气的密切关系。人的气色是人的神气之旗帜，神气足则气色好，神气衰则气色衰，神气内藏则气色内藏，神气外露则气色外露。喻氏认为，大凡观察面目五色，如果面黄目青，或面黄目红，或面黄目白，或面黄目黑均为不死的象征。而面青目红，或面红目白，或面青目黑，或面黑目白，或面红目青均为死的征象。因黄色既是亚洲人种的主色，也是中焦脾土的主色，面目显为黄色为吉，面目无黄色为凶。

二、申明《内经》法律

【原文】凡病有标[1]本[2]，更有似标之本，似本之标。若不明辨阴阳逆从，指标为本，指本为标，指似标者为标，似本者为本，迷乱经常，倒施针药，医之罪也。

【注释】

[1]标：指表面的病证。

[2]本：指引发病证的源头。

【按语】本段论述疾病之标本及标本误判的后果。古代医家认为，在可观察的临床表现背后隐藏着不可直接观察的"本质"，主导着疾病的发生与发展。在"治病求本"的基础上，疾病本质具有主要方面和次要方面，而且疾病在某些情况下会表现出假象，故提出"标本"的概念，指出在诊断过程中应分清疾病本质不同方面的轻重缓急，在治疗上应厘清先后主次，不被假象迷惑。

三、申明仲景律书

【原文】伤寒[1]有五，皆热病之类也。同病异名，同脉异经，病虽俱伤于风，其人自有痼疾[2]，则不得同法。其人素伤于风，因复伤于热，风热相搏，则发风温[3]。

四肢不收^[4]，头痛身热，常汗出不解，治在少阴厥阴，不可发汗。汗出，谵语、独语^[5]，内烦躁扰，不得卧，善惊，目乱无精，治之复发其汗，如此死者，医杀之也。

【注释】

[1]伤寒：此处为广义伤寒，出自《难经·五十八难》："伤寒有五，有中风，有伤寒，有湿温，有热病，有温病。"

[2]痼（gù）疾：经久难治的疾病。

[3]风温：感受风热病邪引起的急性外感热病。初起以发热、微恶风寒、咳嗽、口微渴等肺卫症状为特征。多发于春冬两季，发于冬季的又称冬温。

[4]四肢不收：指肢体软弱无力，肌肉弛纵不收，难以活动或完全不能活动而言。

[5]独语：指神志一般清醒而喃喃自语，见人语止。

【按语】本段论述治风寒不可发汗之律。风热病邪属阳邪，既具有风邪的特点，又具有温热的性质，其性升散、疏泄，多由口鼻侵入人体。本病初起，大忌辛温消散，因为辛温发汗，一则劫夺心液，二则耗散心阳，易致昏谵。

四、证治选读

【原文】《经》既言血凝脉不通矣，又言其脉盛大以涩者，岂非以外寒中，故脉盛大，血脉闭，故脉涩耶？盖厥气^[1]上逆，积于胸中则胃寒，胃寒则口食寒物，鼻吸寒气，皆得入胃。肾者，胃之关^[2]也，外寒斩关直入少阴肾藏，故曰中寒也。

彼月而微，此日而微，今此下民，亦孔之哀。在天象之阳，且不可微，然则人身之阳，顾可微哉？肾中既已阴盛阳微，寒自内生，复加外寒，斩关直中，或没其阳于内，灭顶罹殃^[3]；或逼其阳于外，隙驹^[4]避舍，其人顷刻云亡，故仲景以为卒病也。

【注释】

[1]厥气：指上逆之气、逆乱之气。

[2]胃之关：出自《素问·水热穴论》："肾者，胃之关也，关门不利，故聚水而从其类也。"

[3]罹殃（líyāng）：指遭受灾祸。

[4]隙驹（xìjū）：同"隙中驹"。比喻光阴易逝。

【按语】本段论述喻昌对中寒证的认识。喻昌以《内经》为宗，比类发挥，认为暴猝阴病即中寒证，病因是阳微阴盛、阴邪上干清道而致阴盛亡阳。伤寒为热病，中寒为寒病，中寒因阳微阴盛、外寒又卒中少阴肾经所致。喻氏从肾阳立论，认为肾阳为生气之源，肾中阳气充足，则六淫之邪难以侵犯，若肾阳不振，则脉微恶寒。

【原文】风也湿也，二气之无定体^[1]而随时变易者也。湿在冬为寒湿，在春为风湿，在夏为热湿，在秋为燥湿，以湿土寄王^[2]于四季之末，其气每随四时之气而变迁。

【注释】

[1]定体：固定不变的形态或性质。

[2]王：通"旺"。

【按语】本段论述湿邪致病的特点。湿邪致病临床症状复杂多变，因湿邪具有重浊、黏腻、弥漫等特性，易与其他病邪兼夹为病，随四时之气与其他病邪结合变易。在春季，风湿伤关节筋脉，重着瘀阻；在秋季，燥湿伤津并见；在夏季，湿热以伤脾胃为主，易阻滞气机。

第九节 《张氏医通》选读

《张氏医通》，清代张璐著，成书于康熙三十四年（1695 年）。

张璐（1617—1699 年），字路玉，晚号石顽老人，江南长州（今江苏苏州）人。作品有《伤寒缵论》《伤寒绪论》《伤寒兼证析义》《张氏医通》《千金方衍义》《本经逢原》《诊宗三昧》等。张璐与喻昌、吴谦齐名，被称为清初三大医家。

《张氏医通》为综合性医书，共十六卷。前十二卷论病，包括内、外、妇、儿及五官等科，分门分证，征引古代文献及历代医家医论，每病先列《内经》《金匮要略》之论述，次引后世孙思邈、李东垣、朱丹溪、赵献可、薛己、张介宾、缪仲淳、喻嘉言等诸家之说，同时结合个人临证经验发表议论，但大抵不外折衷成综合诸家观点，无多创见。不过整体医学思想与薛己、张介宾相近，并阐发"阳非有余，真阴不足"论甚力。自中风至婴儿共分十六门，每门又分子目，体例取法于王肯堂《证治准绳》，而选辑更为精审。后四卷论方，共分九十四门，祖方一卷，专论方祖源委，分析其配伍、功能与治疗之证。另三卷为专方，以病证分门集方，并有方解。

一、内科病论治

【原文】寸口脉迟[1] 而缓[2]，迟则为寒，缓则为虚。营缓则为亡血，卫缓则为中风。邪气中经，则身痒而瘾疹[3]。心气不足，邪气入中，则胸满而短气。

【注释】

[1]脉迟：指每一息脉跳动不足四次。迟脉多见于寒证。

[2]缓：指一息四至、来去弛缓松懈的脉象。缓脉多见于湿证或脾胃虚弱。

[3]瘾疹：中医病名。一种皮肤出现红色或苍白风团，时隐时现的瘙痒性、过敏性皮肤病。

【按语】本段论述中风病寸口脉象之一"迟缓脉"。营气是行于脉中而具有营养作用的气，有化生血液和营养全身的作用。卫气是行于脉外而具有保卫作用的气，有防御外邪、温养全身和调控腠理的作用。营气不及则致亡血，卫虚邪入则致中风。卫气虚衰，不能外布于皮肤经络，故致身痒而瘾疹。营气不足不能荣养全身，则内外合邪郁于胸中，宗气不能正常输布，故而胸满短气。

【原文】风痹者，风寒湿诸痹类风状，风胜则周身走注疼痛[1]，寒胜则骨节掣痛，湿胜则麻木不仁。

【注释】

[1]走注疼痛：意同走窜痛，指痛处游走不定，或走窜攻痛。

【按语】外邪侵袭经络，气血闭阻不畅，引起关节、肢体等处出现酸、痛、麻、重及屈伸不利等症状，名为痹证。风寒湿三气杂至，致气血瘀滞，症见身重而痛，四肢拘挛，甚则走注疼痛，或手足麻木等。但风寒湿病邪为患各有侧重，风邪甚者，病邪流窜，病变游走不定；寒邪甚者，肃杀阳气，关节疼痛剧烈；湿邪甚者，黏着凝固，病变沉着不移，肌肤麻木不仁。

【原文】耳鼻常静，故风息焉；口目常动，故风生焉；风淫则血液衰耗，无以荣筋，故筋脉拘急[1]，口目为僻[2]。

【注释】

[1]拘急：四肢手足等拘挛难以屈伸的症状。

[2]口目为僻：口眼㖞斜。

【按语】此节阐述筋脉拘急、口眼㖞斜的病因病机。

二、杂病论治

【原文】伤寒[1]杂病，世分两途[2]。伤寒以攻邪为务，杂病以调养为先。则知工伤寒者，胸中执一汗下和解之法，别无顾虑正气之念矣，杂病家宁不有攻邪之证耶？

【注释】

[1]伤寒：指感受寒邪引起的外感热病。

[2]途：途径，此处指治疗伤寒和杂病的两种办法。

【按语】伤寒指感受寒邪引起的外感热病。伤寒病以六经辨证为主，太阳主一身之表，外邪入侵多由太阳而入，因此伤寒病外感初期表现为太阳病证。此时卫阳被束，营阴瘀滞，以麻黄汤发汗解表。若太阳经证久治不愈，则内传入里，病久则气血阴阳亏虚，不可用辛温发散之品。杂病多因旧疾顽疾或内生五邪，内伤为主，但亦有内伤未愈复感外邪者，不可用温补调养之品而助邪之势。

【原文】如交霜降节后，有病发热头痛、自汗、脉浮缓者，风伤卫证也。以风为阳邪，故只伤于卫分。卫伤，所以腠理[1]疏，汗自出，身不疼，气不喘，脉亦不紧。

【注释】

[1]腠理：皮肤、肌肉的纹理。

【按语】风伤卫出自《伤寒论条辨》。风为阳邪，卫为阳。风邪伤阳，为从其类而伤，故名风伤卫。主要表现头痛发热、汗出恶风、脉浮缓等，宜桂枝汤主之。

【原文】冬时天气大暖，而见发热咳嗽者，此为冬温[1]。以伏藏之令而反阳气大泄，少阴不藏，非时不正之气，得以入伤少阴之经。阳气发外，所以发热，热邪伤气，所以咳嗽。其经上循喉咙，所以喉肿，下循腹里，所以感之深者，则自利[2]也。

【注释】

[1]冬温：病名。冬季发生的热病。

[2]自利：指由于身体内部因素，如脾肾阳虚或中气不运所致的慢性腹泻，一般不伴有其他胃肠道症状。

【按语】本段论述冬温的病因病机等。《温病条辨》有言："冬温者，冬应寒而反温，阳不潜藏，民病温也。"《医效秘传·冬温温毒》亦有类似记载："冬温者，冬感温气而成，即时行之气也。何者？冬令恶寒而反温热，人触冒之，名曰冬温。"冬温因冬季感受温热之邪而发，主要表现为发热不恶寒、咳嗽、咽喉肿痛、下利，脉象寸洪尺数或实大。（参考《温热暑疫全书》）

【原文】有冬时触犯邪气，伏于经中，至春分前后，乘阳气发动而为温病，《素问》所谓冬伤于寒，春必病温[1]是也。其证不恶寒，但恶热而大渴，其脉多数盛而浑浑不清。

【注释】

[1]温病：一般外感疾病中除风寒性质以外的急性热病，都属于温病的范围。例如风温、春温、暑温、湿温、伏暑、秋燥、温毒等。

【按语】本段论述春温。"冬伤于寒，春必病温"出自《素问》,《灵枢》亦有与意相近的经文："冬伤于寒，春必痹热。"古代医家将此类温病命名为春温，指冬受寒邪，伏至春季所发的温热病。临床以初起即出现里热症状，如发热、口渴、心烦、小便黄赤、舌红等为特征，治宜清泄里热为主，方用黄芩汤等。

【原文】时行疫疠[1]，非常有之病，或数年一发，或数十年一发，多发于饥馑兵荒之后。发则一方之内，沿门阖境，老幼皆然，此大疫也。亦有一隅偶见数家，或一家只一二人或三五人，病证皆同者，此常疫也。

【注释】

[1]时行疫疠：时疫，指一时流行的具有强烈传染性和致病性的外感病邪。因疠气疫毒从口鼻传入所致。

【按语】本段论述时疫。时疫是由感染疫气所致。疫气有别于六淫，具有传染性强、发病急、病情重、一气一病的特点。传染性强是疫气最显著特征，可通过口鼻、皮肤侵入人体。

【原文】风寒暑皆能中人，惟湿气积久，留滞关节，故能中，非如中风寒暑之暴[1]也。外中湿者，或山岚瘴气[2]，或天雨湿蒸，或远行涉水，或久卧湿地，则湿从外中矣。其证关节疼重，头重体疼，腹胀烦闷，昏不知人；或四肢倦怠，腿膝肿痛，身重浮肿，大便泄泻，小便黄赤，羌活胜湿汤。

【注释】

[1]暴：突然。

[2]瘴气：指山林间湿热蒸发能致病之气。

【按语】本段论述外感湿邪伤人。湿邪致病具有重着、黏滞、趋下的特点，多由气候潮湿、涉水淋雨、居处潮湿所致。湿为阴邪，易伤阳卫，易阻气机，湿性重着、黏滞，阻遏人体气机与清阳，发为湿淫证。湿淫证起病缓慢缠绵，以身体酸楚困重、胸闷痞满、腻浊等为证候特点。方用羌活胜湿汤祛风胜湿。

【原文】身尽热，先太阳也，从外而之内者为外伤。手足不和，两胁俱热如火，先少阳也，从内而之外者为内伤。

【按语】本段论述运用六经辨证之法辨热病。六经辨证是汉代张仲景所创。六经辨证不同于经络辨证，只是借经络之名而已。六经辨证是将疾病分作三部，即表部疾病、里部疾病、半表半里疾病，又热、实为阳性病，虚、寒为阴性病。"身尽热"为太阳病，为表部的阳性病，乃外感邪热侵犯肌表所致，是为外伤；"手足不和，两胁俱热如火"，表明胁肋受邪，热邪在里，少阳先受之，是为内伤。

【原文】潮热[1]有作有止，若潮水之来，不失其时[2]，一日一发。若日三五发者，即是发热，非潮热也，有虚有实。惟伤寒日晡发热[3]，乃胃实，别无虚证。

【注释】

[1]潮热：指按时发热，一日一发，如潮汐之有定时。

[2]不失其时：形容发作时有规律。

[3]日晡发热：中医证名，出自《伤寒论·辨太阳病脉证并治》，下午三至五时左右发热明显，热势较高，常见于伤寒阳明腑实证。

【按语】本段论述潮热。潮热指按时发热，一日一发，如潮汐之有定时。

【原文】有卫气虚衰，不能实表分肉[1]而恶寒者；有上焦之邪隔绝营卫，不能升发出表而恶寒者；有酒热内郁，不得泄而恶寒者。

【注释】

[1]实表分肉：温煦荣养腠理肌肉。

【按语】本段主要论述恶寒的原因：一为卫气虚衰，卫气有固护温煦肌表之功，卫气虚衰则肌表失于温煦，故而恶寒；二为上焦有邪，营卫不能温煦生发荣养于头面，发为恶寒；三为酒食内蕴，郁而生热，热蕴于内不能外达肌表，而恶寒。

【原文】寒热如疟[1]，表里不和者，小柴胡为主药。至夜转甚[2]者，加丹皮、山栀。日久虚劳，寒热不除者，柴胡四物汤、加味逍遥散。

【注释】

[1]如疟：病证名。症见寒热往来、似疟而非疟的一类病证。

[2]转甚：变得更加严重。

【按语】本段论述伤寒少阳证。伤寒少阳证是外感伤寒病发展过程中，邪犯少阳，枢机不利，胆火内郁，经气不畅所表现的病证。其邪已离太阳之表，未达阳明，处于表里之间，故而表现为寒热往来。小柴胡汤以柴胡为君，柴胡入肝胆经，透泄少阳之邪，疏泄气机之郁滞，有和解表里之效。

【原文】凡寒热往来，似疟非疟，恶寒恶热，呕吐吞酸嘈杂，胸痛肢痛，小腹胀闷，头晕盗汗等证，以逍遥散出入加减。

【按语】此节阐述了逍遥散的适应证。

【原文】天地不交而成痞[1]，此脾之清气不升而下溜，胃之浊气不降而上逆，当用补中益气加猪苓、泽泻。

【注释】

[1]痞：痞满。

【按语】痞满是由中焦气机阻滞、脾胃升降失司引起的，以自觉脘腹痞满、满闷不舒、按之柔软、压之不痛、触之无形为主要表现的病证。脾胃同居中焦，为脏腑气机升降之枢纽。脾主升清，胃主降浊，外邪入里、饮食不节、情志内伤等导致脾胃运化失职，清阳不升，浊阴不降，中焦气机阻滞，升降失司而出现痞满；或中焦运化、升降无力出现痞满。痞满可分为虚实两端，实证治标，虚证治以益气健脾、升清降浊等法，补中益气汤治疗脾胃气虚之痞满，可健脾益气，升清降浊。

【原文】皮水[1]为病，四肢肿，水气在皮肤中，四肢聂聂[2]者，防己茯苓汤主之。厥而皮水者，蒲灰散主之。

【注释】

[1]皮水：病证名。

[2]聂聂：指四肢肌肉微微颤动。

【按语】《诸病源候论·水肿病诸候》云："肾虚则水妄行，流溢于皮肤，故令身体面目悉肿，按之没指而无汗也。腹如故而不满，亦不渴，四支重而不恶风是也。脉浮者，名曰皮水也。"皮水是以水气泛溢皮肤而见水肿的病证。脾主运化，输布水谷精微及运化水湿，水湿外侵，困遏脾阳，或饮食劳倦伤脾，脾之输布运化功能失常，水湿内停乃成皮水。治宜通阳，健脾，利水，药用防己茯苓汤、蒲灰散等方。

【原文】水肿有阴阳之辨，阳水者，脉息浮数，遍身肿，烦渴，小便赤涩，大便多秘[1]，急宜疏凿饮、禹功散、浚川散、神芎丸、神佑丸选用。

【注释】

[1]秘：大便干涩难通之意。

【按语】《严氏济生方》将水肿分为阴阳两端。阳水多由风邪、疮毒、水湿引起，发病急，水肿由面目起，继而发至全身，脉象浮数。阳水治以祛邪为主，采用发汗、利水为法，同时配合祛湿解毒、理气化湿等。

【原文】阴水者，脉沉迟，或细紧，遍身肿，不烦渴，大便自调，或溏泄[1]，小便虽少而不赤涩，实脾散加减。

【注释】

[1]溏泄：指大便稀不成形。

【按语】《严氏济生方》将水肿分为阴阳两端。阴水由脾阳虚衰、肾阳衰微引起，起病较缓，水肿由脚踝开始，继而发为全身水肿，皮肤松弛，凹陷不易恢复，甚至按之如泥。阴水病在脾肾，病程较长。阴水属里证、虚证，脉象沉迟。阴水治以扶正为主，健脾温肾，益气养阴，同时配以行气、活血、利水等法，药用实脾散加减，健脾温阳利水。

【原文】水在心，心下坚筑[1]短气，恶水不欲饮。水在肺，吐涎沫，欲饮水。水在脾，少气身重。水在肝，胁下支满，嚏而痛。水在肾，心下悸。

【注释】

[1] 心下坚筑：中医病证名。因水气凌心所致心下悸动有力的证候。

【按语】 水饮内停证又称水饮停聚证，常因阳气虚弱、气化不利而致，与肺、脾、肾、三焦关系密切。当心气不足，或心阳不振时，水气可上逆凌心，使心阳阻遏，功能减退。阳虚不能化水，水邪内停于心，发为心悸。阳虚气化无力，水湿内停，故恶水不欲饮。患痰饮或水肿者，外感寒邪，寒邪引动水饮，寒水上逆，以致肺气失宣，表现为咳吐痰涎，痰涎多而稀白。脾主运化，水湿内盛，困阻脾阳，脾失健运，水谷不化，故少气纳呆。湿性重着，湿邪困脾，阻遏脾阳，则头身困重。肝经布两胁，水在肝则致两胁支满。肾主水，肾阳不足，气化失司，水邪泛溢肌肤可见全身浮肿，腰以下为甚，水气上逆凌心，可见心下悸。

【原文】 经言脏腑皆有咳嗽，嗽属肺，何为脏腑皆有之？盖咳嗽为病，有自外而入者，有自内而发者，风寒暑湿，先自皮毛而入。皮毛者肺之合，故虽外邪欲传脏，亦必先从其合而为嗽，此自外而入者也。七情郁结，五脏不和，则邪火逆上。肺为气出入之道，故五脏之邪上蒸于肺而为咳，此自内而发者也。

【按语】 本条论述咳嗽的病因。咳嗽乃肺失宣降、肺气上逆所致。《素问·咳论》云："皮毛先受邪气，邪气以从其合也。""五脏六腑，皆令人咳，非独肺也。"外邪犯肺可诱发咳嗽，脏腑功能失调致他病及肺，亦可导致咳嗽。中医学将咳嗽病因分为外感与内伤，肺部卫外功能减弱，六淫之邪从口鼻或皮毛而入，侵袭肺系，肺气壅遏不畅，而致咳嗽。外邪迁延不愈，邪伤肺气，或者其他脏腑功能失调，内邪干肺亦可引起咳嗽。

【原文】 有因气而喘者，遇恼便发，脉必沉弦，此气滞其痰也，苏子降气汤；若但喘不嗽，不分远近，前汤吞灵砂丹。

【按语】 喘证是因肺气上逆，宣降失职，或气无所主，肾失摄纳所引起。喘证可分虚实，《临证指南医案》曰"在肺为实，在肾为虚"。喘证每遇情志刺激而诱发，为肝气犯肺所致。

【原文】 脉宜浮迟，不宜急疾。喘逆上气，脉数有热，不得卧[1]者难治。上气面浮肿，肩息[2]脉浮大者危。上气喘息低昂[3]，脉滑手足温者生，脉涩手足寒者死。

【注释】

[1] 不得卧：指失眠。

[2] 肩息：呼吸张口抬肩状。

[3] 低昂：形容气息低微。

【按语】 本条文论述喘证危重脉象。

【原文】 胸痹[1]之病，喘息咳唾，胸背痛，短气寸口脉沉而迟，关上小紧数，栝蒌薤白白酒汤主之。

【注释】

[1] 胸痹：病证名。

【按语】胸痹又名"真心痛"，乃心脉痹阻引起，以胸部憋闷、疼痛，甚则胸痛彻背、短气、喘息不得卧等为主要表现的病证。寸口脉沉迟者属阳气衰微，胃部以上阴寒结聚则关上小紧数，阴寒内盛，心脉痹阻，故胸中"喘息咳唾，胸背痛"。瓜蒌性润，可通秽浊之气；白酒乃熟谷之液，色白而上通于胸中，同气相求。二者合用，有通阳散结、行气祛痰之功。

【原文】胸痹不得卧，心痛彻背[1]者，栝蒌薤白半夏汤主之。

【注释】

[1]心痛彻背：心痛（心前、心窝、胃脘等部位疼痛）牵引背部。

【按语】胸痹乃心脉痹阻引起。痰为阴邪，重着黏滞，若痰盛瘀阻心脉，则胸阳不展，气机不畅。因心之络脉、支脉布两肩，通背俞，故心脉痹阻可致胸痛彻背。治以栝蒌薤白半夏汤通阳泻浊，豁痰宣痹。

【原文】行痹[1]者，走注无定，风之用也。《经》言病在阳者命曰风，在阴者命曰痹，阴阳俱病，命曰风痹，越婢加术附汤。

【注释】

[1]行痹：指因风寒湿侵袭而引起的肢节疼痛或麻木的病证。

【按语】《素问·痹论》云："风寒湿三气杂至，合而为痹也。其风气胜者为行痹，寒气胜者为痛痹，湿气胜者为著痹也。"风、寒、湿、热病邪留注肌肉、筋骨、关节，造成经络壅塞，气血运行不畅。肢体筋脉失养拘急为本病的基本病机。风寒湿热为病各有偏胜，根据临床主症特征，分辨主导病邪。如游走不定而痛者为风邪胜，是为行痹。行痹宜通络散寒，祛风除湿，可用越婢加术附汤。

【原文】痛痹[1]者，痛有定处，乃湿气伤肾，肾不生肝，肝风夹湿，流走四肢，肩髃疼痛。拘急浮肿，金匮乌头汤加羌活、官桂，服后啜热稀粥助其作汗乃解；身体痛如欲折，肉如锥刺刀割，千金附子汤。

【注释】

[1]痛痹：以疼痛剧烈为主症的痹证。

【按语】疼痛剧烈，痛有定处，遇冷加重，得热则减者，寒邪为胜，是为痛痹。药用乌头汤，以温经散寒，祛风除湿。若寒湿重者，加羌活祛风除湿、桂枝温经散寒。

【原文】著痹[1]者，痹著不仁，经曰：营气虚则不仁，卫气虚则不用，营卫俱虚，则不仁且不用。

【注释】

[1]著痹：湿气胜之痹证为著痹。

【按语】重着固定、麻木不仁者湿邪为胜，是为著痹。营卫俱虚，肌肉关节无以荣养充盈，故而重着麻木。治以除湿通络、祛风散寒为主，药用薏苡仁汤加减。

【原文】凡治痹证，不明其理，以风门诸通套药施之者，医之过也。夫痹证非不有风，然风入在阴分，与寒湿互结，扰乱其血脉，致身中之阳不通于阴，故致痹也。

【按语】本段论述痹证辨证。痹证辨证应辨病邪偏盛和病性阴阳虚实。风寒湿热为病各有偏盛，应根据临床主症特征分辨主导病邪，也要根据发病状况及病程长短辨别虚实，不可一概论之。

【原文】外感六淫，内伤七情，皆能眩晕[1]，然无不因痰火而作。谚云：无火不动痰，无痰不作晕。须以清火豁痰为主，而兼治六淫之邪，无不愈者。

【注释】

[1]眩晕：由清窍失养、脑髓不充引起，以自感头晕、眼花为主要症状的病证。

【按语】本段论述眩晕的病因和治法。眩晕的基本病机是清窍失养，或清窍受扰。朱丹溪在《丹溪心法》中强调"无痰不作眩"，患者痰湿中阻，郁而化热，形成痰火之患，甚至火盛伤阴，形成阴亏于下，痰火上蒙。故宜用清心豁痰之品，兼治六淫。

【原文】癫之为证，多因郁抑不遂、佗傺[1]无聊所致。精神恍惚，语言错乱，或歌或笑，或悲或泣，如醉如狂，言语有头无尾，秽洁不知，经年不愈，皆由郁痰鼓塞心包，神不守舍，俗名痰迷心窍。

【注释】

[1]佗傺（chàchì）：失意而神情恍惚的样子。

【按语】本段论述癫病的发病病因及主要表现。

【原文】诸淋[1]所发，皆肾虚而膀胱生热也，水火不交，心肾气郁，遂使阴阳乖舛[2]，清浊相干，蓄在下焦，故膀胱里急，膏血砂石，从水道出焉，于是有淋沥不断[3]之状，甚者窒塞其间，令人闷绝。

【注释】

[1]淋：淋证，是指以小便频数、淋沥刺痛、小腹拘急引痛为症状的病证。

[2]乖舛（chuǎn）：不齐也，形容有差异。

[3]淋沥不断：指小便后仍有余沥点滴不尽的症状。淋沥，滴落貌。

【按语】淋证乃肾与膀胱气化失司、水道不利引起，基本病机为湿热蕴结下焦，肾与膀胱气化失司，以小便频数、淋沥涩痛、小腹拘急引痛为主要表现。甚者，尿中夹有砂石，为石淋；尿色深红者，为血淋。

三、妇人病论治

【原文】经候不行两三月，精神如故，喜酸恶食，或嗜一物，或大吐，或时吐痰与清水，肢体沉重，头目昏眩，此名恶阻[1]，不可作病，四君子加乌药、香附、橘皮。

【注释】

[1]恶阻：中医病名，即妊娠早期，恶心呕吐不食，恶闻食气，食入即吐。

【按语】妊娠恶阻主要由胎气上逆、胃失和降所致。表现为妊娠早期出现恶心呕吐，头晕倦怠，甚至食入即吐。

【原文】产后虚烦，皆气血亏损、虚火上泛所致。

【按语】产妇素体虚弱，产后气血不足，致虚火上炎，表现为虚烦不寐，形体消瘦，面色㿠白，易疲劳，舌淡，脉细弱。治宜养血安神，可用归脾汤合酸枣仁汤。

【原文】产后心悸[1]，皆心虚所致。

【注释】

[1]心悸：自觉心中悸动、惊惕不安、不能自主为主要临床表现的病证。

【按语】心悸乃心之气血阴阳亏虚或痰饮阻滞引起。《丹溪心法》言："人之所主者心，心之所养者血，心血一虚，神气不守，此惊悸之所肇端也。"产妇素体虚弱，产后气血不足，以致心失所养，发为心悸。证属心血不足，脾肾阳气亏虚，治宜温补脾肾，益气安神。

【原文】产后血虚，身热自汗，逍遥散加熟枣仁、乌梅，不可用补气药。

【按语】妇人产后肝脾不和，肝郁脾虚，因而用逍遥散疏肝解郁，养血健脾。

第十节　《证治汇补》选读

《证治汇补》，李用粹撰，刊于1687年。

李用粹（1662—1722年），清代医家，字修之，号惺庵，康熙年间上海著名医家。其父李赞化，明崇祯年间为中书舍人，兼工医学，从浙江鄞县移居上海。李氏从小耳濡目染，广泛涉猎医书，通读《灵枢》《素问》，对其中天地运行、脏腑经络、病因病机多有思考。成年业医，擅长内、妇科诸证，善于诊脉、用方。

《证治汇补》全书八卷。每卷一门，分为提纲门、内因门、外体门、上窍门、胸膈门、腹胁门、腰膝门、下窍门等八类，每门罗列相应的若干病证。每病证之下按大意、内外因、外候、脉法、治法、用药、选方排列，分别述论，内容包括内科各种病证及部分五官等疾患。作者撷采古人的论述及经验，去芜存菁，条分缕析，并补入自己的见解及经验体会。该书是一本博而不滥、广而有约、述而有作且能启迪后学的好书。

一、提纲门

【原文】中风

大意

风者，百病之始也。又曰，百病之长也，善行而数变，大法有四，曰偏枯，半身不遂也；曰风痱[1]，四肢不举也；曰风懿[2]，卒倒不语也；曰风痹，遍身疼痛也。四症为风家纲领，故首列之。

内因

人之元气强壮，荣卫和平，腠理致密，外邪焉能为害。惟七情饮食，劳伤色欲，致真元耗散，荣卫空疏，邪乘虚入，所以气虚之人，肝木不平而内风易作。

外候

为卒中昏倒，为喎视喎斜，为搐搦反张，为骨痛筋急，入经瘫痪，入络肤顽，暴喑暴昧，语言謇涩，痰涎壅盛，皆中风之候也。随其经络脏腑俞穴而调之。所谓虚之所在，邪必凑之。

中脏

中脏者，内滞九窍，故昏沉不语。一缓痰壅，耳聋鼻塞，目合不开，大小便闭，乃邪滞三阴里分，为闭症。实者三生饮以疏上窍，三化汤以利下窍。虚人中脏，见脱症者，急宜大补参、附、芪、术之类。

中腑

中腑者，外着四肢，故手足不随。拘急不仁，或中身前。或中身侧，痿不能动。有六经形症，头疼发热，恶风恶寒，面见五色，脉浮而弦。或痰涎壅盛，喘声不息，然目犹能视，口犹能言，大小便不闭，仍中腑也。乃邪着三阳表分，宜发汗以泄其邪，小续命汤主之。

中经

中经者，外无六经形症，内无便溺阻格，但半身不遂，语言謇涩。若兼口眼㖞斜，痰涎不利，乃邪着于血脉之中，宜养血舒筋，大秦艽汤主之。

按中脏、中腑、中血脉论病之浅深也，是以发明云：中血脉则㖞口眼，中腑则肢节废，中脏则性命危。凡中腑之后，幸而得生，若不戒酒色，避风寒，病必复中，中必在脏，由浅入深，虽有仓扁，亦难措手也。

【注释】

[1]风痱：病证名，指中风后出现偏瘫。

[2]风懿：病名。一作风癔。风中脏腑，症见猝然昏倒，不知人事，伴见舌强不能言，喉中窒塞感，甚则噫噫有声。

【按语】李用粹认为，中风不仅为外风所致，而且有内因之基础。内之真元耗散，荣卫空疏，才会致外风伤人。如果元气强盛，荣卫和平，腠理致密，外邪就不能为害。中风的内因包括七情饮食、劳伤色欲，对现代仍有启发意义。饮食所伤，最常见的莫过于高脂血症和糖尿病。随着生活水平的极大提高，糖尿病发病率从改革开放初期的2%增长到现在的12%，脂肪肝更为常见。从中医角度看，此乃脾虚痰湿或胃火导致肝肾阴虚，即真元耗散，荣卫空疏，使男性和女性的中风发病率分别达到212/10万和170/10万。七情所伤，表现为焦虑症、抑郁症、高血压、心脑血管等心身疾病的发病率逐年上升。从中医角度讲，此乃肝气郁结、肝郁化火、肝阳上亢所致，也是中风的前提。治疗从饮食、情志入手，采用合理膳食、适当运动、心态乐观的生活方式，就能从源头预防中风的发生，减少发病率。

对于中风，李用粹分成四大类，最重的是闭证和脱证，其次的中脏，再次的中腑，最轻者为中经（中血脉）。"中血脉则㖞口眼，中腑则肢节废，中脏则性命危"。清代医家尚不能分辨出血性脑血管病和缺血性脑血管病，但从症状轻重，如神志、语言、肢体废用等区分出四类证型，明确中脏者预后不佳，与当前临床所见大致相同。在治疗上，辨证论治，中血脉者，用大秦艽汤；中腑者，用小续命汤；中脏者，用三化汤；闭证用三生饮；脱证用参附汤。

二、内因门

【原文】痰症

大意

痰属湿，津液所化，行则为液，聚则为痰，流则为津，止则为涎[1]。百病中多有兼痰者。

内因

人之气道，贵乎清顺。则津液流通，何痰之有？若外为风暑燥湿之侵，内为惊怒忧思之扰，饮食劳倦，酒色无节，荣卫不清，气血浊败，熏蒸津液，痰乃生焉[2]。

外候

痰之为物，随气升降，无处不到，为喘为嗽，为呕为泻，为眩晕心嘈，为怔忡惊悸，为寒热肿痛，为痞满膈塞。或胸胁辘辘如雷鸣，或浑身习习如虫行，或身中结核，不红不肿。或颈项成块，或塞于咽喉，状若梅核，或出于咳吐，形若桃胶，或胸臆间如有二气交纽，或背心中常作一点冰冷，或皮间赤肿如火，或心下寒痛如冰，或一肢肿硬麻木，或胁梢癖积成形，或骨节刺痛无常，或腰腿酸刺无形，或吐冷涎绿水黑汁，或梦烟火剑戟丛生，或大小便脓，或关格不通，或走马喉痹，或齿痛耳鸣，以至瘰疬癫痫，失音瘫痪。

妇人经闭带下，小儿惊风搐搦，甚或无端见鬼，似祟非祟，悉属痰候。

痰分五脏

生于脾，多腹痛膨胀，或二便不通，名曰清痰。或四肢倦怠，或久泻积垢，或淋浊带淫，名曰湿痰。若夹食积痰血，内成窠囊癖块，外为痞满坚硬，又名食痰。留于胃脘，多吞酸嘈杂，呕吐少食，噎膈嗳气，名曰郁痰。或上冲头面烘热，或眉棱鼻作痛，名曰火痰。若因饮酒，干呕嗳气，腹痛作泻，名曰酒痰。升于肺，则塞窍鼾睡，喘息有声，名曰中痰。若略有感冒，便发哮嗽，呀呷有声，名曰伏痰。若咽干鼻燥，咳嗽喉痛，名曰燥痰。久之凝结胸臆，稠黏难咳，名曰老痰。七情过多，痰滞咽喉，咳之不出，咽之不下，胸胁痞满，名曰气痰。迷于心为心痛惊悸，怔忡恍惚，梦寐奇怪，妄言见祟，癫狂痫喑，名曰惊痰。动于肝，多眩晕头风，眼目瞤动，耳叶瘙痒，左瘫右痪，麻木蜷跛，名曰风痰。停于膈上，一臂不遂，时复转移一臂，蓄于胁下，胁痛干呕，寒热往来，名曰痰饮。聚于肾，多胫膝酸软，腰背强痛，骨节冷痹，牵连隐痛，名曰寒痰，又名虚痰。

【注释】

[1]痰属湿……止则为涎：痰、湿、涎、津都是机体内水液代谢过程的产物，涎与津是生理的，涎为口中清稀的唾液，津为体内流动的体液。痰湿是水液不能正常运转导致停聚的结果，稠者为痰，稀者为湿。

[2]若外为风暑燥湿之侵……痰乃生焉：此处指痰的生成由外感六淫和饮食七情劳伤所致。

【按语】中医有怪病多痰的说法，是指一些病因不明、难以解释的复杂症状，如干呕腹胀、四肢乏力、惊悸抽搐、癫狂偏瘫、肢体麻木、胸闷作痛等。痰又有可见之痰和不可见之痰。可见者，如咳嗽咳痰，可根据颜色、质地区分寒热。黄者为热，清者为寒。李用粹又将在肺之痰分为中痰、伏痰、燥痰、老痰、气痰，用来区分不同的临床性状，治疗亦随病机而变。不可见之痰多在经络五体之中，可引发各种怪证。今之血脂、尿酸、血糖升高，导致血黏度升高，当属痰湿。一些神经元变性疾病，如帕金森病、多发性硬化等也有痰的因素。

三、外体门

【原文】水肿

大意

诸湿肿满，皆属于脾[1]。脾主水谷，虚而失运，水湿停留，大经小络，尽皆浊腐，津液与血，悉化为水，故面目四肢浮肿。

内因

人身真水火，消化万物以养身，故水则肾主之[2]，土则火生之。惟肾虚不能行水，脾虚不能制水，故肾水泛滥，反得浸渍脾土，是以三焦停滞，经络壅塞，水渗于皮肤，注于肌肉而为肿。

外候

水始起也，目窠下微肿。如新卧起状，颈脉动时咳，阴股间寒，足胫肿，腹乃大，以手按其腹，随手而起，如裹水之状，皮薄而光。

阳水阴水[3]

若遍身肿，皮色黄赤，烦渴溺涩，大便闭，脉沉数，此为阳水。若遍身肿，皮色青白，不渴，大便溏，小便少不涩。此属阴水。阳水外因涉水冒雨，或兼风寒暑气，先肿上体，肩背手面，手之三阳经。阴水内因冷水酒茶，或兼劳欲房色，先肿下体，腰腹胫，足之三阴经。

气肿水肿

皮浓色苍，四肢削瘦，胸腹痞满，自上而下者，多属气。皮薄色嫩，肿有分界，自下而上者，多属水。又按之不成凹而即起者气也，按之成凹不即起者湿也。

风肿瘀肿

风肿走注疼痛，皮粗麻木，即痛风身肿是也。瘀肿皮肤光亮，现赤痕血缕，乃血化为水也。

风水石水

风水面浮身肿，自汗恶风。脉浮体重，骨节疼痛，不渴，宜表散。石水腹满不喘，其脉沉，宜利便。

水分血分

妇人身肿，有水分血分之殊。水分者，中州停湿，心下坚大，病发于上，先水肿而后经断，治在中焦。血分者，血结胞门，脐下胀，病发于下，先经断而后水肿，治在下焦。且血分之病，小腹硬痛，手不可按，而水道清长。与脾虚之候，大腹柔软，水道涩滞者各别，宜破瘀之剂。若属怀孕，亦有气遏水道而肿者，但宜顺气安胎，俟产而肿自消。

喘胀相因

先喘后肿，此肺不化气，水流为肿，治在肺。先肿后喘者，乃脾不运化，水泛为喘，治在脾。治肺宜清金降气，而行水次之，治脾宜实脾理湿，而降气兼之。

肺肾相传

脾病则肺金失养，不但肺气孤危，且浊气上升，喘急咳嗽者有之，必土实而后肺金清肃，以滋化源。又脾病则津液不化，不特肾精损削，且湿热下注，足跗浮肿者有之，必土强而后肾水收摄，以归隧道。

脉法

脉洪大者，易治，微细者。难治，又脉乍出者，死。

治法

大法，宜调中健脾，脾气实，自能升降营运，则水湿自除，此治其本也。

分治六法

治水之法，行其所无事，随表里寒热上下，因其势而利导之。故宜汗、宜下、宜渗、宜清、宜燥、宜温，六者之中，变化莫拘。

治分阴阳

阳水，宜辛寒散结行气，苦寒泻火燥湿。阴水，宜苦温燥脾胜湿，辛热导气扶阳。

治分汗渗

身有热者，可汗；身无热者，可利。肌肤痛者，可汗；溺赤涩者，可利。腰上肿者，可汗；腰下肿者，可利。所谓开鬼门，洁净府，上下分消之也。

湿热宜清

湿者土之气，土者火之子，故湿每生热，热亦成湿，母子相感，气之变也。故湿热太盛，火势乘脾而肿者，宜清心火，降肺金，俾肝木有制，脾无贼邪之患，清浊营运，湿热气化，而渗道又且开通，其败浊之气，清者复回而为气为血为津液，浊者在上为汗，在下为溺以渐去矣。

寒湿宜温

水虽制于脾，实则统于肾，肾本水脏，元阳寓焉。命门火衰，不能自制阴寒，温养脾土，则阴不从阳精化为水，故水肿有属火衰者，外症肢体肿胀，手足并冷，饮食难化，大便泄泻，呼吸气冷，此真阳衰败，脾肺肾俱虚。法当暖中州，温下焦，俾少火生气，上蒸脾土，元阳复而阴翳消。三焦有所禀命，决渎得宜，水道自通。

阴虚宜补

肾者，胃之关，关门不利，聚水生病，故水肿有属阴虚者。肺金不降而浮肿，其症腹大脐肿，腰痛足硬，小水短涩，咳嗽有痰，不得卧倒，面赤口渴，但饮食知味，大便反燥，此水附龙起，相火溢水故也。宜滋阴补肾，兼以保肺化气。

邪实当攻

有外触怒气，内伤饮食而肿者，盖肝常有余，触怒则益旺而伤脾，脾愈不足，伤食则不运而生湿，湿热太盛，郁极而发，上达于头，下流于足，中满于身之前后，浮肿如匏，坚实如石，寒冷如冰，坐卧不得者，最难论治，本当利便。然内而膀胱，外而阴囊，相连紧急，阻塞道路，苦无一线之通，病何由去？必开其大便，以逐其水，随下而随补，则邪去而正无损，渐为调理，庶可得生。

【注释】

[1]诸湿肿满，皆属于脾：中医学认为，脾主运化水湿，为后天之本，故李用粹认为水肿由脾失运化而生。由于水肿产生的特殊性，现认为肺、脾、肾三脏均与水肿关系密切。

[2]水则肾主之：肾为先天之本，主水，故此处提出水肿与肾相关。

[3]阳水阴水：从症状特征讲，病程短、病势急、上半身先发者为阳水；病程长、病势缓、下半身先发水肿者为阴水。

【按语】 此篇提出了水肿责之于肺、脾、肾的观点，并将水肿分为阳水阴水、气肿水肿、风肿瘀肿、水分血分，足见水肿的复杂性。西医学的水肿见于肾源性水肿、心源性水肿、肝源性水肿、肺源性水肿、营养不良性水肿和特发性水肿。中医学将心源性水肿归于肾虚一类，将急性肾小球肾炎归于肺之风水相搏，将肝源性水肿责之于脾和瘀血，特发性水肿责之于肝。对于水肿的治疗，李用粹提出随表里寒热上下，因其势而利导之。宜汗，宜下，宜渗，宜清，宜燥，宜温。六者之中，变化莫拘。

四、上窍门

【原文】 头痛

大意

头为天象，六腑清阳之气，五脏精华之血皆会于此。惟经气上逆，干犯清道，不得营运，则壅遏为痛[1]。

内因

自外入者，风寒暑湿之邪。自内发者，气血痰郁之异[2]。或蔽覆其清明，或瘀塞其经络，与气相搏，脉满而痛。

外候

头脑痛连两额属太阳，头额痛连目齿属阳明，头角痛连耳根属少阳，太阳穴痛属脾虚，颠顶痛属肾，目系痛属肝[3]。痛分内外，外感头痛，如破如裂，无有休歇；内伤头痛，其势稍缓，时作时止。

痛分诸因

因风痛者，抽掣恶风。因热痛者，烦心恶热。因湿痛者，头重而天阴转甚。因寒痛者，绌急而恶寒战栗。因痰痛者，昏重而眩晕欲吐。因食痛者，噫酸发热而恶食。气虚痛者，九窍不利，恶劳动，其脉大。血虚痛者，鱼尾上攻，恶惊惕，其脉芤。厥痛者，下虚上实，其脉举之则弦，按之则坚。气逆痛者，心头换痛，其症胸腹胀满，呕吐酸水。

厥头痛症

厥头痛者，所犯大寒，内至骨髓。髓以脑为主，胸中寒邪，故厥逆而头齿皆痛。

真头痛症

真头痛者，引脑及颠，陷入泥丸大痛。手足青冷至节者，旦发夕死，夕发旦死。外灸百会穴，内进参附汤，亦有生者。

脉法

寸口紧盛，或短或弦或浮，皆主头痛。又浮弦为风，浮洪为火，细濡为湿，滑大为痰，短涩为虚。

治法

高颠之上，惟风可到。古方治头痛，每用风药者，取其味轻，阴中之阳，自地升天者也。在风寒湿者，固为正用，即虚与热者，亦可假此引经。

郁热当清

头痛多主于痰，甚必兼火。有久痛而感寒便发，外用重绵包裹者，此属郁热。盖本热而标寒也，因其本有郁热，毛窍常开，风寒易入，束其内火，闭逆为痛，惟泻火凉血，佐以辛凉散表。

寒湿当取

湿热头痛，心烦重滞，病在膈中，过在手太阳少阴。寒湿头痛，气上而不下，头痛颠疾，下虚上实，过在手少阴巨阳，甚则入肾。偏头痛者，先取手少阳阳明，后取足少阳阳明。

用药

头痛，若属外邪痰火诸有余者，主以二陈汤。风，加羌活、防风。寒，加细辛、藁本。湿，加苍术、白芷。火，加山栀、酒芩。郁热，加酒浸大黄、细辛、芽茶。风热，加天麻、蔓荆；又太阳加藁本，阳明加白芷，少阳加柴胡，太阴加苍术，少阴加细辛，厥阴加吴萸。此六经引经药也。若属气虚者，顺气和中汤，加天麻、川芎；血虚者，四物汤，加薄荷、甘菊。风热，用清空膏；风痰，用玉壶丸；痰火，用石膏散；寒湿，用芎辛汤；痰厥，用白术半夏天麻汤；肾厥，用玉真来复丹；肝虚，用生熟地黄丸；肝火，用逍遥散。

【注释】

［1］惟经气上逆……则壅遏为痛：头为一身最高点，最易受邪，尤其风邪。头痛的原因是经络不通。

［2］自外入者……气血痰郁之异：头痛的病因不仅有外感六淫，还有气血情志内伤，只要出现经络阻滞，就会诱发头痛。

［3］头脑痛连两额属太阳……目系痛属肝：头痛病在何经，要看头痛发生的位置属于哪条经络。

【按语】头痛是世界卫生组织列出的最难治的25种临床病证之一，因病因复杂，至今没有满意的药物。中医学治疗头痛是先查病因，包括内因和外因，再查病位，辨别所累及的经络、脏腑，进而针对病因而选药。陈宝田教授所创的正天丸，收效甚佳。他提出头痛的基础病机在血虚血瘀，有多风、多虚、多瘀、多痰的特性。在头顶者，为厥阴头痛；在后头部者，为太阳头痛；在两侧者，为少阳头痛；在前额者，为阳明头痛。正天丸以桃红四物汤为基础，加上针对风痰虚瘀的药物，以及引经药，如柴胡入少阳经，白芷入阳明经，吴茱萸入厥阴经，葛根入太阳经，可见深受李用粹的影响。

五、腹胁门

【原文】腹痛

大意

腹痛有三部，大腹[1]痛者，属太阴脾，当脐痛者，属少阴肾，小腹痛者，属厥阴肝及冲任大小肠。各有五贼之变，七情之发，六气之害，五运之邪。

内因

大腹痛，多食积寒邪；脐腹痛，多积热痰火；小腹痛，瘀血及溺涩。

外候

腹痛乃脾家受病，或受有形而痛，或受无形而痛。盖暴伤饮食，则胃脘先痛而后入腹，暴触怒气，则两胁先痛而后入腹。血积上焦，脾火熏蒸，则痛从腹而攻上，血积下部，胃气下陷，则痛从腹而下坠。伤于寒者，痛无间断，得热则缓。伤于热者，痛作有时，得寒则减。因饥而痛者，过饥即痛[2]，得食则止。因食而痛者，多食则痛，得便乃安。吞酸腹痛，为痰郁中焦，痞闷腹痛，为气搏中州。火痛肠内雷鸣，冲斥无定，痛处觉热，心烦口渴。虫痛肚大青筋，饥即咬啮，痛必吐水，痛定能食。气虚痛者，痛必喜按，呼吸短浅。血虚痛者，痛如芒刺[3]，牵引不宁。

腹痛分辨

痛而胀闷者多实，痛不胀闷者多虚。拒按者为实，可按者为虚。喜寒者多实，爱热者多虚。饱则甚者多实，饥即闷者多虚。脉强气粗者多实，脉虚气少者多虚。新病年壮者多实，久病年高者多虚。补而不效者多实，攻而愈剧者多虚。病在经者脉多弦，大病在脏者脉多沉微。

死候

脐下忽大痛，人中黑色者死，此中恶客忤也。

腹痛别症

肠痛痛者，腹重而痛，身皮甲错，绕脐生疮，小便如淋。疝气痛者，大腹胀，小腹急，下引睾丸，上冲而痛。痧症痛者，或大吐，或大泻，上下绞痛，厥冷转筋。阴毒痛者，爪甲青，面唇黑，厥逆呕吐，身冷欲绝。积聚痛者，有形可按。痢疾痛者，后重逼迫，至于妇人腹痛，多有关于经水胎孕者，宜先审之。

治法

凡痛多属血涩气滞，宜甘以缓之。寒宜辛温消散，热宜苦寒清解。虚宜甘温调理，实宜辛寒推荡。在上者吐之，在下者利之，随其乘侮胜复，俱以开胃调脾为主。

补法宜审

表虚痛者，阳不足也。非温经不可。里虚痛者，阴不足也，非养荣不可。上虚痛者，脾胃伤也，非调补中州不可。下虚痛者，肝肾败也，非温补命门不可。临症之顷，最宜审谛。

急救法

或用炒盐，或姜渣，或麸皮炒热，绢包熨痛处，冷则再炒再熨，以愈为度，或用吐法亦可。

用药

主以二陈汤，加香附、苏梗等。寒加肉桂、木香。热加黄连、芍药。痰加枳实、苍术。食加山楂、麦芽。血瘀加归尾、延胡索、桃仁、红花。气滞加浓朴、枳壳。虫加槟榔、使君子。气虚加人参、白术。大实大满者，以大黄、槟榔下之。大寒大虚者，以理中建中温之。血虚痛者，炮姜、芍药和之。

【注释】

[1] 大腹：大腹在脐上、胃脘下，反映脾的病变。中医之脾没有特定脏器，有学者认为是胰腺加脾脏。

[2] 因饥而痛者，过饥即痛：因为过度饥饿造成的腹痛，再次饥饿时容易引发，为十二指肠溃疡或十二指肠球炎。

[3] 血虚痛者，痛如芒刺：虚痛多喜按、隐痛；实痛多拒按、痛势剧烈。故此处血虚痛如芒刺有争议。

【按语】 腹痛是临床鉴别诊断最为复杂的症状之一，如急性或慢性胃炎、胰腺炎、胆囊病变、阑尾炎、寄生虫、泌尿系结石、附件炎、肿瘤、结缔组织病脏器损伤、功能性胃肠病、腹型癫痫、过敏性紫癜、肠道异物损伤、肠系膜淋巴结炎、肠系膜动静脉栓塞甚至罕见的正中弓状韧带综合征或主动脉病变等，从病位到病因都非常复杂。在解剖缺失后，中医在病位诊断方面明显不足，但从病因入手，区分寒热虚实病理产物，治疗也别有洞天。

第十一节 《医学心悟》选读

《医学心悟》，程钟龄撰，成书于 1732 年。

程钟龄（1662—1735 年），原字龄，亦名国彭，清代名医，安徽人。

《医学心悟》为综合性医书，共五卷。全书基本涵盖了中医理论和临床的大部分内容。卷一总述四诊八纲及汗、吐、下、和、温、清、补、消八法理论、法则及其在临床上的运用；卷二阐述《伤寒论》的理论和证治；卷三至卷五分述内、外、妇产、五官等科主要病证的辨证论治，每证分别记述病原、病状、诊断和治法。程氏认为，各家学说"合之则见其全，分之则见其偏"，故主张"兼总四家，而会通其微意，以各其用，则庶几乎其不偏耳"。

该书语言精练，分类清楚，论述简要，选方切于实用，并有经验效方，在医学门径之书中很有影响。

一、医门八法

【原文】 医门八法

论病之原，以内伤、外感四字括之。论病之情，则以寒、热、虚、实、表、里、阴、阳[1]八字统之。而论治病之方，则又以汗、和、下、消、吐、清、温、补八法尽之。盖一法之中，八法备焉。八法之中，百法备焉。病变虽多，而法归于一。此予数十年来，心领神会，历试而不谬者，尽见于八篇中矣。学人诚熟读而精思之，于以救济苍生，亦未必无小补。

论和法

伤寒在表者，可汗；在里者，可下；其在半表半里^[2]者，惟有和之一法焉。仲景用小柴胡汤加减是已。然有当和不和误人者，有不当和而和以误人者。有当和而和，而不知寒热之多寡，禀质之虚实，脏腑之燥湿，邪气之兼并以误人者，是不可不辨也。

夫病当耳聋胁痛，寒热往来之际，应用柴胡汤和解之，而或以麻黄、桂枝发表，误矣。或以大黄、芒硝攻里，则尤误矣。又或因其胸满胁痛而吐之，则亦误矣。盖病在少阳，有三禁焉，汗、吐、下是也。且非惟汗、吐、下有所当禁，即舍此三法而妄用他药，均为无益而反有害。古人有言，少阳胆为清净之府，无出入之路，只有和解一法，柴胡一方，最为切当何其所见明确，而立法精微，亦至此乎？此所谓当和而和者也。

然亦有不当和而和者，如病邪在表，未入少阳，误用柴胡，谓之引贼入门。轻则为疟，重则传入心胞，渐变神昏不语之候。亦有邪已入里，燥渴谵语诸症簇，而医者仅以柴胡汤治之，则病不解。至于内伤劳倦，内伤饮食，气虚血虚，痈肿瘀血诸证，皆令寒热往来，似疟非疟，均非柴胡汤所能去者，若不辨明证候，切实用药，而借此平稳之法，巧为藏拙，误人非浅。所谓不当和而和者此也。

然亦有当和而和，而不知寒热之多寡者何也？夫伤寒之邪，在表为寒，在里为热，在半表半里，则为寒热交界之所。然有偏于表者则寒多，偏于里者则热多，而用药须与之相称，庶阴阳和平而邪气顿解。否则寒多而益其寒，热多而助其热，药既不平，病益增剧。此非不和也，和之而不得寒热多寡之宜者也。

然又有当和而和，而不知禀质之虚实者何也？夫客邪在表，譬如贼甫入门，岂敢遽登吾堂而入吾室，必窥其堂奥空虚，乃乘隙而进。是以小柴胡用人参者，所以补正气，使正气旺则邪无所容，自然得汗而解。盖由是门入，复由是门出也。亦有表邪失汗，腠理致密，贼无出路，由此而传入少阳，热气渐盛，此不关本气之虚，故有不用人参而和解自愈者，是知病有虚实，法在变通，不可误也。

然又有当和而和，而不知脏腑之燥湿者何也？如病在少阳，而口不渴，大便如常，是津液未伤，清润之药不宜太过，而半夏、生姜皆可用也。若口大渴，大便渐结，是邪气将入于阴，津液渐少，则辛燥之药可除，而花粉、栝蒌有必用矣。所谓脏腑有燥湿之不同者此也。

然又有当和而和，而不知邪之兼并者何也？假如邪在少阳，而太阳阳明证未罢，是少阳兼表邪也，小柴胡中须加表药，仲景有柴胡加桂枝之例矣。又如邪在少阳，而兼里热，则便闭、谵语、燥渴之症生，小柴胡中须兼里药，仲景有柴胡加芒硝之例矣。又三阳合病，合目则汗，面垢、谵语、遗尿者，用白虎汤和解之。盖三阳同病必连胃腑，故以辛凉之药，内清本腑、外彻肌肤，令三经之邪一同解散，是又专以清剂为和矣。所谓邪有兼并者此也。

由是推之，有清而和者，有温而和者，有消而和者，有补而和者，有燥而和者，有润而和者，有兼表而和者，有兼攻而和者。和之义则一，而和之法变化无穷焉。知斯意者，则温热之治，瘟疫之方，时行疟，皆从此推展之，不难应手而愈矣。世人漫曰和解，而不能尽其和之法，将有增气助邪，而益其争，坚其病者，和云乎哉！

【注释】

[1]寒、热、虚、实、表、里、阴、阳：程钟龄最早提出以寒、热、表、里、虚、实、阴、阳八字统贯临床病症，继承了明代张景岳的二纲六变，开启了后来八纲辨证之法。

[2]半表半里：指《伤寒论》描述的少阳证，多认为是胆经病证，也有医家认为是三焦系统。此处少阳指三焦更符合中医理论。

【按语】少阳证，一般指太阳病恶寒发热未汗解，继而高热阳明证亦未解，逐渐发展为寒热往来、胸胁苦满、心烦喜呕等症，又称少阳胆经病证。从目前看，胆囊切除患者仍可发生少阳证，故说是胆经不甚合理。感染性疾病之初，体温上升，因为存在恶寒发热，当属太阳证。之后的平台期，高热出汗，为阳明证。如果病邪未除，正邪的局面是正气"杀敌一千自损八百"，当正气得到恢复，就有发热。若邪气再增加就有恶寒，寒热往来，而出现少阳证。治疗用小柴胡汤，既能辅助脾气之不足而降胃气，又能清热祛除病邪，符合和法之意。

但是证候是千变万化的，即便是少阳证，也有热盛寒盛之异同，故采用和法治疗时，又要与其他治法（汗、吐、下、和、温、清、消、补）相结合。程钟龄说："有清而和者，有温而和者，有消而和者，有补而和者，有燥而和者，有润而和者，有兼表而和者，有兼攻而和者。和之义则一，而和之法变化无穷焉。"

二、伤寒六经见证法

【原文】六经者，太阳、阳明、少阳、太阴、少阴[1]、厥阴也。三阳有经、有腑，三阴有传、有中。有太阳之经，即有太阳之腑，膀胱是也。有阳明之经，即有阳明之腑，胃是也。有少阳之经，即有少阳之腑，胆是也。然胆为清净之腑，无出入之路，故治法如经也。三阴有传经者，由三阳而传入三阴，此热邪也。有直中者，初起不由阳经传入，而直中三阴，此寒邪也。兹数者，乃伤寒见证之纲领也。

少阴经证

少阴经病有传、有中。今先举传经者言之，其见症也，口燥、咽干而渴，或咽痛，或下利清水、色纯青，心下硬，或下利肠垢，目不明。大、小承气汤并主之。

小承气汤

治邪传少阴，口燥咽干而渴，或目不明，宜急下之。

大黄（酒洗）三钱，浓朴一钱，枳实一钱五分。

水煎服。加芒硝三钱，即大承气汤。

甘桔汤

治少阴咽痛。

甘草（炙）三钱，桔梗三钱。

水煎服。按本方加大力子（炒研）三钱，薄荷叶五分，更效。若不瘥，对前小承气汤服。

口燥咽干而渴

问曰：口燥咽干而渴，何以属传经少阴也？答曰：少阴之脉，循喉咙，夹舌本。热邪传入少阴，消烁肾水，则真水不得上注于华池，故干燥异常，而渴之甚也。须急下之，以救肾家将涸之水。又问曰：肾气虚寒，而亦口渴者，何也？答曰：肾者，水脏也。虚故引水自救小便必色白，白者，因下焦虚有寒，不能制水，故令色白也。若传经热邪，则小便短涩而赤。且传经证，口燥咽干，舌燥唇焦，而渴之甚；肾气虚寒，则无此等热症，惟见频饮热汤以自灌而已，又或思饮冷而不能下咽，此内真寒而外假热之候，与口燥咽干而渴，相隔霄壤。

咽痛

问曰：咽痛何以属传经少阴证？答曰：咽者，少阴经脉所过之地也，热邪攻之，则咽痛。又问曰：寒证亦有咽痛，何也？答曰：寒邪直中下焦，逼其无根失守之火，发扬于上，亦令咽痛。然必有下利清谷、四肢厥冷等症，不若传经热邪，口燥咽干而渴之甚也。

下利清水

问曰：下利清水，何以是传经少阴证？答曰：邪传少阴，热气熏灼，结粪如磊石在内。所进汤水不能渗入，遂从结粪空中走出。按其腹，必硬痛，宜急下之。若直中证，下利清谷俗名漏底伤寒。设误认此证为漏底，而用热药，是抱薪救火矣。仲景云：少阴[2]证，下利清水，色纯青，心下硬痛，急下之，宜大承气汤。正谓此也。

目不明

问曰：目不明，何以是传经少阴证？答曰：目能照物，全在瞳仁。瞳仁属水，邪气熏灼则肾水枯涸，不能照物，故知目不明，属少阴热邪，宜急下之，以救肾家将绝之水。又问曰：虚证亦有目不明，何也？答曰：虚证目不明者，气弱也，血枯也。丹溪用人参膏，补气也；六味地黄汤，补血也。此皆内伤之治法。若伤寒目不明，实为热邪消烁肾水，急宜清凉攻下以救援也。如大便自利，腹无所苦，则用三黄解毒汤清之；大便不利，腹中硬痛，则用承气下之，不可缓也。

【注释】

[1]少阴：因为足少阴肾经，六经中的少阴在历史上一直被认定为肾，但按运气理论，少阴应为君火心，太阳为寒水肾。

[2]少阴：此处少阴证当有脉微细，但欲寐。这是提纲证，另加下利清水、色纯青、心下硬痛等症状。

【按语】历代医家都有把体表经络循行与六经证对等起来的思路，现在看来，其造成了中医界对六经辨证理解的混乱。张仲景对六经的理解是基于对《素问》《灵枢》《阴阳大论》等书籍的深入研究，所以他对《素问·热论》的内容进行了纠正。比如关于少阴病，虽然张仲景也提少阴肾经，但我们看到的是，少阴病提纲证是"脉微细，但欲寐"，但"脉微细"是主血脉的功能出现异常，"但欲寐"是主神志的功能出现异常，而心系主血脉、主神志，而非肾。因此，彭钟龄这段内容有待商榷，我们可尝试把少阴病恢复到刘渡舟修正的《伤寒论》体系中来，少阴病主要指少阴寒化和少阴热化两证，都与心系密切相关，而非咽喉病证。咽喉病虽然与肾相关，但主要与肺系相关。

三、咳嗽篇

【原文】咳嗽

咳嗽症，虚劳门已言之。而未详及外感诸病因，故再言之。肺体属金，譬若钟然，钟非叩不鸣。风、寒、暑、湿、燥、火，六淫之邪，自外击之则鸣，劳欲情志饮食炙煿之火，自内攻之则亦鸣。医者不去其鸣钟之具，而日磨锉其钟[1]，将钟损声嘶而鸣之者如故也。钟其能保乎？吾愿治咳者，作如是观。

大法，风寒初起，头痛鼻塞，发热恶寒而咳嗽者，用止嗽散，加荆芥、防风、苏叶、生姜以散邪。既散而咳不止，专用本方，调和肺气，或兼用人参胡桃汤，以润之。若汗多食少此脾虚也，用五味异功散[2]加桔梗，补脾土以生肺金。若中寒入里而咳者，但温其中而咳自止。若暑气伤肺，口渴、烦心、溺赤者，其症最重，用止嗽散，加黄连、黄芩、花粉以直折其火。若湿气生痰，痰涎稠黏者，用止嗽散，加半夏、茯苓、桑白皮、生姜、大枣以祛其湿。若燥火焚金，干咳无痰者，用止嗽散加栝楼、贝母、知母、柏子仁以润燥。此外感之治法也。十二经见证而加减如法，则治无不痊。经云：咳而喘息有音，甚则唾血者，属肺脏，此即风寒咳血也，止嗽散加荆芥、紫苏、赤芍、丹参。咳而两胁痛，不能转侧，属肝脏，前方加柴胡、枳壳、赤芍。咳而喉中如梗状，甚则咽肿喉痹，属心脏，前方倍桔梗，加蒡子。咳而右胁痛，阴引肩背，甚则不可以动，动则咳剧，属脾脏，前方加葛根、秦艽、郁金。咳而腰背痛，甚则咳涎者，属肾脏，前方加附子。咳而呕苦水者，属胆腑，前方加黄芩、半夏、生姜。咳而失气者，属小肠腑，前方加芍药。咳而呕，呕甚则长虫出，属胃腑，前方去甘草，加乌梅、川椒、干姜，有热佐之以黄连。咳而遗屎，属大肠腑，前方加白术、赤石脂。咳而遗溺，属膀胱腑，前方加茯苓、半夏。久咳不止，三焦受之，其证腹满不食，令人多涕唾，面目浮肿，气逆，以止嗽散，合五味异功散并用。投之对症，其效如神。

又以内伤论前症，若七情气结，郁火上冲者，用止嗽散，加香附、贝母、柴胡、黑山栀。若肾经阴虚，水衰不能制火，内热，脉细数者，宜朝用地黄丸滋肾水，午用止嗽散，去荆芥，加知母、贝母以开火郁，仍佐以葳蕤胡桃汤。若客邪混合，肺经变生虚热者，更佐以团鱼丸。若病势深沉，变为虚损，或尸虫入肺，喉痒而咳者，更佐以月华丸。若内伤饮食，口干痞闷，五更咳甚者，乃食积之火，至此时流入肺经，用止嗽散，加连翘、山楂、麦芽、卜子。若脾气虚弱，饮食不思，此气弱也，用五味异功散加桔梗。此内伤之治法也。

凡治咳嗽，贵在初起得法为善。经云：微寒微咳。咳嗽之因，属风寒者十居其九。故初治必须发散，而又不可以过散。不散则邪不去，过散则肺气必虚，皆令缠绵难愈。薛立斋云：肺有火，则风邪易入，治宜解表兼清肺火；肺气虚，则腠理不固，治宜解表兼补肺气。又云：肺属辛金，生于己土，久咳不已，必须补脾土以生肺金。此诚格致之言也。然清火之药不宜久服。无论脉之洪大滑数，数剂后，即宜舍去。但用六味丸频频服之，而兼以白蜜、胡桃润之，其咳自住。若脾肺气虚，则用五味异功散、六君子等药，补土生肺，反掌收功，为至捷也。治咳者，宜细加详审。患咳者，宜戒口慎风。毋令久咳不除变为肺痿、肺疽、虚损、痨瘵之候，慎之戒之。

止嗽散

治诸般咳嗽。

桔梗（炒）、荆芥、紫菀（蒸）、百部（蒸）、白前（蒸）各二斤，甘草（炒）十二两，陈皮（水洗去白）一斤。

共为末。每服三钱，开水调下，食后临卧服，初感风寒，生姜汤调下。

予制此药普送，只前七味，服者多效。或问：药极轻微，而取效甚广，何也？予曰：药不贵险峻，惟期中病而已，此方系予苦心揣摩而得也。盖肺体属金，畏火者也，过热则咳；金性刚燥恶冷者也，过寒亦咳。且肺为娇脏，攻击之剂既不任受，而外主皮毛，最易受邪，不行表散则邪气留连而不解。经曰：微寒微咳。寒之感也，若小寇然，启门逐之即去矣。医者不审，妄用清凉酸涩之剂，未免闭门留寇。寇欲出而无门，必至穿逾而走，则咳而见红。肺有二窍，一在鼻，一在喉。鼻窍贵开而不闭，喉窍宜闭而不开。今鼻窍不通，则喉窍将启能无虑乎？本方温润和平，不寒不热，既无攻击过当之虞，大有启门驱贼之势。是以客邪易散，肺气安宁。宜其投之有效欤？附论于此，以咨明哲。

【注释】

[1]日磨锉其钟：此处指可能伤及肺脏的治疗。治病必求于本，咳嗽声嘶本多不在肺，而在六淫或内伤之因。

[2]五味异功散：人参（切，去顶）、茯苓（去皮）、白术、陈皮（锉）、甘草各等份。上为细末。每服6克，用水150毫升，加生姜5片、大枣两枚，同煎至100毫升，空腹时温服，有健脾理气之功。主治脾胃虚弱，中焦气滞，饮食减少，大便溏薄，胸脘痞闷不舒，或呕吐泄泻。现代用于小儿消化不良属脾虚气滞者。

【按语】咳嗽一病，无论外感六淫，还是内伤饮食七情，以及病理产物痰、瘀血，归根结底都在于伤及了肺脾两脏。因脾为生痰之源，肺为贮痰之器，无论肝之木火刑金，抑或肾虚之肺肾气虚，最终均会伤及肺脾两脏。为此，程钟龄创制了针对脾肺两脏的止嗽散。该方临床应用范围相当广泛。方中桔梗归肺经，荆芥归肺、肝两经，甘草、陈皮归脾经，紫菀、白前、百部归肺经。制成散剂而非汤剂，对肠道菌群具有调节作用。其药性平和，无明显寒热偏盛，既可短期服用，也可长期服用。若寒咳，可加干姜、五味子；热咳，可加枇杷叶、鱼腥草；肾虚，可加五味子、熟地黄、山药；肝火，可加牡丹皮、栀子、柴胡。可谓进退自如。

四、眩晕篇

【原文】眩晕

眩，谓眼黑；晕者，头旋也。古称头旋眼花是也。其中有肝火内动[1]者。经云：诸风掉眩，皆属肝木是也，逍遥散主之。有湿痰壅遏者，书云：头旋眼花，非天麻、半夏不除是也，半夏白术天麻汤主之。有气虚夹痰者，书曰：清阳不升，浊阴不降，则上重下轻也，六君子汤主之。亦有肾水不足，虚火上炎者，六味汤。亦有命门火衰，真阳上泛者，八味汤。此治眩晕之大法也。予尝治大虚[2]之人，眩晕自汗，气短脉微，其间有用参数斤而愈者，有用参十数斤而愈者，有用附子二三斤者，有用白术熬膏近半石者，其所用方，总不离十全、八味、六君子等。惟时破格投剂，见者皆惊，坚守不移，闻者尽骇，及至事定功成，甫知非此不可。想因天时薄弱，人禀渐虚，至于如此。摄生者。可不知所慎欤！

加味逍遥散（俱见类中）。

半夏白术天麻汤

半夏一钱五分，天麻、茯苓、橘红各一钱，白术三钱，甘草五分。

生姜一片，大枣二枚，水煎服。

六君子汤、六味汤、八味汤（俱见类中）。

十全大补汤（见虚证）。

【注释】

［1］肝火内动：肝火内动之眩晕，应有舌红、脉弦之症，伴头胀、面红、易怒之症，治以丹栀逍遥散。

［2］大虚：指气血或脾阳严重亏虚之人，程氏采用大补之人参、附子长期使用而收效。

【按语】眩晕临床常见耳源性眩晕、血源性眩晕、心源性眩晕、颈椎性眩晕、血管源性眩晕、颅内因素造成的眩晕及眼缘性眩晕。在清代，彭氏将眩晕分为肝火内动型、痰湿型、气虚型、肾虚型等。其中，肝火内动型与血管性眩晕类似，痰湿型与耳源性眩晕（如耳石症、梅尼埃病）相似，治以半夏白术天麻汤。血源性眩晕属气虚型，即大虚或肾虚之人所见眩晕，与心源性眩晕类似，如心下壁缺血，甚至心梗患者出现眩晕，长期使用人参、附子有助于疾病恢复。中医学认为，耳源性眩晕属痰湿水饮证，痰湿水饮在中焦，治以半夏白术天麻汤或苓桂术甘汤，以利中焦水湿。

五、外科十法

【原文】刀针砭石法

凡毒有胀痛紧急，脓已成熟，无暇待灼艾火照者，即宜用刀法开之。但刀法，须在的确脓熟之时，又须要深浅合度。以左手按肿处，先看脓之成否。如按下软而不痛，肿随手起者脓已成也；按下硬而痛，或凹陷不起者，脓未成也。已成脓者可刺，未成脓者，宜姑待之。若脾气虚弱者，宜托补之。又须看其脓之深浅，以手指按下，软肉深者，其脓必深；软肉浅者，其脓亦浅。若脓浅刀深，恐伤好肉。脓深刀浅，恐脓不出而肉败，最宜斟酌。更有伏骨之疽[1]，脓腐于肉，皮色不变者，宜以刀刺入深处，放出瘀脓；或灸开大口，放出之，不得姑息因循，俾毒瓦斯越烂越深也。其小刀，须利刃，勿令病者见，恐惊彼耳。

砭法[2]，施于头面及耳前后，因其漫肿无头，急用此法，以泻其毒。取上细瓷锋，用竹箸，夹住紧扎，放锋出半分，对患处，另以箸敲之，遍刺肿处，俾紫血多出为善。刺毕，以精肉切片贴，再用鸡子清，调乳香末润之。此地不宜成脓，头肉中空，耳前后更多曲折，提脓拔毒，恒多未便，故砭法断宜早施。

【注释】

［1］附骨之疽：紧贴着骨头生长的毒疮。疽，一种毒疮。

[2]砭法：针灸疗法名。用尖石、石片或陶瓷碎片刺割或按压体表的方法，见于马王堆汉墓帛书《脉法》。《说文解字》："砭，以石刺病也。"

【按语】中医历来有外治之法，因清末解剖学发展不足，限制了中医外治法的发展。但不能否认，在清代以前，中医外治法应用广泛。程钟龄临床以内科为主，但也为外科患者诊治疖肿、痈疽等。他善于鉴别诊断，判定成脓或未成脓，进而选择相应的治疗方法。他根据外部皮肤和肉之厚度来判定脓肿的深度。如果脓肿很深，甚至靠近骨膜，则切口要大一些，而且排脓要充分。如触诊质硬，为脓未成，则不可切开排脓。他还考虑患者的情绪，不让患者看到针刀，避免患者因惊恐而不配合治疗，或造成心理负担。

头面部一般不允许有脓肿出现，因为头面部脓肿危险性很高，一旦头面部出现疖肿迹象，就要使用砭石，用尖石、石片或陶瓷碎片刺割或按压体表，以改善局部循环，加速炎症吸收，促进患者早日康复。砭石之法今天仍有传承和发展。

第十二节 《重庆堂随笔》选读

《重庆堂随笔》，王学权著，刊于1808年。

王学权（1728—1810年），字秉衡，晚号"水北老人"，清代医学家。徙居浙江盐官，后又迁至杭州。

王氏博览医学，精于医术。嘉庆丁巳年（1797年）名其堂曰重庆，戊辰年（1808年）起撰《医学随笔》一书，越两载，书未脱稿而终，享年81岁。是书后经其子王永嘉辑注，其孙（云逮）沧校定，曾孙王孟英评注付梓，定名为《重庆堂随笔》（以下简称《随笔》）。

《随笔》刊于《潜斋医学丛书十四种》之首。随其意之所到而笔之，不分门类，故曰"随笔"（王升语）。全书以随笔形式，采录医著有关内容，并结合个人临床经验予以阐论和发挥，语言浅显，切合临床实践，易于接受。

全书分上下两卷，上卷包括论六气、论虚劳、论治案、论方剂四篇，下卷为论药性、论解剖和论看法三篇。全书不仅体现了王氏的精深医道，尊古而不泥古的精神，而且反映了王氏的临证经验，尤其对伤寒、温病等独到认识。

一、论六气

【原文】《伤寒论》之中风，为《难经》五种伤寒之一，即后世之伤风是也。盖"伤"与"中"字义无殊，如云风伤卫、寒伤营是矣。后人以寒邪在表者为伤寒，寒邪入里者为中寒，遂疑伤轻而中重，然此不过分别邪之在表、在里耳。夫入里之寒，何必重于在表之邪耶？实因本阳[1]既衰，故客寒[2]得以直入。发表以取汗，是治标也，其邪不得为轻；温里以回阳，是治本也，其邪不必较重。病分标本，则本为重而重之，非邪较重而重之也。明乎此，则越人、长沙之谓风为中，即谓寒为伤之意矣。

【注释】

[1]本阳：统指人体的阳气。

［2］客寒：指外感寒邪，主要为六淫之寒。

【按语】王学权认为，"伤"与"中"字义无殊。伤寒是寒伤于外，邪客于肌表；中寒是其人阳气素虚，无以捍卫，外寒直入犯脏。寒邪伤于表，故当温散发表以取汗，客于里，自当温里回阳以破阴。"伤寒"与"中寒"之分，不过是区分邪之在表与在里。正如王学权所云："发表以取汗是治其标也，其邪不得为轻；温里以回阳是治其本也，其邪不必较重。病分标本，则本为重而重之，非邪较重而重之也。"此外，王学权指出，《伤寒论》之中风为《难经》五种伤寒之一，即后世之伤风，不可与虚风猝倒之中风相混。

二、论虚劳

【原文】虽脉大为烦劳伤阳，可用参芪术草甘温以除大热，脉迟为冷劳[1]，可用姜桂、雄附辛温以振残阳，毕竟阳伤冷劳不概见而易治，阴伤火劳[2]则甚多而难治。何也？烦劳伤阳，节其劳易，而阳气亦易复也；情欲伤阴，遂其情难，而阴液亦难充也。

【注释】

［1］冷劳：指因阳气虚损、温煦不够的一类证候。

［2］火劳：指因阴气受损、阴液失却濡润的一类证候。

【按语】虚劳属内伤杂病，自仲圣言"夫男子平人，脉大为劳，极虚亦为劳"后，后世医家论述虚劳多以阳气虚损立论。王学权则将其分为冷劳和火劳两种，并指出阳伤冷劳少见且易治，而阴伤火劳，则多见且治疗颇难。对其原因，王学权认为："烦劳伤阳，节其劳易，而阳气亦易复也；情欲伤阴，遂其情难，而阴液亦难充也。"

三、论治案

【原文】人之误于温补者为独多，究之擅用温补之药者，不但初无害人之心，且亦有活人之意。只因食古不化[1]，识证不清，虽误人之死，而不自知其非。自不知非，则自信益[2]坚，甚而著书立说，以自误者误后人。后人不察，亦误信其自信者，而贻误于世。以误传误，误无底止，而疡科[3]则尤甚焉。

【注释】

［1］食古不化：对所学知识不能充分理解、应用，如同吃了东西不能消化一样。用以比喻一味守旧而不知变通。

［2］益：更加。

［3］疡（yáng）科：疡，本义痈疮的溃烂。此处意为外科。

【按语】自古至今，临床误用、擅用、妄用温补贻误病情者多见，而不敢轻用苦寒。多数人认为，苦寒药药性猛烈，一旦误用，则罪医家。温补药多益于身心，而随意用之。然而治病审因，热病苦寒直折之品，才是对证用药，医家审病不清，温补之药也会致人死亡。

四、论看法

【原文】望闻问切名曰四诊，人皆知之。夫诊者审也，审察病情，必四者相合而可断其虚实寒热之何因也。然望者不仅望其面色也，五官、须发并宜审也，而舌本、苔色尤为至要，此古人未发之奥。王氏《准绳》、张氏《医通》、叶氏《温热论》诸书，皆须熟玩。更有诸书所未言者：淡白舌苔亦有热证，黄浓满苔[1] 亦有寒证，舌绛无津亦有痰证，当以脉证、便、溺参勘自得。若灯下看黄苔，每成白色。谚云："灯下黄金似白银"是也。白苔啖[2] 酸物，能染为黑，均不可不知。

【注释】

[1]黄浓满苔：意为舌苔黄浓。

[2]啖：食。

【按语】作者强调望诊不仅要望面色，五官、须发也要观察，舌体、苔色在望诊中更为重要。关于苔色主何病，不可过于拘泥，应结合其他病史资料综合分析、辨证，如淡白舌苔也可能有热证，黄浓满苔也可能在寒证患者出现，需要参考脉证、二便，综合体征进行判断。

第十三节 《医林改错》选读

《医林改错》，王清任著，成书于道光十年（1830年）。

王清任（1768—1831年），字勋臣，直隶玉田（今河北玉田）鸦鸿桥人。曾做过武库生，后至北京行医，是清代嘉庆至道光年间的名医。

王清任在行医过程中深感"业医诊病，当先明脏腑"，在阅读前人有关人体脏腑的论述及所绘之图后发现，"立言处处自相矛盾"。后王氏赴滦州稻地镇，正遇当地传染病流行，小儿死亡甚众，在义冢处他看到许多被狗咬过的破腹露脏的小儿尸体。后来，王氏又根据自己观察受刑处死者之内脏情况，以及向人请教所知，绘成"亲见改正脏腑图"，于是撰《医林改错》一书。

上卷内容有二，其一论述脏腑解剖，提出王氏所绘的解剖图谱和一些生理学方面的新观点。其二论述王氏三首活血化瘀方剂在临床的运用经验。下卷主要论述半身不遂、瘫痿、瘟毒证、抽风、月经及胎产病、痹证、癫狂等病证的瘀血病机及辨证治疗，意在改正古人对这些病证的认识和治疗错误。全书共收载王氏自制或改制古方而成的32首活血化瘀方剂及其临床运用经验。

一、气血合脉说

【原文】治病之要诀，在明白气血[1]，无论外感内伤，要知初病[2] 伤人何物，不能伤脏腑，不能伤筋骨，不能伤皮肉，所伤者无非气血。

【注释】

[1]气血：气血的运行及变化。

[2]初病：病邪初入。

【按语】本节论述了气血的运行及变化是治病的关键。无论外感或内伤，病邪初入首先伤及气血，而不伤及脏腑、筋骨、皮肉。因此，治病之初，首要明白气血的运行与变化。

二、心无血说

【原文】血是精汁[1]入血府所化,心乃是出入气之道路,其中无血。

【注释】

[1]精汁:泛指人身之气血津液。

【按语】本节阐述了"心无血"的观点,作者观察到宰杀后的猪、牛的心脏无血,而尸体的胸腔内有积血,便认为血府存血,心是出气入气的通道。此为错误观点。

三、方叙

【原文】伤寒、温病后头发脱落,各医书皆言伤血,不知皮里肉外,血瘀阻塞血路,新血不能养发,故发脱落。无病脱发[1],亦是血瘀。用药三付,发不脱,十付必长新发。

【注释】

[1]无病脱发:指除肾虚、血热等因素外而原因不明的脱发。

【按语】本节阐述脱发主要是由血瘀所致,瘀血阻塞血脉,导致头发失其濡养,故而脱落,当用通窍活血汤治疗。

【原文】疳病[1]初起,尿如米泔,午后潮热,日久青筋暴露,肚大坚硬,面色青黄,肌肉消瘦,皮毛憔悴[2],眼睛发眼[3]。古人以此症,在大人为劳病,在小儿为疳疾,照前症再添某病,则曰某疳。

【注释】

[1]疳(gān)病:疳,中医病证名,又称疳证、疳疾、疳积。临床上以面黄肌瘦、毛发焦枯、肚大青筋、精神萎靡为特征。

[2]皮毛憔悴:悴,原为"瘁";指皮肤与毛发干枯无泽,甚至毛发脱落,皮肤脱屑。

[3]眼睛发眼(yán):《说文》相顾视而行也,《博雅》视也。此处指小儿疳证,眼中继发白膜遮睛,视力减弱,走路时相视而行。

【按语】尿如米泔、午后潮热、憔悴消瘦等在古人看来属于疳病,辨为实热。经作者观察,实则是食积,传化不利,致肠胃损伤,而生虚热,再生瘀血。方用通窍活血汤或膈下逐瘀汤。

【原文】头痛有外感,必有发热、恶寒之表症[1],发散可愈;有积热,必舌干口渴,用承气[2]可愈;有气虚,必似痛不痛,用参芪可愈。查患头痛者,无表症,无里症,无气虚痰饮等症,忽犯忽好,百方不效,用此方一剂而愈。

【注释】

[1]表症:意为表证,下同。

[2]承气:即《伤寒论》中大承气汤、小承气汤、调胃承气汤三方的总称。

【按语】此处阐述了血府逐瘀汤证头痛的特点,头痛排除外感、积热、气虚、痰饮等症，忽犯忽好，百方不效，用血府逐瘀汤一剂而愈。

【原文】醒后出汗，名曰自汗；因出汗醒，名曰盗汗，盗散人之气血。此是千古不易[1]之定论。竟有用补气、固表、滋阴、降火，服之不效，而反加重者。不知血瘀亦令人自汗、盗汗，用血府逐瘀汤，一两付而汗止。

【注释】

[1]易：变。

【按语】此处阐述了血府逐瘀汤治疗汗证的特点。盗汗使人的气血耗散，用补气、固表、滋阴、降火之剂治疗，服用后不仅没有效果反而加重的可用血府逐瘀汤。

四、半身不遂论述

【原文】倘病不知源，方不对症，是以活人之心，遗作杀人之事，可不畏欤[1]。

【注释】

[1]欤（yú）：文言助词，表示疑问。

【按语】本句阐述了王清任对著书立说的看法，主张实事求是。他强调，"医家立言著书……必须亲治其证，屡验方法，万无一失，方可传于后人"，反对"恃才立论，病未经见，揣度立方"等主观臆想。

【原文】凡遇是症，必细心研究，审气血之荣枯[1]，辨经络之通滞，四十年来颇有所得，欲公之天下以济后人，奈不敢以管见之学[2]，驳前人之论，另立方法，自取其罪。

【注释】

[1]荣枯：这里指气血盛衰表现于外的现象。气血充盛，发肤润泽，神采奕奕，形体健壮；气血衰弱，发肤枯槁、晦暗，神倦体乏等。这句话的意思是根据外在的表现可以推测气血的盛衰。

[2]管见之学：自喻学识浅薄，有自谦的意思。

【按语】在对半身不遂的立论中，王清任提出"审气血之荣枯，辨经络之通滞"的辨证大纲，既有来自对传统中医理论继承的内容，也包含着他个人的重要发挥。他创制的补阳还五汤，至今仍对半身不遂及其相关病证的治疗起着举足轻重的作用。

【原文】总不思古人立方之本，效[1]与不效，原有两途。其方效者，必是亲治其症，屡验之方；其不效者，多半病由议论，方从揣度。

【注释】

[1]效：有效。

【按语】半身不遂一节，实际上是一篇古代中风理论的回顾性综述，回顾古人遣方用药，有的效果很好，有的收效甚微。王清任在继承前人诊治的过程中，结合自己的医疗实践发现，前人有些论述存在欠妥之处。他摆脱了当时多数医家思想保守、墨守旧说、不敢议论"古人之非"的做法，对古人的做法进行了大胆质疑和探讨，并提出了新的见解。在临床上，他时常依据叶天士总结立法、用药等经验，结合实际病情，加减变通，收效颇佳。

【原文】尝[1]治此症，初得时，并无发热恶寒、头痛身痛、目痛鼻干、寒热往来之表症。既无表症，则知半身不遂非风邪所中。

【注释】

[1]尝：曾经。

【按语】关于中风半身不遂的病因病机，历代医家仁智互见，各不相同。本节提出本病不是外感风邪。

第十四节 《类证治裁》选读

《类证治裁》清代医家林珮琴编著，初刊于咸丰元年（1851年）。

林珮琴（1772—1839年），字云和，号羲桐，江苏丹阳人，原本业儒，学有根柢，壮年中举，退而学医，声著墨艺，尤精岐黄。其沉潜《素问》《灵枢》，泛览历代医籍，穷极源流，博采众长，发挥心得，历时数十载，于1839年撰成《类证治裁》八卷四十万余言，1851年始得付梓。

是书首卷为《内景综要》，依据《黄帝内经》简明扼要地论述了脏腑、经络的生理功能与结构，为全书的理论基础。卷一至卷八论述病证，以内科杂病为主，列述中风、伤风、暑、湿、燥、疫、虚损、痨瘵、三消、泄泻等多种病证，兼有鼻口、齿舌、咽喉及肠痈等。妇科病证有经、带、胎、产、热入血室等病证。外科病证有诸疮、瘰疬、梅疮、结毒、疔毒、发背等病证。书后附卷载"生死辨"及"舌色论"。列病证一百一十有奇。每一病证无不宗经立论，发挥精义，概要地论述病因、病机、证候特点、脉象及治法方药，条贯详明，丝分缕析，取法于古而不泥于古，足见作者熟谙《素》《灵》之奥旨，临证经验之丰富。

一、中风论治选读

【原文】风为百病之长[1]，故六淫先之，以其善行数变，受之者轻为感冒，重则为伤，最重则为中，然有真中、类中[2]，中血脉经络腑脏之辨。西北高寒风劲，真气虚者，猝为所中，是名真中，经所谓中五脏六腑之俞也（真中者，风邪在表，身痛拘急，宜汗，小续命汤，或疏风散。风邪在经，口眼㖞斜，偏枯疼痛，大秦艽汤，或愈风汤。风邪入里，多滞九窍，唇缓[3]便秘，口不能言，耳聋鼻塞目瞀[4]，痰涎昏冒，宜下，三化汤或麻仁丸）。

东南卑湿酿热[5]，真阴亏者，风自内生，虚阳上冒，亦致昏仆，是为类中，实与外风无涉，经所谓阳之气以天地之疾风名之也（类中者，痰多壅塞，捣萝卜子，以温汤和饮吐之。脾虚呕痰者，六君子汤、异功散。肾虚水泛为痰者，六味丸或八味丸汤服。中气虚者，补中汤。阴虚者，补阴煎）。

【注释】

[1]风为百病之长：源于《黄帝内经》。《素问·风论》曰："风者，百病之长也，

至其变化乃生他病也。"风为六淫病邪的主要致病因素，风邪常为外邪致病的先导，且风邪袭人致病最多。

[2]真中、类中：唐宋以前医家对中风病因多从"外风"立论。元末明初医家王履首次提出"真中"与"类中"的概念。《医经溯洄集·中风辨》指出："殊不知因于风者，真中风也；因于火、因于气、因于湿者，类中风而非中风也。"现在认为，真中风为风从外来，由表入里，由皮毛至经络到脏腑；类中风为风自内发，无外感表现，常先有中风先兆症状。

[3]唇缓：病证名，与后文"口不能言"同属中风症状，即口唇迟缓，常伴舌动謇涩、言语不利。

[4]目瞀：即目昏。指视物模糊不清的表现。

[5]卑湿酿热：形容东南潮湿闷热的地理环境。卑湿，地势低下潮湿。酿热，指物品发酵时可产生热量。

【按语】本段对真中风与类中风的鉴别做了简要阐述，从不同地区气候差异角度，论述了因气候差异所导致的受邪后产生的不同后果，如西北多真中风，东南多类中风，分别阐明了两者在不同临床表现下的治法方药。

【原文】其中血脉，则口眼㖞僻。中络，则肌肤不仁。中经，则脊重不伸。中腑，则肢节废，便溺[1]阻。中脏，则舌喑吐沫。《金匮》分析既明，至《千金》引岐伯论中风，大法有四：一偏枯，半身不遂也；二风痱[2]，四肢不收也；三风懿，奄忽不知人[3]，舌强不能言也；四风痹，诸痹类风状也。

【注释】

[1]溺：通"尿"。

[2]风痱：指中风后出现偏瘫，四肢废而不用。痱，通"废"。

[3]风懿，奄忽不识人：指猝然昏倒，舌强不能言，喉中有阻塞感和痰鸣音。懿，通"癔""殪"，中风证候之一。奄忽，忽然。

【按语】本段引用《金匮要略》及《备急千金要方》，分别从病机和证型等角度对中风进行分型，进一步阐明了中风机理，对于临床诊疗具有重要意义。

二、虚损痨瘵论治选读

【原文】经言：精气夺则虚[1]。凡营虚卫虚，上损下损，不外精与气而已。精气内夺，则积虚成损，积损成劳，甚而为瘵[2]，乃精与气虚惫之极也。《素问》论五劳，谓久视伤血，久卧伤气，久坐伤肉，久立伤骨，久行伤筋。《金匮》论五劳，谓肺劳损气，心劳损神，脾劳损食，肝劳损血，肾劳损精。

越人谓自上损下者，一损肺，劳嗽。二损心，盗汗。三损胃，食减。四损肝，郁怒。五损肾，淋漏。过胃则不治[3]。自下损上者，一损肾，遗浊经闭。二损肝，胁痛。三损脾，胀泻。四损心，惊悸不寐。五损肺，喘咳。过脾则不治。诚以脾胃为精与气生化之源也，故治虚劳，以能食为主。

【注释】

[1]经言：精气夺则虚：经，指《黄帝内经》。《说文解字》："夺，手持隹失之也，引申为凡失去物之称，凡手中遗落物当作此字，今乃用脱为之。"音同"脱"，意为消耗、耗损。精气夺则虚，是指因人体正气过度亏耗导致的虚证。

[2]瘵：《说文解字》："瘵，病也。"现多指痨病。

[3]过胃则不治：胃过度虚损则病重不治。过，过度。

【按语】该段论述了精气不足是虚损痨瘵的病机，也强调了脾胃对虚损痨瘵预后的重要性，分别引用《素问》及《金匮要略》论述了五劳所伤，过犹不及。同时从脾胃为精气的关系上进行阐述，脾胃为精气生化之源，脾胃的过度虚损，导致精气生化无源，日久虚惫之极，则不治，在虚损痨瘵的疾病传变中，脾胃的生理功能是否正常极为重要。

【原文】经曰：阳虚生外寒，阴虚生内热。凡怯寒少气，自汗喘乏，食减无味，呕胀飧泄[1]，皆阳虚症也。此脾肺亏损，由忧思郁结，营卫失和，惟四君、保元、养营、归脾诸汤宜之。若怔忡盗汗，咳血吐衄[2]，淋遗崩漏，经闭骨蒸，皆阴虚症也。此心肝肾亏损，由君相火炎，精髓枯竭，惟补心、三才、六味、大造、固本诸汤宜之。又若肾中真阳虚者（右尺必弱），宜甘温益火之品，补阳以配阴（八味丸，或景岳右归饮、右归丸）。

【注释】

[1]飧泄：中医病名，完谷不化也。指大便泄泻清稀，同时含有不消化的食物残渣。

[2]衄：称鼻衄，指鼻出血。

【按语】本段从阴阳亏虚的角度阐述了疾病的病因病机、证候及方药，对于指导临床具有重要意义。

【原文】夫水为万物之元，孙真人所以云补脾不若补肾；土为万物之母，许学士所以云补肾不若补脾。然喜燥者脾，喜凉者肾。欲补肾，易伤脾；欲补脾，易伤肾。不知土为金母，金为水母。痨瘵至阳虚泄泻，宜温以补脾，然补脾须不碍肺。痨瘵至阴虚嗽热，宜润以滋肾，然滋肾须不妨脾（补脾佐以五味、杞子。滋肾佐以莲实、砂仁）。不得偏用辛温以助火（桂附之属）。亦不得偏用苦寒以戕[1]胃（知柏之属）。且虚劳以受补为可治，不受补为不治。如人参之甘温，则大热可除，乃阳生阴长之理，所谓血脱者益气，而葛可久治劳十方，用参术者七也。故曰：土旺而金生，勿拘拘[2]于保肺；水壮而火熄，勿汲汲[3]于清心。

【注释】

[1]戕：戕者，抢也。此处为戕伐、损害、伤害的意思。

[2]拘拘：《说文解字》："拘，止也。"现引申为限制、拘泥于。

[3]汲汲：形容心情急切、努力追求。

【按语】本段论述了治疗痨瘵不应局限于治疗本脏，还要善于将知识与临床相结合，根据药物的性味、阴阳及五行相互作用机制对症治疗。

三、脾胃论治选读

【原文】脾胃皆属土，脾为己土，胃为戊土，而脏腑分焉。脾为脏，胃为腑，凡脏主守，腑主通，脏阴而腑阳也。经言胃为水谷之海，饮入于胃，游溢精气，上输于脾，脾气散精，上归于肺，通调水道，下输膀胱，脾主为胃行其津液[1]者也。故胃主纳，脾主运，胃喜凉，脾喜燥，昔人每多混治，惟叶氏医案，谓脾宜升则健，胃宜降则和。太阴湿土得阳始运，阳明燥土得阴始安，以脾喜刚燥，胃喜柔润也。

【注释】

[1]脾主为胃行其津液：指胃主受纳腐熟、脾主运化升清的功能。胃主受纳和腐熟水谷，在脾的运化作用下将水谷精微、津液等物质转输至全身。《素问·奇病论》也说："夫五味入口，藏于胃，脾为之行其精气。"

【按语】本段主要论述了脾脏与胃腑的基本生理功能与特性，以及两者间的协同作用。脾胃为后天之本，脾胃的正常运行对于机体极为重要。也正是由于两者生理特性的不同，为后文更加详尽论述脾胃病证的治法及两者论治原则的差异奠定了基础。

【原文】若脾阳不亏，胃有燥火，则当用香岩[1]养胃阴之法。凡病后热伤肺胃津液，以致虚痞[2]不食，舌绛嗌[3]干，烦渴不寐，便不通爽，此九窍不和皆胃病，岂可以（芪、术、升、柴）治乎。故先生必用降胃之法，所谓胃宜降则和者，非辛开苦降，亦非苦寒下夺，以损胃气，不过甘平或甘凉濡润以养胃阴，则津液来复，使之通降而已，此即宗《内经》六腑者传化物而不藏、以通为用之理也。

【注释】

[1]香岩：为清代名医叶天士的号。他在所撰的《临证指南医案》中首创养胃阴之法。

[2]虚痞：指无物无滞的痞证。《景岳全书·杂证》："凡有邪有滞而痞者，实痞也；无物无滞而痞者，虚痞也。"虚痞除痞证所共有的心下痞满、似胀非胀等自觉症状，多伴神疲、食少、得食痞甚，按之濡软不痛，苔薄，脉细等中虚见症。

[3]嗌：咽喉。

【按语】脾脏未病，病邪单单累及胃腑，遣方用药时需注意中药的药性是否与胃腑的生理特性吻合。胃宜降则和，而芪、术、升、柴等主升发的药物切不可用。另外也不宜选用苦寒下等泻法损伤胃气，治疗上应选用滋补之法，如选用甘平或甘凉濡润等药物以养胃阴，津液来复，水趋于下，助胃腑通降。

四、三消论治选读

【原文】消分上中下三症，谓消渴、消谷、消肾也。皆水火不交、燥热伤阴所致。故经云：二阳结谓之消[1]（手阳明大肠主津，足阳明胃主液，二经燥结失润，故为消）。上消主肺，肺热化燥，渴饮无度，是为消渴，经所谓心移热于肺，传为膈消[2]也。中消主胃，胃热善饥，能食而瘦，是为消谷，经所谓瘅[3]，成为消中也。下消主肾，虚阳烁[4]阴，引水自救，溺浊如膏，精髓枯竭，是为肾消，经所谓肾热病苦渴、数饮、身热也。

【注释】

［1］二阳结谓之消：出自《素问·阴阳别论》。关于二阳的理解，目前普遍认为是指胃和大肠经。《素问·经节注解》曰"二阳为阳明大肠及胃之脉也"；《内经知要》谓"二阳，胃与大肠经也"。结，《说文解字》解释为"结，缔也，从系吉声"，又训"缔，结不解也"，意为缠绕难解。此处可理解为气血阻滞，结而不通。消，通"销"，即熔化，引申为热灼干枯，枯瘦。

［2］膈消：即鬲消，又名上消。

［3］瘅：病名，其核心病机是内热，王冰注《素问·奇病论》中"瘅谓热也"。指脾胃湿热郁结，内热熏灼所致的病证。

［4］烁：《说文解字》："烁，烁灼，光也。"通"铄"，消熔，引申为损伤。

【按语】本段内容阐述了消渴的上消、中消、下消三种分型，并从三消的角度依次分析其病位、病因病机与典型表现，如渴而多饮为上消，消谷善饥为中消，渴而数便有膏为下消。同时，消渴与大肠和胃二阳经关系密切，以阴虚燥热为基本病机。

【原文】三消之症，上轻、中重、下危。然上中不甚[1]，则不传下矣。故肾消者乃上中消之传变。肺胃之热入肾，消烁肾脂，饮一溲[2]二，溲如膏油。盖肺主气，肺病则不能管束津液，上朝咽嗌，而尽输于下，其精微亦随溲下也，且消之由于火盛者，阳消症也。亦有气血消乏而为阴消症者，如经曰：心移寒于肺，为肺消，饮一溲二，死不治。

【注释】

［1］甚：严重。

［2］溲：特指小便。

【按语】本段内容主要论述了上、中、下三消的危重程度及传变规律。上、中、下三消依次是病情由浅入深的发展过程，病先及上中二焦，上中不甚，则不传下。

【原文】消症气分渴者，喜饮冷水，宜寒凉渗剂[1]以清热。血分渴者，喜饮热茶，宜甘温峻剂[2]以和阴（须细诊脉之上下左右滑数沉细，以定其有余不足而审[3]治之）。

【注释】

［1］渗剂：《说文解字》："渗，下漉也。"引申为渗泄（小便）之意，意为引热邪从小便而出。

［2］峻剂：猛烈的药剂。

［3］审：审慎；仔细。

【按语】本段根据口渴饮水的症状，从气分、血分的角度分析消症的治法。渴饮冷水为气分证，阳热亢盛，治宜寒凉清热；渴饮热水为血分证，邪热内陷，营阴受损，治宜甘温和阴。

五、痹证论治选读

【原文】诸痹，风寒湿三气杂合，而犯其经络之阴也。风多则引注，寒多则掣痛[1]，湿多则重著，良由营卫先虚，腠理不密，风寒湿乘虚内袭，正气为邪气所阻，不能宣行，因而留滞，气血凝涩，久而成痹。或肌肉麻顽，或肢节挛急，或半体偏枯，或偏身走注疼痛，其不痛者，病久入深也。故在骨则重而不举，在血则凝而不流，在筋则屈而不伸，在肉则麻木不仁，在皮则皱揭不荣，皆痹而不痛。盖痹者，闭而不通，邪在阴分也。故经以病在阳为风，在阴为痹，阴阳俱病为风痹。

【注释】

[1]掣痛：指疼痛并伴有抽掣感。

【按语】本段详细论述了痹证的病因、病机和证候特点，说明痹证的形成与风、寒、湿等外邪侵袭密不可分，是痹证的发病原因，并阐述了风、寒、湿三邪分别在侵犯五体时的病理表现。

【原文】五脏皆有合病，久而不去者，内舍于其合[1]（经云：诸痹不已，亦溢内也[2]。风胜者易已，留皮肤者易已，留筋骨者痛久，其入脏者死。凡痹逢寒则急，逢热则纵）。故骨痹不已，复感于邪，内舍于肾；筋痹不已，复感于邪，内舍于肝；脉痹不已，复感于邪，内舍于心；血痹不已，复感于邪，内舍于脾；皮痹不已，复感于邪，内舍于肺。

【注释】

[1]合：指五脏之"合"，结合后文"内舍于肾……内舍于肝……内舍于心……内舍于脾……内舍于肺"，所谓五脏之合，即指"肾合骨、肝合筋、心合脉、脾合血、肺合皮"。

[2]诸痹不已，亦溢内也：溢，《说文解字》："溢，器满也。"引申为满、盈、充塞。指痹证不解，邪气过盛，则病邪将由表向里传变。

【按语】本段论述了痹证的传变转归。痹证日久不去，内舍于其合；痹证不已，复感于邪，易向内传变损伤五脏。

【原文】痹与痿相似，但痿属虚，痹属实。痿因血虚火盛，肺叶焦[1]而成。痹因风寒湿邪侵入而成也。痹又为中风之一，然受病各异。痹兼三气，邪为阴受，中风邪为阳受也（《尊生书》曰，阳者表与上，阴者里与下也）。痹与风痿，形症虽相似，医治之法，可相混乎？（《沈氏集说》）

【注释】

[1]肺叶焦：指肺脏被郁热长期熏灼而发生痿证的病机。《素问·痿论》云："肺热叶焦，发为痿躄。"

【按语】本段论述了痹证与痿证虽相似，但其虚实、病因病机及病理表现均不相同，故其治法也不可互相混同。

六、腹痛论治选读

【原文】人身背为阳，腹为阴。中脘属太阴，小腹左右属厥阴，脐腹正中属少阴、冲任。经论寒痛十一条，热痛一条，寒热痛二条，血虚痛一条，此泛言猝痛，而腹痛赅[1]之矣。其症有暴痛久痛，实痛虚痛，有痛在气分血分，在腑在脏，在经络之辨。

凡暴痛非热，久痛非寒；虚痛喜按，实痛拒按。痛在气分者，攻注不定；在血分者，刺痛不移。痛在腑者，脉多弦滑；在脏者，脉多沉微。初痛邪在经，久痛必入络。

【注释】

[1]赅：完备，引申为包含；包括。

【按语】本段论述了腹痛不同部位的归经、虚实、脏腑经络气血辨证及病理表现，为临床诊疗提供了良好思路。

【原文】大抵腹痛，寒淫[1]为多，热淫为少，以阴寒尤易阻塞阳气也。腹痛气滞者多，血滞者少，理气滞不宜动血，理血滞则必兼行气也。古谓痛则不通，通则不痛，故治痛大法，不外温散辛通，而其要则初用通腑，久必通络，尤宜审虚实而施治者矣。

【注释】

[1]淫：指六淫邪气。

【按语】本段论述了腹痛的常见病因，感受寒邪较热邪常见，气滞较血滞常见，阐述了腹痛的基本治疗原则，同时强调宜审虚实而施治。

七、大小肠痈论治选读

【原文】其症小腹痞肿，按之痛，小便数似淋，发热，时自汗出，复恶寒，身皮甲错[1]，腹皮急如肿状，脉迟紧者脓未成，可下之，桃仁承气汤。脉洪数者脓已成，大黄牡丹汤。脓从疮出，或有出脐者，惟大便下脓血者自愈。按小便数似淋，或小便出脓血者，为小肠痈。大便出脓血者，为大肠痈。脓从脐中出者，为盘肠痈，多不治。此症总因湿毒瘀血，结滞肠内而成。其始发热恶寒，小腹满痛，反侧不便，或腿缩难伸，即肠痈确候。

【注释】

[1]甲错：指表皮干枯皱缩或粗糙不平。《金匮要略·疮痈肠痈浸淫病》云："肠痈之为病，其身甲错，腹皮急，按之濡如肿状。"注："痈生于内，则气血为痈所夺，不能外营肌肤，故枯皱如甲错也。"

【按语】本段论述了肠痈的症状、分类、病因及确候，并从脓已成及脓未成两方面分析了适用方药。

【原文】肠痈脉候

肠痈之脉滑而数，滑则为实，数则为热；滑则为营，数则为卫；卫数下降，营滑上升；营卫相干，血为败浊[1]。《脉经》关内逢芤肠里痈。《脉诀》

【注释】

[1]营卫相干，血为败浊：指浊卫内伐入脉，或被壅遏脉中，营卫之气相互纠缠，营血将失却清纯之性，化为腐败污浊之物。

【按语】本段论述了肠痈的脉候，进而由脉候分析推断肠痈的发病机理。

八、经闭论治选读

【原文】洁古曰：经言月事不来者，胞脉[1]闭也。胞脉属于心，络于胞中，今气上迫肺，心气不得下通，故月事不来。先服降心火之剂（如芩连四物汤、三和汤去硝黄），后服局方五补丸，后以卫生汤治脾养血也。李氏论经闭有二：曰血滞血枯。如经行时余血一点未净，或外感风寒，内伤生冷，七情郁结，为痰为瘀，凝窒经络，为血滞。或经尽后，劳伤冲任，咳嗽骨蒸，火逼水涸，为血枯。血滞经闭，如当归散、元归散（以破瘀，加味）、导痰汤（以涤痰，滞去则经通）。若血枯经闭，多主伤肝。

【注释】

[1]胞脉：是指分布在子宫上的脉络，包括冲脉和任脉。胞脉的主要作用是主行经和养胞胎。

【按语】本段举两家之言论，从多角度论述闭经的病因病机及组方用药。一者从心脏论治，一者从血论治，对指导临床有重大参考价值。

【原文】脾能生血，经自行矣。有因思郁致损心血者。寇宗奭云：童男室女，积想在心，思虑过度，男则神色消散，女则月水先闭[1]。盖忧愁思虑，多伤心脾，故神衰食减。火炎烁金，肺金燥，肾水绝，木气失荣，四肢干痿，五脏传遍，死矣。能改易心志，用药扶持，宜柏子仁丸、泽兰汤。益阴制火，忌青蒿、虻虫等凉血行血。

【注释】

[1]月水先闭：月事提前不行。

【按语】本段从五脏传变的角度论治月事不行。忧愁思虑，多伤心脾，宜用药调畅情志。若日久不治，待五脏传遍则死矣。在治法上宜益阴制火，忌用凉血行血等药物。

九、舌色辨（芝本著）选读

【原文】《难经》立望闻问切四者以治病，而望而知之谓之神。《内经》辨望色之理多端，而不及舌。近世医者，看舌色，矮人看场[1]，而不明其理，惟《张氏医通》有《伤寒舌鉴》，列图、论方，而其法亦简略不备[2]，且伤寒之外，杂症未暇论及也。叶香岩先生《温热论》中兼及舌色，最为独出手眼，冠绝千古，而细筋入骨，切中病机，比之张石顽所列图论，相去天渊。

【注释】

[1]矮人看场：意思是矮个子挤在人群中看戏。比喻不了解实际情况。此处指近世医者不善于望舌色，不明白舌象表达出来的信息。

[2]备：完备。

【按语】本段先列举《难经》及《内经》，论其视诊以望神与望色，均不及望舌获取的信息多。作者遗憾于时人不重视望舌，又夸赞叶香岩先生《温热论》中对舌色的宝贵经验，强调望舌在诊疗疾病中的重要性。

【原文】凡有苔而退者，由舌尖退至中，由中退至根，若舌本干燥，服药后有津，则苔必退。亦有舌尖中根渐薄，而一齐退者。舌灰薄者易消。阴症舌灰必薄，热邪舌灰薄者邪轻，舌黑厚者邪重；舌苔渐退者，邪亦退；舌苔渐进者，邪亦进。

【按语】本段论述舌苔的进退变化与病邪之进退的关系。

十、生死辨（芝本著）选读

【原文】识死之法多端，朱文公言：气聚则生，气散则死，是为一言提要。如病者气急不续，气已散；鱼口气粗，气已散；自汗如雨，气随汗散；大吐大利，气随吐利而散；自利遗尿，呕血脱精，气亦散。气者阳也，气散则由阳而阴。

【按语】本段引用朱文公的气聚则生，气散则死，指出气在疾病发展中具有极为重要的作用。

第十五节 《医醇賸义》选读

《医醇賸义》，费伯雄著，成书于 1863 年。

费伯雄（1800—1879 年），子晋卿，号砚云子，书室名"留云山馆"。清代医家，江苏省武进县孟河人，出身于世医家庭。《医醇賸义》系其晚年所著。

全书共四卷。卷一列脉法、察舌要言、四家异同、重药轻投辨、同病各发；卷二列秋燥、火、劳伤、脑漏等；卷三列咳嗽、痰饮、结胸、痎疟等；卷四列痿、痹、胀、下利等。全书言简意赅，立论精粹，以切脉、察舌为诊法之重点，以症状为辨证的主要依据，以治法、方药为施治的主要内容。

《医醇賸义》力倡和缓醇正之风，以冀后学"一归醇正，不惑殊途"，谆谆告诫后学当于各家异处求其同，不必胶执成见，机械搬用。重视脏腑气血辨治，同时根据阴阳互根、气血互生原理，提出"救肾者，必本于阴血"；"救脾者，必本于阳气"。阐发六气病机之要，认为调营固卫应是防六气外袭的根本方法。长于裁古方而制新方，其临证时悉心审度，不拘成法，化裁古方，创制新方，且多不自秘。

在学习的过程中，我们首先应准确掌握某病证的病因病机特点、治疗要点及主要证型，抓住疾病的辨证纲领，做到前后互参，融会贯通，只有这样，才能全面掌握《医醇賸义》的主要学术思想。

一、脉法

【原文】右寸为肺，所以主气；百脉上通，呼吸所系。左寸为心，生血之经；一气一血，赖[1]以养形。天地之大用，莫先于水火；人身之至宝，不外乎气血。阴以抱阳[2]，阳以摄阴，阴阳生长，互相为根，故两寸[3]又为诸经之统领。胸中附右寸，膻中附左寸。此上以候上之义也。

【注释】

[1]赖：倚靠；依赖。

[2]阴以抱阳：抱，怀藏；拥抱。即阳依存于阴。

[3]两寸：即左、右寸脉。

【按语】本段以左寸候心、右寸候肺及气血阴阳引出两寸为诸经之统领的意义，从而得出上以候上的结论。

【原文】其在右关，脾胃属土；仓廪[1]之官，水谷之府。右外以候胃，内以候脾。土为万物之母，脾胃不败，则正气犹存，病家所以重[2]胃气也。其在左关，肝胆之部；风阳易动，不宜暴怒。左外以候肝，内以候膈。肝胆应春，所以生长，然风阳易动，亢[3]则为害，最宜善调。

【注释】

[1]仓廪：贮藏谷物的仓库。《素问·灵兰秘典论》云："脾胃者，仓廪之官，五味出焉。"

[2]重：重视。

[3]亢：极，达到最高境界。此处泛指程度过高。

【按语】本段论述右关脉以候中焦脾胃、左以候肝膈，强调脾胃功能对于正气的至关重要的作用，以及预防肝胆功能过亢损伤脾胃。

【原文】右尺命门，釜下之火；日用必需，是可补助。经谓尺外以候[1]肾，尺里以候腹。五脏惟肾有两枚，故两尺不分左右，皆属于肾。腹中则统命门，大小肠、膀胱皆在其中。究竟不分配，则混淆无主，后人无所持循[2]。今将命门归于右尺，大肠隶[3]之。命门火衰，便不能熏蒸脾土，百病从此而生，但宜善为温养，不可过燥。左尺肾水，性命之根；与右尺火，并号神门。肾归左尺，膀胱、小肠隶之。天一生水，性命之原。尺脉有神，纵有重恙[4]，犹能转吉；若两尺败坏，决无生理。

【注释】

[1]候：伺望也。引申为诊察。

[2]持循：意为遵循。

[3]隶：附属；属于。

[4]恙：疾病。

【按语】作者将命门归于右尺，肾归左尺，右尺可候大肠，左尺可候膀胱、小肠。肾水为性命之根源，强调尺脉有神对于疾病预后转归的重要性。同时认为前世医家两尺不分左右则混淆无主，不利辨病。

二、五脏七情劳伤证治及虚劳门诸方

【原文】劳者，五脏积劳也；伤者，七情受伤也。百忧感其心，万事劳其形[1]，有限之气血，消磨殆尽矣。思虑太过则心劳，言语太多则肺劳，怒郁日久则肝劳，饥饱行役则脾劳，酒色无度则肾劳。方其初起，气血尚盛，虽日日劳之，而殊不自知；迨[2]至愈劳愈虚，胃中水谷之气，一日所生之精血，不足以供一日之用，于是荣血渐耗，真气日亏，头眩耳鸣，心烦神倦，口燥咽干，食少气短，腰脚作痛，种种俱见。

【注释】

[1]百忧感其心，万事劳其形：感，使……感受；劳，使……劳累。无尽忧愁煎熬其心绪，无数琐事劳累其身体。

[2]迨：及至；等到。

【按语】本段提出五脏七情劳伤皆可致虚劳，论述了虚劳的致病机理与表现。

【原文】虚劳最重脾肾论

五脏六腑，化生气血；气血旺盛，营养脏腑。虚劳内伤，不出气血两途。治气血者，莫重于脾胃。水为天一之元，气之根在肾；土为万物之母，血之统在脾。气血旺盛，二脏健康，他脏纵有不足，气血足供挹注[1]，全体相生，诸病自已[2]。

【注释】

[1]挹注：比喻有余以补不足。

[2]已：停止，引申为治愈。

【按语】本段论述脾胃虚衰在虚损的发病及发展过程中的重要作用。肾为气之根，脾统血，气血旺盛，脾肾功能正常，则病自愈。

三、痰饮论治

【原文】盖水谷入胃，除散精之外，其势下趋[1]，由小肠而膀胱，乃气化而出，无所为饮也。惟脾有积湿，胃有蕴热，湿与热交蒸，脾胃中先有顽痰，胶黏不解，然后入胃之水遇痰而停，不能疾趋于下，日积月累，饮乃由是而成。又况嗜茶太过者，湿伤脾；嗜酒太过者，热伤胃；过嗜生冷者，寒伤脾胃；各各不同。而于是痰饮、悬饮、溢饮、支饮、留饮、伏饮，遂由浅入深，而酿成痼疾[2]矣。

【注释】

[1]下趋：趋，归向，情势向着某方向发展。即向下。

[2]痼疾：痼，久病也。指经久难治愈的病。

【按语】本段论述饮证的病因病机，因饮食偏嗜而邪气不同，由此将痰饮分为痰饮、悬饮、溢饮、支饮、留饮、伏饮。

【原文】痰饮者，水从胃出，下走肠间，辘辘有声，胸中微痞，头目作眩，桂术二陈汤主之。

桂术二陈汤（自制）

桂枝八分，白术一钱五分，广皮一钱，半夏一钱五分，茯苓三钱，枳实一钱，泽泻一钱五分，牛膝一钱五分，车前二钱，姜三片。

【按语】本段记载医家自制的痰饮临证组方：桂术二陈汤。

四、痿证论治

【原文】经又曰：治痿独取阳明。只此一节，便可知肺胃相关，诸痿起于肺，治痿重阳明之故。盖胃为水谷之腑，一身之精神气血，从此而生。其糟粕则下归小肠，其精华则上输于肺。肺受精气，然后泽沛[1]诸脏。兹以所求不得，躁急热中，肺受熏蒸，叶焦成痿，不能散精于他脏，故痿起于肺也。其独取阳明者，因胃为五脏六腑之海，所以滋养一身，又主润宗筋，宗筋主束骨而利关节也。从此悟彻，则五脏之痿，可以次第[2]区别矣。

【注释】

[1]泽沛：泽，光亮；恩惠。沛，盛大；沛若。

［2］次第：依次。

【按语】本段论述痿证与肺胃的关系，提出治痿独取阳明，诸痿起于肺，为治疗痿证提供了理论基础。

【原文】经曰：肺热叶焦，则皮毛虚弱急薄，著则生痿躄[1]也。其下又曰：所求不得，则发肺鸣，鸣则肺热叶焦。则此症全因肺阴耗散、肺气空虚所致。盖肺为主气之脏，肺伤则元气薄弱而不能下行，故足膝无力而不能任地，是肺痿即气痿也，玉华煎主之。

玉华煎（自制）

玉竹四钱，五味一钱，麦冬三钱，沙参四钱，党参四钱，茯苓二钱，白术一钱，山药三钱，川断二钱，牛膝二钱。

元米一撮，煎汤代水。猪脊髓一条，同煎。

【注释】

［1］痿躄：指四肢痿弱、足不能行。

【按语】本段论述肺痿的病因及发病机制，并自制临床组方玉华散供后世医家参考。

第十六节 《血证论》选读

《血证论》，唐宗海著，成书于清光绪十年（1884年）。

唐宗海（1856—1896年），字容川，四川彭县濛阳人，晚清著名医家，中西汇通派代表人物之一。

全书共八卷，卷一分述阴阳水火气血、男女异同、脏腑病机、脉证生死、用药宜忌、本书补救论等；卷二为血上干证治，共十四条；卷三为血外渗证治，共七条；卷四为血下泄证治，共六条；卷五为血中瘀证治，共五条；卷六为失血兼见诸证；卷七、卷八为方解，共201方。

《血证论》特点突出，旗帜鲜明，全面论述血证，理法完备，发前人之未发。其认为，"人之一身，不外阴阳，而阴阳二字，即是水火。水火二字，即是气血，水即化气，火即化血"，强调水气、火血相系相制的关系，明辨阴阳气血水火关系是调治血证的前提，故"治气即是治水，治水即是治气""滋血必用清火""治血必治气"；并提出"止血""消瘀""宁血""补血"四步治血法，"四者乃通治血证之大纲"，是后世医家临床治疗出血性疾病的重要法则；所载方药简洁实用，临证善用前人经典方剂，并在此基础上加减化裁，灵活运用，用于治疗各类出血证。

总之，本书立论独特，方药效彰，将血证之奥义、临证之方药一一发微，理足方效，弥补先前血证理论和临床诊治的空缺，对血证诊疗贡献巨大。

一、总论

【原文】阴阳水火气论

何以言火即化血哉？血色，火赤之色也。火者，心之所主，化生血液以濡周身。火为阳而生血之阴，即赖阴血以养火，故火不上炎，而血液下注，内藏于肝，寄居血海[1]，由冲任带三脉行达周身，以温养肢体。男子则血之转输无从觇验[2]，女子则血之转输月事时下。血下注于血海之中，心火随之下济，故血盛而火不亢烈，是以男子无病，而女子受胎也。如或血虚，则肝失所藏，木旺而愈动火，心失所养，火旺而益[3]伤血，是血病即火病矣。治法宜大补其血，归地[4]是也。然血由火生，补血而不清火，则火终亢而不能生血，故滋血必用清火诸药。四物汤所以用白芍，天王补心汤所以用二冬，归脾汤所以用枣仁，仲景炙甘草汤所以用二冬[5]、阿胶，皆是清水之法。

【注释】

[1]血海：中医学对血海理解各异。一指穴位，即血海穴；二指肝，因肝藏血和调节血量，故王冰注《素问·五脏生成》云："肝藏血，心行之，人动则血运于诸经，人静则血归于肝脏，何者？肝主血海故也。"三指冲脉，《证治准绳·杂病》云："冲任二脉起于胞中者……是故五脏六腑之经皆受气于冲脉，因以海名之。"本文中血海当指冲脉。《血证论·吐血篇》曰："血之归宿，在于血海，冲为血海，其脉丽于阳明。"

[2]觇（chān）验：观察验证之意。觇，窥视；观测。

[3]益：更加。

[4]归地：当归、熟地。

[5]二冬：《医学全书》改为寸冬，即麦冬。

【按语】 本段重点阐述火与血的关系。火和血为赤色，心主火而生血，故血为火所化。且火为阳，血为阴，火性上炎而血性下注，火得阴血则不上炎；血得火温，以濡养周身，故火血调和，周行于身，则男子无病，女子月事时下以受孕，是正常生理状态。但若血虚不能制火，木旺动火，则血病及火，且火旺伤血更甚，故"血病即火病"。临证治疗除以归、地等大补其血外，还应不忘清火，以防"火终亢而不能生血"，并附经典名方示明。

二、上下部出血证治

【原文】 吐血

平人之血，畅行脉络，充达肌肤，流通无滞，是谓循经[1]，谓循其经常[2]之道也。一旦不循其常，溢出于肠胃之间，随气上逆，于是吐出。盖人身之气游于血中，而出于血外，故上则出为呼吸，下则出为二便，外则出于皮毛而为汗，其气冲和[3]，则气为血之帅，血随之而营运，血为气之守，气得之而静谧[4]。气结则血凝，气虚则血脱，气迫则血走，气不止而血欲止，不可得矣。方[5]其未吐之先，血失其经常之道，或由背脊走入膈间，由膈溢入胃中。病重者其血之来，辟辟弹指，辘辘有声[6]。病之轻者，则无声响。故凡吐血，胸背必痛，是血由背脊而来，气迫之行，不得其和，故见背痛之证也。又或由两胁肋，走油膜[7]，入小肠，重则潮鸣有声，逆入于胃，以致吐出。故凡失血，复[8]多腰胁疼痛之证，此二者，来路不同，治法亦异。由背上来者，以治肺为主；由胁下来者，以治肝为主。盖肺为华盖，位在背与胸膈，血之来路，既由其界分[9]溢出，自当治肺为是。肝为统血之脏，位在胁下，血从其地而来，则又以治肝为是。然肝肺虽系血之来路，而其吐出，实则胃主之也。凡人吐痰、吐食，皆胃之咎[10]，血虽非胃所主，然同是吐证，安得不责之于胃。况血之归宿，在于血海，冲为血海，其脉丽于[11]阳明，未有冲气不逆上，而血逆上者也。仲景治血以治冲为要，冲脉丽于阳明，治阳明即治冲也。阳明之气，下行为顺，今乃逆吐，失其下行之令，急调其胃，使气顺吐止，则血不致奔脱矣。此时血之原委，不暇究治，惟以止血为第一要法。血止之后，其离经而未吐出者，是为瘀血，既与好血不相合，反与好血不相能[12]，或壅而成热，或变而为痨[13]，或结瘕[14]，或刺痛，日久变证，未可预料，必亟[15]为消除，以免后来诸患，故以消瘀为第二法。止吐消瘀之后，又恐血再潮动，则须用药安之，故以宁血为第三法。邪之所辏[16]，其正必虚，去血既多，阴无有不虚者矣。阴者阳之守，阴虚则阳无所附，久且阳随而亡，故又以补虚为收功之法。四者乃通治血证之大纲，而纲领之中，又有条目，今并详于下方云。

【注释】

[1]循经：循，古同"巡"，巡行；遵守。经，脉络。血行脉中，不溢脉外。

[2]经常：日常；平常。

[3]冲和：平和；调畅。

[4]静谧（mì）：安宁平静。

[5]方：表示时间，相当于"在""当"。

[6]辟辟弹指，辘辘有声：辟辟，象声词，如手指弹石之声，如《素问·平人气象论》："死肾脉来，发如夺索，辟辟如弹石，曰肾死。王冰注：辟辟如弹石，言促又坚也"。辘辘，象声词，此处强调出血势急而汹涌。

[7]油膜：唐宗海《伤寒论浅注补正》曾论："近人不知三焦，实有其物。焦古作应，即人身之油膜，西医名为连网，乃行水之路道。《内经》所谓三焦者，决渎之官，水道出焉。盖水之路道，全在三焦油膜之中。凡人饮水入胃，胃之通体，有微丝管，将水散出，走入油膜。"《血证论·脏腑病机论》亦见此论，推测唐氏受西医解剖学思想影响，油膜疑似大网膜可释。

[8]复：许多。

[9]界分：此指部位。境界；地界。

[10]咎（jiù）：过失；过错。

[11]丽于：属于；隶属。丽，依附；附着。

[12]相能：亲善和谐。

[13]痨：痨瘵，又称肺痨、传尸痨、尸注等，是以咳嗽、咯血、盗汗、骨蒸、逐渐羸瘦为主要症状的消耗性、传染性疾病。相当于西医学的结核性疾病。

[14]瘕：癥瘕。唐容川认为，"瘀血在经络、脏腑之间，则结为癥瘕。瘕者或聚或散，气为血滞，则聚而成形，血随气散，则没而不见"。

[15]亟（jí）：表示时间紧迫，相当于"急、赶快"。

[16]辏：通"凑"。

【按语】本段为卷二之首篇，主论吐血，重点讲述吐血的因机治法，并以吐血为引，提出著名的治血"四法"。吐血是指血由胃而来，经口呕吐而出，血色红或紫暗，常夹有食物残渣，也称为呕血，是临床上常见的危重病证。"气为血帅""血为气守"，血得气而运行，气得血而静谧。故平人其气调和，血行脉中，循常道以濡养全身。气结、气虚、气逆均可致出血性疾病，如吐血。根据临床经验，作者将吐血分为两类，分应责之肺、肝，治法亦异，后者与西医学的肝硬化食道静脉出血有相似之处。此外，因吐血由胃所出，冲脉血海隶属于阳明，冲气上逆而血随之逆上，故治吐血必治阳明。此时应急则治其标，急降胃气，使气顺吐止，血不奔脱，此即唐氏治血"四法"之第一要法"止血"。血止，必有瘀血，瘀血不除，后患不止，故以"消瘀"为第二法。血止瘀消，恐出血再犯，须药安之，此"宁血"为第三法。最后，出血必致阴虚，甚阴损及阳，故以"补虚"收效。以上"四法"不独治吐血，应推而广之，是通治血证的基本法则。其立法全面精辟，不仅对发展和完善血证理论贡献重大，对出血性疾病的治疗至今仍有重要借鉴意义。

【原文】止血

其法独取阳明，阳明之气，下行为顺，所以逆上者，以其气实故也。吐血虽属虚证，然系血虚非气虚。且初吐时，邪气最盛，正虽虚而邪则实。试思人身之血，本自潜藏，今乃大反其常，有翻天覆地之象，非实邪与之战斗，血何从而吐出哉。故不去其邪，愈伤其正，虚者益虚，实者愈实矣。况血入胃中，则胃家实[1]，虽不似伤寒证，以胃有燥屎，为胃家实，然其血积在胃，亦实象也。故必呕夺其实，釜底抽薪[2]，然后能降气止逆，仲景泻心汤[3]主之。

盖气之源在肾，水虚则气热；火之源在心，血虚则火盛。火热相搏则气实，气实则逼血妄行。此时补肾水以平气，迂阔之谈[4]也。补心血以配火，不及之治也。故惟有泻火一法，除暴安良，去其邪以存其正，方名泻心，实则泻胃，胃气下泄，则心火有所消导，而胃中之热气，亦不上壅，斯气顺而血不逆矣。且大黄一味，能推陈致新[5]，以损阳和阴，非徒下胃中之气也。即外而经脉肌肤躯壳，凡属气逆于血分之中，致血有不和处，大黄之性，亦无不达。盖其药气最盛，故能克而制之，使气之逆者，不敢不顺，既速下降之势，又无遗留之邪，今人多不敢用，惜哉。然亦有病之轻者，割鸡焉用牛刀，葛可久[6]十灰散[7]，亦可得效，义取红见黑即止之意。其妙全在大黄降气即以降血。吐血之证，属实证者十居六七，以上二方，投之立效。然亦有属虚属寒者，在吐血家，十中一二，为之医者不可不知也。虚证去血太多，其证喘促、昏愦[8]，神气不续，六脉细微虚、浮、散、数。此如刀伤出血，血尽而气亦尽，危脱之证也，独参汤救护其气，使气不脱，则血不奔矣。

【注释】

[1]胃家实：源自《伤寒论》第180条："阳明之为病，胃家实是也。"医家对"阳明""实""胃家实"的内涵解释存在一定差异。一般认为，"邪气盛则实"。"胃家实"是对阳明热证及实证病机的高度概括，如阳明邪热壅盛、燥屎内结的白虎汤证、承气汤证类等。唐容川认为，胃有积血亦属"胃家实"范畴。

[2]釜底抽薪：三十六计之一，抽去锅底下的柴火，以降低锅内温度，比喻从根本上解决问题。此指泄热以除吐血上逆之火热。

［3］仲景泻心汤：即仲景大黄黄连泻心汤。方中酒炒大黄二钱，黄连三钱，黄芩四钱。方意详见后文。

［4］迂阔之谈：出自《汉书·王吉传》："上以其言迂阔，不甚宠异也。"比喻不符合实际的空洞言论。

［5］推陈致新：此指大黄功效，首载于《神农本草经》。云："苦、寒，主下瘀血、血闭、寒热，破癥瘕积聚，留饮宿食，荡涤肠胃，推陈致新，通利水谷，调中化食，安和五脏。"

［6］葛可久：1305～1353 年，名乾孙，字可久。明代长州人。著《医学启蒙》《十二经络》《十药神书》。

［7］十灰散：源自《十药神书》。唐容川认为，十灰散"得力全在栀子之清，大黄之降，火清气降，而血自宁。余药皆行血之品，只借以向导耳，吹鼻止衄，刃伤止血，皆可用之"。

［8］昏愦：头脑昏乱，神志不清。

【按语】本段详述止血法。唐荣川认为，止血首先应明辨病因，将吐血之由分虚实两端，其中实证为主，十居六七。因吐血"所以逆上者，以其气实故也"，而"火热相搏则气实，气实则迫血妄行"。且血积胃中，亦"胃家实"也，吐血当责之阳明，故当"亟夺其实，釜底抽薪"以泻火，使火降气平而血自止，选方仲景泻心汤。泻心汤名为泻心，实则泻胃，使胃气下泄，心火有所消导，气顺而血不逆。尤发大黄之功，苦寒而气盛，既是气药，又是血药，不但泻火降逆，推陈致新，下胃之逆气，外达经脉肌肤躯壳，使逆气顺降，且止血而不留瘀，"尤为妙药"，对后世大黄药物药理的发展丰富有重要启示。唐氏重视辨证施治，临证常在此方基础上随症加减化裁。而火热轻证，杀鸡焉用牛刀，可改为十灰散，取其"红见黑即止之"之意。除属实属热者外，还认识到吐血亦有属虚属寒者，虽仅十之一二，医者不可不知。此外，虚证之中还有因失血过多、气随血脱的急危重症，与西医学之失血性休克相仿，应以人参二两浓煎，细咽，以养胃阴，安护其气。

【原文】便血

大肠者，传导之官，化物[1]出焉。谓大肠下脾胃之化物，为中宫[2]作传导之官，故呼为地道，乃宫中之出路也。其经与肺相表里，肺为清金，大肠即为燥金[3]，在五行本属一家，故诊脉者，可于肺部诊大肠焉。大肠之所以能传送者，全赖于气。气者，肺之所主，不独大肠赖肺气之传送，即小便亦赖肺气以化行，此乃肺金制节之能事，而大肠之气化金道又与之合，故治病者多治肺也。大肠位居下部，又系肾之所司。《内经》云：肾开窍于二阴，又曰：肾为胃关[4]，故必肾阴充足，则大肠腴润[5]，厥阴肝脉，又绕后阴[6]，肠与胞室，又并域而居，故肝经与肠亦相干涉[7]。是以大肠之病，有由中气虚陷，湿热下注者；有由肺经遗热[8]，传于大肠者；有由肾经阴虚，不能润肠者；有由肝经血热，渗漏入肠者，乃大肠与各脏相连之义也。但病所由来，则自各脏而生，至病已在肠，则不能复还各脏。必先治肠以去其标，后治各脏以清其源，故病愈而永不发矣。

一先血后便为近血，谓其血即聚于大肠，去[9]肛门近，故曰近血。此有两等[10]证治：一为脏毒下血，一为肠风下血。

脏毒者，肛门肿硬，疼痛流血，与痔漏相似，仲景用赤豆当归散[11]主之，取赤豆芽以疏郁，取当归以和血。赤豆性能利湿，发芽赤色，则入血分，以为排解之用。当归润滑养血，以滋大肠，则不秘结。仲景略示其端，以为治脏毒者，必须利湿热，和血脉也，非谓此二药外，别无治脏毒之法。

肠风者，肛门不肿痛，而但下血耳。脏毒下血多浊，肠风下血多清[12]。仲景书无肠风之名，然《伤寒论》云：太阳病，以火攻之，不得汗，其人必躁，到经不解，必圊血[13]。太阳病下之，脉浮滑者，必下血。两条皆谓太阳，外邪内陷而下血。又云阳明病，下血谵语者，为热入血室。《厥阴篇》云：若厥[14]而呕，胸胁烦满者，其后必便血，此即今所谓肠风下血之义。夫肠居下部，风从何而袭之哉？所以有风者，外则太阳风邪，传入阳明，协热而下血；内则厥阴肝木，虚热生风，风气煽动而血下。风为阳邪，久则变火，治火即是治风。凡治肠风下血，总以清火养血为主，火清血宁，而风自熄矣。《寿世保元》用槐角丸[15]统治之，而未明言其义。吾谓此方，荆、防治太阳阳明传入之风；乌梅、川芎治肝木内动之风，余药宁血清火，以成厥功[16]，宜其得效。

一先便后血为远血，谓其血在胃中，去肛门远，故便后始下，因名远血，即古所谓阴结下血也，黄土汤[17]主之。黄土名汤，明示此症，系中宫不守，血无所摄而下也。佐以附子者，以阳气下陷，非此不能举之。使黄芩者，以血虚则生火，故用黄芩以清之。仲景此方，原主温暖中宫，所用黄芩，乃以济附子之性，使不燥烈，免伤阴血。普明子[18]谓此症必脉细无力，唇淡口和[19]，四肢清冷，用理中汤加归、芍，或归脾汤、十全大补汤。时医多用补中益气汤，以升提之，皆黄土汤之意。凡中土不能摄血者，数方可以随用。

【注释】

[1]化物：源自《素问·灵兰秘典论》："大肠者，传道之官，变化出焉。"联系文中，化物可理解为脾胃运化，吸收饮食精微物质后的饮食糟粕。"传导"亦"传道"，王冰注曰："传道，谓传不洁之道。"

[2]中宫：脾胃。

[3]肺为清金，大肠即为燥金：《内经运气病释》云："阳明有燥金之气，有清金之气。"唐氏认为，肺与大肠皆属金，但润燥属性有别，故而有清金燥金之不同。肺之气燥而明，使肺脏保持清虚，故肺为清金；大肠传化糟粕，吸收津液，大肠之气燥而热，故大肠为燥金。

[4]肾为胃关：语出《素问·水热穴论》："肾者胃之关也，关门不利，故聚水而从其类也。"王冰注曰："关者，所以司出入也。肾主下焦，膀胱为腑，主其分注，关窍二阴，故肾气化则二阴通，二阴闭则胃填满，故云肾者胃之关也。"

[5]腴（yú）润：丰腴的流泽或丰美滋润。腴，本义肥肉，引申为丰美、富裕。《血证论·脏腑病机论》云："大肠司燥金，喜润而恶燥。"此"大肠腴润"强调肾阴充足，得以润养大肠，而使其功能正常。

[6]后阴：即肛门，因其为消化道的最下端，又称"下极"或"魄门"。

［7］干涉：关联；关系。

［8］遗热：遗，有送交、输送之意，此可做"肺遗热于大肠"。另《素问·热论》云："诸遗者，热甚而强食之，故有所遗也。"指热病余邪未清。

［9］去：距离

［10］等：种；类。

［11］赤豆当归散：见于《金匮要略》。原方取赤小豆三升（浸令芽出曝干），当归三两，上两味杵为散，浆水，服方寸匕，日三服。

［12］脏毒下血多浊，肠风下血多清：以清浊阐述脏毒与肠风便血各自出血特点。《证治要诀》明确提出："血清色鲜红者为肠风，浊而黯者为脏毒。"

［13］圊（qīng）血：便血，作"清血"，原文见《伤寒论》第114条。圊，茅厕；厕所。

［14］厥：文中出自《伤寒论》第339条，"厥"的解释见《伤寒论》第337条："凡厥者，阴阳之气不相顺接，便为厥。厥者，手足逆冷者是也。"

［15］槐角丸：分见于《太平惠民和剂局方》《寿世保元》。文中槐角丸源自后者，经唐氏稍改动，并本仲景白头翁及葛根汤之意。全方用药多清火和血，亦系通治血病的大法。

［16］厥（jué）功：他（他们）的功劳。厥，代词，相当于"其""他的"。

［17］黄土汤：出自《金匮要略》："下血，先便后血，此远血也，黄土汤主之。亦止吐、衄血。"既可滋补气血又温清并用以和之，是治疗下血崩中之总方。

［18］普明子：程国彭，字钟龄，号普明子，天都（今安徽歙县）人，清代医家，生卒年不详，约生于康熙、雍正年间人，著《医学心悟》《医中百误》等书。

［19］口和：源自《伤寒论》第304条："少阴病，得之一二日，口中和，其背恶寒者，当灸之，附子汤主之。"口中和，可理解为口无干苦燥等不适，即无热象。

【按语】本篇先后从脏腑关系、生理功能、病因病机、分类、证治方药等详述便血。便血病位在大肠。大肠为传道之官，变化出焉，与肺、脾、胃、肝、肾各脏相关联，故中气虚陷、湿热下注、肺经遗热、肾经阴虚、肝经血热均可牵及大肠而致便血，并提出治疗便血"必先治肠以去其标，后治各脏以清其源"的治疗思路。宗师《伤寒论》，将便血分近血和远血两类。近血为先血后便，病在肛门及大肠；远血为先便后血，病在胃中。根据近血是否兼肛门肿痛又分脏毒下血和肠风下血。脏毒多由湿热和血凝相合而成，治宜清热利湿，和解血脉，方选仲景赤小豆当归散；肠风下血者肛门无肿痛，与风邪致病有关，外风或内风夹热煽动而下血也，治疗当清火养血为主，槐角丸可统治之。远血多因中土下陷，血无所摄，故治疗同样宗于《伤寒论》之黄土汤，温举中宫以止血，或理中汤、归脾汤、十全大补汤及补中益气汤等方均可随用加减使用。

【原文】经血

《经》云：女子二七而天癸至，任脉[1]通，太冲脉盛，月事以时下，故能有子。天癸者，谓先天肾中之动气，化生癸水[2]。至者，谓至于胞中也。水为阳气所化，阳倡[3]而阴必随之。血者阴也，冲任主之，故应癸水。而即输血于胞中，血之应水而下，是谓以阴从阳，有如妻之从夫。冲任两脉，皆起胞中，上属阳明。阳明乃后天水谷之海，居中宫称戊土[4]。

化气取汁，变赤为血，随冲任两脉，以下合癸水，是谓戊与癸合[5]，男女皆然。男子主气，故血从水化而为精[6]。女子主血，故血从水化而为经[7]。血是男子之精，水中有血。女子之经，血中有水，故行经前后，俱有水浆可验。夫此水乃肾中冲阳之气所生，气亢则水竭，而血不濡，热证于是乎生矣。气寒则水冷，而血不运，寒证于是乎生矣。故凡调血，先须调水，调水即是调气。气生于肾，而主于肺，血生于胃，而藏于肝，以血海为肝之部分。肺金司气之制节，又为水之上源。调血调水，人当知所从事矣。故或调气中之水以滋血，或调血中之气而利水，是女子调经之法，即凡为血证之治法，学人宜鉴观之。

【注释】

[1]任脉：与冲脉同属奇经之一。任，本义统任、妊养，《素问·骨空论》王冰注："所以谓之任脉者，女子得之以妊养也。"任脉为"阴脉之海"，与女性生理生殖功能密切相关。

[2]癸水：目前学界对天癸的认识尚无一致看法。唐宗海《伤寒论浅注》云："天癸者，天一坎中之阳气。"即文中"先天肾中之动气"，而根据唐容川"气生于水而化水""水即化气"的理论，可理解癸水为天癸气化之水，即癸水为天癸的物质载体。

[3]倡：动词，倡导；带头。在此理解阴阳关系，阳动阴随。

[4]中宫称戊土：根据天干与脏腑经络的配属，丁心戊胃己脾乡，故脾胃称为戊土。中宫即居中的部分，如九宫图的中间就代表中土脾胃。

[5]戊与癸合：在天干中，前五个天干与后五个天干相合，如甲与己合，乙与庚合，丙与辛合，丁与壬合，戊与癸合，是为阴阳相合之意。

[6]精：精液。

[7]经：月经。

【按语】"女子二七而天癸至，任脉通，太冲脉盛，月事以时下，故能有子"是女性月经产生的经典条文，本段以《素问·上古天真论》为引，结合"阴阳水火气血化生"论阐述月经产生机理及病后调理治法。唐氏认为，月经是先天和后天、水火气血协调作用，充养于胞宫的结果。天癸为先天肾中动气，气化为癸水，下至胞宫，癸水为气所化属阳，血属阴，故癸水阳动必致阴血随之。而冲任起于胞中，上属阳明水谷之海，可广聚脏腑之血以藏之，因而阴血随冲任二脉下合癸水于胞宫，故月事以时下。可见月经的产生离不开脏腑气血的化生，"女子主血，血从水化而为经"。因此唐氏提出调经除调血外还应调水、调气，"调血必先调水，调水即是调气"，临证"或调气中之水以滋血，或调血中之气而利水，是女子调经之法"。

三、血中瘀证治

【原文】瘀血

吐衄便漏[1]，其血无不离经。凡系离经之血，与荣养周身之血，已暌绝[2]而不合。其已入胃中者，听[3]其吐下可也。其在经脉中，而未入于胃者，急宜用药消除，或化从小便出，或逐从大便出，务使不留，则无余邪为患。此血在身，不能加于好血，而反阻新血之化机[4]。故凡血证，总以去瘀为要。世谓血块为瘀，清血[5]非瘀；黑色为瘀，鲜血非瘀。此论不确[6]。盖血初离经，清血也，鲜血也。然既是离经之血，虽清血鲜血，亦是瘀血。离经既久，则其血变作紫血。故凡吐衄，无论清凝鲜黑，总以去瘀为先。且既有瘀血，便有瘀血之证，医者按证治之，无庸[7]畏阻。

瘀血攻心，心痛头晕，神气昏迷，不省人事。无论产妇及吐衄家，有此证者乃为危候。急降其血，而保其心，用归芎失笑散，加琥珀、朱砂、麝香治之；或归芎汤调血竭、乳香末亦佳。

瘀血乘肺，咳逆喘促，鼻起烟煤，口目黑色[8]，用参苏饮[9]保肺去瘀，此皆危急之候。凡吐血即时毙命者，多是瘀血乘肺，壅塞气道，肺虚气促者，此方最稳。若肺实气塞者，不须再补其肺，但去其瘀，使气不阻塞，斯得生矣。葶苈大枣汤加苏木、蒲黄、五灵脂、童便治之。

瘀血在经络脏腑之间，则周身作痛。以其堵塞气之往来，故滞碍而痛，所谓痛则不通也。佛手散加桃仁、红花、血竭、续断、秦艽、柴胡、竹茹、甘草，酒引；或用小柴胡加归、芍、丹皮、桃仁、荆芥，尤通治内外之瘀，方义较稳。

瘀血在上焦，或发脱不生，或骨、膊、胸、膈顽硬刺痛，目不了了[10]，通窍活血汤[11]治之。小柴胡汤加归、芍、桃仁、红花、大蓟亦治之。

瘀血在中焦，则腹痛、胁痛、腰、脐间刺痛着滞，血府逐瘀汤治之。小柴胡汤加香附、姜黄、桃仁、大黄亦治之。

瘀血在下焦，则季胁[12]、少腹胀满刺痛，大便黑色，失笑散加醋军[13]、桃仁治之。膈下逐瘀汤亦稳。

瘀血在里，则口渴，所以然者，血与气本不相离，内有瘀血，故气不得通，不能载水津上升，是以发渴，名曰血渴。瘀血去则不渴矣。四物汤加枣仁、丹皮、蒲黄、三七、花粉、云苓、枳壳、甘草。小柴胡汤加桃仁、丹皮、牛膝皆治之。温经汤以温药去瘀，乃能治积久之瘀。数方皆在酌宜而用。

瘀血在腠理，则荣卫不和，发热、恶寒。腠理在半表半里之间，为气血往来之路，瘀血在此，伤荣气则恶寒，伤卫气则恶热，是以寒热如疟之状。小柴胡汤加桃仁、红花、当归、荆芥治之。

瘀血在肌肉，则翕翕发热[14]，自汗、盗汗。肌肉为阳明所主，以阳明之燥气而瘀血相蒸郁，故其证象白虎[15]，犀角地黄汤[16]加桃仁、红花治之，血府逐瘀汤加醋炒大黄亦可治之也。

瘀血在经络脏腑之间，则结为癥瘕。瘕者或聚或散，气为血滞，则聚而成形，血随气散，则没而不见。方其既聚，宜以散气为解血之法，九气丸[17]治之。

癥者常聚不散，血多气少，气不胜血故不散。或纯是血质，或血中裹水，或血积既久，亦能化为痰水，水即气也。癥之为病，总是气与血缪缠[18]而成，须破血行气，以推除之。元恶大憝[19]，万无姑容[20]。即虚人久积，不便攻治者，亦宜攻补兼施，以求克敌。攻血质宜抵当汤、下瘀血汤[21]、代抵当丸[22]。攻痰水宜十枣汤。若水血兼攻，则宜大黄甘遂汤，或秘方化气丸。外治法，贴观音救苦膏。

瘀血在经络脏腑之间，与气相战斗，则郁蒸腐化，而变为脓。另详吐脓便脓疮脓门，兹[23]不再赘。

瘀血在经络脏腑之间，被气火煎熬，则为干血。气者，肾中之阳，阴虚阳亢，则其气上合心火。是以气盛即是火盛，瘀血凝滞，为火气所熏，则为干血。其证必见骨蒸痨热，肌肤甲错[24]，皮起面屑，名为干血痨。病至此者，十治二三，仲景大黄䗪虫丸[25]治之。盖既系干血，便与气化隔绝，非寻常行血之品所能治也。故用诸虫啮血之物，以消蚀干血。瘀血不去，新血且无生机，况是干血不去，则新血断无生理。故此时虽诸虚毕见，总以去干血为主也，如胆识不及，可以滋补之药送下此丸，亦调停之一术。

瘀血在经络脏腑之间，被风气变化，则生痨虫。气者，肾水之所化也，故气动即为湿。风者，肝阳之所生也，故风动即为热。湿蒸热煽，将瘀血变化为虫，是为痨虫。

以上二证，大便不溏泄者，尚可攻治。溏泄者，不能任药，必死。

【注释】

[1]吐衄便漏：吐血、衄血、便血、崩漏，代指出血诸症。

[2]睽（kuí）绝：此指隔绝。睽者，乖也，分离、背离的意思。

[3]听：任凭。

[4]化机：生化之机。

[5]清血：清，洁净；清澄，与"浊"相对。清血与文中"血块"相对应，指瘀血未凝成块，是具有流动性的离经之血。

[6]确：正确；对的。

[7]无庸：也作毋庸，文言副词。用不着，没有必要。

[8]鼻起烟煤，口目黑色：此处应为瘀血乘肺，肺失宣发，清浊之气升降出入失常所致的机体反应，可参西医学肺性发绀。鼻起烟煤，指鼻孔色黑如烟煤状。口目黑色，即面目茄色。

[9]参苏饮：源自《妇人大全良方》引胡氏方。方中苏木四钱秉肝木之气，色赤味咸以破血，是治肝以去肺之贼；急用人参生津，调肺以补气，使肺气一旺，则制节自行，而血不得犯之。主治吐衄产后，跌打损伤，瘀血干肺。

[10]目不了了：在此形容眼神黯淡无光。首见于《伤寒论·辨阳明病脉证并治》："寒六七日，目中不了了，睛不和，无表里证，大便难，身微热者，此为实也，急下之，宜大承气汤。"《说文解字注》："了……假借为憭悟字。"又注："憭，慧也。"方有执《伤寒论条辨》则认为："了了，犹瞭瞭也。"瞭，从目，尞声，本义指眼珠明亮。

[11]通窍活血汤：出自王清任《医林改错》，唐氏认为本方改自小调经汤。方中一干活血化瘀之品，枣、姜、葱散达升腾，使行血之品达于颠顶，彻于皮肤。麝香尤无所不到，以治颠顶胸背、皮肤孔窍中瘀血。

[12]季胁：胁的最下际，有两条短肋处。季，末；下。胁，两乳以下直到两腋窝以下两旁有骨处，统称胁。

[13]军：指中药大黄。大黄又称将军、川军。

[14]翕翕（xī xī）发热：形容热象不甚，如羽毛之拂。翕翕，如鸟羽欲张，开合不已。

　　［15］白虎：白虎汤证，白虎汤属《伤寒论》名方，主治阳明经热证和气分热证。

　　［16］犀角地黄汤：出自《外台秘要》，具有清热解毒、凉血散瘀功效，主治热入血分证。

　　［17］九气丸：源自《万病回春》九气汤。方中姜黄三钱，香附四钱，甘草二钱。通治气不和作痛。

　　［18］轇轕（jiāogé）：纵横交错；深远貌；或广大深远之意。

　　［19］元恶大憝（duì）：原指大为人所憎恶，后指元凶魁首。恶，首恶。憝，奸恶。

　　［20］姑容：姑息宽容。

　　［21］抵当汤、下瘀血汤：均出自仲景《伤寒杂病论》，均为破血下瘀之剂。

　　［22］代抵当汤：唐氏自拟方。方中山甲攻血，夜明砂为蚊被蝙蝠食后所化之粪，蚊食人血，蝙蝠食蚊，故粪能去血，啮死血。余药破下，务使瘀血不留。

　　［23］兹（zī）：现在；这里。

　　［24］肌肤甲错：内有瘀血的征象之一。形容皮肤粗糙、干燥、角化，外观皮肤呈褐色，如鳞甲状。喻昌曰："甲错者，如鳞甲错出也。"

　　［25］大黄䗪虫丸：治干血痨。旧血不去，则新血断不能生。干血痨，人皆知其极虚，而不知其补虚正是助病，非治病也，必去其干血，而后新血得生，乃望回春。干血与寻常瘀血不同，瘀血尚可以气行之，干血与气相隔，故用啮血诸虫以蚀之。

　　【按语】离经之血，即为瘀血。凡出血诸症必有离经之血，且"此血在身，不能加于好血，反而阻新血之化机，故凡血证，总以去瘀为要"。因此论治血证必明瘀血。本篇详述瘀血证治及危害。首先瘀血存在的形式多种多样，或已入胃中，或尚在经脉之中，或清血鲜血，或血凝紫黑，但凡血不循经即是瘀血。其次，瘀血留害，致病广泛。血行于脉，脉行周身，故瘀血随处可滞。瘀血在里，攻心冲肺；瘀在腠理，可致营卫不和，恶寒发热；瘀在肌肉，与阳明燥气郁蒸发热；瘀在脏腑、经络之间，或气血瘀滞周身作痛，或气聚血结为癥瘕，或郁蒸腐化成脓，或气火煎熬成干血，或风气变化生痨虫。临证治疗瘀血，应根据病情轻重缓急、血瘀部位、气血盛衰的变化随症治疗，取方常法经典，并结合个人经验，条理清晰，效显易施。其中瘀血攻心乘肺，最是危急，当急降其血或保肺祛瘀。瘀在腠理半表半里，可以小柴胡汤加减，达表和里，清达肝气，血分瘀血自解。瘀在肌肉，类白虎汤证，宜清和阳明瘀血。瘀滞脏腑经络，可根据瘀血所在上、中、下三焦部分，分而治之。癥瘕者破血行气，推而除之；瘀血日久不去，变为干血，化为痨虫等正虚邪实变证，最难将息，当攻补兼施，或以虫药蚀血，或祛瘀杀虫，并滋补相辅而行。此外，针对干血痨、痨虫难治之证，唐氏还强调脾胃的重要性，"失血虚痨，最忌泄泻，以脾胃败坏，不能任药。且少纳谷，胃气将绝故也"。因此提出"溏泄者，不能任药，必死"。

四、失血兼见诸证

【原文】卧寐

不寐[1]之证有二，一是心病，一是肝病。

心病不寐者，心藏神[2]，血虚火妄动，则神不安，烦而不寐，仲景黄连阿胶汤[3]

主之。阴虚痰扰神不安者，猪苓汤[4]治之。一清火，一利水。盖以心神不安，非痰即火，余每用朱砂安神丸加茯苓、琥珀，或用天王补心丹。

肝病不寐者，肝藏魂，人寤[5]则魂游于目，寐则魂返于肝。若阳浮于外，魂不入肝则不寐。其证并不烦躁，清睡[6]而不得寐，宜敛其阳魂，使入于肝。二加龙骨汤[7]加五味子、枣仁、阿胶治之。又或肝经有痰，扰其魂而不得寐者，温胆汤加枣仁治之。肝经有火，多梦难寐者，酸枣仁汤治之，或滑氏补肝散[8]去独活，加巴戟。四物汤加法夏、枣仁、冬虫夏草、龙骨、夜合皮[9]亦佳。

又按魂虽藏于肝，而昼游于目，目在面部，乃肺胃之所司。肺胃之气扰而不静，亦能格魂于外，使不得返也。宜生地黄、百合、麦冬、知母、枳壳、五味子、白芍、甘草、枣仁、天花粉、茯苓治之，人参清肺汤亦治之。又有虚悸恐怖不寐之证，仁熟散[10]治之。思虑终夜不寐者，归脾汤加五味治之。须参看怔忡烦悸门。

【注释】

[1]不寐：失眠。《说文解字》："寐，卧也。"段玉裁《说文解字注》释："卧也，俗所谓睡着也。"

[2]心藏神：属中医"五脏神"之一，强调心对各种精神活动的统领。《素问·宣明五气》云："心藏神，肺藏魄，肝藏魂，脾藏意，肾藏志。"王冰注："神者，精气之化成也。魄者，精气之匡佐也。魂者，神气之辅弼也。意者，记而不忘者也。志者，专意而不移者也。"

[3]黄连阿胶汤：出自《伤寒论》第303条："少阴病，得之二三日以上，心中烦，不得卧，黄连阿胶汤主之。"主治心烦不寐，大清心火，生心中之阴液以安神。

[4]猪苓汤：出自《伤寒论》第319条："少阴病，下利六七日，咳而呕渴、心烦不得眠者，猪苓汤主之。"此方专主滋阴利水，凡肾经阴虚、水泛为痰者，取阿胶润燥，滑石清热，合诸药皆滋降之品，以成其祛痰之功。痰之根源于肾，治肺者治其标，治肾者治其本。

[5]寤：睡醒。

[6]清睡：失眠而不烦躁，内心平静。

[7]二加龙骨汤：出自《外台秘要》。方用甘、枣，从中宫以运上下；姜、薇清散，使上焦之火不郁；附、芍、龙、牡温敛，使下焦之火归根。合方以温为正治，以清为反佐。主治真寒假热、虚阳上浮之证。

[8]滑氏补肝散：引自《证治准绳》。肝体阴而用阳，此方以酸甘补肝体，以辛甘补肝用，共奏补肝肾、益气血之功。

[9]夜合皮：合欢皮。

[10]仁熟散：出自《医学入门》。酒服治肝胆虚，恐畏不敢独卧，并补心以实其子，则肝胆益旺，且菊花散风以宁之，枳壳和胃以安之。

【按语】本篇论述不寐证的病机与治法。不寐即西医学的失眠，临床以入睡困难，或多梦、早醒、寐而不酣，或醒后不能再寐，甚则彻夜不眠为主要临床表现，严重影响患者的身心健康。《难经》曰："人之安卧，神归心，魄归肺，魂归肝，意归脾，志归肾，五脏各安其位而寝。"可见，脏腑功能及神志活动与睡眠关系密切。"心藏神""肝藏魂"，唐氏认为失眠主要与心、肝二脏有关，将不寐分心病不寐和肝病不寐两类。心病不寐者，主要与虚火、痰扰有关，或血虚火动，或阴虚痰扰，心神不安而失眠。肝病不寐多与肝火有关，或肝阳外浮，或痰扰肝魂，或肝血不足，虚火内生，魂不返肝而不寐。此外，唐氏也认识到肺胃气扰、心虚胆怯、思虑过重同样也会导致失眠。

第十七节 《串雅内外编》选读

《串雅内外编》，清代医家赵学敏纂辑，吴庚生补注，是中国民间走方医（亦称串医、铃医）医疗经验汇编，同时编入了赵学敏收集的众多奇方。

本书《内编》四卷，以清光绪十六年（1890 年）榆园刻本为底本；《外编》四卷，以民国初扫叶山房石印本及清抄本为底本进行整理。

赵学敏（约 1719—1805 年），字恕轩，号依吉，钱塘（今浙江杭州）人，自幼酷爱医药，特别喜欢收集各种医药书籍，采访民间治疗经验，医药知识丰富。

"串"是"顶、串"（走方医用药行话）的简称，"雅"是指将"顶、串"术经整理后由俗入雅，从而有裨医家实用。顶药多吐，串药多泻。顶、串而外，则曰截。截，绝也，使其病截然而至。按：此即古汗、吐、下三法也。

走方医周游四方、游动行医。他们走乡串户，摇铃求售，故又名为"铃医"。赵学敏在与一位很有名气的老铃医柏云交谈过程中发现其中的医技，"颇有奥理，不悖于古，而利于今，与寻常摇铃求售者迥异"。因此，他记录了柏云的口授，并且加进了自己收集到的一些民间医药知识，编为《串雅内编》四卷、《外编》四卷。

走方医的原生态内容良莠不齐，或荒诞不经，恐误导读者。因此，学习《串雅内外编》必须要对该书有清醒正确的认知。《串雅内外编》中有许多短小精悍的单方验方，需要医生不断提高个人专业素质，在保证安全的前提下予以采用。

一、串雅内编·截药内治门

【原文】治伤寒结胸

瓜蒌（槌碎）一枚，入甘草一钱，同煎服之。

食结在胸，非大黄、芒硝、枳壳、槟榔、厚朴之类所能祛逐，必得瓜蒌，始得陷之，入于脾中，尤恐其过于泄也；少加甘草以留之，且得甘草之和[1]，不至十分推荡。此变症而用变法，真胜于用正也。

【注释】

[1]和：调和诸药。

【按语】本段论述治伤寒结胸的组方及方解，同时启发读者变症应用变法。

【原文】截头风治偏正头风，百药不效[1]，一服便愈。此天下第一方也。

香白芷（炒）二两五钱，川芎（炒）、甘草（炒）、川乌头（半生半熟），以上各一两。

上药为末，每服一钱，细茶薄荷汤调下（薄荷不得过分）。

【注释】

[1]不效：没有效果。

【按语】本段论述截头风可用以治疗偏正头痛，并阐述其组方与煎服法。

【原文】截癫治失心癫狂，其效如神。

真郁金七两，明矾三两。为末，薄糊[1]如梧子大。每服五十丸，白滚汤[2]下。

有妇人癫狂十年，有人授此方。初服心胸如有物脱去，神气洒然，再服而苏。此惊忧痰血络聚心窍所致。郁金入心去恶血，明矾化顽痰故也。

【注释】

[1]糊：原本作"和"，鲍本作"糊"，义长，因改。

[2]白滚汤：又名空心白滚汤，即白开水。

【按语】本段论述截癫的主治病证，结合病案进一步说明失心癫狂的病机及组方方解。

【原文】截泻丸治一切久泻，诸药无效，服此一服自愈。

黄丹（飞过）、枯矾、黄蜡各一两，石榴皮（炒）八钱。将蜡熔化小铜杓内，再以丹、矾等三味研细末投入，和匀，乘热为丸如绿豆大，空心服[1]五丸。红痢，清茶下；白痢，姜汤下。

【注释】

[1]空心服：即空腹。

【按语】本段论述截泻丸主治一切久泻，并根据红痢、白痢选择不同汤水送服。

二、串雅内编·截药外治门

【原文】消毒散治痈疽疔毒及初生多骨疽。

大黄一两，芙蓉叶（晒干为末）一两，麝香、冰片各三分，五倍子一两，藤黄三钱，生矾三钱。

上药为末，米醋调成如厚糊，涂于多骨疽之四周，中留一穴如豆大，以醋用鹅翎不时扫之，一日夜即内消。若不扫之，虽涂亦无益。其余痈疔，亦以此药敷之，极神效。

庚生按：多骨疽属阴者多，初起往往不疼不痛。此方只宜于痈疔等阳毒，但不可施之阴症，似于多骨疽不甚相宜。

【按语】本段论述消毒散的适应证，注意用药涂敷方法，需以醋扫之。本方只可用于治疗痈疔等阳毒。

【原文】生肌散一名海龙粉。

龙骨、血竭、红粉霜[1]、乳香、没药、海螵蛸、赤石脂各一分，嫩石膏二分。

上药研细末，敷上极效。大凡生肌散内，要配红粉霜。若要去腐肉，每一两配入粉霜三分、五分；如治下疳[2]等疮，每两配一二分。

【注释】

[1]粉霜：水银一两，火消（晒干）一两，明矾（煅枯为末）一两。

[2]下疳：指发生在男女阴部的早期梅疮。

【按语】本段论述生肌散的组方，多需配粉霜，以达到祛腐肉及治下疳的目的。

【原文】醉仙散治疠风[1]。

胡麻仁、牛蒡子、蔓荆子、枸杞子各[2]炒黑色、防风、瓜蒌根、白蒺藜、苦参各五钱。

上药为末，每药重一两五钱，入轻粉二钱拌匀。少壮用二钱，空心，每日卯、午、戌三时服三次，清茶调服；五日后，间日服之。如牙缝内出臭涎水，浑身觉酸疼，昏闷如醉，药力已到，以利下臭屎为度。须视病人之大小、虚实，量为加减与之。症候重而急者，须先以再造散下之，候稍补养得方，再服此药。忌盐、酱、醋、猪羊肉、鱼腥、花椒、水果、煨烧炙煿及茄子等物。日以淡粥熟煮时菜食之；或用乌梢、菜花蛇用淡酒煮熟，食之以助力亦可也。

【注释】

[1]疠风：病名，即麻风。因感触暴疠风毒，邪滞肌肤，久而发作。《素问·风论》："疠者，有荣气热胕，其气不清，故使其鼻柱坏而色败，皮肤疡溃。风寒客于脉而不去，名曰疠风。"

[2]各：原脱，据鲍本补。

【按语】该段论述治疠风之醉仙散，方药须视病人之大小、虚实酌量加减，并提出治疗过程中可佐以食物增加药效。

【原文】七制松香膏治湿气第一神方。

松香（第一次姜汁煮，第[1]二次葱汁煮，第三次白凤仙汁煮，第四次烧酒煮，第五次闹羊花煮，第六次商陆根汁煮，第七次红醋煮，听用）三斤，桐油三斤，川乌、草乌、白芥子、蓖麻子、干姜、官桂、苍术各四两，血余八两。

将川乌等共入加桐油，熬至药枯发消，滴水成珠，滤去滓，入牛皮膏四两，烊化，用前制过松香渐渐加入收之，离火，加樟脑一两，好麝香三钱，用厚纸摊之，贴患处。

【注释】

[1]第：自二次始，原本均无"第"字，鲍本有，据补。

【按语】本段论述七制松香散的制法，用于祛除湿气。

三、串雅内编·单方内治门

【原文】金粟丸治久嗽暴嗽。

叶子雄黄一两研末，用以纸筋涂小盒子一个，盛药[1]，泥固济[2]令干，水调，赤石脂封口，更以泥封待干。架在地上，用炭火十斤簇煅，候火消三分之一，去火待冷，取出如镜面光明红色，在瓷钵内细研，蒸饼丸如米大。每服三丸或五丸，以甘草汤吞服之，服后稍睡，良久即愈。

庚生按：此方似太猛峻，用时须审病人虚实为妥。予尝以一方治久嗽颇效，方附后：香橼一枚，去核切片，以清酒同捣烂，入砂罐，文火徐徐煮之，自黄昏至五更为度。用蜜拌匀，唤醒病人，嘱其用匙挑服，服毕再睡片时，一次即愈。

【注释】

[1]叶子……盛药：内"叶子""以纸筋涂小盒子一个，盛药"，原无，据鲍本补。

[2]济：帮助。

【按语】本段论述金粟丸的炮制及服用法。

【原文】仙传膏专治血症。

剪草一斤，洗净晒干，为末，入生蜜二斤，和为膏，以器盛之，不得犯铁器。每日蒸晒一次，九蒸九晒乃止。病人于五更时面东坐，不得语言，以匙抄药四匙食之，良久以稀粟米饮压之。药只宜冷服，米饮亦勿大热。服后或吐或呕，均不妨。久病损肺咯血，只一服即愈。寻常嗽血妄行，每服一匙可也。此药绝妙。

【按语】本段论述仙剪草专治血证，阐明其煎服法，强调方宜冷服。

【原文】白虎历节风感风湿而成。遍身掣肘疼痛，足不能履地二三年，百药不效，身体羸瘦。

木通二两，切细，取长流水煎汁。服之后一时许，周身发痒，或发红点。勿惧，上下出汗即愈。

【按语】本段论述木通治疗风湿感邪之症。

四、串雅外编·禁方禁药门

【原文】截疟

端午七姓人家粽尖、独囊蒜七枚，雄黄三钱，巴霜一钱去油，捣为末，小丸，独用朱砂为衣。临发日，未来时，棉裹塞鼻孔中，男左女右。过夜即止，去药；或用膏药些须[1]贴眉心，止即去之。

【注释】

[1]些须：一点儿；不多。

【按语】本段论述疟疾将发未发时的外治措施，制丸塞鼻孔或膏药贴眉心，以观后效。

【原文】辟水毒[1]

蛇莓根捣末服之，并导下部，亦可饮汁一二升。夏月欲入水，先以少许投中流，更无所畏，又辟射工[2]。家中以器贮水浴身，亦宜投少许（蛇莓地引细蔓，节节生根，每枝三叶，叶有齿刻，四五月间开小黄花，五出，结实鲜红，状似覆盆子，而面与蒂不同）。

【注释】

[1]水毒：病证名，见于《小儿卫生总微论方》。指患疮疡，水入疮中，局部疼痛、水肿，甚或全身发肿。常见于幼儿、抵抗力差的群体。

[2]射工：传说的毒虫名。

【按语】本段论述患水毒时可服蛇莓根汁水，亦可投入水中沐身，以清热泻火，解毒消肿。

五、串雅外编·药外针法门

【原文】猢狲痨

小儿有此症，求食不止，终夜不睡。用针刺两手面中三指中节能曲处，周岁者用中号针，六七岁用大号针。刺进半分许，遇骨微位即拔出，不可误针筋上。若痨甚无水，刺数日方有白水；不甚者，即有白浆。刺数日，随有血。一指有血，一指不刺；二指有血，停此二指不刺；若六指俱有血，病痊，不复刺矣。凡刺，须隔一日，俟[1]天晴，雨则无益。刺后即得睡，减贪馋，忌枣、栗、干甜果物，食则复发。如初刺有血，非此症矣。

【注释】

[1]俟（sì）：等待。

【按语】本段论述针刺诊断猢狲痨，但需注意的是，此法只能验病之轻重，无法去疾，须另求方药施治。

【原文】百发神针治偏、正头风，漏肩，鹤膝，寒湿气，半身不遂，手足瘫痪，痞块，腰痛，小肠疝气，痈疽发背，对口发、痰核初起不破烂，俱可用针，按穴针之，真神妙百中。

乳香、没药、生川附子、血竭、川乌、草乌、檀香末、降香末、大贝母、麝香各三钱，母丁香四十九粒，净蕲艾绵一两或二两，作针。

庚生按：作针之法，必以纸卷药末及艾绒如炮竹式，外以乌金纸盖，用鸡蛋清涂封，晒干，燃火隔布针熨。

【按语】本段论述百发神针，患者出现文中多种病证时，可以方调药，按穴针之，配合所述针法有较好疗效。

第三部分　中医外科

第一节　《外科理例》选读

《外科理例》，汪机著，成书于 1519 年。

汪机（1463—1539 年），字省之，别号石山，安徽祁门人。生平著作较多。

《外科理例》共七卷。卷一为总论，卷二为处方与杂论，卷三至卷七及补遗为各论，共计 154 门，后附方一卷，共 265 首。本书的特点是重视外科理论，认为"古人所论治，无非理也"，故书名《外科理例》。书中除了个人发挥之外，大部分内容系引自薛己、李东垣、朱丹溪、陈自明等医家的论述。

外科病证论治

（一）前序

【原文】外科者，以其痈疽疮疡皆见于外[1]，故以外科名之。然外科必本于内[2]，知乎内以求乎外[3]，其如视诸掌乎[4]。经曰：膏粱之变，足生大疔，由膏粱蕴毒于内而生也。又曰：营气不从，逆于肉理，乃生痈肿。是痈肿由荣气逆于肉理之内而生也。有诸中[5]然后形诸外，治外遗内，所谓不揣其本而齐其末[6]，殆必己误于人，己尚不知；人误于己，人亦不悟……

【注释】

[1]外：这里指人体的外部。

[2]内：这里指人体的脏腑。

[3]外：这里指人体外部的病灶。

[4]其如视诸掌乎：意同了如指掌。

[5]中：同内，指内在的脏腑。

[6]不揣其本而齐其末：即舍本求末的意思。

【按语】人体的四肢及躯壳由皮、肉、筋、骨组成，通过经络、气血，与内脏保持着密切联系。汪机认为，外科疾病的发生与内脏有关，故不可孤立地看待体外的局部病灶；外科疾病的治疗要内外并重，不可舍本求末。这种整体观念也是中医外科治病的特点之一。

（二）诸虫伤一百四十四

【原文】治蛇入七窍，急以艾灸蛇尾。又法以刀破蛇尾少许，入花椒七粒，蛇自出。即用雄黄、朱砂末煎入人参汤调灌之，内毒即解。山居人被蛇伤，急用溺洗患处，拭干，以艾灸之，大效。又方大头独蒜切片置患处，以艾于蒜上灸之，每三壮换蒜，效。

（三）伤损脉法一百二十五附破伤风

【原文】夫破伤风症，须分表里，别虚实，不可一概治之……大法：破伤中风，风热燥甚，怫郁在表……宜辛热治风之药……若表不已，渐伤入里……宜以退风热开结滞之寒药调之……若里热已甚，而舌强口噤，项背反张，惊搐惕搦，涎唾涸枯，胸腹满塞，而或便溺秘结……法宜除风散结寒药下之，后以退风热、开郁滞之寒药调之。

（四）脱疽

【原文】疔生手足指，或足溃而自脱，故名脱疽。大抵此症，皆由膏粱厚味，或房劳太过、丹石补药所致。其发于指，微赤而痛可治。治之不愈，急斩去之，庶可保，否则不治。

一人年逾四十，左足大指赤肿焮痛，此脾经积毒下注而然，名曰脱疽。喜色赤而肿，以人参败毒散去人参、桔梗，加金银花、白芷、大黄，二剂；更以瓜蒌、金银花、甘草节，四剂顿退；再以十宣散去桔梗、桂枝，加金银花、防己数剂愈。

一人足指患之大痛，色赤而肿，隔蒜灸之痛止。以人参败毒散去桔梗，加金银花、白芷、大黄而溃，更以仙方活命饮而痊。

第二节　《外科正宗》选读

《外科正宗》，陈实功著，成书于1617年。

陈实功（1555—1636年），字毓仁，号若虚，江苏通州（现江苏省南通市）人。明代很多外科著作以选辑前人论述为主，内容上陈陈相因。而陈氏则在前人学术理论的基础上，结合40多年的临床经验，用自己的语言而写成此书。

全书共四卷。卷一总论，系统阐述病因、病理、辨证、治疗、预后、护理与处方；卷二至卷四为各论，介绍了120多种外伤科病证，每个病证除论述病因病理、症状和治疗外，还附列"看法""治法""治验""主治方""应用方"等项，以"列症详、论治精"而不同于众。

本书不但编写科学，而且内容系统、全面，不愧为"正宗"。清代一些外科名著，如《外科大成》《医宗金鉴·外科心法要诀》等皆以此为蓝本编写。后人称此为正宗派，是外科学术上的一个传统流派。

陈氏从临床实际出发，纠正了以往过分强调整体观念、重视内治而略于外治的偏见。书中不但介绍了体表的一些刀针手术，在外治法中还突出介绍了各种各样的腐蚀疗法，如立马回疔丹、三品一条枪、化腐紫霞膏、白灵药、冰狮散等，富有特色。因此，《外科正宗》是实用价值较高的一部外科文献。

一、疮疡论治

（一）痈疽治法总论

【原文】痈疽发背[1]怎生医，不论阴阳先灸[2]之。不痛灸至痛[3]，痛灸不痛时内服蟾酥丸[4]一服，外将神火照三枝[5]用膏贴顶上，敷药四边围。气盛兮，顶自高而凸起；血盛兮，根脚束而无疑。高肿者忌用攻利之药以伤元气。平塌漫者宜投补托之剂以益其虚。内热甚者量加消毒之剂，便秘燥者必须通利相宜，使脏腑得宣通，俾气血自流利。十日之间疮尚坚，必用铍针当头点破。半月之后脓亦少，须将药筒[6]对顶拔提。有脓血之交黏，必腐肉之易脱。且如斯时，内有脓而不得外发者，以针钩向正面钩起顽肉，用刀剪当原顶剪开寸余，使脓管得流通，庶疮头无闭塞。频将汤洗，切忌风吹。又关节[7]在斯时，变生出于此候。治当大补，得全收敛之功。切忌寒凉，致取变生之局。盖疮全赖脾土[8]，调理必须端详。冬要温床暖室，夏宜净几明窗，饮食何须戒口，冷硬腻物休餐。痈疽虽属外科，用药即同内伤。脉虚病虚，首尾必行补法；表实里实，临时暂用攻方。病要论久新，要法在于宽治猛治。用药必求标本，功莫别于先医后医。若一概之攻补，恐两途之误用。又说阳变为阴，内外被寒凉克伐；岂期阴变为阳，首尾得辛热扶装。病分真似，理究阴阳。既有针工[9]之异说，岂无线药[10]之品详。汤散丸丹，要在发而必中。神圣功巧，诚为学者机关[11]。至于千方百症，难将说尽短长。治在活法，贵在审详；用之必得其当，医斯可以称良。词虽近于粗鄙，可为后学提纲。

【注释】

[1]痈疽发背：泛指化脓性疾病而言。

[2]灸：通常使用隔蒜灸。作用为拔引郁毒，通透疮窍。

[3]不痛灸至痛，痛灸不痛时：初灸觉痛，以不痛似痒为止；初灸不痛，以知痛痒为住。

[4]蟾酥丸：蟾酥、轻粉、枯矾、寒水石、铜绿、乳香、没药、胆矾、麝香、雄黄、蜗牛、朱砂，共捣为丸。

[5]神火照三枝：即神灯照法。将雄黄、朱砂、血竭、没药、麝香研末，用棉纸裹药为撚，麻油浸透，燃着，离疮半寸，自外而内熏之，连用三枝，能使疮毒随火解散。

[6]药筒：即将竹筒放在羌活、独活、紫苏、艾叶、菖蒲、甘草、白芷、葱等药物的汤内煎煮，乘热将竹筒放在已切开的脓肿切口处，将脓拔出。今用拔火罐的方法代替。

[7]关节：即关键的意思。

[8]盖疮全赖脾土：脾主肌肉，疮乃肌肉之病，故疮与脾有着密切的关系。

[9]针工：指刀针手术。

[10]线药：一种是蟾酥丸药条、三品一条枪、白降丹药条之类，有拔核及腐蚀作用。一种是用桑皮纸撚成条，粘上升丹、九一丹之类的药线，作脓腔引流用。

[11]机关：即窍门、秘诀的意思。

【按语】此篇总论为陈氏治疗化脓性疾病的医疗护理常规。在局部处理方面，按照疾病的发展过程，用艾条、火熏、贴膏、围敷、切开、扩创、引流、汤洗、生肌等法处理。在全身治疗上以八纲辨证为主，分别运用解表、通里、清凉、补托等法。在护理上重视病房卫生、适应气候、饮食宜忌等方面。处理方法全面而具体，充分体现了全身与局部并重、药物与手术并重、医疗与护理并重的特点。

（二）伤寒发颐第四十

【原文】伤寒发颐亦名汗毒……初起身热口渴者，用柴胡葛根汤清热解毒；患上红色热甚者，如意金黄散敷之。初起身凉不渴者，牛蒡甘桔汤散之；患上微热不红疼痛者，冲和膏和之；肿深不退欲作脓者，托里消毒散；已溃气血虚弱食少者，补中益气汤。以此治之，未成者消，已成者溃，已溃者敛，亦为平常黄道之法也，用之最稳。

（三）流注论第二十五·流注看法

【原文】初起漫肿，皮色光亮，微热微疼，筋骨不欠强者为顺。已成身体微热，饮食有味，疼痛有时，肿生红色者顺。已溃脓稠而黄，肿消痛止，身体轻便，起坐如常者顺。溃后内肉易生，脓水易止，精神易复，脓口易合者顺。

初起身体发热，脉细而数，皮色微肿，痛彻筋骨者险。已成饮食少思，口干作渴，身体疼痛，四肢沉重者险。已溃脓水清稀，肿仍不消，虚热不退，疼痛不减者逆。溃后脓秽不止，肌肤瘦削，饮食不餐，发热皮粗者死。

（四）附骨疽第二十七·附骨疽治验

【原文】一男子右腿肿痛两月余。予曰：脓已成久，何不开之？彼曰：二老医同治，俱称内消无法，其脓不知真否？此当再请二老决之。又曰：此必无脓。但患者昏沉不醒，命在危笃。予强开之，出脓盆许，以独参汤连进两服而苏，后以十全大补汤调理百日外而安。

（五）疔疮论第十七·疔疮治验

【原文】一年少妇颧下生疔，疙瘩作痒，予欲针之，彼家不信，辞后自灸。次日，四边渐肿，疮渐软陷，又三日，头面大肿，复请治之。予观原疮灸上已结黑靥，干陷无脓，此毒气内陷，外肉已死，又面目浮肿光亮，发热形状不堪，此正气衰而邪气实也。虽治亦不效，后必终死。彼家方悔自误之说，后延半月，果然归寝。

二、皮肤病论治

（一）疥疮论第七十三

【原文】夫疥者，微芒之疾也。发之令人搔手不闲……外以绣球丸搽……
绣球丸：獐冰、轻粉、川椒、枯矾、水银、雄黄各二钱，枫子肉一百枚（另碾）。
以上共为细末，同大枫子肉再碾和匀；加柏油一两化开，和药搅匀，作丸圆眼大，于疮上搽之。

（二）漆疮第八十六

【原文】宜韭菜汁调三白散涂之……忌浴热水，兼戒口味，不然变为顽风、癣、癞，愈而又发者多矣。
三白散：杭粉一两，石膏三钱，轻粉五钱，各为末，韭菜汁调敷，纸盖，如无菜汁，凉水调敷。

（三）奶癣一百五

【原文】以文蛤散治之。

文蛤散：文蛤四两，点红川椒二两，轻粉五钱。先将文蛤打成细块，锅内炒黄色，次下川椒同炒，黑色烟起为度，入罐内封口存性，次日入轻粉，碾为细末，罐收贮；香油调搽，奶母戒口为妙。

（四）肺风粉刺酒皶鼻第八十一

【原文】肺风、粉刺、酒皶鼻三名同种……所谓有诸内、形诸外，宜真君妙贴散加白附子敷之，内服枇杷叶丸、黄芩清肺饮。

枇杷叶丸：枇杷叶（去毛刺）八两，黄芩（酒炒）四两，甘草一两，天花粉四两。共为末，新安酒跌丸桐子大，每服一钱五分，食后并临睡白滚汤，茶汤俱可送下，忌火酒、煎炒。

黄芩清肺饮：川芎、当归、赤芍、防风、生地、干葛、天花粉、连翘、红花各一钱，黄芩二钱，薄荷五分。水二盅，煎八分，食后服，用酒一杯过口。

真君妙贴散：明净硫黄（为末）十斤，荞面、白面各五斤。共一处，用清水微拌，干湿得宜，木箱内晒成面片，单纸包裹，风中阴干收用。临时再研极细，用新汲水调敷。

第三节　《外科证治全生集》选读

《外科全生集》，又名《外科证治全生集》，王维德著，刊丁乾隆五年（1740年）。

王维德（1669—1749年），宇洪绪，又字林洪、澹然，号林屋山人、定定子，人称林屋先生，江苏吴县人。自幼承继祖业，集四代外科经验。此书的特点是以阴阳辨证法则，将常见的外科疾病根据局部表现分为阴阳两大类，并用自创的阳和汤、阳和丸、小金丹、醒消丸、犀黄丸等方药治疗，独树一帜，后世称为全生派。

王氏强调局部阴阳辨证，主张"以消为贵"；反对辨经络，不赞成用托法，轻视刀针手术与腐蚀药。后世对本书的学术观点评、批很多。但书出版后，因易学、易懂、易于掌握，而翻刻最多，流传最广，影响很大。

外科病证论治

（一）自序

【原文】明刘诚意伯言，药不对症，枉死者多。余曾祖若谷公秘集云：痈疽无一死症，而诸书所载，患生何处，病属何经，故治乳岩用羚羊、犀角。治横痃[1]而用生地、防己。治瘰疬、恶核而用夏枯、连翘，概不论阴虚阳虚，惟多用引经之药，以致乳岩、横痃，患成不救，瘰疬恶核、溃久转怯，竟不知为引经之药所误，反诿咎于白疽本不可救，不亦谬欤。夫红痈乃阳实之症，气血热而毒滞。白疽乃阴虚之症，气血寒而毒凝，二者俱以开腠理为要。腠理开，红痈解毒即消，白疽解寒立愈。若凭经而不辨症，药虽对经，其实背症也。世之患阴疽而致毙者颇多，苟其阴阳别治，何至有死症乎。余曾祖留心此道，以临危救活之方，初起立消之药，一一笔之于书，为传家之宝。余幼读之，与世间诸书迥别，历症四十余年，临危者救之，初起者消之，痛痒者止之，溃烂者敛之，百治百验。凭经治证，天下皆然，分别阴阳，惟予一家，是以将祖遗秘术及予临症，将药到病愈之方，并精制药石之法，尽登是集，以待世之留心救人者，依方修合，依法法制，依症用药，使天下后世，知痈疽果无死症云尔。时乾隆五年，岁在庚申仲春朔日，洞庭西山王维德、洪绪氏书。

【注释】

[1]横痃：按该书所描写的部位与症状，是腹股沟淋巴结肿大，但性质不能明确。

【按语】 从自序中我们能够了解王维德的学术思想。再看书中所附内外方药及炮制，证明作者临床经验非常丰富。因此，他自信地认为，其辨证方法及所用方药"百治百验"。"分别阴阳"，并不自王氏开始。明代《外科正宗》中就有"痈疽阳证歌""痈疽阴证歌"。但只以皮肤红白分阴阳，确实是"惟予一家"。至于反对"凭经治证"，这是他的个人见解。文中所举瘰疬、恶核、横痃、乳岩，本是难治之症，指责"为引经之药所误"是无道理的。

（二）痈疽总论

【原文】 痈疽二毒[1]，由于心生，盖心主血而行气，气血凝而发毒[2]。毒借部位而名，治论循经则误[3]。

症之根盘，腧径寸而红肿者谓痈；痈发六腑。若其形止数分，乃为小疖。按之陷而不即高。虽温而顶不甚热者，脓尚未成。按之随手而起，既软而顶热盛者，脓已满足；无脓宜消散，有脓勿久留。醒消一品[4]，立能消肿止痛，为疗痈之圣药。

白陷者曰疽；疽发五脏，故疽根深而痈毒浅。

根红散漫者，气虚不能拘血紧附也。红活光润者，气血拘毒外出也。外红里黑者，毒滞于内也。紫暗不明，气血不充，不能化毒成脓也；脓色浓厚者，气血旺也；脓色清淡者，气血衰也。未化脓前，腠理之间，痈有火毒之滞，疽有寒痰之凝。既出脓后，痈有热毒未尽宜托，疽有寒凝未解宜温。

既患寒疽，酷暑仍宜温暖，如生热毒，严冬犹喜寒凉。然阴阳虚实之治迥异别，阅古方书，总觉未详，因畅其旨备览焉。

诸疽白陷者，乃气血虚寒凝滞所致。其初起毒陷阴分，非阳和通腠，何能解其寒凝，已溃而阴血干枯，非滋阴温畅，何能厚其脓浆。盖气以成形，血以华色，故诸疽平塌不能逐毒者，阳和一转，则阴分凝结之毒自能化解；血虚不能化毒者，尤以温补排脓。故当溃脓毒气未尽之时，通其腠理[5]之功仍不可缓，一容一纵[6]毒即逗留，一解一逐毒即消散。开腠而不兼温补，气血虚寒何以成脓，犹无米之炊也。滋补而不兼开腠，仅可补其虚弱，则寒凝之毒何能觅路行消，且毒盛者反受其助，犹车粟以资盗粮矣。滋补不兼温暖，则血凝气滞，孰作酿脓之具；犹之造酒不煖，何以成浆，造饭无火，何以得熟。世人但知一概消火解毒，殊不知毒即是寒[7]，解寒而毒自化，清火而毒愈凝；然毒之化必由脓，脓之来必由气血，气血之化必由温也，岂可凉乎。况清凉之剂，仅可施于红肿痈疖，若遇阴寒险穴之疽，温补尚虑不及，安可妄行清解，反伤胃气，其致阳和不振，难溃难消，毒攻内腑，可不畏欤！盖脾胃有关生死，故首贵止痛，次宜健脾，痛止则恶气自化，脾健则肌肉自生。阳和转盛，红润肌生，惟仗调和补养气血之剂。若夫性寒之药，始终咸当禁服。

【注释】

[1] 痈疽二毒："痈疽"是广义病名，泛指一般外科疾病而言。王氏把"痈疽"分开，以局部红肿者统称为"痈"，白肿者统称为"疽"，仍是广义病名。

[2] 发毒：即发病的意思。

[3] 治论循经则误：王氏主张以阴阳分证论治，反对按照部位经络用药。

[4] 醒消一品：即醒消丸。乳香、没药、雄黄、麝香、黄米饭为丸。

[5] 腠理：皮肤、肌肉之纹理。

[6] 一容一纵：即容忍和放纵的意思。

[7] 毒即是寒：这里所说的"毒即是寒"，是专指阴疽而言。

【按语】王氏以红肿为痈、属阳；白肿为疽、属阴，并分别以固定的方药进行治疗，对某些疾病确实有一定疗效。但这种辨证施治过于刻板、单调，而遭到了一些外科医家的批评。如张山雷说："王洪绪《外科全生集》俨俨然以痈疽二字判分阴阳，谓高凸红肿者为痈、为阳证，坚块不红者为疽、为阴证。世之治外科者多宗之……痈者壅也，疽者沮也，皆是气血壅闭遏止不行之意，本是外疡笼统之名词，无所轩轾（注：古代一种有围棚的车，车子前高后低叫轩，前低后高叫轾。即不分高低优劣的意思）于其间，何尝有一阴阳之辨别。"的确，机械地以局部颜色的红白来分别痈疽阴阳，并用固定处方治疗是欠妥的。

（三）蛇咬伤

【原文】凡被蛇伤，即以针刺伤处出血，以绳扎伤处两头，庶不致毒气内攻，流行经络。用五灵脂、雄黄等份研末，酒服二钱，外亦以敷之，中留一孔令泄毒气。或取三七捣烂罨之，毒亦消散，神效。如毒气入腹肿昏溃者，则急用香白芷一两为末，麦冬煎汤调灌，顷刻伤处出毒水，毒尽肿消。仍用白芷末敷之而愈。

（四）破伤风治法

【原文】破伤风者，因跌仆金刃伤破皮肉，及新久诸疮未合口，失于调护，风邪乘虚袭入经络，宜亟治之。如迟则邪陷三阴，头目清黑，额上汗珠下流，目瞪，身汗如油，腹满自利，舌卷囊缩，皆莫救矣。治以玉真散救之，待风邪势平，进八珍汤调之。

（五）阳证门·走黄

【原文】疔毒发肿神昏，谓之走黄。如在将昏之际，急取回疔散二钱，开水送服。少刻大痛，痛则许救。毒化黄水，痛止命活。

（六）丸散类·回疔散

【原文】回疔散治一切疔走黄。

有子土蜂窠一两，蛇蜕一条不经地上者佳，泥裹煅存性，研细末。白汤送下二钱。

马（培之批）曰：回疔散能攻毒外出。

（七）痔漏治法

【原文】患外痔，用苏合香油一两，熊胆、冰片各五钱，槐花粉一两，研和，加入洞天嫩膏一两五钱，再研和固贮，勿使泄气，临用取涂痛息，日涂两次，至愈乃止。内服杜痔丸，地骨皮、生地各三两，黄芩、丹皮各两半，槐花二两，甘草、焦黄蘗各五钱，焦苍术二两，各研细粉，白蜜为丸，每早晚各服五钱。

第四节 《医宗金鉴·外科心法要诀》选读

《医宗金鉴》是清·乾隆（1742年）命太医院判官吴谦（1736—1795年）等编纂的一部大型医学丛书。其中"外科心法要诀"十六卷，由祁坤之孙祁宏源主纂，内容以《外科大成》为蓝本。全书各篇的正文均先用歌诀形式描写，然后详加注释论证。由于是钦命纂修，加上格式固定，编者又较重视整理加工与文字修饰，故说理清楚，出版后发行也很广，凡考试、诉讼皆以此书为依据。本书不仅是后学者的必读之书，也是外科学方面的重要参考资料。

《医宗金鉴》虽流传很广，但内容上并没有什么创新，历代外科文献上的手术疗法在这本书中也已绝迹。因此，它对外科学术水平的发展并没有起到应有的作用。

一、疮疡辨析

（一）痈疽辨肿歌

【原文】

虚漫实高火焮红，寒肿木硬紫黯青，
湿深肉绵浅起疱，风肿宣浮微热疼，
痰肿硬绵不红热，郁结更硬若岩棱，
气肿皮紧而内软，喜消怒长无热红。
瘀血跌仆暴肿热，产后闪挫久瘀经，
木硬不热微红色，将溃色紫已成脓。

注：人之气血，周流不息，稍有壅滞，即作肿矣。然肿有虚肿、实肿、寒肿、湿肿、风肿、痰肿；有郁结伤肝作肿，有气肿，有跌仆瘀血作肿，有产后与闪挫瘀血作肿。诸肿形式各异，如虚者漫肿，实者高肿，火肿者色红皮光，焮热僵硬。寒肿者其势木硬，色紫暗青。湿肿者皮肉重坠，深则按之如烂棉，浅则起光亮水疱，破流黄水。风肿者皮肤拘皱不红，其势宣浮[1]，微热微疼。痰肿者，软如绵，硬如馒，不红不热。郁结伤肝作肿者，不红不热，坚硬如石棱角，状如岩凸。气肿者，以手按之皮紧而内软，遇喜则消，遇怒则长，无红无热，皮色如常。跌仆瘀血作肿者，暴肿大热，胖胀[2]不红。产后与闪挫瘀血作肿者，瘀血久滞于经络，忽发则木硬不红微热。若脓已成而将溃者，其色必紫。诸肿形状如此，不可一概而论也。

【注释】

[1]其势宣浮：肿块浅在而柔软。

[2]胖胀：指境界不清的大面积弥漫性肿胀。

【按语】外科每个病都有局部症状，因此，局部辨证就成为外科辨证的重点，其中以辨肿最为重要。

虚肿：因正气虚不能约束毒气所致。

实肿：正气旺盛能约束毒气。

火肿：皮肤红热，以红为火象，热为火之性，如疔、疖、丹毒之类。

寒肿：寒凝气滞则皮肤苍白，寒凝血瘀则皮肤青暗，如血栓闭塞性脉管炎。

湿肿：湿水含于皮内，按之凹陷如烂棉，如下肢复发性丹毒、蜂窝组织炎之类。湿水溢于皮外，则起水泡、糜烂、渗出，如湿疹等。

风肿：风邪搏于皮肤，故而肿块浮浅而柔软，如痄腮、荨麻疹之类。

痰肿：痰饮蓄积，则肿软如绵，多见于内含液体之囊肿。痰气郁结，其硬如馒，如脂肪瘤、甲状腺瘤之类。

郁肿：气机郁结，肿硬如石，见于癌肿。

气肿：气骤不散，如充气之球，皮紧而内软，如神经纤维瘤等。

血肿：常见于外伤性皮下血肿。

瘀肿：血聚不散为瘀，故肿而不硬，如瘀血流注。

脓肿：有波动感，如浅表脓肿则色多红紫。

（二）痈疽辨痛歌

【原文】

轻痛肌肉皮肤浅，重痛身在骨筋间。

虚痛饥甚不胀闭，喜人揉按暂时安，

实痛饱甚多胀闭，畏人挨按痛难言。

寒痛喜煖色不变，热痛焮痛遇冷欢。

脓痛鼓长（张）按复起，瘀痛隐隐溃不然。

风痛气痛皆走注，风刺气刺细心看。

注：痛由不通，然亦种种不一，有轻痛、重痛、虚痛、实痛、寒痛、热痛、脓痛、瘀血凝结作痛、风痛、气痛之别。轻痛者肌肉皮肤作痛，属浅。重痛者痛彻筋骨，属深。虚痛者腹饥则甚，不胀不闭[1]，喜人揉按，暂时可安；实痛者食饱则甚，又胀又闭[2]，畏人挨按，痛不可言。寒痛者痛处安定而不移，皮色不变，遇暖则喜；热痛者皮色焮赤，遇冷则欢。脓痛者憎寒壮热，形势鼓长（张），按而复起。瘀血凝结作痛者，初起隐隐作痛，微热微胀，将溃则色紫微痛，既溃则不疼。风痛者走注甚速，气痛者流注无定，刺痛难忍。诸痛如此，不可不详辨也。

【注释】

[1]不胀不闭：无胀满闭塞感。

[2]又胀又闭：有胀满闭塞感。

【按语】疼痛是外科常见的症状，常与不同原因引起的肿相应存在。

轻痛：常见于浅表的软组织病变。

重痛：常见于急性骨髓炎、化脓性关节炎、骨肿瘤等深部组织的病变。

虚痛：外科少见。如腰肌劳损，常表现为肾虚腰痛的特点，经按摩后疼痛可以缓解。

实痛：外科病疼痛多数是拒按的，故实证为多。但食饱后疼痛加重临床尚难证实。

寒痛：以皮肤冰凉或畏寒喜暖为特点，典型者如血栓闭塞性脉管炎。

热痛：局部红而灼热，主要见于急性感染。

脓痛：按原文症状，见于浅表急性脓肿。

风痛：典型者如感受风寒引起的坐骨神经痛，臀腿上下走窜疼痛。

瘀血作痛：按原文，似浅表软组织外伤血肿合并感染。

气痛：主要见于气滞型急腹症，其次乳癖，可牵引胸胁刺痛。

（三）痈疽辨脓歌

【原文】

> 痈疽未成宜消托，已成当辨有无脓。
> 按之坚硬无脓象，不热无脓热有脓，
> 大软应知脓已熟，半软半硬脓未成。
> 按之即起脓已有，不起无脓气血深。
> 深按速起稀黄水，深按缓起坏污脓。
> 实而痛甚内是血，内是气兮按不疼。
> 轻按即痛知脓浅，重按方疼深有脓。
> 薄皮剥起其脓浅，皮不高阜脓必浓。
> 稠黄白脓宜先出，桃红红水次第行。
> 肥人脓多瘦人少，反此当究有变凶。
> 稠黄气实虚稀白，粉浆污水定难生。
> 汗后脓秽犹可愈，脓出身热治无功。

注：凡看痈疽疮疡，形势未成者即用内消之法，若形势已成，即用内托之法。当辨脓之有无浅深。以手按之坚硬者无脓之象。按之不热者无脓，热者有脓。按之大软者内脓已熟，半软半硬者脓未全成。按之即起复者有脓，不复者无脓，其气血必穷而虚甚也。深按之而速起者内是稀黄水，深按之而缓起者内是坏污脓。按之实而痛甚者内必是血，按之虚而不疼者内必是气。轻按即痛者其脓浅，重按方痛者其脓深。薄皮剥起者其脓必浅，皮色不变，不高阜者其脓必稠。大抵痈疽疮疡，先宜出黄白稠脓，次宜出桃花脓[1]，再次宜流淡红水。胖人宜于脓多，瘦人宜于脓少；若胖人脓少，是肉不腐，瘦人脓多，是肉败坏，皆非吉也。又凡气实者多稠黄脓，气虚者多稀白脓，半虚半实者多稠白脓，又有脓出如粉浆，如污水者，谓之败浆[2]，治之证也，命必难生。惟汗后脓秽者可愈。若脓已出而身犹大热不休者，治亦无功，盖痈疽之得脓，如伤寒之得汗，汗出而反大热者，坏伤寒也，脓出而身犹大热者，坏痈疽也。

【注释】

[1]桃花脓：脓中混有血液而呈桃花色。

〔2〕败浆：脓水稀薄犹如已腐败的豆汁、粉浆。

【按语】化脓性疾病化脓后，及时切开排脓，脓出毒泄，全身及局部症状即可迅速改善，一些危重的化脓性疾病由此可转危为安。因此，化脓性疾病辨别脓肿是否形成是诊断的关键。

脓为液体，化脓后肿块即变软，因此，按之硬者为无脓，软者为有脓。热胜则肉腐，肉腐则为脓，故化脓时肿块的皮肤温度较未化脓时增高。

脓为液体，所以用手指压迫脓肿时，肿块有凹陷，指起即可迅速恢复；液体越稀薄，凹陷恢复速度越快，含坏死组织较多时，则凹陷恢复较缓。

肿块尚未化脓，质地硬，故按之实而痛，切开后有血无脓，如脂肪瘤、神经纤维瘤、单纯性甲状腺肿，肿块虽然柔软，但按之无明显波动，古人认为是"气"。

浅表脓肿轻按即有波动，脓熟透时则表皮剥起，脓肿深时，表面皮肤没有变化，重按方痛，且呈漫肿。

急性化脓性疾病，溃后开始出稠脓，后脓腔中有血性渗出，故脓如淡红水。

胖人、瘦人与脓多、脓少只是相对而言，主要取决于脓肿的大小。

实证脓稠，多见于急性化脓性疾病；虚证脓稀，多见于疮痨。

脓出如粉浆、污水，常见于久溃不愈的巨大脓腔。

脓出毒泄，应热退身凉；反之因引流不畅，脓毒扩散，或有新的脓肿出现，故发热不退，相对预后较差。

（四）痈疽辨痒歌

【原文】

初起作痒因风热，溃后脓沤或冒风，

将敛作痒生新肉，痒若虫行气血充。

注：痒属风，亦各有因。凡肿疡初起，皮肤作痒者，为风热相搏。溃后作痒者，轻由脓沤[1]甚由疮口冒风[2]。故凸起疙瘩，形如小米，抓破之后，津水者是脾湿，津血者是脾燥。若将敛作痒者，缘初起时肌肉结滞，气血罕来，及至将敛，气血渐充，助养新肉故痒也。然必痒若虫行，方称美疾。他如疥癣作痒，皆属风淫，勿视为一类也。

【注释】

〔1〕脓沤：化脓性疾病，切开或自溃后，开始脓液分泌较多，浸湿周围皮肤，可引起皮肤作痒。

〔2〕疮口冒风：冒风，指感受风邪而言。从长期临床观察来看，疮口周围起小米疙瘩（小的丘疹、水疱）作痒者，常因贴膏药所引起，俗称"膏药风"。

【按语】本篇辨痒，是指一般化脓性疾病作痒，不包括皮肤病。痒的辨证，在局部辨证中虽然不是最重要的，但对引起痒的原因应有所了解，如此临床才能对症处理。

二、皮肤病论治

（一）缠腰火丹

【原文】此证俗名蛇串疮，有干湿不同，红黄之异，皆如累累珠形。干者色红赤，形如云片，上起风粟，作痒发热，此属肝、心二经风火，治宜龙胆泻肝汤；湿者色黄白，水疱大小不等，作烂流水，较干者多疼，此属脾、肺二经湿热，治宜除湿胃苓汤。若腰肋生之，系肝火妄动，宜用柴胡清肝汤治之，其间小疱，用线针穿破，外用柏叶散敷之。

柏叶散：侧柏叶（炒黄为末）、蚯蚓粪（韭菜地内者佳）、黄柏、大黄各五钱，雄黄、赤小豆、轻粉各三钱。

上为细末，新汲水调搽，香油调搽更效。

（二）枯筋箭

【原文】此证一名疣子，由肝失血养，以致筋气外发。初起如赤豆，枯则微槁，日久破裂、钻出筋头，蓬松枯槁，如花之落，多生于手、足、胸乳之间。根蒂细小者，宜用药线齐根系紧，七日后其患自落……根大顶小者，用铜钱一文套疣子上，以草纸穰代艾连灸三壮，其患枯落。疣形若大，用草纸蘸湿，套在疣上灸之。

（三）射工伤

【原文】射工，即树间杂毛虫也，又名瓦刺虫。人触着，则能放毛射人，初痒次痛，势如火燎，久则外痒内痛，骨肉皆烂，诸药罔效。用豆豉清油捣敷痛痒之处，少时则毛出可见，去豆豉，用白芷煎汤洗之。如肉已烂，用海螵蛸末掺之，即愈。

（四）血风疮

【原文】此证由肝、脾二经湿热，外受风邪，袭于皮肤，郁于肺经，致遍身生疮。形如粟米，瘙痒无度，抓破时，津脂水浸淫成片，令人烦躁、口渴、瘙痒，日轻夜甚。宜服清风散，外敷雄黄解毒散。

雄黄解毒散：雄黄、寒水石（煅）各一两，白矾（生）四两。共研细末，滚水调敷。

兼忌椒、酒、鸡、鹅、动风等物。

（五）白疕

【原文】此证俗名蛇虱。生于皮肤，形如疹疥，色白而痒，搔起白皮。由风邪客于皮肤、血燥不能荣养所致。初服防风通圣散，次服搜风顺气丸，以猪脂、苦杏仁等份共捣，绢包搽之俱效。

搜风顺气丸：大黄（酒浸，蒸晒九次）五两，车前子（酒炒）、山萸肉、山药（炒）、牛膝（酒浸）、菟丝子（酒煮）、独活、火麻仁（微火焙，去壳）、槟榔、枳壳（麸炒）、郁李仁（滚水浸，去皮）各二两，羌活一两。

上为末，炼蜜和丸，如梧桐子。每服三十丸，茶、酒任下，早晚各一服。

（六）白屑风

【原文】用润肌膏搽之甚效……

润肌膏：香油四两，奶酥油二两，当归五钱，紫草一钱。将当归、紫草入二油内，浸二日，文火煤（炼）焦去渣；加黄蜡五钱熔化尽，用布滤倾碗内，不时用柳枝搅冷成膏。每用少许，日搽二次。

（七）酒渣鼻

【原文】此证生于鼻准头及鼻两边。由胃火熏肺，更因风寒外束，血瘀凝结。故先红后紫，久变为黑，最为缠绵。治宜宣肺中郁气，化滞血，如麻黄宣肺酒、凉血四物汤俱可选用，使荣卫流通，以滋新血。再以颠倒散敷于患处。若日久不愈，以栀子仁丸服之。

麻黄宣肺酒：麻黄、麻黄根各二两，头生酒五壶，将药入酒内，重汤煮三炷香，露一宿，早晚各饮三五杯，至三五日出脓成疮，十余日则脓尽，脓尽则红色退，先黄后白而愈。

凉血四物汤：当归、生地、川芎、赤芍、黄芩（酒炒）、赤茯苓、陈皮、红花（酒洗）、甘草（生）各一钱。水二盅，姜三片，煎八分，加酒一杯，调五灵脂末二钱，热服。气弱者，加酒炒黄芪二钱，立效。

栀子仁丸：栀子仁研末，黄蜡熔化和丸，如弹子大。每服一丸，茶清嚼下，忌辛辣之物。

（八）油风

【原文】此证毛发干焦，成片脱落，皮红光亮，痒如虫行，俗名鬼剃头……若耽延年久，宜针砭其光亮之处，出紫血，毛发庶可复生。

第五节 《疡科心得集》选读

《疡科心得集》，清代高秉钧著，成书于清嘉庆十年（1805年）。

高秉钧（1755—1827年），字锦庭，江苏无锡人。精通内外两科。当时苏南地区温病学说盛行，高氏首先将温病学说引入外科领域，使外科学得到了长足进步，成为一个新兴的外科学派。

《疡科心得集》共三卷，作者参考温病的三焦学说，将疮疡分为上、中、下三部，作为辨证论治的法则。上部疮疡多属风温、风热，中部疮疡多属气郁、火郁，下部疮疡多属湿火、湿热。

高氏还将温病中的卫气营血学说用于急性化脓性疮疡，尤其对抢救火毒扩散与内陷，较传统方法有明显疗效。

本书在编写体例上独具一帜，将两三种类似的疾病写在一篇，不仅有利于诊断，也有利于鉴别各病。如流行性腮腺炎与耳部急性淋巴结炎、颈部转移性淋巴结癌与颈部淋巴结核、股骨化脓性骨髓炎与髋关节结核的鉴别等都比较突出。

高氏临床经验丰富，而且善于发现问题，总结经验，找出规律。如在脑疽一病中，将病变过程分为四个阶段——四候；把毒气内陷归纳为三种证型——三陷变局；将舌疳、失荣、乳岩、肾岩翻花称为四大绝证；提出了流注其色虽白，却非阴证；将阴茎癌从梅毒性下疳中区分出来，并认为瘰疬属于痨瘵（结核病）等，说明高秉钧是一位不因循守旧的临床医学家。

一、例言

【原文】例言第九条：盖以疡科之证，在上部者俱属风温、风热，风性上行故也。在下部者俱属湿火、湿热，水性下趋故也。在中部者多属气郁、火郁，以气火俱发于中也。其中即有互变，十中不过一二。

【按语】高氏在病因学方面，根据《内经》"诸痛痒疮，皆属于心（火）"的论点，参考温病三焦学说，总结出以下规律。他认为，人体上、中、下三部疾病皆不离于温、热、火，以温为热之渐，火为热之盛，二者同属一气，由于风性上行，湿性下趋，郁发于中，而有兼风、兼湿、兼郁的不同。从临床经验看来，高氏的病因学说，对急性外科感染治疗有很大的实用价值。

二、疮疡论治

（一）申明外疡实从内出论

【原文】夫外疡之发也，不外乎阴阳、寒热、表里、虚实、气血、标本，与内证异流而同源者也。其始或外由六淫之气所感，或内被七情受伤。经云：邪之所凑，其气必虚。阴虚者，邪必凑之。又云：营气不从，逆于肉理，乃生痈肿。明乎此义，则治证了然矣。如夏令暑蒸炎热，肌体易疏，遇凉饮冷，逼热最易内入，客于脏者，则为痧、为胀[1]；客于腑者，则为吐、为泻[2]；客于肌表者，则为痦、为瘰[3]，为暑热疮、为串毒[4]、为丹毒游火；客于肉理者，则为痈、为疡[5]；客于络脉者，为流注、为腿痈。斯时正气壮强，逼邪出外，依法治之。在内证尤为易愈，或三日，或五日，或一候[6]即霍然矣；若外疡则稍多日期。亦有暑邪内伏，遇秋而发者，在经则为疟，在腑则为痢，其在肌络则为流注，腿痈等证，是名阳夹阴[7]，用药则以解散和营通络；即不散而成脓，亦不至有大患。又有正亏邪伏深入，交寒露霜降而发者，在内则为伏邪瘴疟，朝凉暮热，或昼夜热而不退，缠延不已，致阴虚化燥，痉厥神迷，内闭外脱，不可为治；在外则发痈疡[8]，则为正虚邪实，阴中夹阳，或脓溃后，虽与性命无妨，然收功延日，不能速愈。此阴阳、寒热、表里、虚实、气血，标本之大凡也，为疡科中之第一义，故首揭之。

【注释】

[1] 为痧、为胀：相当于中暑一类疾病。

[2] 为吐，为泻：相当于急性胃肠炎、痢疾等病。

[3] 为痦、为瘰：相当于痱子、毛囊炎等病。

[4] 为暑热疮、为串毒：相当于毛囊炎、痂、布病、皮肤脓肿等病。

[5] 为痈，为疡：痈包括较大的皮肤脓肿、急性淋巴结炎，蜂窝织炎等病。疡是广义病名。

[6] 一候：《素问·六节藏象论》曰："五日谓之候。"《疡科心得集·辨脑疽对口论》中以七日为一候。一候是指病的一个阶段。因病情轻重不同，不宜限定天数的多少。

[7] 阳夹阴：本书"流注"病中说："其色虽白，不可认作阴证虚证。"流注本属阳

证，因其色白漫肿而兼阴象，故曰阳夹阴。

[8]在外则发痈疡：痈疡，这里系广义词，不代表具体的病。

【按语】外科疮疡以感染类疾病占很大比重，本篇所说的病证均属感受外邪而起。因此作者强调，有邪虽自外来，如果正气不虚，卫气营血运行正常，就不会受邪而发病。高氏的阐述远较《外科理例》"外科必本于内"的论点具体而明确。

（二）辨脑疽对口论

【原文】初起，一粒，形如麻豆[1]，至一二日微寒身热，渐渐加大，至七日成形[2]，根盘红肿，顶突宽松[3]，是为顺证。斯时憎寒壮热，朝轻暮重，舌苔白腻，胸痞哕噁，脉细弦数，此湿热上壅，即用黄连泻心或温胆法。若面油红，舌干绛赤，烦躁干哕，口渴喜饮，大便坚实，是火热伤液，如犀角地黄汤，或银花、羚羊角、地丁、石斛、芦根、鲜首乌、黄芩、枳壳、山栀、丹皮、灯芯、竹叶、夏枯草等类，清其火毒，解其营热。至十四日后，脓透，根盘焦紫，热退身凉，脓水淋漓，倘有不能透彻，清营方内加甲片、制蚕、角刺以攻其毒。至两候半[4]，瘀腐脱落，新肉渐生，身热渐退，脾胃醒复。过二十八日后，腐全脱，新肉满，饮食佳，调养好，四十日收功。

又有一种阴证，初起形色俱不正，寒热不加重，身虽发热，面色形寒，疡不高肿，根盘平塌，散漫不收，过候不透，脓稀不腐，正气内亏，不能使毒外泄，而显里虚之象。或由平日肾水亏损，阴精消涸，阳火炽盛而成，其危险不过三候矣。其中犹有三陷变局，谓火陷、干陷、虚陷也。火陷者，气不能引血外腐成脓，火毒反陷入营，渐至神迷，发痉发厥。干陷者，脓腐未透，营卫已伤，根盘紫滞，头顶干枯[5]渐至神识不爽，有内闭外脱[6]之象。虚陷者，脓腐虽脱，新肉不生；壮如镜面[7]，光白板亮，脾气不复，恶谷日减，形神俱削，渐有腹痛便泻寒热，宛似损怯[8]变象，皆不治之证也。对口发背，必以候数为期，七日成形、二候成脓、三候脱腐、四候生肌。

【注释】

[1]麻豆：对口、发背为多个相邻毛囊及其所属的皮脂腺的化脓感染，化脓时皮肤有脓头出现。麻豆是形容局部的脓头。

[2]成形：指局部红肿，上有一个或数个脓头，已具备脑疽的形状。

[3]根盘红肿，顶突宽松：肿块中央隆起为顶，肿块周围为根盘。顶突宽松，即疮顶高凸而不坚硬。

[4]两候半：此处一候为七天，两候半约在半个月以上，相当于脓成脱腐之间。由于病情轻重及病灶范围大小的不同，因此不能将一候固定为七天而不变。

[5]头顶干枯：头顶即疮顶。干枯，即组织坏死而不溶解液化。

[6]内闭外脱：即毒气内闭、阳气外脱，相当于中毒性休克。

[7]状如镜面，光白板亮：溃疡面肉芽苍白光亮，平滑如镜。

[8]宛似损怯：指证候如同劳损一样。

【按语】《疡科心得集》对急性化脓性疾病的辨证施治始终贯穿着温病学说的内容，为外科治疗急性化脓性疾病开辟了新的有效途径，其中脑疽的治疗即是典型的范例。

高氏将脑疽的发展过程分为四个阶段——四候，这对掌握疾病的发展过程及各个阶段的治疗重点是有帮助的。

疽毒内陷常发生于糖尿病、血液病及其他慢性内科疾病的患者。正气原本不足，病疽之后，毒气易乘虚内陷。其他外科文献对此很少论及。本篇的"三陷变局"在辨证论治上不仅适用于背疽，亦可作为其他化脓性疾病发生毒气内陷时的参考。

（三）辨小儿赤游丹游火论

【原文】游火者，或头面，或腿上，红赤肿热，流散无定，以碱水扫上，旋起白霜者是也，其色光亮，其热如火。治宜疏风清火，凉血解毒，外用白海蜇皮洗净拭干，包扎患处一伏时；揭开看，如蜇皮黄枯，即另换一张包裹，如此三四张，即消散矣。

（四）辨手发背手心毒托盘疔论

【原文】手发背，发于手背中渚、液门二穴，属手少阳三焦经。若发于正中劳宫，属手厥阴心包络经，由风热相乘，气血壅滞而结。初起形如芒刺，憎寒恶热，昏闷作痒，疼痛呕逆，遂满手背高肿，后聚毒成疮，深入至骨。

三、皮肤病论治

辨白秃疮肥疮论

【原文】乃足太阳膀胱、督脉二经受湿热，生虫作痒，疮痂高堆是也。风袭则起白屑，热甚则秃，久则伤孔而不生发。治当消风、除湿、杀虫、止痒、养血。肥疮生于头顶，乃脏腑不和之气上冲，血热之毒上注，小儿阴气未足，阳火有余，故最多犯之。宜内服荆芥、防风、连翘、天花粉、贝母、玄参、赤芍、生地、牛蒡子等，清热解毒，凉血活血。

四、乳房病论治

（一）辨乳痈乳疽论

【原文】夫乳痈之生也，有因乳儿之时，偶尔贪睡，儿以口气吹之，使乳内之气闭塞不通，以致作痛，此即外吹证。因循失治而成者；有因所乳之子，膈有滞痰，口气焮热，贪乳而睡，热气吹入乳房，凝滞不散，乳汁不通，以致结核化脓而成者，亦有忧郁暴怒伤肝，肝气结滞而成者；又有肝胃湿热凝聚，或风邪客热壅滞而成者。始时疼痛坚硬，乳汁不出，渐至皮肤焮肿，寒热往来，则痛成而内脓作矣。凡初起当发表散邪，疏肝清胃，速下乳汁，导其壅塞，则自当消散；若不散成脓，宜用托里；若溃后肌肉不生，脓水清稀，宜补脾胃；若脓出反痛，恶寒发热，宜调营卫；若哺热焮肿作痛，宜补阴血；若食少作呕，宜补胃气，切戒清凉解毒，反伤脾胃也，况乳本血化，不能漏泄，遂结实肿，乳性清寒，又加凉药，则肿硬者难溃脓，溃脓者难收口矣。其药初起如牛蒡子散、橘叶汤、逍遥散之类。溃后则宜益气养营汤。又若半夏、贝母、瓜蒌消胃中壅痰，青皮疏厥阴之滞，公英、木通、山甲解热毒，利关窍，当归、甘草补正和邪，一些清痰疏肝、和血解毒之品，随宜用之可也。

（二）辨乳癖、乳痰、乳岩论

【原文】乳疡之不可治者，则有乳岩。夫乳岩之起也，由于忧郁思虑，积想在心，所愿不遂，肝脾气逆，以致经络痞塞，结聚成核。初如豆大，渐若棋子，不红不肿，不疼不痒，或半年一年，或两载三载，渐长渐大，始生疼痛，痛则无解，日后肿如堆栗，或如覆碗，色紫气秽，渐渐溃烂，深者如岩穴，凸者如泛莲，疼痛连心，出血则臭，并无脓水，其时五脏俱衰，遂成四大不救。凡犯此者，百人百死。如能清心静养，无里无碍，不必勉治，尚可苟延。当以加味逍遥散、归脾汤或益气养营汤主之。此证溃烂体虚，亦有疮口放血如注，即时毙命者，与失营证同。

五、肛肠病论治

辨脱肛痔疫论

【原文】夫脱肛之证，有因久痢、久泻、脾肾气陷而脱者；有因中气虚寒不能收摄而脱者，有因酒湿伤脾、色欲伤肾而脱者；有因肾气本虚、关门不固而脱者；有因湿热下坠而脱者。又肛门为大肠之使，大肠受寒受热皆能脱肛。老人气血已衰，小儿气血未旺，皆易脱肛。经曰：陷者举之；徐之才曰：涩可去脱，皆治脱肛之法也。考叶天士先生治脱肛之证，不越乎升举、固摄、益气三法。如气虚下陷而脱者，宗东垣补中益气汤举陷为主；如肾虚不摄而脱者，宗仲景禹余粮石脂丸及熟地、五味、菟丝子辈固摄下焦阴气为主；如肝弱气陷、脾胃气虚下陷而脱者，用摄阴益气兼以酸苦泄热为主；如老年阳气下陷、肾真不摄而脱者，又有鹿茸、阳起石、补骨脂、人参等提阳固气一法。条观其案中所载诸条，亦云备矣，医者宜奉以为宗也。又汪讱庵云：有气热、血热而肛反挺出者，宜用芩、连、槐、柏及四物、升、柴之类，苦味坚阴。然斯证虽多，但苦寒之味不可恃为常法耳。

六、肿瘤论治

辨肾岩翻花绝证论

【原文】夫肾岩翻花者，俗名翻花下疳。此非由交合不洁，触染淫秽而生，由其人肝肾素亏，或又郁虑忧思，相火内灼，水不涵木，肝经血燥，而络脉空虚，久之损者愈损，阴精消涸，火邪郁结，遂遘疾于肝肾部分。初起马口之内，生肉一粒，如竖肉之状，坚硬而痒，即有脂水。延至一二年，或五六载时，觉疼痛应心，玉茎渐渐肿胀，其马口之竖肉处，翻花若榴子样，此肾岩已成也。渐至龟头破烂，凸出凹进，痛楚难胜，甚或鲜血流注，斯时必脾胃衰弱，饮食不思，即食亦无味，形神困惫；或血流至两三次，则玉茎尽为烂去；如精液不能灌输，即溘然而毙矣。此证初觉时，须用大补丸或知柏八味，兼用八珍、十全大补之属。其病者再能怡养保摄，可以冀其久延岁月。若至成功后，百无一生，必非药力之所能为矣。此与舌疳、失荣、乳岩为四大绝证，犹内科中有风、痨、臌、膈，不可不知。

第四部分　中医妇科

第一节　《妇人大全良方》选读

陈自明（1190—1270年），字良甫，南宋临川（今江西抚州）人。其所著《妇人大全良方》共二十四卷，凡八门。前三门（调经、众疾、求嗣）论妇科，后五门（胎教、妊娠、坐月、产难、产后）论产科。编排体例遵循门下设论，论后附方。陈氏学术思想包括以下几方面。

1. 女子调其血。"大率治病，先论其所主，男子调其气，女子调其血"。陈氏于众疾门通用方序论第五设加减四物汤专篇，以调治气血。

2. 冲任二脉皆起于胞内，冲脉为十二经脉之海，任脉为阴脉之海。陈氏治疗妇科疾病，注重调摄冲任之大法。

3. 女子以肝为先天。妇人以血为基本，陈氏认为肝脾二脏是经水的化源，若肝失疏泄、脾失健运均可影响冲任、气血而发病。

4. 母婴保健。陈氏提倡晚婚晚育、优生优育，"合男女必当其年……皆欲阴阳充实，然后交而孕，孕而育，育而子坚壮强寿"。主张婚前检查，"凡欲求子，当先察夫妇有无劳伤痼疾"。强调房事有节，"妇人无子者，有嗜欲无度，阴精衰惫者，当求其源而治之"。注重胎产胎教，"欲子端正庄严，常口谈正事，欲子贤能，宜看诗书"。

《妇人大全良方》集宋代以前妇科与产科之大成，《四库全书总目提要》评价其"采摭诸家，提纲挈领，于妇科证治，详悉无遗"。

一、论调经

【原文】血枯方论第十出骆龙吉方

《腹中论》曰：有病胸胁支满者，妨于食。病至则先闻腥臊臭，出清液，四肢清，目眩，时时前后血[1]，病名曰血枯。此得之年少时，有所大脱血；若醉入房中，气竭肝伤，故月事[2]衰少不来也。注云：夫藏血受天一[3]之气，以为滋荣者也。其经上贯膈，布胁肋，今脱血失精，肝气已伤，故血枯涸而不荣；胸胁满，以经络所贯然也；妨于食，则以肝病传脾胃；病至则先闻腥臊臭，出清液，则以肝病而肺乘之；先唾血，四肢清，目眩，时时前后血，皆肝病血伤之证也。

治妇人血枯，胸膈四肢满，妨于食饮，病至闻腥臊臭气，先唾血，出清液，或前后泄血，目眩转，月事衰少不来。乌贼鱼骨丸，岐伯方。

乌贼鱼骨（去甲）四两，藘茹[4]一两。

上为末，以雀卵和成剂，丸如小豆大。每服五丸，加至十丸，以鲍鱼煎汤下，以饭压之。

治妇人先有所脱血，或醉入房劳伤，故月事衰少不来。宜干地黄汤。

干地黄、泽兰叶、白茯苓、人参、五味子、附子（炮）、禹余粮（制）、当归。

上等份，为粗末，每服三钱，姜五片，水一盏，煎至七分，空心[5]温服。

【注释】

[1]前后血：大小便出血。

[2]月事：月经。

[3]天一：天一生水，肝藏血，乃天一之水，出自肾中，是至阴之精，而有至阳之气。

[4]蘆（lú）茹：茜草。

[5]空心：空腹。《与梅圣俞书》："昨日早至薛二家，空心饮十数杯，遂醉。"

【按语】本段记述《内经》所载血枯一病及宋代医家骆龙吉对该病的详细注解。《内经》记载了第一个治疗血枯经闭的方剂四乌鲗骨一蘆茹丸（即乌贼鱼骨丸），临床沿用至今。原方及其化裁方对经早、经闭、崩漏等尤验。陈氏创制出干地黄汤治疗血枯经闭，组方用药体现了他在妇科疾病治疗上重奇经、善调摄冲任的学术思想。

【原文】月水行或不行心腹刺痛方论第十二

论曰：夫妇人月经来腹痛者，由劳伤气血，致令体虚，风冷之气客于胞络，损于冲任之脉，手太阳、少阴之经。冲脉、任脉皆起于胞内，为经脉之海也。手太阳小肠之经、手少阴心之经也，此二经为表里，主下为月水[1]。其经血虚，则受风冷。故月水将行之际，血气动于风冷，风冷与血气相击，故令痛也。（亦可就第七卷第十五论寻方）

若经道不通，绕脐寒疝痛彻[2]，其脉沉紧，此由寒气客于血室[3]，血凝不行，结积血为气所冲，新血与故血相搏，所以发痛。譬如天寒地冻，水凝成冰。宜温经汤及桂枝桃仁汤、万病丸。（方见第一卷第七论）

温经汤方

当归、川芎、芍药、桂心、牡丹皮、莪术各半两，人参、甘草、牛膝各一两。

上㕮咀，每服五钱。水一盏半，煎至八分，去滓温服。

桂枝桃仁汤

桂枝、芍药、生地黄各二两，桃仁（制）五十个，甘草一两。

上为粗末，每服五钱。水二盏，姜三片，枣一个，煎至一盏，去滓温服。

【注释】

[1]月水：月经。

[2]彻：透；渗透。

[3]血室：血室之名，首见于汉代张仲景《伤寒杂病论》，胞宫别称。

【按语】本段论述痛经之气血虚弱证与寒凝血瘀证的病因病机及方药，其中良方温经汤是妇科治疗经迟、痛经之实寒证的代表方剂。陈氏强调："大率治病，先论其所主，男子调其气，女子调其血。"良方温经汤组方用药体现了陈氏在调治气血时十分重视活血化瘀，益气与活血并举，使气行血行。

二、论众疾

【原文】妇人腰痛方论第七

夫肾主于腰，女人肾脏系于胞络。若肾气虚弱，外感六淫，内伤七情，皆致腰痛。古方亦有五种之说，如风腰痛，宜小续命汤加桃仁、杜仲煎服；脾胃气蔽及寒湿腰痛，宜五积散加桃仁；如虚损及五种腰痛者，青蛾丸、神应丸诸方并见《和剂局方》，皆可用也。如气滞腰痛，如神保丸、黑牵牛、茴香、橘核必有功也。

如神汤治男子、妇人腰痛（陈总领方）。

延胡索、当归、桂心等份。一方无当归，有杜仲。

上为末，温酒调下二钱。甚者不过数服（潭人腾珂云：此方得之于歙州祁门老医，真是如神，故以名之）。

独活寄生汤夫腰痛者，皆由肾气虚弱，卧冷湿地，当风[1]所得。不时速治，喜流入腰膝，为偏枯，冷痹，缓弱疼重[2]；或腰痛拘挛，脚重痹，宜急服之。

独活三两，桑寄生、续断、杜仲、北细辛、川牛膝、秦艽、茯苓、白芍药、桂心、川芎、防风、人参、熟地黄、当归各二两。

上㕮咀，每服三钱。水一盏，煎至七分，去滓，温服，空心。气虚下利[3]，除地黄。并治新产腹痛不得转动，及腰脚挛痛、痹弱不得屈伸。此药最能除风消血。《肘后》有附子一枚，无寄生、人参、当归、粉草[4]。近人将治历节风、香港脚流注，亦效。

【注释】

[1]当风：正对着风。

[2]重：通"肿"。

[3]下利：中医学中"泄泻"与"痢疾"的统称。

[4]粉草：此处应为甘草。

【按语】本段论述妇人腰痛的病因病机及证治。陈氏特别强调肾气虚弱，皆因妇人房劳多产，数伤于肾，肾气虚弱，外感六淫，内伤七情，遂致腰痛，治以补肝肾、养气血、祛风湿、通血络为主。陈氏强调妇人"以血为本"，独活寄生汤组方体现了"治风先治血，血行风自灭"的治则。

【原文】妇人遗尿失禁方论第四

经云：膀胱不利为癃，不约为遗尿者，乃心肾之气，传送失度之所为也。故有小便涩而遗者，有失禁而出不自知者。又妇人产蓐[1]，产理不顺，致伤膀胱，遗尿无时[2]。又有脬[3]寒脏[4]冷，而遗尿不禁，治之各有方。

治妇人久积虚冷，小便白浊，滑数不禁，鹿茸丸。

鹿茸、椒红、桂心、附子、牡蛎、补骨脂、石斛、苁蓉、鸡膍胵[5]、沉香各一两，桑螵蛸三分。

上为细末，酒煮面糊丸，梧桐子大。空心，温酒下三十丸。

【注释】

[1]产蓐：即产褥。蓐，草席；草垫子（多指产妇的床铺）。

[2]无时：不定时；随时。

[3]脬（pāo）：膀胱。

[4]脏：五脏。

［5］胜脘（bìchī）：胃脘。

【按语】本段论述妇人遗尿失禁的概念、病因病机及证治。妇人遗尿失禁多与先天禀赋、年龄、房劳多产、癥瘕等有关。小便涩而遗者，多为实证；有失禁而出不自知者，多为虚证。治疗需审证求因，以调补冲任、固本培元为主要治则。

三、论妊娠

【原文】妊娠胎不长养方论第二

夫妊娠之人，有宿疴夹疾而后有娠，或有娠时，节适乖理[1]，致生疾病，并令脏腑衰损，气力虚羸[2]，令胎不长。故须服药，去其疾病，益其气血，以扶养胎也。

《集验》治妇人怀胎不长方。

鲤鱼长一尺者去肠、肚、鳞，以水渍没，内盐及枣，煮令熟，取汁稍稍饮之。当胎所腹上，当汗出如牛鼻状[3]。虽有所见，胎虽不安者，十余日辄取一作。此令胎长大，甚平安。

《古今录验》疗妊娠养胎，白术散。

白术、川芎各四分，川椒（炒出汗）三分，牡蛎（煅）二分。

上四味，为细末，酒调一钱匕，日三夜一。但苦痛，加芍药。心下毒[4]痛，倍加川芎。吐唾不能饮食，加细辛一两，半夏大者二十枚服之。复更以浆水服之。若呕，亦以醋浆水服之。复不解者，小麦汁服之。已后其人若渴者，大麦粥服之。病虽愈，尽服之勿置。裴伏《仲景方》忌雀肉、桃、李。

疗妊娠胎不长。宜服安胎和气、思食、利四肢，黄芪散。

黄芪、白术、陈皮、麦门冬、白茯苓、前胡、人参各三分，川芎、甘草各半两。

上㕮咀，每服三钱。水一盏，姜三片，枣一枚，煎至七分，去滓温服。

疗妊娠胎不长，宜服养胎人参丸。

人参、白茯苓、当归、柴胡、刺蓟、厚朴、桑寄生各一两，枳壳三分，甘草半两。

上为细末，炼蜜为丸，如梧桐子大。每服二十丸，食前温水吞下。

白术丸

调补冲任，扶养胎气。治妊娠宿有风冷，胎痿不长；或失于将理[5]，伤动胎气，多致损堕娠孕。常服益血，保护胎脏。

白术、川芎、阿胶（炒）、地黄（炒令六分焦）、当归（去尾，炒）各一两，牡蛎（为粉）二分，川椒（如常制）三分。

上为末，炼蜜为丸，如梧子大。空心，米饮吞三四十丸。酒、醋汤亦可。

【注释】

［1］乖理：即乖离、抵触、背离的意思。

［2］羸（léi）：瘦弱。

［3］汗出如牛鼻状：即牛鼻上汗。

［4］毒：厉害；甚于。

［5］将理：休养调理。

【按语】本段论述妊娠胎不长养的病因病机及证治。妊娠胎不长养，究其病因有宿疴夹疾而后有娠，或娠时节适乖理，强调孕前预培其损与孕后将理的重要性。两神相搏，合而成形。胎居胞宫之内，全赖母体肾以系之，气以载之，血以养之，冲任以固之。故妊娠胎不长养以补肝肾、养气血、固冲任为总的治疗原则。

四、论产后

【原文】产后遍身疼痛方论第一

论曰：产后遍身疼痛者何？答曰：产后百节[1]开张，血脉流散，遇气弱则经络、分肉[2]之间血多流滞；累日不散，则骨节不利，筋脉急引[3]。故腰背不能转侧[4]，手足不能动摇，身热头痛也。若医以为伤寒治之，则汗出而筋脉动惕[5]，手足厥冷，变生他病。但服趁痛散除之。

趁痛散方

牛膝半两，甘草、薤白各一分，当归、桂心、白术、黄芪、独活、生姜各半两。

上㕮咀，每服半两。水三盏，煎至盏半，去滓，食前服。

陈无择评曰：趁痛散不特治产后气弱血滞，兼能治太阳经感风头痛、腰背痛，自汗发热。若其感寒伤食，忧恐惊怒，皆致身疼发热、头痛，况有蓐劳诸证尤甚，趁痛散皆不能疗，不若五积散入醋煎，用却不妨。（五积散方见《和剂局方》）

【注释】

[1]百节：泛指全身关节。

[2]分肉：肌肉。

[3]筋脉急引：筋脉挛急、拘急，弛缓交作。

[4]转侧：转换角度、方向。

[5]筋脉动惕：体表筋脉不自主地惕然瘛（chì）动。动惕，惕惕然而跳，瞤瞤（rúnrún）然而动。

【按语】本段论述产后遍身疼痛的病因病机及证治。产后遍身疼痛缘于产后多虚多瘀的内环境，治疗以益气养血、活血通络为治则，不可以伤寒治之。这体现了产后用药三禁，即不可汗、不可下、不可利小便，以免亡阳亡阴。

【原文】产后虚羸方论第五

《产宝》论曰：产后虚羸者，因产伤损脏腑，劳侵气血。轻者，将养满日即瘥；重者，日月[1]虽满，气血犹不调和，故患虚羸也。夫产后气血虚竭，脏腑劳伤，若人年齿少[2]盛，能节慎将养[3]，盈月便得平复。如产后多因血气虚弱，虽逾日月，犹常疲乏。或因饮食不节，调适失宜，为风冷邪气所侵，搏于气血，流注于五脏六腑，则令肌肤不荣，颜容萎悴，故曰虚羸。

治产后虚羸，脾胃乏弱，四肢无力，全不思饮食，心腹胀满，人参散。

黄芪、人参、草果仁、厚朴、附子各一两，白术、当归、白茯苓、木香、川芎、桂心、甘草各半两，陈皮、良姜、诃梨勒皮各三分。

上㕮咀，每服四钱。水一盏，姜三片，枣一枚，煎至六分，去滓，无时温服。

治产后虚羸，短气不能食，熟干地黄汤。

熟干地黄二两，人参、北五味子、石斛、白茯苓、白术、鹿角胶、附子各一两，桂心、当归、川芎、泽兰叶、黄芪、续断各三分。

上咬咀，每服四钱。姜、枣依前煎服。

治产后虚羸，乏弱无力，喘急汗出，腹中疠[4]痛。

肥羊肉二斤，当归、白芍药各半两，桂心、附子（炮）、川芎、黄芪、人参、龙骨、白术各三分，熟地黄一两。

上为粗末，先以水五大升，煮羊肉取汁二大盏。每服四钱。汁一中盏，姜三片，枣一枚，煎至七分，去滓温服。

【注释】

[1]日月：时间的意思，二十四小时为一日，三十天为一月。

[2]齿少：年幼。年齿少盛，指年轻身体盛壮。

[3]将养：休息和调养。

[4]疠（jiǎo）：腹中急痛。

【按语】本段论述产后虚羸的病因病机及证治，着重强调产后将养，即起居慎避风寒、进食滋补气血、情志调摄有度、产后诸事禁忌等。"夫产后气血虚竭，脏腑劳伤，若人年齿少盛，能节慎将养，盈月便得平复"，陈氏此论从另外一个角度看，阐述了适龄孕育的重要性，也是其女性养生思想的另一体现。

【原文】产后乳汁或行或不行方论第十一

论曰：凡妇人乳汁或行或不行者，皆由气血虚弱，经络不调所致也。乳汁勿令投于地，虫蚁食之，令乳无汁。若乳盈溢，可泼东壁上佳。或有产后必有乳，若乳虽胀而产后臖[1]作者，此年少之人初经产乳，有风热耳！须服清利之药则乳行。若累经产[2]而无乳者，亡津液故也，须服滋益之药以动之。若是有乳，又却不甚多者，须服通经之药以动之，仍以羹臛[3]引之。盖妇人之乳，资于冲脉，与胃经通故也。有屡经产而乳汁常[4]多者，亦妇人血气不衰使然也。大抵妇人素有疾，在冲任经者，乳汁少而其色带黄，所生之子怯弱而多疾。

《三因论》曰：产妇有二种乳脉不行，有气血盛而壅闭不行者，有血少气弱涩而不行者。虚当补之，盛当疏之。盛者当用通草、漏芦、土瓜根[5]辈[6]；虚者当用成炼钟乳粉、猪蹄、鲫鱼之属，概[7]可见矣。

【注释】

[1]臖（xìng）：肿痛。

[2]经产：曾经生过多于一个孩子。

[3]臛（huò）：肉羹。

[4]常：永久的；固定的。

[5]土瓜根：葫芦科植物王瓜的根。味苦，性寒。归肝、脾、胃经。具有破瘀行血、化癥消癥之功。

[6]辈：等。

[7]概：一律；一概。

【按语】本段论述乳汁的化生与气血、津液、经络的关系。陈自明十分重视冲任二脉在女性生理病理中的作用，本篇亦强调了冲任调和在乳汁化源、胎养方面的重要地位。产妇乳脉不行（产后缺乳）分虚实两端，虚当补之，盛当疏之，同时注意饮食及情志调摄，其中，猪蹄、鲫鱼之属在产后饮食指导方面仍沿用至今。

第二节 《济阴纲目》选读

《济阴纲目》，明代武之望著，成书于万历四十八年（1620 年）。

武之望（1552—1629 年），字叔卿，号阳纡或阳纡山人，明代临潼（今陕西西安）人。

《济阴纲目》历代刻本大致可分为五卷本和十四卷本两种。五卷本卷一为调经、经闭、崩漏、赤白带下诸门，卷二为虚劳、血风、积块、浮肿、前阴诸证诸门，卷三至卷五为求子、胎前、临产、产后、乳病诸门。武之望的学术思想体现在以下几方面。

1. 论妇科诸证，强调后天 本书中论后天不足导致妇产科病证者比比皆是。武氏认为，脾胃虚损，生化不足，脏腑失于濡养，包括妇科疾病在内的各种疾病就会发生。基于上述认识，《济阴纲目》把健脾益气、健脾利水、健脾疏肝、补脾生血、引血归脾等作为治疗妇产科疾病的大法灵活加以运用。

2. 施诸证之治，内外结合 本书对妇产科病的证治选方十分严谨，引用方剂 1691 首，广泛使用通用方，外用药、内服药皆囊括其中，剂型完备。针对某一疾病内外兼治，充分反映了明代及明代以前妇产科外治法方面的成就。

《济阴纲目》广罗诸家，赅博精粹，体例完备，汇集了我国明代及明代以前妇产科学的主要学术成就，对现代中医妇产科的学术继承和发扬具有重要的指导意义，同时也具有极其珍贵的文献学价值。

一、论调经

【原文】论调经大法

方氏[1]曰：妇人经病，有月候[2]不调者，有月候不通者。然不调不通之中，有兼疼痛者，有兼发热者，此分而为四也。然四者若细推之，不调之中，有趱前[3]者，有退后者，则趱前为热，退后为虚也。不通之中，有血滞者，有血枯者，则血滞宜破，血枯宜补也。疼痛之中，有常时[4]作痛者，有经前经后作痛者，则常时与经前为血积，经后为血虚也。发热之中，有常时发热者，有经行发热者，则常时为血虚有积，经行为血虚有热也，此又分而为八焉。大抵妇人经病，内因忧思忿怒，外因饮冷形寒。盖人之气血周流，忽因忧思忿怒所触，则郁结不行，人之经前产后忽寒也。

【注释】

[1] 方氏：即方广，明代医家，编有《丹溪心法附余》。

[2] 月候：即月经。

[3] 趱（zǎn）前：提前。

[4] 常时：平时。

【按语】本段论述月经病的概念、病因病机和调经大法。武氏认为，调经之本在于理血，血得气则行、得热则行，故香附、肉桂之类是也。在调经门设专篇论四物汤作为调经通用方，用以治妇人冲任虚损，月经不调，经病或前或后，或多或少，或脐腹痛，或腰足中痛，或崩中漏下及胎前产后诸证，常服益荣卫、滋气血。若有他病，随症加减。后世总结月经病的治疗原则是治本以调经。治疗思路主要包括：①辨经病与他病之先后，治病求本。②辨经病之标本缓急，急则治标，缓则治本。③辨月经周期，根据阴阳气血的消长变化，因势利导。

二、论求子

【原文】论求子先调经

楼氏[1]曰：求子之法，莫先调经。每见妇人之无子者，其经必或前或后，或多或少，或将行作痛，或行后作痛，或紫或黑，或淡或凝而不调，不调则血气乖争[2]，不能成孕矣。详夫不调之由，其或前或后，及行后作痛者，虚也。其少而淡者，血虚也；多者，气虚也；其将行作痛，及凝块不散者，滞也；紫黑色者，滞而夹热也。治法，血虚者，四物；气虚者，四物加参；滞者，香附、缩砂、木香、槟榔、桃仁、玄胡；滞久而沉痼[3]者，吐之下之（涌泄调经，惟子和可法）；脉证热者，四物加芩连；脉证寒者，四物加桂附，及紫石英之类是也。直至积去滞行虚回，然后气血和平，能孕子也。予每治经不调者，只一味香附末（有积滞，则污浊不清，虚未回，则新生之气不鼓，一味香附，有去旧生新之妙），醋为丸，服之，亦百发百中也。

【注释】

[1]楼氏：楼英，明代医家，著有《医学纲目》。

[2]乖争：纷争。

[3]沉痼（gù）：历时较久，顽固难治的病。

【按语】本段论述妇人之无子者经不调之状，强调妇人经调对于孕育的重要性，且详审不调之由，进而详论不调之治。经云：女子二七而天癸至，任脉通，太冲脉盛，月事以时下，故有子；而女经调、男精壮、胞络通、真机时是孕育的真诀，故求子先调经。

三、论乳病

【原文】乳汁自出

大全云：产后乳汁自出者，乃是胃气虚所致，宜服补药以止之，若乳多溢满急痛者，温帛熨之。《产宝》有是论却无方以治之。若有此证，但以漏芦散亦可。

有未产前乳汁自出者，谓之乳泣[1]，生子多不育，经书未尝论及（予曾诊一内[2]，气盛脉旺，患乳泣，其生子长而游庠[3]，其不育之说，亦未必尽然也）。

薛氏曰：前证气血俱虚，用十全大补汤；肝经血热，用加味逍遥散；肝经怒火，用四物柴栀芩连；肝脾郁怒，用加味归脾汤。

一产妇劳役，忽乳汁如涌，昏昧[4]吐痰，此阳气虚而厥也，灌以独参汤而苏，更以十全大补汤数剂而安[5]。若妇人气血方盛，乳房作胀，或无儿饮胀痛，憎寒[6]发热，用麦芽二三两炒熟，水煎服，立消。其耗散血气如此，何脾胃虚弱，饮食不消方中多用之。

漏芦散方见前。

免怀汤

欲摘乳[7]者，用此方通其月经，则乳汁不行。

当归尾、赤芍药、红花（酒浸）、牛膝（酒浸）各五钱。

上锉，水煎服。

【注释】

[1]乳泣：乳汁自行流出。

[2]内：妇女。

[3]游庠（xiáng）：明清时，儒生经考试取入府、州、县学为生员，谓之"游庠"。

[4]昏昧：失去知觉，昏沉。

[5]安：身体健康。

[6]憎寒：是一种外有寒战、内有烦热的症状。

[7]摘乳：断奶，停止母乳喂养。

【按语】 本段论述乳汁自出的病因病机及证治（文中还提到外治法之熨法），记述了产后、产前均有乳汁自出者，指出产妇无儿食乳、有儿食乳者乳汁自出的治疗各异。其中"欲摘乳者，用此方通其月经，则乳汁不行"，则是对月水与乳汁同源之化的阐发和临证实践。清代闵纯玺《胎产心法》有云："妇人冲任之脉，为经络之海，皆起胞内。手太阳、手少阴二经，上为乳汁，下为月水。"

第三节　《景岳全书·妇人规》选读

《景岳全书·妇人规》，张景岳著，成书于明崇祯十三年（1640年）。

张介宾（1563—1640年），字会卿，号景岳，别号通一子，绍兴府山阴（今浙江绍兴）人，明代著名医学家，温补学派代表人物之一。

《景岳全书》共六十四卷，涉及理论、脉学、伤寒杂病、内外妇儿等各科精髓。其中第三十八卷、三十九卷专论女子经、带、孕、胎、产之病，名妇人规。妇人规根据女性生理病理特点又设经脉、胎孕、产育、带浊、乳病、子嗣、癥瘕、前阴九类，每类分列病、因、证、脉、治、方药，并引各家之言，加以评述发挥，自成风格。

书中指出，妇人之病，首重调经，因"女子以血为主，血旺则经调，而子嗣、身体之盛衰，无不肇端于此，故治妇人之病，当以经血为先"。且五脏均与月经密切相关，尤以脾肾为要，故"调经之要，贵在补脾胃以资血之源，养肾气以安血之室"。临证诊治强调变通，注意女性在房事、药食、产育等方面的养生保健及用药禁忌，如妊娠药禁、寡欲、产后三禁等。此外，景岳的命门学说、天癸理论同样对后世医家影响深远。书中载方263首，创制新方82首，涉及调经、种子、安胎各方面，如左归饮或丸、右归饮或丸、大补元煎、举元煎、保阴煎、胎元饮、毓麟珠等，至今仍被临床广泛应用。

一、论经脉

【原文】崩淋经漏不止

崩漏[1]不止，经乱之甚者也。盖乱则或前或后，漏则不时妄行，由漏而淋[2]，由淋而崩，总因血病，而但以其微甚耳。《阴阳别论》曰：阴虚[3]阳搏谓之崩。《百病始生篇》曰：阳络伤则血外溢，阴络伤则血内溢。故凡阳搏必属阴虚，络伤必致血溢。知斯二者，而崩淋之义及治疗之法，思过半矣。惟是阴虚之说，则但伤营气，无非阴虚而五脏之阴皆能受病，故神伤则血无所主，病在心也；气伤则血无所从，病在肺也；意伤则不能统血摄血，病在脾也；魂伤则不能蓄血藏血，病在肝也；志伤则不能固闭[4]真阴，病在肾也。所以五脏皆有阴虚，五脏皆有阳搏。故病阴虚者，单以脏气受伤，血因之而失守也；病阳搏者，兼以火居阴分，血得热而妄行也。凡治此之法，宜审脏气，宜察阴阳。无火者，求其脏而培之补之[5]；有火者，察其经而清之养之[6]。此不易[7]之良法也。然有火者不得不清，但元气既虚，极多假热，设或不明真假，而误用寒凉，必复伤脾胃，生气日见殆[8]矣。

【注释】

[1]崩漏：是指月经周期、经期、经量严重失常的病证。经血非时而下，并量多如注，谓之崩；淋沥不断谓之漏。崩漏在发病过程中常互相转化，如崩血渐少可能致漏，漏势发展又可转变为崩，故临床常以崩漏并称。

[2]淋：淋沥。原形容水或其他液体由上落下，这里指月经持续不断，较"漏"程度严重。

[3]阴虚：与阳虚相对。指精血或津液亏损的病理现象。因精血和津液都属阴，故称阴虚。多见低热、手足心热、午后潮热、盗汗、口燥咽干、心烦失眠、头晕耳鸣、舌红少苔、脉细数无力等症，治以滋阴为主。

[4]固闭：固，使坚固。闭，关闭。

[5]培之补之：培补虚损之脏腑。

[6]清之养之：清热养阴。

[7]易：改变；更改。

[8]殆（dài)：《说文解字》："殆，危也。"陷入困境。

【按语】崩淋经漏不止，即血崩和漏下淋沥不止。经乱与经漏有所区别，经乱在时间上或早或迟，但仍有周期；崩漏则没有明显的周期。《内经》"阴虚阳搏谓之崩"阐明了崩漏的基本病机，且"阴络伤则血内溢，血内溢则后血"。张景岳依此认为崩漏当属阴络伤范畴，阴血亏虚，虚火内扰，迫血妄行而致病。崩漏既属伤阴之病，则五脏之阴皆能受病，并有阴虚与阳搏之不同。因此，治疗应注意辨别何脏损，以及机体阴阳气血盛衰之变化。虚而无火者，求脏予以培补；虚而有火者，查其经清热养阴。此外对元气已虚、虚阳浮越之真寒假热证更应明辨虚实，避免误用寒凉之品，损伤脾胃，则后天生发之气日渐不振，病自难治。

【原文】血枯经闭

《评热病论》曰："月事不来者，胞脉闭也。胞脉者，属心而络于胞中，今气上迫肺，心气不得下通，故月事不来也。"《阴阳别论》曰："二阳[1]之病发心脾，有不得隐曲[2]，女子不月。其传为风消，其传为息奔者，死不治。"《邪气脏腑病形篇》曰："肾脉微涩[3]为不月。"血枯[4]之与血隔[5]，本自不同。盖隔者，阻隔也；枯者，枯竭也。阻隔者，因邪气之隔滞，血有所逆也；枯竭者，因冲任之亏败，源断其流也。凡妇女病损，至旬月半载之后，则未有不闭经者。正因阴竭，所以血枯，枯之为义，无血而然。故或以羸弱，或以困倦，或以咳嗽，或以夜热[6]，或以食饮减少，或以亡血失血，及一切无胀无痛，无阻无隔，而经有久不至者，即无非血枯经闭之候。欲其不枯，无如[7]养营，欲以通之，无如充之，但使雪消则春水自来，血盈则经脉自至，源泉混混[8]，又孰有能阻之者？奈何今之为治者，不论有滞无滞，多兼开导之药，其有甚者，则专以桃仁、红花之类，通利为事，岂知血滞者可通，血枯者不可通也。血既枯矣，而复通之，则枯者愈枯，其与榨干汁者何异？为不知枯字之义耳，为害不小，无或蹈此弊也。此之治法，当与前血虚肾虚二条，参而用之。

【注释】

[1]二阳：张景岳在《类经》中注释云："二阳，阳明也，为胃与大肠二经。"

[2]隐曲：王冰注曰："隐曲，隐蔽委曲之事也。"概指精神情绪不遂。

[3]肾脉微涩：《类经》注："肾脉涩者为精伤，为血少，为气滞。"

[4]血枯：指妇女血海枯竭所导致的闭经。

[5]血隔：指妇女因血气阻隔中焦而致经闭。

[6]夜热：夜间发热或热至夜间升高。因热入血室，或阴血不足，或血瘀所致。

[7]无如：不如；比不上。

[8]混混：出自《孟子·离娄下》："源泉混混，不舍昼夜。"指水流不绝。

【按语】闭经是妇科疾病的常见临床症状之一。张景岳以《内经》为宗，参前人著述，将闭经根据虚实性质分为血枯和血隔两类。其中血枯为虚，因源泉缺乏，血海空虚；血隔为实，邪阻经隧，则经水闭塞。因此治疗也应因虚实不同而别之。血隔者自可活血通经，而血枯者应先充其源再通其经，不宜一味通利为事。这为后人从虚实论治闭经奠定了坚实的基础。

二、论胎孕

【原文】安胎

凡妊娠胎气不安者，证本非一，治亦不同。盖胎气不安，必有所因，或虚或实，或寒或热，皆能为胎气之病，去其所病，便是安胎之法。故安胎之方不可执[1]，亦不可泥[2]其月数，但当随证随经，因其病而药之，乃为至善。若谓白术、黄芩乃安胎之圣药，执而用之，鲜[3]不误矣。

【注释】

[1]执：固执；坚持。

[2]泥（nì）：拘泥于；固执；不变通。

[3]鲜：少；不多。

【按语】胎气不安亦称胎动不安，寒热虚实均可致胎气不安。朱丹溪提出"黄芩、白术乃安胎圣药"对后世用药影响极大，而张景岳认为黄芩、白术固有安胎功效，但当先辨病之寒热虚实，再据黄芩、白术的药性使用。黄芩苦寒，虽有安胎之功，但若阳虚用之，则愈损其阳；白术性温气闭，胎气有热而不安者，用之无异于火上浇油。因此临证治疗，应灵活变通地运用安胎方药，不可唯圣药而不辨寒热虚实，耽误母胎病情。

【原文】数堕胎

夫胎以阳生阴长，气行血随，营卫调和则及[1]期而产。若或滋养之机少[2]有间断，则源流不继而胎不固矣。譬[3]之种植者，津液一有不到，则枝枯而果落，藤萎而花坠。故《五常政大论》曰："根于中者，命曰神机[4]，神去则机息。根于外者，命曰气立[5]，气止则化绝。"正此谓也。凡妊娠之数见堕胎者，必以气脉亏损而然。而亏损之由，有禀质之素弱者，有年力之衰残者，有忧怒劳苦而困其精力者，有色欲不慎而盗损其生气者。此外如跌仆、饮食之类，皆能伤其气脉。气脉有伤而胎可无恙者，非先天之最完固者不能，而常人则未之有也。且胎怀十月，经养各有所主，所以屡见小产堕胎者，多在三个月及五月、七月之间，而下次之堕必如期复然。正以先次伤此一经，而再值此经，则遇阙[6]不能过矣。况妇人肾以系胞，而腰为肾之府，故胎妊之妇最虑腰痛，痛甚则坠，不可不防。

【注释】

[1]及:《广雅》:"及，至也。"达到。

[2]少:副词，稍稍；稍微。

[3]譬（pì）:比如。《说文解字》:"譬，喻也。"

[4]神机:生命活动的主宰。

[5]气立:即因气而立之意。气是仅次于阴阳的高层次概念，是中医学术体系的重要组成部分。气，谓生气，在人体则指真气。立，谓确立、独立或健全。

[6]阙（què）:豁口；空缺。

【按语】本段论述产生滑胎的病因病机及主要临床表现。"数堕胎"即屡孕屡堕，又称滑胎，相当于西医学的习惯性流产。张景岳认为，胚胎能否正常发育与父母精、气、血关系密切，成胎后则更依赖母体的阴阳血气滋养。"数堕胎"的发生多与先天禀赋、年老体弱、房事不节、情志不遂、饮食劳倦、外伤等多种因素有关。其中肾的作用尤为重要。肾为先天之本，胞脉系于肾，肾气盛衰关乎胎之强弱，而腰为肾之外府，因此孕妇最忌腰痛。若痛甚提示肾气失于维系，胎将堕之兆。

三、论癥瘕

【原文】论证

癥瘕[1]之病，即积聚之别名。《内经》止[2]有积聚疝瘕[3]，并无癥字之名，此后世之所增设者。盖癥者征也；瘕者假也。征者，成形而坚硬不移者是也；假者，无形而可聚可散者是也。成形者，或由血结，谓之血癥，或由食结，谓之食癥。无形者惟在气分，气滞则聚而见形，气行则散而无迹。此癥瘕之辨也。然又有痛者，有不痛者。痛者联于气血，所以有知气血行则愈，故痛者易治；不痛者不通气血，另结窠囊[4]，药食难及，故不痛者难治，此又治之有辨也。

【注释】

[1] 癥瘕：指腹腔内有包块肿物结聚的疾病。后世一般以坚硬不移、痛有定处者为癥；聚散无常、痛无定处者为瘕。《医学入门》等书以积聚为男子病，癥瘕为女子病。妇科癥瘕涵盖了各种妇科良性肿瘤，病种较多，是妇科常见病、疑难病证。

[2] 止：同"只"。

[3] 疝瘕：《素问·玉机真脏论》云："脾风勿治。脾传之肾，病名曰疝瘕，少腹冤热而痛。"因风寒与腹内气血相结所致。

[4] 窠（kē）囊：《医学正传》云："丹溪曰：自郁成积，自积成痰，痰夹瘀血，遂成窠囊，此为痞、为痛、为噎膈、翻胃之次第也。"

【按语】 本段论述癥瘕的源流、定义、分类、鉴别及预后。癥瘕为积聚之别称，积聚之名首见于《灵枢·五变》。妇科癥瘕为女性胞中有结块，伴有小腹或胀或痛或满或阴道异常出血。张氏根据包块之有形无形将癥、瘕区分开来。其中癥又因病因不同分为血癥和食癥；而瘕则纯在气分。此外，张景岳还强调临床注意观察患者有无兼有疼痛，以判断疾病治疗难易。

四、论前阴

【原文】 阴挺

妇人阴中突出如菌如芝，或挺出数寸，谓之阴挺。此或因胞络伤损，或因分娩过劳，或因郁热下坠，或因气虚下脱，大都此证当以升补元气、固涩真阴为主。

【按语】 本段论述阴挺的症状、病因和治法。妇女子宫下脱，甚则脱出阴户之外，或者阴道壁膨出，称为阴挺，又称阴脱、阴菌、阴痔、产肠不收等，常见于经产妇。西医学称"子宫脱垂""阴道壁膨出"，多由气虚下陷、带脉失约、冲任损伤所致。治法当以大补元气、健脾固肾为主。

第四节 《傅青主女科》选读

《傅青主女科》，傅山著，约成书于17世纪，而至道光七年（1827年）方有初刊本。

傅山（约1607—1684年），字青主，清代阳曲（今山西太原）人。

《傅青主女科》共两卷。上卷以妇科病证为主，分带下、血崩、鬼胎、调经、种子五门，共计39个病证，41首方剂；下卷为产科部分，分妊娠、小产、难产、正产、产后五门，分述41个病证，42首方剂；选方多为傅氏临证多年的经验效方。傅山的学术思想可归纳为以下几方面。

1. 对病因的认识。强调情志致病在妇科疾病发病中的重要性。全书病证条目有的甚至直接用病因以冠之，如"嫉妒不孕""郁结血崩""大怒小产""郁结乳汁不通"等。

2. 对病机的认识。傅山重视"脾虚"，认为"带下俱是湿症"，因湿邪起病，以带脉不能约束诸经而名；独重于血虚肝郁，治疗妇人病要立足在"肝郁"，而"肝郁"之本在于正虚。

3. 对治法的认识。傅山治崩注重固本补气，调经种子重视补肾为要。

4. 方药使用特点为善用、巧用引经药，如黑芥穗、贯众炭等；首创的完带汤、易黄汤、养精种玉汤及生化汤等，至今仍作为妇科临床代表方剂广泛应用。

《傅青主女科》立论多从实际出发，有独特见解，反映出作者在妇科临床方面造诣颇深，为后世所推崇。

一、论带下

【原文】白带下

夫带下俱是湿症。而以"带"名者，因带脉不能约束，而有此病，故以名之。盖带脉通于任、督，任、督病而带脉始病。带脉者，所以约束胞胎之系也。带脉无力，则难以提系，必然胎胞不固，故曰带弱则胎易坠，带伤则胎不牢。然而带脉之伤，非独跌闪挫气[1]已也。或行房而放纵，或饮酒而颠狂，虽无疼痛之苦，而有暗耗之害，则气不能化经水，而反变为带病矣。故病带者，惟尼僧、寡妇、出嫁之女多有之，而在室女[2]则少也。况加以脾气之虚，肝气之郁，湿气之侵，热气之逼，安得不成带下之病哉！故妇人有终年累月下流白物，如涕如唾，不能禁止，甚则臭秽者，所谓白带也。夫白带乃湿盛而火衰，肝郁而气弱，则脾土受伤，湿土之气下陷，是以脾精不守，不能化荣血以为经水，反变成白滑之物，由阴门[3]直下，欲自禁而不可得也。治法宜大补脾胃之气，稍佐以舒肝之品，使风木不闭塞于地中，则地气自升腾于天上，脾气健而湿气消，自无白带之患矣。方用完带汤。

白术（土炒）一两，山药（炒）一两，人参二钱，白芍（炒）五钱，车前子（酒炒）三钱，苍术（制）三钱，甘草一钱，陈皮五分，黑芥穗五分，柴胡六分。

水煎服。二剂轻，四剂止，六剂则白带痊愈。此方脾、胃、肝三经同治之法，寓补于散之中，寄消于升之内，开提肝木之气，则肝血不燥，何至下克脾土。补益脾土之元，则脾气不湿，何难分消[4]水气。至于补脾而兼以补胃者，由里以及表也。脾非胃气之强，则脾之弱不能旺，是补胃正所以补脾耳。

【注释】

[1] 挫气：岔气。如腰部挫气，属于用力姿势不当导致急性腰部扭伤或小关节错位，肌肉拉伤。

[2] 室女：未婚女子。

[3] 阴门：阴户；外阴。女性外生殖器官。

[4] 分消：出自清代叶天士《外感温热篇》，是叶氏针对湿温病中湿重于热，留滞三焦而提出的基本治疗方法。

【按语】本段论述白带的概念、病因病机、病位及治法。傅氏明确提出，"夫带下俱是湿症"。白带治则总循健脾益气、升阳除湿，佐以各经见证之药。诚如《医宗金鉴·妇科心法》所述：带下劳伤冲与任，邪入胞中五色分，青肝黄脾白主肺，衃（pēi）血黑肾赤属心，随人五脏兼湿化，治从补泻燥寒温，更审疮脓瘀血化，须别胞膀浊与淫。其创制的完带汤，一直为后世医家所推崇。此方三经同治，寓补于散之中，寄消于升，配伍精当，是现代妇科临床治疗带下过多脾虚证的代表方剂。方中黑芥穗（即荆芥穗炭）一味，奏疏肝达郁、收涩止带之效，实为妙药。傅氏调经亦独嗜黑芥穗，其遣方用药值得后学领悟和研习。

二、论调经

【原文】经水先期

妇人有先期经来者，其经甚多，人以为血热之极也，谁知是肾中水火太旺乎！夫火太旺则血热，水太旺则血多，此有余之病，非不足之症也，似宜不药，有喜[1]。但过于有余，则子宫太热，亦难受孕，更恐有烁干男精之虑，过者损之，谓非既济之道乎！然而火不可任其有余，而水断不可使之不足。治之法但少清其热，不必泄其水也。方用清经散。

丹皮三钱，地骨皮五钱，白芍（酒炒）三钱，大熟地（九蒸）三钱，青蒿二钱，白茯苓一钱，黄柏（盐水浸炒）五分。

水煎服。二剂而火自平。此方虽是清火之品，然仍是滋水之味，火泄而水不与俱泄，损而益也。

又有先期经来只一二点者，人以为血热之极也，谁知肾中火旺而阴水亏乎！夫同是先期之来，何以分虚实之异？盖妇人之经最难调，苟不分别细微，用药鲜克[2]有效。先期者火气之冲，多寡者水气之验，故先期而来多者，火热而水有余也；先期而来少者，火热而水不足也。倘一见先期之来，俱以为有余之热，但泄火而不补水，或水火两泄之，有不更增其病者乎！治之法不必泄火，只专补水，水既足而火自消矣，亦既济之道也。方用两地汤。

大生地（酒炒）一两，元参一两，白芍药（酒炒）五钱，麦冬肉五钱，地骨皮三钱，阿胶三钱。

水煎服。四剂而经调矣。此方之用地骨、生地，能清骨中之热。骨中之热，由于肾经之热，清其骨髓，则肾气自清，而又不损伤胃气，此治之巧也。况所用诸药，又纯是补水之味，水盛而火自平理[3]也。此条与上条参观，断无误治先期之病矣。

【注释】

[1]有喜：怀孕。

[2]克：能够。《尔雅》："克，能也。"

[3]平理：治理有序。此处指水既足而火自消，水火既济。

【按语】本段论述经水先期的病因病机及证治，指出先期而来多者，火热而水有余也，治之法但少清其热，不必泄其水也，方用清经散；先期而来少者，火热而水不足也，治之法不必泻火，只专补水，水既足而火自消矣，亦既济之道也，方用两地汤。以先期而来经水的多少辨实火虚火，为后世医家指明了临证之路，断无误治先期之病矣。傅氏创制的清经散和两地汤一直沿用至今，用之效验。

三、论种子

【原文】下部冰冷不孕

妇人有下身冰冷，非火不暖，交感之际，阴中绝无温热之气。人以为天分[1]之薄也，谁知是胞胎寒之极乎！夫寒冰之地，不生草木；重阴之渊，不长鱼龙[2]。今胞胎既寒，何能受孕。虽男子鼓勇力战，其精甚热．直射于子宫之内，而寒冰之气相逼，亦不过茹[3]之于暂而不能不吐之于久也。夫犹是人也，此妇之胞胎，何以寒凉至此，岂非天分之薄乎？非也。盖胞胎居于心肾之间，上系于心而下系于肾。胞胎之寒凉，乃心肾二火之衰微也。故治胞胎者，必须补心肾二火而后可。方用温胞饮。

白术（土炒）一两，巴戟（盐水浸）一两，人参二钱，杜仲（炒黑）三钱，菟丝子（酒浸炒）三钱，山药（炒）三钱，芡实（炒）三钱，肉桂（去粗，研）三钱，附子（制）三分，补骨脂（盐水炒）二钱。

水煎服。一月而胞胎热。此方之妙，补心而即补肾，温肾而即温心。心肾之气旺，则心肾之火自生。心肾之火生，则胞胎之寒自散。原因胞胎之寒，以至茹而即吐，而今胞胎既热矣，尚有施而不受者乎？若改汤为丸，朝夕吞服，尤能摄精，断不至有伯道无儿[4]之叹也。

【注释】

[1]天分：天资；天赋；先天禀赋。

[2]鱼龙：泛指鳞介水族。

[3]茹：吃，引申为包含。

[4]伯道无儿：意思是对他人无子的叹息。

【按语】本段论述下部冰冷不孕的病因病机及方治。傅氏运用比喻、排比手法，"夫寒冰之地，不生草木；重阴之渊，不长鱼龙"，直观形象地阐述了胞胎寒极不孕之由。胞胎之寒极，不但责之天分，考虑到胞胎与经络、脏腑、气血之间的关系，傅氏强调"故治胞胎者，必须补心肾二火而后可"。首创温胞饮，服之使心肾之气旺，则心肾之火自生，胞胎有施而受之，乃有喜。妇人不孕病因非止一端，病机或虚或实，治疗以调补冲任为要，施以补肝肾、填精髓、通血络、暖胞宫，强调中西医结合，中医辨证与西医辨病相结合。不孕症是妇人痼疾之一，是影响夫妻双方身心健康的医学和社会问题，患者常合并心理疾患，必要时辅以心理治疗。

第五节 《女科经纶》选读

萧埙（生卒年月不详），字赓六，号慎斋，清代檇李（今浙江嘉兴）人。

萧氏所著《女科经纶》现存除清康熙二十三年（1684年）刻本外，尚有乾隆、光绪等多种清刻本。全书共八卷，列月经、嗣育、胎前、产后、崩带、杂证六门。其学术思想包括以下几方面。

1.实事求是，著述风格严谨科学。《女科经纶》撷引前贤理论106家，共计790余条。萧氏在博采之上，加以分类罗列，整理按评，不同学说俱为搜罗，且持论而不泥其说，自有见地。反映了萧氏实事求是、严谨科学的著述学风。

2.重视妇科诸疾证治的理论研究。"经闭"一症有内外二因。内因为脾胃虚弱，血无化源；或气郁不畅，心脾血少等内伤不足。外因为虚积冷气，风冷客胞；或火热客胞，津液减耗等外邪干预之症。然其中又有寒、热、虚、实之分，临证当审证求因，综合诸家之说，分别辨治。萧氏总结为经闭有血滞、血枯两大症。血滞者为有余，有余者宜泻；血枯者为不足，不足者宜补，反映了萧氏于调经方面的独特见解。

《女科经纶》的编撰特点：一是广征博引，博览群书；二是分类编排，条分缕析；三是缀以按语，阐抒己见；四是详于论而略于方。全书提纲挈领，条分缕析，虽详于理论分析而疏于方药应用，但作者的著述动机在于启迪、拓宽临证者之辨治用药思路，为习医者进一步钻研女科证治指点了门径。

一、论月经

【原文】经论女子月事属太冲脉盛

《素问》曰：女子七岁，肾气盛，齿更发长[1]，二七而天癸至[2]，任脉通，太冲脉盛[3]，月事以时下，故有子[4]。

【注释】

[1]齿更发长：更，即更换。齿更，更换乳牙。发长，头发生长。

[2]天癸至：癸，十天干（甲、乙、丙、丁、戊、己、庚、辛、壬、癸）之一。十天干中，壬癸五行属水，其中壬为阳水，癸为阴水。天癸，即先天之精，亦称阴精，是肾精中能促进生殖功能的物质。至，成熟的意思。

[3]任脉通，太冲脉盛：太冲脉，即冲脉。任脉与冲脉同起源于胞宫，故与女子月经及生殖功能关系密切，任主胞胎，冲为血海。句中"通"与"盛"是互文关系，正确释义应为任脉与冲脉既通畅又充盛。

[4]月事以时下，故有子：此指女子月经按时来潮时，便能够生育。

【按语】本段系萧氏引述《素问·上古天真论》原文。在月经门的编撰上萧氏先序《经》文，后序名论，始溯经水之原。"女子七岁，肾气盛，齿更发长；二七而天癸至，任脉通，太冲脉盛，月事以时下，故有子；三七肾气平均，故真牙生而长极；四七筋骨坚，发长极，身体盛壮；五七阳明脉衰，面始焦，发始堕；六七三阳脉衰于上，面皆焦，发始白；七七任脉虚，太冲脉衰少，天癸竭，地道不通，故形坏而无子也"。这段文字以七（岁）为期，言简意赅地描述了女性在不同生长发育阶段出现的主要生理变化特点，论述了女性生、长、壮、老、已的生命发展规律。

【原文】女子不月[1]属心脾病宜治心火养脾血

张洁古[2]曰：女子月事不来者，先泻心火，血自下也。经云：二阳[3]之病发心脾[4]，有不得隐曲[5]，故女子不月，其传为风消。太仆[6]注曰：大肠、胃热也，心脾受之。心主血，心病则血不流；脾主味，脾病则味不化，味不化则精不足，故其病不能隐曲。脾土已亏，则风邪胜而气愈消。又经云：月事不来者，胞脉闭也。胞脉属于心，络于胞中。今气上迫肺，心气不得下通，故月事不来。先服降心火之剂，后服五补丸、卫生汤，治脾以养其血。

【注释】

[1]不月：经闭，月经不按月来潮。

[2]张洁古：即张元素，金代医家，著有《医学启源》。

[3]二阳：足阳明胃经与手阳明大肠经。

[4]发心脾：即延及心脾。肠胃有病，心脾受之。

[5]隐曲：指隐蔽委屈之事。

[6]太仆：即王冰，唐代医家，著有《补注黄帝内经素问》。

【按语】本段借王冰的注解，阐释《内经》所载"二阳之病发心脾，有不得隐曲，故女子不月，其传为风消"，谓女子不月属心脾病，治宜降心火，养脾血。明代医家王安道亦对上述经文有注：二阳，足阳明与手阳明脉也。肠胃有病，心脾受之。发于心脾，犹言延及心脾也。虽然脾胃为合，胃病而及脾，理固宜矣。大肠与心，本非合也，以大肠而及心，何哉？盖胃为受纳之府，大肠为传化之府。食入于胃，浊气归心，饮入于胃，输精于脾者，以胃之能纳，大肠之能化耳。肠胃既病，则不能受，不能化，心脾何所资？心脾既无所资，则无以运化而生精血。故肠胃有病，心脾受之，则男子为少精，女子为不月。心脾总男女言之，至隐曲不月，方主女子说。二者总论女子不月属肠胃病及于心脾。虽然后世对《内经》的这段经文尚有其他注释，医家尤推崇王冰和王安道的注解。

二、论嗣育

【原文】合男女必当其年欲阴阳之完实

褚澄曰：合男女必当[1]其年，男虽十六而精通，必三十而娶。女虽十四而天癸至，必二十而嫁。皆欲阴阳完实[2]，然后交而孕，孕而育，育而为子坚壮强寿。今未笄[3]之女，天癸始至，已近男色，阴气早泄，未完而伤，未实而动，是以交而不孕，孕而不育，育而子脆不寿[4]。

【注释】

[1]当：正在那时候。

[2]完实：健壮；壮实。

[3]未笄（jī）：未成年。笄，古代女子用的一种簪子，用来挽起头发或插住帽子。在古代，汉族女子十五岁为"及笄"，表示成年。

[4]不寿：不能长寿，早逝。

【按语】本段论述男女当其年婚嫁的重要性。褚氏在那个年代已有晚婚晚育、优生优育的意识是难能可贵的。

【原文】种子必知氤氲之时候

袁了凡[1]曰：天地生物，必有氤氲之时[2]；万物化生，必有乐育之候[3]。猫犬至微，将受娠也，其雌必狂呼而奔跳，以氤氲乐育之气，触之不能自止耳。此天然之节候[4]，生化之真机也。凡妇人一月经行一度，必有一日之候，于一时辰间，气蒸而热，昏而闷，有欲交接不可忍之状，此的候[5]也。此时逆而取之，则成丹；顺而施之，则成胎矣。

【注释】

[1]袁了凡：袁黄，明代思想家。他博学多才，在天文、术数、水利、军政、医药

等方面皆有造诣，一生著述颇丰。

[2]氤氲之时：氤氲，湿热飘荡的云气，烟云弥漫的样子。此处指阴阳交会和合之状。

[3]乐育之候：乐，即喜欢；愿意。育，即生养。

[4]节候：季令和气候。

[5]的候：真机时，与氤氲之时、乐育之候一样，泛指女性排卵期。

【按语】氤氲之时、乐育之候、的候、真机时，即排卵期。古人囿于其所处的历史阶段，无法真正探知卵巢排卵，但通过长期的实践与观察，仍能敏锐地捕捉到这一现象和时刻，意识到"顺而施之，则成胎矣"，这对于指导孕育具有重大意义。我们今天借助现代辅助化验检查手段，探查排卵的日期和过程，对于调经种子将大有裨益。

三、论产后

【原文】产后服生化汤论

《产宝新书》曰：产后气血暴虚，理当大补，但恶露未尽，用补恐致滞血，唯生化汤行中有补，能生又能化，真万全[1]之剂也。如四物汤，产后误人多矣。地黄性滞，白芍酸寒伐生气，生化汤除此二味，加以温中行血之剂。如产后儿枕作痛[2]，世多用消块散血之剂，然后议补。又有消与补混施，不知旧血虽当消化，新血亦当生养。

若专攻旧，则新血转伤。世以回生丹治产，用攻血块，下胞衣[3]，落死胎。虽见速效，其元气未免亏损。生化汤，因药性功用而立名也。产后血块当消，而新血亦当生。若专用消，则新血不生。专用生，则旧血反滞。考诸药性，唯芎、归、桃仁三味，善攻旧血，骤生新血，佐以黑姜、炙草，引三味入于肺肝，生血利气。五味共方，行中有补，实产后圣药也。

产妇胞衣一破，速煎一帖，候儿头下地即服，不拘半产正产[4]。虽平安，少壮妇无恙者，俱宜服一二贴，以消血块而生新血，自无血晕之患。若胎前素弱，至产后见危证，不厌[5]频服，病退即止。若照常日服一贴，岂能扶将绝之气血也。如血块痛，加肉桂三分、红花三分、益母草五钱。如产后劳甚血崩，形色虚脱，加人参三四钱。如汗出气促，人参倍加。

【注释】

[1]万全：非常周到，没有任何漏洞，万无一失。

[2]儿枕作痛：即儿枕痛，出自《古今医鉴》。指产后小腹疼痛。

[3]胞衣：胎盘胎膜。

[4]半产正产：半产，即小产、流产的意思。正产，即足月正常生产。

[5]厌：排斥；嫌弃；憎恶。

【按语】生化汤一方载之《产宝新书》，专为产后而设，是临床治疗产后发热、产后腹痛、产后恶露不绝血瘀证的代表方剂。该方行中有补，能生又能化，切中妇人产后多虚多瘀之内环境。本篇论及"虽平安，少壮妇无恙者，俱宜服一二贴，以消血块而生新血，自无血晕之患"亦为现代产科所遵循，产妇新产后常规予生化汤制剂。生化汤实为产后圣药。

【原文】产后阴虚发热宜补气

赵养葵[1]曰：产后大失血，阴血暴亡，必大发热，名阴虚发热。此阴字，正谓气血之阴。若以凉药正治必毙[2]，正所谓证象白虎[3]，误服白虎[4]必死。此时偏不用四物，有形之物，不能速化几希[5]之气。急用独参汤，或当归补血汤，使无形生出有形来。阳生阴长之妙，不可不知也。

【注释】

[1]赵养葵：即赵献可，明代医家，著有《医贯》。

[2]毙：死。

[3]白虎：三阳合病而偏重于阳明热盛的证候。

[4]白虎：白虎汤。

[5]几希：不多；一丁点儿；甚少。

【按语】本段论述赵献可治疗产后发热的学术思想。产后阴血骤虚，产后发热多为阴虚发热，切不可热者寒之，亦不用四物汤滋阴养血除热，偏用独参汤或当归补血汤峻补无形之气，使气旺血生，取无形生有形、阳生阴长之妙。赵氏这一理论和学术思想为后世医家所遵循和发扬。

第六节　《沈氏女科辑要》选读

《沈氏女科辑要》，清代沈又彭著，约成书于乾隆二十九年（1764年）。初名《女科读》，先经王孟英的外舅徐虹桥（徐正杰）校订补注后收藏，后经王孟英酌加按语，名为《沈氏女科辑要》，并于1922年经民国名医张山雷在此基础上详加笺疏再版于行，名为《沈氏女科辑要笺正》（一作笺疏）。

全书上下两卷，共81篇，其中上卷31篇，主论调经、带下、求子、受胎、辨胎，妊娠诸疾、妊娠用药禁忌及泰西医诸说，下篇主论临产、产后病、妇人前阴、乳病等其他杂病，并附集方70余首。

全书博采众长，立论鲜明。每篇之下先辑历代医家论述，后附沈氏按语，发前人所未发，又经徐政杰、王孟英、张山雷三人结合各自临证心得加以参注发扬，宗各家之言，丰富和发展了女性生理理论，对"天癸""带下"等有新的认识；临证强调当辨证全面，不可以偏概全；方药方面，参照《医方集解》于书中最后再集所列各方，陈其来源、组方剂量并临证化裁，方后常附徐氏、张氏用药体会心得，其效实验彰彰，对指导临证用药大有裨益。

此外，该书还是我国最早体现中西医结合思想的妇产科专著。书中首次引用西学，详细描述了"子宫""子管"与"子核"的形态、位置及相互关系，是最早对女性子宫、输卵管、卵巢有较为精确描述的中医学著作。

一、论经带

【原文】《素问》：女子七岁，肾气盛，齿更发长；二七而天癸[1]至，任脉通，太冲脉盛，月事以时下。

沈按：天癸是女精，由任脉而来；月事是经血，由太冲而来。经言二七而天癸至，缘任脉通。斯时太冲脉盛，月事亦以时下。一顺言之，一逆言之耳！故月事不来、不调及崩，是血病，咎[2]在冲脉，冲脉隶[3]阳明；带下是精病，咎在任脉，任脉隶少阴。盖身前中央一条是任脉，背后脊里一条是督脉，皆起于前后两阴之交会处。《难经》明晰，《灵》《素》传误。带脉起于季胁，似束带状。人精藏于肾，肾系于腰背。精欲下泄，必由带脉而前，然后从任脉而下。故经言任脉为病，女子带下。

雄按：窃谓天癸者，指肾水本体而言。癸者，水也。肾为水脏，天一生水，故谓肾水为天癸。至，谓至极也，犹言足也。女子二七、男子二八，肾气始盛，而肾水乃足。

【注释】

[1]天癸：首见于《素问·上古天真论》。天，天真；天然，来自先天，根本。癸，天干的第十位，五行属水。天癸原意即天水，意为"先天之水"，指来源于父母、先天所获之"水"。古今医家对其有不同的解释，如天真说、精气精血说、经水等。

[2]咎（jiù）：本义为灾祸，此处引申为责备；追究。

[3]隶：附属；属于。

【按语】本篇以《素问·上古天真论》女子七七之言为引阐述月经产生与天癸、肾气、冲任二脉之间的关系。特别对天癸的内涵见解独到。医家对天癸之义存疑已久，如王冰注："肾气全盛，冲任流通经血渐盈，应时而下，天真之气降，与之从事，故云天癸。"《血证论·经血》云："天癸者，谓先天肾中之动气。"沈尧封则认为"天癸是女精，由任脉而来"。王孟英进一步提出"癸者，水也"。天癸即"肾水"，此处"至"不是"来到"而是"满"的意思。

【原文】丹溪曰：经将行而痛者，气之滞也。用香附、青皮、桃仁、黄连；或用抑气散，四物加玄胡、丹皮、条芩。又曰：经将来，腹中阵痛，乍作乍止者，血热气实也。四物加川连、丹皮。

徐蔼辉曰：抑气散出严氏。系香附四两，陈皮一两，茯神、炙草一两半也。为末，每服二钱。治妇人气盛于血，变生诸证。头晕膈满，取《内经》"高者抑之"之义。汪讱庵[1]谓是方和平可用，若补血以平阳火，亦正治也。

丹溪又曰：经后作痛者，气血俱虚也，宜八珍汤。丹溪又曰：成块者，气之凝也。

沈尧封曰：经前腹痛，必有所滞。气滞脉必沉，寒滞脉必紧，湿滞脉必濡，兼寒兼热，当参旁证。至若风邪由下部而入于脉中，亦能作痛，其脉乍大乍小，有时陇[2]起。叶氏用防风、荆芥、桔梗、甘草，虚者加人参，各一钱焙[3]黑，取其入血分，研末酒送，神效。

尧封又曰：经前后俱痛，病多由肝经，而其中更有不同。脉弦细者，是木气之郁，宜逍遥散及川楝、小茴香、橘核之类；脉大者，是肝风内动；体发红块者，是肝阳外越：俱宜温润。戴礼亭室人，向患经前后腹痛，连及右足，体发红块，脉大，右关尺尤甚。己卯秋，予作肝风内动治。用生地四钱，炒枸杞一钱，细石斛二钱，杜仲二钱，干淡苁蓉一钱，麦冬一钱，牛膝一钱，归身一钱五分，炒白芍一钱，服之痛止。后于经前后服数剂，经来甚适，不服即痛，因作丸服。此方屡用有验。

【注释】

[1]汪认（rèn）庵：即汪启淑（1728—1799年），清安徽歙县人，字秀峰、慎义，又字槐谷、秀峰山人，号认庵。家有绵潭山馆，藏书极多，刊刻书籍有《水曹清暇录》《切庵诗存》等。

[2]陇：原作名词，田埂、田间高地。此处作动词，通"拢"，凑起；集合。

[3]焙（bèi）：用微火烘烤。

【按语】本段论述辨月经病之腹痛，即痛经，强调根据痛经发生的时间、症状及脉象的不同进行辨证治疗。经前腹痛，无非肝家气滞络脉不疏，气滞血瘀，故用香附、青皮与桃仁并用，香附为血中气药，行气不伤血，共用亦可行血中之滞；经后腹痛为气血俱虚；经前后俱疼痛者病位在肝，具体还包括肝气郁结、肝风内动、肝阳外越等不同，治疗也应灵活变化。

【原文】沈按：由是言之：白带即同白浊[1]，赤带即同赤浊，此皆滑腻如精者。至若状如米泔，或臭水不黏者，此乃脾家之物，气虚下陷使然。高年亦有患此，非精气之病，不可混治。

又按：戴元礼论赤浊云：精者，血之所化。有浊去太多，精化不及，赤未变白，故成赤浊，此虚之甚也。何以知之？有人天癸未至，强力好色，所泄半精半血，若溺不赤，无他热证，纵见赤浊，不可以赤为热，只宜以治白浊法治之。观此则以赤带为热者谬矣。

王孟英按：带下，女子生而即有，津津常润，本非病也。故扁鹊自称带下医，即今所谓女科是矣。《金匮》亦以三十六病隶之带下。但过多即为病，湿热下注者为实，精液不守者为虚。苟体强气旺之人，虽多亦不为害，惟干燥则病甚。盖营津枯涸，即是虚劳。凡汛愆[2]而带盛者，内热逼液而不及化赤也；并带而枯燥全无者，则为干血劳之候矣。汇而观之：精也、液也、痰也、湿也、血也，皆可由任脉下行而为带，然有虚寒、有虚热、有实热三者之分，治遗精亦然。而虚寒较少，故天士治带，必以黄柏为佐也。

【注释】

[1]白浊：病名，首见于巢元方的《诸病源候论·虚劳小便白浊候》。云："胞冷肾损，故小便白而浊也。"其有精浊和尿浊之分，前者白浊来源于精窍，虽溺孔常流出白色浊物而小便自清，后者来源于溺窍，小便浑浊色白。此处指后者。

[2]汛愆（qiān）：月经推迟。汛，此代指月水。愆，耽误。

【按语】本段选自卷上"带下篇"。沈氏将带下与男子浊证同论，白浊缘为气虚下陷，赤浊未必是热，无热象时须考虑是精血不足，无以化生所致。王孟英据此论带下的生理与病理，认为女子生而带下不为病，即其所谓津津常润者，属正常生理现象；如其太多，或五色稠杂，或五臭间作，方为病候，涉及精、液、痰、湿、血各方面，临床可以虚寒、虚热、实热三层，其中以虚寒最少，湿热居多。至于枯燥全无者，即是虚劳之象，皆其劳伤太过、津干液耗者也。

二、论妊子

【原文】沈尧封曰：求子全赖气血充足，虚衰即无子。

若本体不虚而不受胎者，必有他病。缪仲淳[1]主风冷乘袭子宫；朱丹溪主冲任伏热；张子和主胞中实痰；丹溪于肥盛妇人，主脂膜塞胞；陈良甫[2]谓二三十年全不产育者，胞中必有积血，主以荡胞汤。诸贤所论不同，要皆理之所有，宜察脉辨证施治。荡胞汤在《千金》为妇人求子第一方，孙真人郑重之。

荡胞汤

朴硝、丹皮、当归、大黄、桃仁（生用）各三铢[3]，厚朴、桔梗、人参、赤芍、茯苓、桂心、甘草、牛膝、橘皮各二铢，附子六铢，虻虫、水蛭各十枚。

上十七味，㕮咀[4]，以清酒五升、水五升，合煮取三升，分四服，日三夜一，每服相去三时。更服如前，覆被取微汗，天寒汗不出，着火笼之[5]，必下脓血，务须斟酌下尽，二三服即止。如大闷不堪，可食酢饭[6]冷浆，一口即止，然恐去恶不尽，忍之尤妙。

【注释】

[1]缪仲淳：名希雍，号慕台，明代著名"儒医"，著有《神农本草经疏》《先醒斋广笔记》等书。

[2]陈良甫：陈自明，字良甫，南宋著名医家，著有《妇人大全良方》。

[3]铢：重量单位，1斤=16两，1两=4分，1分=6铢。

[4]㕮咀（fǔjǔ）：咀是古代将药材切碎的中药加工方法。用口将药物咬碎，以便煎服，后改用其他工具切片、捣碎或锉末，但仍用此名。

[5]着火笼之：向着火取暖以迫汗之法。

[6]酢（cù）饭：酢，通"醋"，有酸味，这里指变酸、腐败的食物。

【按语】本段论述求子之病机。无子即不孕症，沈尧封认为不孕症当虚实论治，其中虚证主指气血虚衰，故天癸不至，太冲不充，自然无子；本不虚而不受孕多为实邪，如风冷袭胞、冲任伏热、痰阻胞宫等，更有多年不育者必有瘀血，此处用到《千金》求嗣门之荡胞汤，若有非去其垢不可者，然在丰年壮实之体，固有停痰积瘀一症，对病用药本无不可。此药性峻，故柔弱体虚者须慎用。

第五部分　中医儿科

第一节　《小儿药证直诀》选读

《小儿药证直诀》，成书于 1119 年。

钱乙（约 1032—1113 年），字仲阳，北宋东平郡（今山东郓城东平）人，是宋代著名的儿科医家，是我国儿科学鼻祖，除《小儿药证直诀》外，还著有《伤寒论指微》《婴孺论》等。

全书共三卷，上卷论述脉证治法及小儿的生理、病理、五脏辨病论治，列举常见病证 80 余条；中卷记载钱乙所治病证 23 则，均为危重疑难病案；下卷介绍钱乙经验方 120 首。

该书明确了小儿"脏腑娇嫩""成而未全……全而未壮"的生理特点以及"易虚易实""易寒易热"的病理特点，奠定了儿科学基础，为后世儿科学的发展产生了深远影响。钱乙在该书中创建了小儿五脏辨证体系，重视脾胃在小儿生长、发育及疾病中的重要作用，为后世脾胃学说的形成奠定了坚实的理论基础。在儿科疾病的诊断上，钱乙重视望诊，书中望面、望目等面部望诊仍为现今儿科临床诊断的重要方法。钱乙还阐明了急惊风、慢惊风为阴阳异证，提出"急惊合凉泻、慢惊合温补"的治疗原则，成为后世治疗惊风的准则。本书中创立的六味地黄丸、泻白散、泻青丸、泻黄散等均成为后世医家治疗小儿疾病的传世名方。

《小儿药证直诀》是世界上现存最早的、以原本形式保存下来且体系较为完整的儿科学专著。

一、论变蒸

【原文】小儿在母腹中，乃生骨气，五脏六腑成而未全。自生之后，即长骨脉、五脏六腑之神智也。变者，易也。《巢源》云：上多变气。又生变[1]蒸[2]者，自内而长，自下而上，又身热，故以生之日后，三十二日一变。变每毕，即情性有异于前。何者？长生腑脏智意故也。何谓三十二日长骨添精神？人有三百六十五骨，除手足四十五骨外，有三百二十数。自生下，骨一日十段而上之，十日百段。三十二日计三百二十段，为一遍，亦曰一蒸。骨之余气，自脑分入龈中，作三十二齿。而齿牙有不及三十二数者，由变不足其常也。或二十八日即至，长二十八齿，以下仿此，但不过三十二之数也。凡一周遍，乃发虚热，诸病如是。十周则小蒸毕也。计三百二十日生骨气，乃全而未壮也。

【注释】

[1] 变：变者，变其情志，发其聪明。

[2] 蒸：蒸者，蒸其血脉，长其百骸。

【按语】本段是钱乙对变蒸学说的专门论述。变蒸学说是阐述婴幼儿生长发育期间生理现象的一种学说，我国古代儿科医家对"变蒸"都有专门论述。钱乙根据丰富的临床经验，对小儿的生理特点进行了阐述，提出小儿"五脏六腑成而未全""全而未壮"的观点。钱乙认为，变蒸的周期为出生后三十二日为一变，十变为一小蒸。小儿出生之后继续生长发育，"长骨脉、五脏六腑之神智"，变蒸之后，"长生腑脏智意"，且齿生而能言语、知喜怒，但仍"全而未壮"。

二、五脏辨证纲领

【原文】五脏所主

心主惊，实则叫哭发热，饮水而搐，虚则卧而悸动不安。

肝主风，实则目直[1]，大叫，呵欠，项急，顿闷[2]；虚则咬牙，多欠[3]，气热则外生气，气温则内生气。

脾主困[4]，实则困睡，身热饮水；虚则吐泻生风。

肺主喘，实则闷乱[5]喘促，有饮水者，有不饮水者；虚则哽气[6]，长出气[7]。

肾主虚，无实也。惟疮疹[8]，肾实则变黑陷。

更当别虚实证。假如肺病又见肝证，咬牙多呵欠者，易治。肝虚不能胜肺故也。若目直大叫哭，项急顿闷者，难治。盖肺久病则虚冷，肝实强而反胜肺也。视病之新久虚实，虚则补母，实则泻子。

五脏病

肝病，哭叫目直，呵欠顿闷，项急。

心病，多叫哭惊悸，手足动摇，发热饮水。

脾病，困睡泄泻，不思饮食。

肺病，闷乱哽气，长出气，气短喘息。

肾病，无精光[9]畏明，体骨重。

【注释】

[1]目直：眼睛直视，转动不灵。

[2]顿闷：顿闷者，猝然闷绝，人事不知之状。

[3]欠：叹气。

[4]困：即睏，倦怠多寐之意。《幼科发挥·脾病所生》云："脾主困，谓疲惫也，非嗜卧也。"

[5]闷乱：胸闷不适。

[6]哽气：呼吸不利。

[7]长出气：指呼吸时吸气短而呼气长。

[8]疮疹：此处主要指天花、麻疹等病。

[9]无精光：两眼无神。

【按语】本段论述儿科五脏辨证纲领。该纲领是钱乙在《内经》《难经》等脏腑辨证的基础上，结合对小儿病理生理特点的认识以及丰富的临床经验而创立的，高度概括了小儿脏腑的生理病理特点以及常见证候的辨证方法。

《小儿药证直诀·脉证治法·五脏所主》的内容总结了儿科常见病证的临床表现与

五脏之间的联系，用风、惊、困、喘、虚来归纳肝、心、脾、肺、肾的主要证候特点，重视五脏定位与寒热虚实的结合，以此判断脏腑的病理变化。该学术思想对后世脏腑辨证的发展和完善产生了深远影响。《小儿药证直诀·脉证治法·五脏病》阐述了五脏病的临床表现，"五脏所主"与"五脏病"相互补充，完善了儿科脏腑辨证体系。钱乙创立的五脏辨证纲领，对儿科学理论的构建做出了重大贡献，五脏辨证体系已成为中医儿科学极为重要的内容。

三、面上证、目内证论治

【原文】面上证

左腮为肝，右腮为肺，额上为心，鼻为脾，颏[1]为肾。赤者，热也，随证治之。

目内证

赤者，心热，导赤散主之。

淡红者，心虚热，生犀散主之。

青者，肝热，泻青丸主之。浅淡者补之。

黄者，脾热，泻黄散主之。

无精光者，肾虚，地黄丸主之。

【注释】

[1]颏：下巴。

【按语】在四诊中，钱乙强调望诊的重要性。本段论述了钱乙观察面部及眼部神色的辨证方法。"面上证"指出，肝、肺、心、脾、肾所对应的部位为面上的左腮、右腮、额上、鼻和下巴，扩展了五脏与面部关系的应用，使五脏的配属更加明晰。"目内证"介绍了通过观察小儿眼部颜色来判断五脏寒热虚实的辨证方法。"面上证"和"目内证"的提出，为后世医家诊断儿科疾病提供了依据。

四、急惊、慢惊论治

【原文】急惊

因闻大声或大惊而发搐，发过则如故，此无阴也。当下，利惊丸主之。

小儿急惊者，本因热生于心。身热面赤引饮，口中气热，大小便黄赤，剧则搐也。盖热盛则风生，风属肝，此阳盛阴虚也。故利惊丸主之，以除其痰热。不可与巴豆及温药大下之，恐搐，虚热不消也。小儿热痰客于心胃，因闻声非常，则动而惊搐矣。若热极，虽不因闻声及惊，亦自发搐。

慢惊

因病后或吐泻，脾胃虚损，遍身冷，口鼻气出亦冷，手足时瘛疭[1]，昏睡，睡露睛。此无阳也，栝蒌汤主之。

凡急慢惊，阴阳异证，切宜辨而治之。急惊合凉泻，慢惊合温补。世间俗方，多不分别，误小儿甚多。

【注释】

[1]瘛疭（chìzòng）：手脚痉挛，口眼喎斜。

【按语】本段论述钱乙对小儿惊风的分类、辨证方法及治疗原则。钱乙根据阴阳理论区分急慢惊风，提出了"急慢惊，阴阳异证"，明确了惊风的分类。钱乙认为，急惊风可"闻大声或大惊"而诱发，急惊风一般"无阴也"或"阳盛阴虚也"，临床表现多有发热、抽搐、面赤、大小便黄赤等阳、热、实证的表现。慢惊风多由"病后或吐泻，脾胃虚损"引起，一般"无阳也"，临床多出现昏睡露睛、精神萎靡、四肢欠温、大便不聚等阴、寒、虚证的表现。对于急慢惊风的辨证施治，钱乙提出"急惊合凉泻、慢惊合温补"的治疗原则，变通古法，研制新方，见解独到，至今仍被儿科医家所重视。

五、所治病二十三证

【原文】冯承务子，五岁，吐泻，壮热，不思食。钱曰：目中黑睛少而白睛多，面色㿠白，神怯也。黑睛少，肾虚也。黑睛属水，本怯而虚，故多病也。纵长成，必肌肤不壮，不耐寒暑，易虚易实，脾胃亦怯。更不可纵酒欲，若不保养，不过壮年。面上常无精神光泽者，如妇人之失血也。今吐利不食，壮热者，伤食也，不可下。下之虚，入肺则嗽，入心则惊，入脾则泻，入肾则益虚。此但以消积丸磨之，为微有食也。如伤食甚则可下，不下则成癖[1]也。实食在内，乃可下之，下毕，补脾必愈。随其虚实，无不效者。

【注释】

[1]癖：癖者，痞也。指气机不畅，胀满疼痛。

【按语】本段记录了钱乙医治冯承务子的医案，体现了钱乙极高的望诊水平，同时阐述了小儿"易虚易实"的病理特点。黑睛属肾，故判其为肾虚；面色㿠白则脾气不足，故判断为先天禀赋不足，且偏脾肾两虚。虽然壮热、吐泻乃伤食引起，但因体质为脾肾两虚，不可滥用下法，故予运脾消积的消积丸。此医案体现了小儿易虚易实的病理特点，强调诊治小儿疾病须"随其虚实"，对后世儿科临床实践具有重要指导意义。

第二节 《活幼心书》选读

《活幼心书》，元代曾世荣编撰，成书于1294年。

曾世荣（约1253—1332年），字德显，衡阳（今湖南）人。除《活幼心书》外，还著有《活幼口议》。

《活幼心书》共三卷，卷上记录决证诗赋75则，以七言歌赋形式简要介绍儿科诊法和儿科病证；卷中为明本论43则，详细介绍儿科各种疾病的病因、病机、病证及诊断、治疗方药，后附拾遗8则；卷下为信效方，记载治疗小儿疾病的各种方剂共230方，分门别类编排，处方精审，并详述方义及服法，其中不少方剂为曾氏独创。

曾世荣提倡科学养育观，在《活幼心书》中强调适寒温、节饮食的科学养护方法，并提出"与其病后求良药，不如病前能自防"等在小儿养护过程中须以预防为主，防止疾病发生的观点。曾氏精研脉证，在《活幼心书》中提出三部五脉说，并归纳小儿指纹13种脉形。

《活幼心书》详述惊风，首次提出惊风"四证八候"的概念，对急惊风的病机和症状特点进行了概括，并主张治疗急惊风时应审查病源，抓住病机关键，并强调治疗以调畅气机为要点。该书还提出"惊传三搐后成痫"的论点，对现今惊风的临床实践仍有指导意义。曾世荣在该书中还提出儿科疾病治疗应遵循先表后里或表里同治及攻补先后的原则，并强调在该过程中调理脾胃的重要性。曾氏在《活幼心书》中还详论婴儿出生后多种疾病，为中医新生儿学早期的集中论述。

一、及幼攻补

【原文】所谓攻者，万病先须发散外邪，表之义也。外邪既去，而元气自复，即攻中有补存焉，里之义也。然察其表里虚实，尤在临机权变，毋执一定之规也。

【按语】本段论述治疗儿科疾病应先分表里寒热虚实，遵循先表后里或表里同治及攻补先后的原则。

二、三部五脉

【原文】小儿三部，面看气色为一部，虎口纹脉为二部，寸口一指为三部；五脉者，上按额前，下诊太冲，并前三部，谓之五脉。

叔和《脉经》曰：孩儿三岁至五岁，呼吸须将八至看，乃以八至为平。及观张氏《脉诀》云：小儿常脉，只多大人二至为平。予尝指下审之，果一息六至为平。若七至、八至乃是数脉，主发热作惊。由此而论，则脉之微妙，不可不察，学者当审而切之，庶无错误。

【按语】本段论述三部五脉学说，认为小儿一息六至为平脉，七至、八至为数脉，为发热作惊之病脉，纠正了晋代王叔和《脉经》所云"小儿一息八至为平脉"的错误，对后世儿科的脉学研究做出了重要贡献。

三、惊风"四证八候"

【原文】四证者，惊、风、痰、热是也。八候者，搐、搦、掣、颤、反、引、窜、视是也。搐者，两手伸缩；搦者，十指开合；掣者，势如相扑；颤者，头偏不正；反者，身仰向后；引者，臂若开弓；窜者，目直似怒；视者，睛露不活。四证已备，八候生焉。四证既无，八候安有？专是业者，可不究心及此？脉病证治，明有条类。大抵婴孩得疾，如火燎原，扑之在微，不致有延蔓之盛，疗病亦然。若初觉是受惊伤风发热，便与疏解，何患有传变之误？所谓闾[1]门之盗，不可以固留；逆流之水，不可以顺决。此有疾在谨初之意也。

【注释】

[1]闾：指古代里巷的门。

【按语】本段论述急惊风的"四证八候"，是对急惊风病机和症状特点的精辟概括。对急惊风的防患，需及早察觉，识证于微渺，制疾于萌芽，防变于未然。

四、幼儿养育

【原文】康节曰：与其病后求良药，不若病前能自防。然致疾之始，必有所因。大凡幼稚，要其常安，在乎谨寒暄，节饮食，夫复何虑？

每见婴孩目有所睹，心有所欲，但不能言，惟啼泣而已。父母不察其详，便谓饥渴，遽哺之以乳食，强之以杂味，不亦多乎？有数岁者，娇惜太过，不问生冷、甘肥、时果，听其贪食，岂能知足？爱之实以害之，遂伤脾胃，不吐则泻，或成疳积浮肿，传作异证。此则得于太饱之故。

有遇清朝薄暮，偶见阴晦，便加以厚衣重衾，或近于红炉烈焰，又且拘之怀抱，惟恐受冷；及长成者，所爱亦复如是。遂致积温成热，热极生风，面赤唇红，惊掣[1]烦躁，变证多出，此乃失于太暖之故。

殊不知忍一分饥，胜服调脾之剂；耐一分寒，不须发表之功。余故曰：孩提之童，食不可过伤，衣不可太厚。此安乐法也，为父母者，切宜深省。

【注释】

[1]掣：掣者，势如相扑。

【按语】 本段论述"谨寒暄、节饮食"的幼儿科学养育观。曾世荣提出"与其病后求良药，不若病前能自防"，强调婴幼儿养育应采用适其寒温、节其饮食的科学养护方法，并提倡小儿养护时应保持一定的微饥微寒状态。小儿所患吐泻、疳证、积证等均有乳食不节的原因。小儿脾常不足，若饮食失节，则容易损伤脾胃，故进食宜七分饱。小儿乃纯阳之体，阳常有余而阴常不足，若小儿感受外邪，更易从热而化，热极生风，而生变证。因此，小儿衣物不可过厚，应保持微寒状态，以抵抗外邪侵袭。

第三节 《幼科发挥》选读

《幼科发挥》，万全著，成书于万历七年（1579年）。

万全（1495—1585年），字全仁，号密斋，湖北罗田县大河岸人。万全三世家传幼科，其祖、其父皆为当地著名的儿科医生。其儿科著作除《幼幼发挥》外，还有《万氏家藏育婴秘诀》《痘疹心法》《片玉心书》等。

《幼科发挥》共四卷，卷之一总述儿科疾病理论、诊法及小儿初生时胎疾、脐风、幼疾等疾病，卷之二至卷之四以五脏为纲，按五脏分述各脏主病、兼证、所生病。

该书系统提出了"三有余、四不足"的小儿病理生理学说。书中万全还倡导"预养以培其元，胎养以保其珍，蓐养以防其变，鞠养以慎其疾"的"育婴四法"，形成了中医儿童保健学的系统观点。万全强调诊断小儿疾病要注意四诊合参，且尤重望诊，治疗时要重视调护脾胃，提出"首重保胃气"的观点。对小儿惊风的治疗，万全根据自己和祖传经验，并汲取唐宋以来诸多医家经验，提出急惊风有三因的新见解，并记载了惊风后遗症及预防方法。

《幼科发挥》是万氏三世幼科医家的学术经验理论总结，其遵循《内经》《难经》《伤寒论》等经典医籍的学术思想，发挥唐宋以来诸家之长，对中医儿科学的发展具有突出贡献。

一、论四诊合参

【原文】小儿方术，号曰哑科。口不能言，脉无所视，唯形色以为凭，竭心思而施治。

白乃疳劳，紫为热极。青遮口角难医，黑掩太阳不治。年寿[1]赤光，多生脓血；山根青黑，频见灾危。

【注释】

[1]年寿：年寿穴。

【按语】本段论述四诊合参，尤重望诊的观点，并对望诊的方法进行了详细阐述，经验独特，丰富了儿科诊断学的内容。

二、论五脏分治

【原文】肝经主病

肝主风，实则目直视，呵欠，大叫哭，项急顿闷；虚则切牙呵欠，气温则内生，气热则外生也。气谓口中气也。实则泻青丸、当归龙荟丸泻之，虚则地黄丸补之。

肝经兼证

诸风掉搦，牵引喎斜，皆肝之病也，宜泻青丸主之。

一小儿七月，发搐无时，昏睡不醒，不哭不乳，掐之扎之不痛，嗜之鼻不嚏，灌药不入。予曰：此真搐也，不可治矣。

兼见心证，则发热而搐。予曰：肝有风，则目连劄[1]不搐，得心热则搐；肝有热，则目直视不搐，得心热则搐。泻肝泻青丸，泻心导赤散。

兼见脾证，轻则昏睡，不嗜饮食，当视其大便何如。大便秘者，宜蜜导法。慎勿下之，恐下得脾虚，反为笃疾[2]。大便润者，宜琥珀抱龙丸主之。

兼见肺证，喘急闷乱，痰涎壅塞，须从大小便以利之。如喘息有声，肩耸胸高，喉中痰响者，不治。宜清宁散主之。

【注释】

[1]目连劄（zhá）：标准病名为目劄，病证名，为眼睑时时眨动的证候。首见于《审视瑶函》。其云："按目劄者，肝有风也。风入于目，上下左右如风吹，不轻不重而不能任，故目连劄也。"

[2]笃疾：指重病，不治之病。

【按语】本段论述肝脏主病和肝脏兼证。万全认为，五脏除本脏的虚实外，还可见他脏兼证，五脏均可互见兼证。如肝所生病，有急惊风、慢惊风、惊风后余证等。肝病兼见心证，见发热而搐；兼见脾证，则昏睡、不嗜食，当视大便而予蜜导法或琥珀抱龙丸；兼见肺证，则喘急闷乱、痰涎壅塞，须从大小便以利之等。这些观点经后世医家不断完善，充实了儿科脏腑辨证的内容。

三、论重调脾胃

【原文】医药者，儿之所以保命者也。无病之时，不可服药。一旦有病，必请专门之良，老诚忠厚者。浮诞之粗工，勿信也。如有外感风寒则发散之，不可过汗亡其阳也；内伤饮食则消导之，不可过下亡其阴也；小儿易虚易实，虚则补之，实则泻之，药必对证，中病勿过剂也。病有可攻者急攻之，不可喜补恶攻，以夭儿命。虽有可攻者，犹不可犯其胃气也。小儿用药，贵用和平，偏热、偏寒之剂，不可多服。

【按语】本段论述小儿用药特点，提出小儿用药时需防止过汗亡阳、过下亡阴，用药应中病即止、顾护脾胃，对儿科用药具有十分重要的价值。

四、论五脏生理

【原文】云肝常有余，脾常不足者，此却是本脏之气也。盖肝乃少阳之气，儿之初生，如木方萌，乃少阳生长之气，以渐而壮，故有余也。肠胃脆薄，谷气未充，此脾所以不足也。

【按语】本段论述小儿"肝常有余""脾常不足"的生理病理特点。万全认为，小儿生机旺盛，犹如草木之芽，阳气自然有余。然脾脏娇嫩，发育未完善，运化能力比较弱。由于小儿生长发育迅速，对水谷精微的需求较多，胃肠负担过重，脾气自然相对不足。书中万全根据自身实践，完善了对小儿生理病理特点的认识，提出了"肝常有余""脾常不足""心常有余""肺常不足""肾常不足"的观点，并在临床诊疗中贯彻始终。

第四节 《幼幼集成》选读

《幼幼集成》是一部汇集儿科诸家之说，并参以己见编撰而成的中医儿科专著，刊于清代乾隆十五年（1750年）。著者陈复正。

陈复正，号飞霞，惠州府（今广东罗浮）人，生卒年不详。

全书共六卷，卷一记载赋禀、指纹晰义、小儿脉法、保产论等17篇医论；卷二重点论述"惊风辟妄"；卷三至卷四分别论述小儿咳嗽、呕吐、痘疹疮疡等40余种常见病的证治；卷五至卷六收录了经陈复正删改的《万氏痘麻》歌赋。

《幼幼集成》指出了惊风妄名之流弊，为革除惊风妄名之弊，以"搐"字易"惊"字，立"误搐、类搐、非搐"分门别证，对指导儿科正确的临证辨病具有重要意义。该书重视指纹与脉法，对3岁以内的婴幼儿，突出了指纹在儿科诊断中的重要意义。该书还论述了儿科疾病的多种治法，除常规方药治疗外，还推崇外治火功，记载了神火法、艾灸法、针锋砭法等，丰富了儿科外治法的内容。该书收录的《万氏痘疹》较为完备，对痘疹的治法有独到见解，强调痘疹轻重悬殊，发挥独到。

《幼幼集成》汇集了清代以前中医儿科各家之大成，是研究清代以前儿科学最好的范本，也是指导中医儿科理论及临床最常用、最实用的儿科专著。

一、指纹、脉法

【原文】指纹晰义

指纹之法，起于宋人钱仲阳，以食指分为三关：寅曰风关，卯曰气关，辰曰命关。

其诀为风轻、气重、命危，虽未必其言悉验，而其义可取。

但当以浮沉分表里，红紫辨寒热，淡滞定虚实，则用之不尽矣。

小儿脉法

小儿三五岁，可以诊视，第[1]手腕短促，三部莫分，惟以一指候之，诚非易易。《内经》诊视小儿，以大小缓急四脉为准。予不避僭越，体其意，竟易浮沉迟数四脉，而以有力无力定其虚实，似比大小缓急更为明悉，后贤其体认之。

四脉主病

浮脉主表，病在外；沉脉主里，病在内；迟脉主脏，病为寒；数脉主腑，病为热。

四至五至为迟，为寒，为不足；浮迟外寒，沉迟内寒；有力实寒，无力虚寒。七至八至为数，为热，为太过。浮数表热，沉数里热，有力实热，无力虚热。

主证

浮而有力风热，无力阴虚；沉而有力痰食，无力气滞；迟而有力为痛，无力虚寒；数而有力实热，无力疮疡。

【注释】

[1]第：但是。

【按语】本段论述3岁以内小儿指纹诊治思路和小儿诊脉之要。对3岁以内小儿的诊治，陈复正特别强调指纹辨证，提出了"浮沉分表里""红紫辨寒热""淡滞定虚实"的指纹辨证纲领。"浮沉分表里"之浮，即指纹显露；沉为指纹深隐。"红紫辨寒热"之红，即指纹显红色，主寒证；紫即指纹显紫色，主热证。"淡滞定虚实"之淡，为指纹推之流畅，主虚证；滞，即指纹推之不流畅，复盈缓慢，主实证。该方法容易掌握，切实可用，对现今儿科指纹辨证仍具实际指导意义。

在脉诊方面，陈复正认为，"小儿三五岁，可以切脉"，但小儿手腕短促，"三部莫分，惟以一指候之"，提出了小儿辨脉之总纲，介绍了小儿常见的脉象包括浮、沉、迟、数、有力、无力，较《黄帝内经》提出的"大小缓急"的诊脉之要更为明确清晰，切为临床实用。

二、火功外治法

【原文】夫婴儿全身灯火，诚幼科第一捷法，实有起死回生之功，火共六十四燋[1]，《阴符》易数，能疏风散表，行气利痰，解郁开胸，醒昏定搐，一切凶危之候，火到病除。用火之时，倘值寒冬，必于房中燃烧明火，使儿不致受寒。灯草大小适中，以麻油染用。令老练妇人抱儿，解衣去帽，从左耳角孙起，总依后之歌诀用之。凡用火不可姑息，勿谓火数太多，悯其难用。盖小儿受病，由其经络凝滞，脏气不舒，以火散之，正欲使其大叫大哭，方得脏气流通，浑身得汗，荣卫宣畅，立时见功。此火暗合周天，不可减少，少则不效，若救脐风，非此不可。

【注释】

[1]燋（zhuó）：灯火灸的方法，为取大小适中的灯心草以麻油染用，在油灯上点燃，当灯心草发出"啪"一声后，火随之而灭（不灭者可继续使用），算作一燋。

【按语】本段论述全身灯火灸的用具、方法、作用与临床应用要点。陈复正认为，火功疗法为幼科第一要务。全身灯火灸需六十四燋，无论男婴女婴，皆从左边角孙穴起，这种治法具有温经散寒、疏风解表、行气活血、解郁开胸、开窍定搐的作用。在采用全身灯火灸时要注意防寒保暖，不可因小儿哭闹而降低火力或减少穴位。否则不效。

三、惊风辟妄

【原文】惊风辟妄

嘉言曰：惊风一门，古人凿空妄谈，后世之小儿受其害者，不知千百亿兆。盖小儿初生，阴气未足，性禀纯阳，身内易致生热，热盛则生风生痰，亦所恒有，乃以惊风命名，随有八候之目。

夫小儿腠理不密，更易感冒寒邪。寒邪中人，必先入太阳经。太阳之脉，起于目内眦，上额，交颠，还出别下项，夹脊抵腰中，是以病则筋脉牵强，遂有抽掣搐搦种种不通名目。妄用金石脑麝，开关镇坠之药，引邪深入脏腑，千中千死。

且伤寒门中，刚痉无汗，柔痉有汗，小儿刚痉少，柔痉多。世俗见其汗出不止，神昏不醒，便以慢惊为名，妄用参、芪、术、附，闭塞腠理，热邪不得外越，亦为大害，但比金石差减耳。所以凡治小儿之热，切须审其本元虚实，察其外邪重轻，或阴或阳，或表或里，但当彻其外邪出表，不当固邪入里也。

误搐二条

一曰误搐，即伤寒病痉也。盖头项强，背反张，目上视，属太阳；低头下视，口噤不语，手足牵引，肘膝相构，属阳明；眼目或左或右而斜视，手足或左或右而搐搦，属少阳。

类搐十条

一曰类搐，即幼科所云惊风余证者是也。原非小儿固有，由迁延而致。予故名为类搐，何以言之？盖暑证疟痢，咳嗽丹毒，疮痘霍乱，客忤中恶，其证显然可见，但能识证详确，则一药可愈。医者审视不的，药罔对证，迁延时日，其热愈甚。小儿阴血未充，不耐壮热，热盛则神志昏闷，阳亢必津液受伤，血不荣筋则手足搐掣。

非搐二条

一曰非搐，即幼科之慢惊风、慢脾风者是也。

【按语】此段论述惊风妄名之弊，并以"搐"字易"惊"，创立"三搐"学说。陈复正指出了时医不辨伤寒病痉与惊风的不同，无论外感内伤，一遇发热，一概以惊风论治的误区，强调治疗小儿发热时，须仔细审察标本虚实、外邪轻重，分清表里，当发散外邪，不可固邪入里。为了革除惊风妄名之弊，陈复生创立"三搐"学说，根据病因症状，分为误搐、类搐、非搐。误搐，即伤寒病痉。陈复正认为，伤寒小儿最多，治疗应以解表散邪为主，不可妄投重坠之品。若医者治不如法，固邪入里，则有搐搦反张之候。类搐是其余杂病，如暑证、疟疾、咳嗽、丹毒、痘疹疮疡等致搐，治疗应当求本，如辨证精确，"则一药可愈"，不治搐而搐自止。非搐，即慢惊风、慢脾风，此为久病后脾胃衰败，即竭绝脱证，所以不能用惊风称之。陈复正的"三搐"学说纠正了当时儿科一遇寒热则满口惊风的流弊，从理论到实践予以辩驳和辟谬，既有补偏救弊之功，又有临床实用指导意义。

第六部分　中医眼科

第一节　《秘传眼科龙木论》选读

《秘传眼科龙木论》是我国现存最早的眼科专著。至宋代，经宋元医家补充或辑录其他医著内容后，形成明万历（1575 年）年间黄毅刊本，至此流传于世。

全书共十卷。卷之一至卷之六为"七十二证方论"，分为内外障两大类，内障 23 种病证，外障 49 种病证。卷之七为"诸家秘要名方"，收集了眼病名方 38 首。卷之八"针灸经"，从《圣济总录·针灸门》中辑录了有关眼科常用穴位及针灸方法。卷之九和卷之十介绍了眼科常用药物 155 种。

该书的主要学术特点：一是记录了我国最早的白内障术前视功能检查法。二是记录了我国最早的白内障分类法及其临床指导意义。书中将白内障分为五大类、十六种，并确定了手术适应证、手术的进针部位。三是我国第一部眼科手术著作。书中明确列出各手术的病种、适应证和禁忌证，以及围术期的中医治疗优势。四是我国最早的官办教育六大教材之一。

《秘传眼科龙木论》对五轮学说进行了完善，对中医眼科治疗，特别是外眼病的辨证论治起到了有效的指导作用。书中创立的 72 证分类方法，奠定了中医眼病分类命名的基本原则，为后世眼科著作提供了编写体例。该书是 7 世纪以前眼科学发展的智慧结晶，是一部承前启后的重要中医眼科著作。

一、绿风内障

【原文】此眼初患之时，头旋[1]，额角[2]偏痛，连眼睑骨及鼻颊骨痛。眼内痛涩见花。或因恶心痛甚欲吐，或因呕逆后，便令一眼先患，然后相牵俱损。目前生花，或红或黑，为肝肺受劳，致令然也。宜服羚羊角饮子、还睛圆。兼针诸穴，眉骨血脉，令住却疾势也。

歌曰

初患头旋偏头痛[3]，额角相牵是绿风，
　　眼眶连鼻时时痛，闷涩生花黑白红，
　　肝脏只因先患左，肺家右眼作先锋，
　　绩后相牵多总患，缘他脉带气相通。
　　风劳入肺肝家壅，客热浅流到肾宫。
　　秘涩大肠犹自可，每觉心烦上筑胸，
　　必是有时加呕逆，风疾积聚在心中。
　　羚羊汤药须当服，还睛圆散方成功。
　　频针眉骨兼诸穴，能令病本减行踪。
　　忌针督脉多出血，恐因此后转昏蒙。

瞳子开张三曜绝，妙药能医更谩逢。

【注释】

[1]头旋：病证名，指感觉自身与周围景物旋转。

[2]额角：人体部位名，指头角，即左右两侧大约太阳穴的位置。

[3]偏头痛：指偏于一侧的头部疼痛，常伴有恶心、呕吐、眼睛牵扯痛等症状。

【按语】绿风内障为中医眼科病名，是指以眼珠胀硬、瞳神散大、瞳色淡绿、抱轮赤红、头眼剧痛、视力骤降为主要表现的急性眼病。患者多在40岁以上，女性尤多，可一眼先患，亦可双眼同病。本病发病迅速，眼珠胀痛剧烈，牵引眼眶、头额胀急，疼痛欲裂，伴恶心呕吐，视力锐减，见灯光周围似有彩虹环绕，抱轮红赤，黑睛雾状混浊，瞳神散大呈淡绿色，眼珠变硬，相当于西医学的急性闭角型青光眼。

二、胬肉侵睛外障

【原文】此眼初患之时，或痒或痛，赤烂多年，肺脏风壅。发无定准，渐生肉翳侵睛，遮满瞳人[1]。此状宜令钩割[2]、熨烙[3]，然后服除风汤，点七宝膏立效。

歌曰

胬肉根基有两般，便须分别见根源。

或因赤烂多年后，肺脏风冲亦使然。

或痒或痛无定准，一条根脉渐侵瞒。

初生浮小钩除易，覆盖瞳人即稍难。

去热去风先服药，终须割烙即长安。

残余服药徒能效，七宝销磨当自痊。

【注释】

[1]瞳人：中医眼科解剖名称，即瞳神，指黄仁中央之圆孔，即西医学的瞳孔。

[2]钩割：眼科手术方法，指将生于眼睑内面、白睛等处的胬肉钩起后再割去的手术疗法，包括钩与割两个步骤。

[3]熨烙：眼科外治法，是指以药物熨敷及火针熨烙治疗眼病的手术疗法，常于钩割后继用火烙，目的在于预防病变复发，且有止血作用。熨烙法类似于目前临床上使用的热灼止血法。

【按语】胬肉侵睛为中医眼科病名，又名胬肉攀睛、瘀肉攀睛、胬肉扳睛、老肉攀睛、目中胬肉等，是以目中胬肉由眦角长出，横贯白睛，攀侵黑睛为主要表现的眼病。临床上胬肉攀睛生于大眦者较为多见，也有生于小眦者，亦可大小眦同时发生。男多于女。常见于成年人，特别是老年人及户外工作者。病变进行缓慢，往往要经过数月或数年始侵入黑睛，甚者可掩及瞳神，影响视力，亦有停止发展者，本病相当于西医学的翼状胬肉。本病的发生多由心肺二经风热壅盛，气血瘀滞而成。

三、黄膜上冲外障

【原文】此眼初患之时。疼痛发竭，作时赤涩泪出，渐生黄膜，直覆黑睛[1]，难辨人物，皆因脾脏风冷，胃家极热，切宜镰钩熨烙，然后宜点曾青膏，服通脾泻胃汤，立效。

歌曰

黑睛从下生黄膜，脾胃寒风热与并。
疼痛发时多计较，门冬犀角便能征。
或镰或点依经法，若用邪巫不用争。
若用烧灸无效后，再来求疗为施行。

【注释】

[1]黑睛：中医眼部解剖名称，又名黑眼、黑珠、黑仁、乌轮、乌睛等，即西医学的角膜。黑睛位于眼珠前端正中央，形圆，无色透明，是光线透进眼内必经的通路，有保护眼珠的作用。

【按语】黄膜上冲为病证名，又名黄液上冲、黄脓上冲等，是指以黑睛与黄仁之间积聚黄色脓液，黑睛周围抱轮红赤，并伴疼痛、羞明、流泪等为主要表现的急重眼病。可见于凝脂翳、瞳神缩小、真睛破损等病。此病若失治，则脓液向上漫涨，甚者全掩瞳神，严重者可导致全眼珠灌脓而失明。该病多为脾胃积热，再加感受风热邪毒，内外合邪，以致三焦火毒上燔，灼伤黄仁，煎熬神水，脓液内聚而成。本病相当于西医学的前房积脓。

第二节 《银海精微》选读

《银海精微》出现于明代（约在16世纪中叶），作者不明，后世托称唐代孙思邈编撰。

《银海精微》全书共两卷。该书汲取了明代及其以前的眼科成就，又增加了许多眼病诊治的内容，将眼科理论与药物、手术治疗紧密结合起来，成为指导中医眼科临床和研究古代中医眼科成就的重要参考书。

全书共列有82个病证，其中肉轮胞睑病12种，血轮大小眦病2种，气轮白睛病13种，风轮黑睛病20种，水轮瞳仁病13种，目痛7种，目痒2种，目外伤3种，目珠胀凸4种，全身病所致目疾6种。

《银海精微》的另一个学术特点是治法丰富，其中内服最为丰富，还配合了很多外治法，如镰、洗、针、烙等，其立法选方比较平正而不偏颇。书中提出了"瞳神开大者，以酸收之；焦小者，以辛散之"的用药理论，是其独特之处。另外此书还附有眼科诸病治疗的方剂、金针拨翳障法、药方歌诀及眼科常用药（134种）的药性论等，可为眼科用药提供参考。

总之，《银海精微》能密切关注临床最为紧要的辨证与治疗两个重要环节，内容丰富，是中医古代眼科的代表作之一，也是学习中医眼科必须熟读的一本眼科著作。该书还被两名德国学者译成英文，成为西方学者了解中国传统眼科成就的重要参考书。

一、五轮八廓总论

【原文】人有两眼，犹如天地之有两曜，视万物，察纤毫，何所不至？日月有一时之晦者，风云雷雨之所致也；眼之失明[1]者，四气[2]七情[3]之所害也。大抵目为五脏[4]之精华[5]，一身之要系，故五脏分五轮[6]，八卦名八廓[7]。五轮：肝属木曰风轮[8]，在眼为乌睛；心属火曰血轮[9]，在眼为二眦；脾属土曰肉轮[10]，在眼为上下胞睑；肺属金曰气轮[11]，在眼为白仁[12]；肾属水曰水轮[13]，在眼为瞳仁[14]。至若八廓，无位有名：大肠之腑为天廓[15]，脾胃之腑为地廓，命门之腑为火廓，肾之腑为水廓，肝之腑为风廓，小肠之腑为雷廓，胆之腑为山廓，膀胱之腑为泽廓，斯为眼目之根本，而又借血为之胞络，或蕴积风热，或七情之气，郁结不散，上攻眼目，各随五脏所属而见。或肿而痛，羞涩多泪，或生障昏暗失明。其症七十有二，治之须究其源，因风则散之，热则清凉之，气结则调顺之，切不可轻用针刀钩割。偶得其愈，出乎侥幸。或有误而为者，则必为终身之患也。又不宜通用凉药，恐冰其血，凝而不流，亦成痼疾[16]。用药当量人之老少，气体之虚实。又有肾虚者，亦令人眼目无光，或生冷翳[17]，宜补暖下元[18]，滋补肾水。北方患者，多是日冒风沙，夜卧热炕，二气交蒸，故使之用凉药。北方之人故与南方之人用药有不同也。疹痘之后，毒气郁结于肝而气不能泻，攻发于眼目，伤于瞳仁者，素无治法也。

【注释】

[1]失明：病证名，首见于《千金翼方》，指视力丧失，盲无所见。

[2]四气：又称"四性"，指寒、热、温、凉等功能药性的统称。此外，还有平性药，性质比较平和，其中也有微寒、微温者，仍属于四气之内，故称四气，而不称五气。

[3]七情：人的情志活动统称，包括喜、怒、忧、思、悲、恐、惊7种，是人类精神意识对外界事物的不同反应。若将七情分属于五脏，则可以喜、怒、思、悲、恐为代表，分属于心、肝、脾、肺、肾，称为五志。人体的情志活动与脏腑气血有着密切的关系。在正常的情况下，七情是人体对客观外界事物和现象所做出的7种不同情志反映，一般不会使人发病。只有突然强烈或长期持久的情感刺激，超过了人体本身的正常生理活动范围，使人体气机紊乱，脏腑阴阳气血失调，才会导致疾病的发生。由于它是造成内伤病的主要致病因素之一，故又称"内伤七情"。

[4]五脏：指心、肝、脾、肺、肾五个脏器的合称，具有化生、贮藏功能，生理特点是藏精气而不泻，满而不能实。中医五脏不局限于解剖概念。五脏主贮藏一身之精华，是人体生命活动的中心，精神意识活动分属于五脏，加上六腑的配合，把人体表里的组织器官联系起来，构成一个有机统一的整体。

[5]精华：指五脏之气中最精粹的部分。

[6]五轮：为中医眼科名词，见于《秘传眼科龙木论》。轮，比喻眼珠形圆而转动灵活状似车轮。中医为了论述眼部的病理、生理、治疗，将眼由外向内划分为五个部分，对应五脏，名五轮，具体包括肉轮、血轮、气轮、风轮和水轮。历代用五轮学说来说明眼的组织结构和生理、病理现象等，成为中医眼科的独特理论。

[7]八廓：为人体部位名，见于《秘传眼科龙木论》。八廓是天廓、水廓、山廓、雷廓、风廓、火廓、地廓、泽廓的总称。古代将外眼划分为八个部位或方位的名称。至于八廓的位置、内应脏腑以及临床意义等，历来各家说法不一。例如《审视瑶函》认为

八廓在眼各有定位，可凭（气）轮上血丝"或粗细连断，或乱直赤紫，起于何位，侵犯何部，以辨何脏何腑之受病"；《银海精微》认为八廓"有位无名"；《医宗金鉴》主张八廓分属于六腑、包络和命门，因脏腑相应，其位又多与五轮相重。因此，由于历代医家对八廓缺乏一致的见解，故八廓在临床上的应用远不如五轮普遍。

[8]风轮：为眼的五轮之一。见于《秘传眼科龙木论》，即黑睛，又名黑眼、黑珠、黑仁、乌珠、乌轮、乌睛、神珠、青睛，主要对应西医学之角膜部分。黑睛位于眼珠前端正中央，形圆，无色透明，因透见其后内黄仁之黑褐色而得名。黑睛内应于肝，为五轮中之风轮，肝胆相表里，故黑睛疾患常与肝胆有关。

[9]血轮：为眼的五轮之一，见于《秘传眼科龙木论》，指目之两眦，为上下眼睑连接的部位。眦又名目眦，俗称眼角。靠鼻侧的为内眦（大眦），靠颞侧的为外眦（小眦、锐眦），眦部的疾患多与心、小肠有关。

[10]肉轮：为眼的五轮之一，指上下眼睑，见于《秘传眼科龙木论》，又名土轮，眼睑疾患多与脾胃有关。

[11]气轮：为眼的五轮之一，见于《秘传眼科龙木论》，即白睛，相当于眼球的球结膜与巩膜。白睛疾患多与肺、大肠有关。

[12]白仁：为眼的部位，即白睛，又名白眼、白珠、白轮、眼白，是指眼球外壁占外层5/6的白色不透明、质地致密而坚韧的巩膜和其表面疏松透明的球结膜，具有保护眼球的作用，包括西医学的球结膜与巩膜。

[13]水轮：为眼的五轮之一，见于《秘传眼科龙木论》，又名冰轮，即瞳神（相当于西医学的瞳孔部位）。瞳神内应于肾，又因肝肾同源，故瞳神疾患常与肝、肾、膀胱有关。

[14]瞳仁：人体解剖名称，系指瞳神，即瞳孔。

[15]天廓：为眼的八廓名称之一，属用自然界之物质现象命名者。

[16]痼疾：指病证顽固、牵延不愈。首见于《难经·十八难》，指患者病期较长，投剂、服药多不易见效。

[17]冷翳：病证名。其翳薄白不赤痛，属宿翳（陈旧性）。

[18]下元：即下焦元气，指肾气而言。肾居下焦，内藏元阴、元阳之气，故称"下元"。

【按语】五轮学说与八廓学说是中医眼科独特的理论学说，阐述了眼与脏腑的相互关系并指导眼病的分类及辨证论治。五轮学说与八廓学说分别从五行、八卦说衍化而来。在五轮中，肉轮指上下眼皮部位，属脾；血轮指两眦血络，属心；气轮指白睛，属肺；风轮指黑睛，属肝；水轮指瞳孔，属肾。而五脏又各配有其所属的腑，如胆配于肝，大肠配于肺，这样，眼部一定的组织结构在生理与病理上与其所属的脏腑相关。八廓是指将外眼划分为八个部位（或方位），以自然界的八种物质现象或八卦名称命名，如天（乾）廓、风（巽）廓。

二、天行赤眼

【原文】天行赤眼者，谓天地流行毒气[1]，能传染[2]于人；一人害眼传于一家，不论大小皆传一遍，是谓天行赤眼。肿痛沙涩难开，或五日而愈，此一候之气，其病安矣。

问曰：一人患眼，传于一家者何也？答曰：天时流行，瘴毒之气相染，治宜解毒凉血清热，痛甚者，服用洗肝散，七宝洗心散。点用清凉散加解毒，但此症与内无损，极甚者，二七不疗自愈，切不可劀洗[3]去血。

【注释】

[1]天地流行毒气：外界环境中具有强烈传染性的特异致病因素，又称杂气、疠气、戾气，是不同于六淫的外感病因。

[2]传染：指疠气相互传播而造成新的感染的发病途径。

[3]劀（lián）洗：为医科治疗眼疾的小手术，以针锋微刺或以灯心草轻刮，再用药水冲洗。

【按语】天行赤眼由时行的具有强烈传染性的特异致病因素引起，类似于西医学的流行性出血性结膜炎，属病毒性结膜炎的范畴，俗称"红眼病"，易造成广泛流行。天行赤眼的病名众多。元代《世医得效方》称"天行赤目"，明代《审视瑶函》称"天行赤热"，而《银海精微》对此病的病因、传染性和预后描述颇为详尽，认为天行赤眼一人患病，传于一家，是属瘴毒之气相染为病。一周可愈，如果病程日久，常可并发黑睛生翳。天行赤眼多由风热毒邪侵淫于目所致；或因肺胃积热，内外合邪，上攻于目而发病。初起眼内痒涩，渐即患眼沙涩，灼痛怕光，眼睑欲睁不起，泪出如汤，眵黏胶睫，白睛赤脉布绕，严重者白睛及胞睑内面有点状或片状溢血，胞睑红肿，耳前肿核疼痛，或兼怕冷、发热、鼻塞流涕、周身不适等全身症状。虽本病发病急骤、多为双眼发病，但一般不影响视力。

三、瞳仁干缺

【原文】瞳仁[1]干缺者，亦系内障[2]，与外障[3]无预，但因头疼痛而起，故列外障条中。按此症因夜卧不得，肝脏魂肺藏魄，魂魄不安，精神不定而少卧劳伤于肝，故金井[4]不圆，上下东西如锯齿，匾缺参差，久则渐渐细小，视物蒙蒙，难辨人物，相牵俱损。治法：宜泻肝补肾之剂，一本无眦鸿飞内有，肾肝俱虚火旺也，用猪肝煮熟，露宿侵晨切薄，蘸夜明沙细嚼，此药能通明益胆之功。瞳仁小者肝之实，瞳仁大者肝之虚，此症失于医治，久久瞳多锁紧，如小针[5]眼大，内结有云翳[6]，或黄或青或白，阴看不大，阳看不小，遂成瞽疾耳！初起时眼珠坠痛，大眦微红，犹见三光[7]者，治宜服五泻汤、省风汤同补肾丸，及补肾明目丸，久服效。

【注释】

[1]瞳仁：人体解剖名称，又称瞳神，对应西医学的瞳孔。最早记载见于《眼科龙木论》："水轮在四轮之内，为四轮之内。能以克明视万物，故乃呼为瞳仁。"瞳孔位于黑睛后方，黄仁（虹膜）中央，为形圆而能伸缩的圆孔，有调节进入眼内光线的作用。

[2]内障：病证名，是指发生于瞳神及眼内各组织眼病的统称，亦即内眼疾病。内障有广义与狭义之分，狭义内障专指晶珠的病变；广义内障泛指发生在黄仁、神水、晶珠、神膏、视衣、目系等眼内组织的病变。例如，发生于瞳神的圆翳、绿风与高风雀目

之类内眼病归属于内障。

[3]外障：病证名，泛指所有外眼疾病，出自《秘传眼科龙木论》，指发生在眼睑、两眦、白睛、黑睛等部位眼病的统称。例如发生于胞睑、两眦、白睛与黑睛的睑生风粟、胬肉攀睛、暴风客热、花翳白陷之类的外眼病统属外障。

[4]金井：中医眼科解剖名称，指黄仁中央之圆孔，即西医学的瞳孔。

[5]小针：古针具名，意同微针，指毫针等微细针具。

[6]云翳：病证名，通常指角膜疾患痊愈后结成厚薄不一的瘢痕翳障。

[7]犹见三光：古代眼科名词术语，系指视力严重减退，尚存光感的病证。

【按语】瞳仁干缺为眼科病证名，又名瞳人干缺、瞳神缺陷，类似于西医学的慢性虹膜睫状体炎，是指以黄仁（即虹膜）与晶状体黏着，致瞳神边缘参差不齐，呈锯齿状或花瓣状，部分或全部失去展缩功能，黄仁色泽干枯不荣为主要表现的眼病。古代文献最早在《秘传眼科龙木论》中就有瞳神干缺的记载，并描述了瞳仁不圆的表现及对视力的影响，将此症归为外障疾病。而《银海精微》则明确指出"亦系内障，与外障无预"，将本病归为内障疾病，纠正了将其归为外障病的错误，并进一步描述了该病证的具体临床表现及预后，充分显示出该书的辨证细微，所以其治疗方法也更有针对性。

四、胎风赤烂

【原文】胎风赤烂者[1]，其症有三：初时血露入眼，洗不干净，而生是疾，遂至赤烂；又有在母胎中，其母不知忌口[2]，多食壅毒之物，酒面五辛[3]之类，至产生三四个月，两眼双赤，眵黏四眦，红赤湿烂，此是胎毒[4]所致。此小儿在腹中饮母血，血毒于儿，出生方发此症也；又有乳母壮盛之人，抱儿供乳之际，儿口未哺，乳头汁胀满，其汁洒然射出，充入儿眼亦能生此烂湿，若充射面部则能生疪湿疮痒。大抵此三症通号曰胎风赤烂。孰知内有三因之由，血露不净与乳充射，宜碧天丹洗，胎毒者须母服三黄丸。忌口。其儿亦用三黄汤熏洗，点以时药可也，服宜小防风汤、小承气汤、小菊花膏、导赤散。此数方随冷热用之，或童子患眼者，治法亦用此数方加减，点用时药。

【注释】

[1]胎风赤烂：病证名，指初生婴儿洗眼不净，秽汁浸渍于眼，以眼睑红赤湿烂、眵黏、多泪为主要表现的眼病。

[2]忌口：治疗学术语，最早见于《金匮要略》，指根据病情及治疗需要，要求病人忌食某些食物。

[3]五辛：指五种具有辛辣刺激气味的蔬菜，最早见于《伤寒论》，指韭、薤、蒜、芸薹、胡荽。

[4]胎毒：指婴儿胎妊期间禀受母体之热毒，可成为其出生后易发生疮疹诸病的病因。

【按语】胎风赤烂为中医眼科病证名，是指初生婴儿洗眼不净，秽汁浸渍于眼，以眼睑红赤湿烂、眵黏、多泪为主要表现的眼病。《银海精微》一书首先将该病的病因病机进行了归纳，一是初生时血露入眼，以致眼生赤烂；二是胎毒所致，产后三四月，两眼红赤湿烂、眵黏四眦；三是乳儿眼生湿烂，甚至面部亦生疵湿疮痒。上述三者通称为胎风赤烂。临床治疗宜采用清热解毒、祛风除湿之法，方药可选用小防风汤或小菊花膏等加减。

五、迎风洒泪

【原文】问曰：迎风洒泪者何也？曰：肝之虚也，是亦脑冷，迎风泪遂出，拭却还生，夏月即少，冬月即多，后若经二三年间，不以冬夏皆有，此疾乃泪通于肝，肝属木，目乃肝之外候，为肝虚风[1]动则泪流，故迎风泪出，即服补肝散治冷泪[2]。

补肝散治冷泪。

当归、熟地黄、川芎、赤芍药、防风、木贼。

上等份，水煎服。

菊花散治热泪[3]。

菊花、川芎、木贼、香附子、夏枯草、羌活各一两，草乌一钱，防风、甘草、荆芥、白芷各五钱。

上为末，每服三钱，茶下，水煎亦可。

【注释】

[1]虚风：病因学名词。此指血虚、阴虚内生的风证，亦称内风。症见眩晕震颤，或手足蠕动等。

[2]冷泪：病证名，指以目无赤痛翳障而经常流泪、泪水清稀且冷为主要表现的眼病。历代文献中有目风、泪风、目泪出不止（《诸病源候论》）、风冲泣下（《儒门事亲》）、充风泪出、迎风洒泪症（《银海精微》）等许多别名。冷泪症与西医学的泪点位置异常、泪道阻塞或排泄功能不全引起的泪溢症相似。

[3]热泪：病证名，指以目中多泪，泪下热感，或泪热如汤，伴目睛红赤、肿痛、羞明等为主要表现的眼病。

【按语】迎风洒泪症为病证名，今称流泪症，系指泪液不循常道而溢出睑弦的眼病，其类似于西医学的溢泪，多因泪点位置异常、泪道狭窄或阻塞及泪道排泄功能不全等引起。中医学认为，本病多由肝肾两虚、精血亏耗、招引外风所致，也可由鼻部疾病引起泪道不畅而发。症见迎风泪出汪汪，拭之即生，冬季泪多，夏季泪少，或四季不分皆常泪下者。若肝肾两虚者，治宜滋补肝肾。若因泪道阻塞者，可进行探通或手术治疗。流泪症亦有根据流泪冷热性质不同而分为冷泪、热泪者。

第三节 《审视瑶函》选读

《审视瑶函》，明代傅仁宇纂辑，成书于明末（1644年），但未及刊行明朝灭亡，直至清康熙丁未年（1667年）才得以刊行。

傅仁宇，字允科，明代秣陵（今江苏南京）人，约生活在明万历至崇祯年间。其出身于世医之家，行医30余年，擅长眼科，誉满南京、京畿之地，治愈许多疑难眼疾，受到民众的爱戴。

《审视瑶函》为傅仁宇综合前代各家名著，并结合自己眼科临证经验编纂而成，为明清以来集眼科大成的专著。

全书共六卷（卷首一卷），卷首与卷一、卷二记录眼科学基础；卷三至卷六为眼科临证各论，介绍目病 108 症、经验汤剂丸散 309 方、针内障手法、开内障（适应证与手法）图、煮针法（消毒）、眼科针灸要穴图像、点眼药法、敷眼洗眼药方等。

首先，该书以《素问》《灵枢》《难经》为眼科学理论基础，进一步对眼科基础理论进行了全面阐述。第二，此书重视眼病的预防，并有切实可行的见解。第三，重视眼科的外治法。第四，该书提供了 354 首方剂，并重视对方解中病机与君臣佐使的分析，对后世记忆方剂的组成及药物配伍关系以及主治病证机理的理解十分重要。

《审视瑶函》为傅氏父子两代人历经六十余年眼科医疗实践编撰而成，在眼科发展史上占有重要地位。

一、白涩症

【原文】不肿不赤，爽快不得，沙涩昏蒙，名曰白涩，气分[1]伏隐，脾肺湿热[2]。

此症南人俗呼白眼[3]，其病不肿不赤，只是涩痛，乃气分隐伏之火，脾肺络湿热，秋天多患此。欲称稻芒赤[4]目者，非也。

【注释】

[1]气分：泛指属于气的范围的功能活动及病变，常相对于血分而言，如邪在气分、气分湿热等。

[2]湿热：为湿与热相结合的病邪，可导致脾、胃、肝、胆、大肠、膀胱等脏腑或皮肤筋脉的病证。

[3]白眼：病名，为白涩症的俗称，类似于西医学的慢性结膜炎或浅层点状角膜炎。

[4]稻芒赤：病名，系指秋天白睛不红不肿，但沙涩昏痛的病证。

【按语】白涩症为白睛不赤不肿，而自觉眼内干涩不适的慢性眼病，类似于西医学的慢性结膜炎或浅层点状角膜炎。该病的临床症状可有眼部的干涩不爽，瞬目频频，微畏光，灼热微痒。眼部专科检查可见白睛不红不肿或隐见淡赤血络，眦头或有白色泡沫状眼眵，睑内如常或微见赤丝细脉，显微镜下黑睛或可见细小星翳。

二、胞轮振跳症

【原文】胞轮振跳，岂是纯风，气不和顺，血亦欠隆。牵拽振惊心不觉，要知平病觅良工[1]。

此症谓目胞不待人之开合，而自率拽振跳也。乃气分之病，属肝脾二经络之患，人皆呼为风。殊不知血虚[2]而气不和顺，非纯风也。若赤烂及头风[3]病者，方是邪风[4]之故，久而不治为牵吊，甚则为败坏之病也。

【注释】

[1]良工：指良医。

[2]血虚：指血液亏虚，血的营养和滋润功能减退，以致脏腑百脉、形体器官失养

的病理变化。

[3]头风：病证名，指头痛病经久不愈，以头痛部位不定、作止无常、发作则持续不已、愈后遇触易复发为主要表现的疾病。

[4]邪风：病因学名词，即风邪，为致病因素之一。最早见于《素问·阴阳应象大论》。其云："故邪风之至，疾如风雨。"

【按语】睥轮振跳为病证名，最早见于《证治准绳·杂病》。睥，即指眼睑，又称胞轮振跳。临床上可见眼睑不自主跳动，或稀或频，患者不能自制。一般过劳、久视、睡眠不足时，跳动更加频繁，休息之后症状可减轻或消失。此病俗称眼皮跳或眼眉跳，多见于成年人。若偶尔发生，不需治疗，可以自愈。若跳动过频或久跳不止，则须调治。本病与西医学之眼轮匝肌及面神经痉挛引起的眼睑痉挛类似。本病发病于胞睑，与心、肝、脾关系密切。临床辨证多以虚证为主。胞睑振跳，劳累加重，心烦失眠，食少神疲者为心脾血虚。胞睑振跳不休，不能自控者为血虚生风。

三、瞻视昏渺症

【原文】瞻视昏渺[1]有多端，血少神劳[2]与损元，若是人年过五十，要明须是觅仙丹，会经病目后，昏渺各寻缘。

此症谓目内外无证候，但自视昏渺蒙昧不清也。有神劳，有血少，有元气[3]弱，有元精亏。而昏渺者，若人年五十以外而昏者，虽治不复光明。其时犹月之过望，天真日衰，自然目光渐衰，不知一元还返之道，虽妙药难回，故曰不复愈矣。此章专言平人[4]之昏视，非若因目病昏渺之比，各有缘故，须当分别。凡目病外障而昏者，由障遮之故，欲成内障而昏者，细视瞳内，必有气色。若有障治愈后而昏渺者，因障遮久，滞涩其气，故光隐耗，当培其本而光自发。有因目病渐发渐生，痛损经络，血液涩少，故光华亏耗而昏。有因目病失治，其中寒热过伤，及开导针烙炮熨失当，而因损伤其血气，耗其精华[5]而昏者。以上皆宜培养根本，乘其初时而治之，久则气脉定，虽治不愈。若目因痛暗而昏者，此因气滞[6]火壅，络不和畅而光涩，譬之烟不得透彻，故火乃不明。如目暴痛，愈后尚昏者，血未充足，气未和畅也，宜慎养以免后患。若目病久愈，而昏渺不醒者，必因六欲七情、五味四气、瞻视哭泣等故，有伤目中气血精液脉络也，宜早调治。若人未五十，目又无痛赤内障之病，及斫丧精元之因，而昏渺无精彩者，其人不寿。凡人年在精强，而多丧失其真元。或苦思劳形纵味，久患头风，素多哭泣，妇女经产损血，而目内外别无证候，日觉昏花月复月而年复年，渐渐昏渺者，非青盲即内障也。

【注释】

[1]昏渺：病证名，指视物不清的证候。

[2]神劳：指以神疲、失眠、健忘、头晕痛等为主要表现的疾病。

[3]元气：又名原气、真气，包括元阴、元阳之气，是维持人体生命活动的基本物质与原动力。原气禀受于先天，赖后天荣养而滋生，因由先天之精所化，故得名。原气发源于肾（包括命门），依赖于肾中精气所化生。其主要功能是维持人体的生长和发育，温煦和激发各个脏腑、经络等组织器官的生理活动。

［4］平人：指气血调和的健康人。

［5］精华：指五脏之气中最精粹的部分。

［6］气滞：为病机，指脏腑、经络之气运行不畅而停滞的病理变化。

【按语】瞻视昏渺又称视瞻昏渺证，系指眼外观无异常，中老年人出现的视物昏蒙，日渐加重，终致失明的眼病。本病类似于西医学的老年性黄斑变性。该病名始见于《证治准绳·杂病·七窍门》。书中明确指出本病的发病年龄及视力随年龄增加而降低，直至失明的特点。目前认为，该病的病因病机多为肝肾两虚、精血不足、目失濡养而致。

第四节 《目经大成》选读

《目经大成》，黄庭镜著。撰于乾隆三十九年（1774年）。

黄庭镜（1704—1774年），清代眼科医家，字燕台（一作燕石），号不尘子。卢汀（一作濉川，今属福建）人。

《目经大成》共三卷，为眼科总结性著作。全书纲目分明，由博返约。书中首列五轮八廓、阴阳五行、脏腑经络、六淫七情等医学理论及开、导、钩、割、针烙、金针拨内障等治疗技术，并将内障针拨术归为拨眼八法（审机、点睛、射覆、探骊、扰海、卷帘、圆镜、完璧）；次论眼病之十二病因及八十一症；又次则详列证候，阐释病机；终则指明治法，或附案例以证己说，并且附有眼科器械图形。最后部分仿明代张景岳论方"八阵"之制，陈列眼科常用方剂凡229首，详释方义。书中并收外治方19首，包括点、洗、擦、涂、熏诸法。

总而言之，《目经大成》症、因、脉、治，纲目井然，有不少新见解。此外总结了针拨八法，为眼科手术确立了操作规范。该书不仅是一部个性鲜明、内容丰富的眼科著作，也是中医基础理论研究及中医眼科的重要参考书。

一、聚星障

【原文】一片片，几星星，翳青睛[1]。引泪落，与丝萦。夜而朝，右复左，主何经？木郁[2]结，火飞腾，两相争。能急变，不当明。雾笼花，云漏月，过平生。

此症黑睛有细颗，或白或微黄，或连缀，或丛萃，或散漫，或齐起，或先后逐渐相生。大该木火扰攘，亦目疾所常见。乃时依星月翳蚀[3]主治，则聚者徐散，散者顿灭。若日长一日，合作一块，与数片赤脉[4]缠贯，虽不类花白、凝脂之善变[5]，而自困、困医有必然者。相期淡淡宁静，毋为痰火所用。

【注释】

［1］青睛：中医眼科解剖名称，见《审视瑶函》，即指黑睛，相当于西医学的角膜。

［2］木郁：病证名，五郁之一。指肝胆郁结之证，出自《素问·六元正纪大论》，症见畏寒畏热、头痛颊痛、头晕耳鸣、目赤暴痛、脘腹胀满、吞酸吐食等。治宜疏达，可用达郁汤、开郁至神汤或舒木汤等方。

［3］星月翳蚀：病证名，见《目经大成》卷二："风轮生白翳，状如大星，星中有

一孔，宛若锥钻，甚者如新月，月上亦有一痕，俨指甲深掐，故曰星月翳蚀，凝脂症之小者。"类似西医学的慢性结膜炎或浅层点状角膜炎。

[4]赤脉：指血络，为肉眼可以见到的浅表血管。

[5]善变：指情况多变、辗转不安的症状。

【按语】聚星障为病证名，最早出自《证治准绳·杂病·七窍门》，是指以黑睛骤生多个细小星翳，伴有涩痛、畏光、流泪为主要表现的眼病。常在热病、慢性疾病、月经不调等阴阳气血失调的情况下发病，多单眼为患，也可双眼同时或先后发病。本病病程较长，易反复发作。若治疗不及时，常可发生花翳白陷、凝脂翳等症，愈后遗留瘢痕翳障，影响视力。本病相当于西医学的角膜炎、单纯疱疹病毒性角膜炎等。

二、睛漏

【原文】何来风毒土金停，化湿为眵作泪倾，时序迁移形不改，医家因以漏睛[1]名。大眦漏多人火旺，时流血水疼而胀，肾曾养也更须升，心已清兮还欲降。天火[2]上行小眦伤，漏缘砭割欠端详，致令血怯神膏[3]损，镇日阴淫视减光。

此症非一时生得如是，乃游风客热，停蓄脏腑，传于目系[4]，未能发泄而致，且热，气也，风亦气也，气以成形，则变为痰、为液、为脓汁，出于大眦上下睑头小孔[5]之中。甚者，内睑[6]近鼻结一核，砭破核则消，而口不合，脓汁长流。向夕流多曰阴漏[7]、曰龙火；日中[8]病剧曰阳漏[9]、曰肥积。幽郁痰饮及天禀衰薄之人患者多。亦有因蚬肉、胬肉，割伤精血[10]，气不流行，而疮口渐冷，冷则凝，凝则无所消化，遂溃腐为脓、为涎，经岁无干。每食毒物、受风湿，更能痛与胀起，腥秽不堪闻。治当先事木火，清空散、胃风汤、防风散结汤，次及金土，百合固金汤、白菊清金散、玉屏风散。盖火为毒源，洁其源则流不待澄而自清；风为邪帅，降其帅，则众不为祟而潜散。然后以竹叶泻经、大补黄芪、养阴清燥等汤，或升阳益阴、升阳散火，各随气禀浓薄、病症浅深以投之，殆犹有甚然者，吾斯之未能信。

【注释】

[1]漏睛：病名，首见《太平圣惠方》，又名目脓漏、漏睛脓出、漏睛眼、窍漏证、热积必溃之病、眦漏症等，是指以内眦部常有黏液或脓汁自泪窍处溢出的眼病。相当于西医学的慢性泪囊炎。

[2]天火：病名，指丹毒。天火多因血分有热，更兼火毒侵袭，或皮肤黏膜破损，邪毒乘隙而入，火热邪毒郁于肌肤，经络阻塞，气血壅遏而成。

[3]神膏：中医眼科解剖名称，眼睛结构之一，又称护睛水，即西医学所称的玻璃体。神膏是无色透明的半胶冻状物质，充填于玻璃体腔内，前界为晶体悬韧带和睫状体，后界为视网膜视神经，神膏充填着眼珠内面晶珠之后五分之四的空腔，具有从眼珠内面对视衣均匀施加压力，使其贴附于眼珠内壁，并支撑眼珠维持球形的作用。

[4]目系：又名眼系、目本，是指眼球内连于脑的神经组织。目系相当于西医学的视神经等，包括视神经及球后血管。

[5]大眦上下睑头小孔：中医眼科解剖名称，即西医学的泪小点。

[6]内睑：中医眼科学解剖名称，又称睑内、内睑、睥内，即西医学的睑结膜，是

指覆盖于眼睑板内面的黏膜组织。其紧贴在睑板后面，不能移动，透明而光滑，有清晰的微细血管分布。

［7］阴漏：病证名，指昼轻夜重之漏证。

［8］日中：指午时。

［9］阳漏：病证名，指昼重夜轻之漏证，又名肥积。

［10］精血：为维持人体生命活动的营养物质的统称。精和血对人体生命活动都有重大影响，在物质和功能关系上，在阴阳属性上都属于阴范畴的两类有形物质，所以中医常将二者相提并论。精和血都来源于后天饮食，所以有"精血同源"之说。

【按语】漏睛是以内眦部常有黏液或脓液自泪窍处溢出为临床特征的眼病，又名目脓漏、漏睛脓出、漏睛眼、窍漏证、热积必溃之病、眦漏症等，相当于西医学的慢性泪囊炎。本病是一种常见病，多见于老年人，女性多于男性，可单眼或双眼发病。本病的病因病机可归纳为心有伏火，脾蕴湿热，流注经络，上攻泪窍，热腐成脓。

三、青盲

【原文】青盲[1]不似暴盲[2]奇，暴盲来速青盲迟。最怕龙钟神气夺，又嫌清瘦精血脱。与夫脾痿[3]胆不充，青囊妙术医无功。吁嗟乎！暴盲目光闪烁如飞电，日月星辰皆不见。吁嗟乎！青盲斯人有疾谁知觉，孔子见之未必作。

此症目内外并无翳障，金井不大不小，俨与常人一般，只自不见。初起视斜视短，间有神膏绿与水轮[4]黄色者。其因有二：一曰心肾不交[5]。盖心者，神所舍也，宜静而安；肾者精所藏也，宜固而秘。不安不秘，是为不交。不交则精神[6]潜散，精散则销阴而视斜，视斜者，犹下弦之月向晦也。神散则销阳而视短，视短者，犹着花之灯未剔也。精神俱散，阴阳两销，则营卫关格，目淹淹如长夜矣。一曰甲己不合。盖甲为胆，胆乃金相水质，澄之不清，挠之不浊；己为脾，脾为后天黄庭，诸阴之首，万物之母。土木合德，生生不已。甲己不合，乙戊先伤。肝伤则血不和，目不能辨五色；胃伤则五脏失资，不能运精归明于目。且胆寄王于肝，肝有贼邪，胆汁自坏，故燥上炎而睛绿。脾食气于胃，胃有壮火，则脾亦散气，故中寒、湿热上蒸而睛黄。睛黄、睛绿，甲己真色。真色已现，真元索然。则元府出入之路，被邪遏抑，不得发此灵明，目虽有，若无矣。此二因者，究竟皆得于七情六欲，最不能治。有抱元守真，药饵无时无选，或稍痊可，如年形衰迈，性气浮燥，治亦无济。

关格者，百病之关键，解见暴盲。元府者，河间谓十二经皆有之，乃神气出入升降之道路门户也。元府热郁，则闭塞不通，五官四末，有时不用。由是言之，青盲即暴盲，经脉即元府，关格即闭塞，悬而似近，异而实同矣。

【注释】

［1］青盲：病证名，是指以眼外观端好，而视力渐降至失明为主要表现的眼病。本病可从视瞻昏渺、高风内障、青风内障等瞳神疾病演变而来，亦可由其他全身性疾病或头眼部外伤引起，类似于西医学的视神经萎缩。

［2］暴盲：病证名，是指以眼外观端好，而一眼或双眼视力急剧下降甚至失明为主要表现的眼病。西医学有多种眼底病可以引起暴盲的症状，如视网膜静脉阻塞、视网

膜动脉阻塞、视网膜血管炎、急性视神经炎、缺血性视神经病变、眼底出血、视网膜脱离等。

[3]脾痿：病证名，是指以四肢痿软、食少、腹胀、腹泻、疲乏、消瘦等为主要表现的痿病，又称肉痿，属痿证之一。

[4]水轮：人体部位名，是眼的五轮之一，又名冰轮，指瞳神（即瞳孔的部位）。中医眼科所说的瞳神泛指瞳孔及目珠内诸组织（如神水、黄精、神膏、视衣等）。瞳神内应于肾，因肝肾同源，故瞳神疾患常与肝、肾、膀胱有关。

[5]心肾不交：证候名，指心肾相交之平衡关系失调，肾阴不能上济心火，阴不制阳，虚火亢动，心神不宁的病理变化。

[6]精神：指精气和神志。

【按语】青盲是指以眼外观端好，而视力渐降至失明为主要表现的眼病，类似于西医学的视神经萎缩。该病名首见于《神农本草经》。《诸病源候论》中有对其病证的描述："青盲者，谓眼本无异，瞳子黑白分明，直不见物耳。"青盲为一种慢性眼疾，病证早期，患者视物昏糊，称"视瞻昏渺"；如兼见眼前有一片阴影，甚至出现青绿碧蓝或赤黄之色，称为"视瞻有色"。随着视力进一步减退以至失明，但双目外观瞳神气色等均无异常者，是为"青盲"。

第五节 《眼科金镜》选读

《眼科金镜》，刘耀先纂辑，成书于宣统三年（1911年），1926年刊行。

刘耀先（1864—？），字延年，河北保定府清苑县人，清末民初眼科学家。其少习儒无成，遂钻研医学，精于眼科。

《眼科金镜》为刘耀先在充分汲取前人治眼理论及经验的基础上，并结合自己丰富的临床经验，编得此书。全书共四卷，其中一卷、二卷为内障正宗，三卷、四卷为外障备要。

该书精选临床实用眼科疾病，其中内障四十余症，外障三十余症，论症简明扼要，且有许多精细的鉴别诊断。该书的另一个突出特点是几乎每个眼科病证下都介绍作者个人的诊治心得。许多病证后还附有作者治疗的医案，使各病证的诊断和治疗清晰可见。全书有论有方，且有医案作为印证，是学习和研究中医眼科的重要参考书籍。

一、高风内障

【原文】高风内障[1]，俗呼为鸡盲[2]眼。两目至天晚不明，天晓即明。盖阳光不足，肾阴虚损之致也，乃阳微阴盛。天晚阴长，天时之阴助人身之阴，能视顶上之物，不能下视诸物；至天晓阳长，天时之阳助人身之阳，而眼复明矣。若人调养得宜，神气融合，精血充足而阳光盛，不治自愈。如不能保养，反致丧真，则有变为青盲症、内障症，悔之无及。宜服补肝散、还睛丸、补中益气汤。

【注释】

[1]高风内障：病名，最早见于《太平圣惠方》，又称高风雀目，是指眼外观端好，

以夜盲和视野日渐缩窄为主要表现的眼病。本病具有遗传倾向,多于青少年时期发病,一般双眼罹患,病程漫长,日久则成青盲,或瞳内变生翳障,类似于西医学的视网膜色素变性。

［2］鸡盲:病证名,最早见于《证治准绳·杂病》,即雀目,指夜间视物不清的一类病证,即夜盲。类似于西医学的视网膜色素变性、维生素甲缺乏症等。

【按语】高风内障的患者眼外观正常,初起仅于黑夜或暗处视物不清,行动困难,至天明或光亮处视力复常;日久则白昼视力减退,视野缩窄如管状,仅见眼前事物,不能看到周围空间,因而行动极为困难,最终可失明,甚者可成青盲。此病多因先天禀赋不足,肝肾亏虚,精血不能上荣所致。

二、突起睛高

【原文】突起睛高[1],因五脏毒风所蕴热邪,加之肝火攻击所致也。初起麻木疼痛,汪汪泪出。病势汹涌,卒暴之症,令人莫测。有因花柳[2]之毒而突起者。按花柳症治之,以急清热解毒。若稍迟,睛高寸许,极险之症。须用小锋针[3]针出恶水,疼痛方止。宜服舒肝散。

【注释】

［1］突起睛高:病证名,是指以眼珠胀痛、转动失灵、白睛赤壅、目痛难忍、眼珠高高凸起为主要表现的急性眼病。

［2］花柳:病证名,是指以排尿困难、尿频尿痛、茎端流出米泔样浊物为主要表现的性传播疾病。

［3］小锋针:眼科手术器械。《眼科菁华录》记载:"全银造成,针锋长寸半,串破蟹珠用之。"该针全银造成,针锋长寸半,系由《灵枢·九针论》所述之锋针改制而成,针柄较粗,针身圆柱形,尖端锐利,用于挑拨穿刺等。

【按语】突起睛高起病急速,眼都疼痛,甚至跳痛难忍,泪热如汤,视力下降或骤降。初起时眼部胞睑、白睛红赤肿胀,眼球或眶内灌脓,睛高凸起,甚至高凸出眶,转动失灵。若病情不能及时控制,很快会发生组织溃穿,脓汁外流。全身常伴发热头痛,甚至恶心呕吐。严重者,高热昏迷,病情危重。类似于西医学的急性炎症性凸眼,多为急性眶内炎症,如眼眶蜂窝组织炎、眶骨膜炎、眼球筋膜炎等。

三、赤膜下垂

【原文】赤膜下垂[1]者,赤脉从白睛[2]贯下,黑珠[3]上边白际起障一片,外有赤丝牵绊,胀大泪涩,头疼珠疼,病急有变症不测。亦有珠不痛、头不痛,如无他症,或之色赤而生薄障,障上仍细丝牵绊;或于丝下障边仍起星点。此症火在内滞之患,其病尚轻,治亦当善。盖无形之火,潜在膏内,故作是症,与气火眼相仿。此症之起,从风轮上边白际垂下薄云,赤丝牵绊。气火眼,满珠薄云,外有赤丝牵绊。大同小异,各症有各症之形状。肆斯业者,以细心详察,岂可鱼目混珠。大抵白珠上边赤脉垂下至黑珠,不论厚薄多寡,但有疼痛虹赤,便是凶症。此虽系湿热在脑,幽隐之火,深潜在络,一旦触动,则病即生。轻者消散则愈,重者开导便退。

【注释】

[1]赤膜下垂：病证名，是指以赤脉密集似膜，从黑睛上缘向下延伸，形似垂帘为主要表现的眼病。

[2]白睛：中医眼科解剖名称，又名白眼、白仁、白珠、白轮、眼白，是指眼球外壁占外层 5/6 的白色不透明、质地致密而坚韧的巩膜和其表面疏松透明的球结膜，具有保护眼球的作用。白睛包括西医所称的球结膜与巩膜。

[3]黑珠：为中医眼部解剖名称，西医学称为角膜，是指眼球外壁前部中央占外层的 1/6 无色透明的组织，是光线透进眼内必经的通路，是通光体之一，有保护眼珠的作用。

【按语】赤膜下垂最早记载于《银海精微》，又名垂帘翳（《银海精微》）、垂帘膜（《世医得效方》卷十六）、赤脉下垂（康维恂《眼科菁华录》），是指以赤脉密集似膜，从黑睛上缘向下延伸，形似垂帘为主要表现的眼病。若病情严重，赤膜从四周蔓延至整个黑睛，则称为血翳包睛。赤膜下垂多为椒疮所致，相当于西医学的沙眼性角膜血管翳。

第七部分　中医耳鼻喉科

第一节　《口齿类要》选读

《口齿类要》是我国现存最早的一部口齿科著作，由明代医家薛铠、薛己父子所编撰。

薛铠（1466—1530 年），字良甫。明代医家，江苏吴县人。擅长婴幼儿疾病的诊治，治病屡有奇效。学术推崇钱乙、陈文中及张元素等医家，认为"文中未尝专用热剂，仲阳未尝专用凉剂"。

薛己（1487—1559 年），字新甫，号立斋。自幼继承家训，精研医术，兼通内、外、妇、儿各科，名著一时。学术思想受张元素、李杲、钱乙等影响最大，不但重视后天脾胃，而且又十分重视先天肾命，同时又强调脾气升阳的作用。治疾多奇中，以儿科及外科见长。

《口齿类要》涉及唇、舌、齿、喉常见病，如茧唇、口疮、齿痛、舌症、喉痹、喉间杂症等十二类口齿科疾病及五官孔窍意外伤害处理，是一部切用临床的精品专著。该书反映了薛氏父子在口齿科疾病中的特色论治，强调脏腑辨证，运用脏腑、经络、三焦理论作为指导，对五官疾病进行病因机理分析，以辨证施治用药。善用古方化裁，加减灵活。用药清热与温补，以病机为先，急症用外治法取效快捷、简便灵活。阅读时要了解每个病种的概述，深入分析治验原因，善于思考总结，从而掌握薛氏的学术特点。

一、口疮证治

【原文】口疮，上焦实热，中焦虚寒，下焦阴火，各经传变所致，当分别而治之。如发热作渴饮冷，实热也，轻则用补中益气汤，重则六君子汤。饮食少思，大便不实，中气虚也，用人参理中汤。手足逆冷，肚腹作痛，中气虚寒也，用附子理中汤。晡热[1]内热，不时而热，血虚也，用八物加丹皮、五味、麦门。发热作渴，唾痰，小便频数，肾水亏也，用加减八味丸。食少便滑，面黄肢冷，火衰土虚也，用八味丸。日晡发热，或从腹起，阴虚也，用四物、参、术、五味、麦门。不应，用加减八味丸。若热来复去，昼见夜伏，夜见昼伏，不时而动，或无定处，或从脚起，乃无根之火[2]也，亦用前丸，及十全大补加麦门、五味，更以附子末，唾津调搽涌泉穴。若概[3]用寒凉，损伤生气，为害匪[4]轻。

【注释】

[1]晡热：同下文"日晡发热"，指下午三至五时左右发热。

[2]无根之火：指虚火，肾水干涸，相火上炎也。阳以阴为根，肾阴虚，故曰无根。

[3]概：一概；一律。

[4]匪：假借为"非"，表示否定。

【按语】本篇将口疮分为八型，共用了七个方剂治疗，皆为补益之剂，同时随症进行中药加减，不应概用寒凉，充分体现了整体观念，辨证施治。

二、舌症证治

【原文】《经》言：舌乃心之苗。此以窍言也。以部分[1]言之，五脏皆有所属；以症言之，五脏皆有所主。如口舌肿痛，或状如无皮，或发热作渴，为中气虚热；若眼如烟触[2]，体倦少食，或午后益甚，为阴血虚热；若咽痛舌疮，口干足热，日晡益甚，为肾经虚火；若四肢逆冷，恶寒饮食，或痰甚眼赤，为命门火衰；若发热作渴，饮冷便闭，为肠胃实火；若发热恶寒，口干喜汤，食少体倦，为脾经虚热；若舌本作强，腮颊肿痛，为脾经湿热；若痰盛作渴，口舌肿痛，为上焦有热；若思虑过度，口舌生疮，咽喉不利，为脾经血伤火动；若恚怒过度，寒热口苦，而舌肿痛，为肝经血伤火动。病因多端，当临时制宜。凡舌肿胀甚，宜先刺舌尖，或舌上，或边傍，出血泄毒，以救其急。惟舌下廉泉穴，此属肾经，虽宜出血，亦当禁针，慎之。

【注释】
[1]部分：指舌头对应五脏的各个部位。
[2]眼如烟触：形容眼前如有烟雾，视物不清。触，接触。

【按语】本篇以病变部位及证候为依据进行分型，共分为十型，病因较多，应视具体临床表现选择其理法方药。若患者舌症属实，舌肿胀甚，可选择针近刺以放血泻热，以救其急，然肾经廉泉禁针。

三、喉痹证治

【原文】喉痹，谓喉中呼吸不通，语言不出，而天气闭塞也。咽痛、嗌[1]痛者，谓咽喉不能纳唾与食，而地气闭寒也。喉痹、咽嗌痛者，谓咽喉俱病，天地之气皆闭塞也。当辨内外表里虚实而治之。若乡村所患相同者，属天行运气之邪，治法当先表散。大忌酸药搽点，寒药下之，恐郁其邪于内，而不得出也。

【注释】
[1]嗌：此处特指喉部。

【按语】喉痹应先辨其内外表里虚实，而后随证治之。既辨表证，宜先驱散表邪，忌酸收寒下之剂，以免损伤正气反使邪气郁于体内不得出；既辨里证，则辨证施治，值得临床参考。

四、口齿类病证方注

【原文】清胃散治胃火血燥唇裂，或为茧唇，或牙龈溃烂作痛。
黄连（炒）、生地黄、升麻各一钱，牡丹皮八分，当归一钱二分。
上水煎服。

人参理中汤
治口舌生疮，饮食少思，大便不实，或畏寒恶热，作呕腹痛。此中气不足，虚火炎上。

人参、白术、干姜（炮）、甘草（炙）各等份。

上每服五七钱或一两，水煎服。

小柴胡汤

治肝胆经风热侮脾土，唇口肿痛，或寒热往来，或日晡发热，或潮热身热，或怒而发热，胁痛，甚者转侧不便，两胁痞满，或泻利咳嗽，或吐酸苦水。

柴胡一钱，黄连一钱半，半夏、人参各一钱，甘草（炙）五分。

上姜、枣水煎服。怒动肝火，牙齿痛寒热，加山栀、黄连。

【按语】以上附方均属口腔科疾病常用方，多以后天之本脾胃为着重点，善用古方化裁，加减灵活，善用清热与温补之品，不妄用寒凉，选方准确，为中医论治口腔疾病做出了重大贡献。

第二节 《重楼玉钥》选读

《重楼玉钥》，又名《重楼玉钥喉科指南》《喉科指南》，是安徽名医郑宏纲家传喉科经验秘籍，约成书于清·嘉庆初年（1799—1802年）。

郑宏纲（1727—1787年），字纪元，号梅涧，又号雪萼山人，安徽歙县人。郑氏"南园喉科"以郑宏纲（梅涧）最著名，是《重楼玉钥》主创人。

郑承瀚（1745—1787年），字若溪，又字枢扶。郑梅涧的长子，性好医学与地理，以喉科、儿科痘疹闻名于世。

目前使用的《重楼玉钥》传本是喜墨斋本两卷本，不仅论述了咽喉部解剖生理、病理以及咽喉病辨病与论治，还论述了针灸治疗学在喉科中的具体应用。

该书卷上的内容由三部分组成：一是黄明生传授的古本"喉风三十六种秘书"；二是郑梅涧的经验，如"梅涧医语"；三是郑承瀚与同里医生方成培整理后附入的内容。卷下摘引历代医籍中咽喉病有关的经络、重要腧穴和针灸论治。

郑氏以"识症真，先治后调理"为论治原则，并提出"三十六症妙以一方统治之"的谨守病机、异病同治的思想。本书中多次运用针药合用以治喉病，得出"气针诚为诸药之先锋"的结论。

一、喉风三十六名目

【原文】斗底风

欲识人间斗底风，十分红肿在心胸，更加痰壅咽喉内，针药无功命必终。

此症初起吞咽不下，但胸前红肿渐至结喉，一时难安。初起能咽水者，可治。先用角药加摩风膏少许，冷井水调噙[1]，取痰；次开风路针（所谓开风路针者，盖喉风都是风邪，按穴针刺，开其风壅之路，使之外出也）；三吹冰硼散[2]；四用紫地汤。如病势紧急，汤水不能下，遍身作痛，气喘眠卧不得，循屋下行，胸前赤肿，凡吐痰涎后仍不退者，百无一治。每初起胸前便现青筋，须用破皮针（即铍针也），针青筋边，立效。

枢扶氏[3]曰：是症宜用雄黄解毒丸服之，吹赤麟散[4]。

【注释】

[1]噙：含在嘴里。

[2]冰硼散：清热解毒，消肿止痛。用于热毒蕴结所致的咽喉疼痛、牙龈肿痛、口舌生疮。

[3]枢扶氏：郑梅涧之子郑承翰，字若溪，又字枢扶，汇集先父医论医方，写成《重楼玉钥》，又编《重楼玉钥续编》。

[4]赤麟散：主一切喉痹、缠喉、喉蛾。

【按语】 本篇论述喉风症之斗底风的症状与疾病发展，描述了斗底风初起的四步治疗方法，同时提出病势危急的处理办法。

【原文】 重腭风

口内生来上浮，心脾有热积成愁，倘然七窍流脓血，纵遇卢医[1]未必瘳[2]。

此症生在上腭靠帝中[3]之上位，红肿不能吞咽。症虽重却可治，以角药调噙，内消为贵，如不得消，直肿到牙床边者，可用破皮刀轻切出血。若上腭中间乃七孔[4]相连之处，万勿误用刀，宜吹冰硼散，服紫地汤，开风路针。如口耳鼻中有一处出脓血者，即是病延日久，热毒蕴蓄，以致腐穿七窍，此成不治之症。

枢扶氏曰：重腭者，皆由心脾二经积热而成，倘病日久，前药治之不效，宜用紫雪散治之，服黄连解毒汤，即效。

【注释】

[1]卢医：是一代名医扁鹊的代称。

[2]瘳：病愈，恢复健康。

[3]帝中：指悬雍垂。

[4]七孔：即七窍。

【按语】 本篇论述重腭风之症状、归经及治法，强调若肿至七窍相连之处切不可切开排血，枢扶氏继而补充流脓血可治之法，体现了后世医家对于疾病的认知也有一个逐渐提高的过程。

二、喉风针刺治疗

【原文】 喉风针诀

喉风诸症，皆由肺胃脏腑深受风邪，郁热风火相抟[1]，致气血闭涩，凝滞不能流行，而风痰得以上攻，结成种种热毒。故宜以针法开导经络，使气血通利，风痰自解，热邪外出，兼有诸药奇方，层层调治其症，安有不效？针曰：气针[2]诚为诸药之先锋，乃喉风之妙诀，功效可胜言哉！凡临诸症，先从少商、少冲、合谷，以男左女右，各依针法刺之。

【注释】

[1]抟：聚集。

[2]气针：毫针的别称。现代是指将消毒过的空气或氧气注入穴位的方法。

【按语】 本段论述喉风诸症采用毫针治疗的证候，以开导经络，通利气血，针刺之法需以男左女右、依次针刺为原则，并强调针数需看病势轻重，而不可一时针尽。

三、针灸诸则论述选读

【原文】针灸诸则

凡诸病之作，皆由血气壅滞不得宣通，宜用针刺者，以针法开导之，当用灸者，以灸法温暖之。凡治毕，须好持护，忌生冷醋滑等物，若不知慎，必反生他疾。

凡针刺大法，多宜在午时之后，不宜在午时之前。

凡灸法，须先发于上，后发于下；先发于阳，后发于阴。

凡微数之脉，及新得汗后者，并忌灸。

凡用火补者，勿吹其火，必待其从容彻底自灭，灸毕，即可用膏贴之，以养火气。若欲报者，直待报毕，贴之可也。

凡用火泻者，可吹其火，敷其艾宜于速迅，须待灸疮溃发，然后贴膏，此补泻之法也。

【按语】本篇论述医者施行针法与灸法治疗时，应牢记并遵循针灸治疗补泻原则，以达到更好治疗疾病的目的。

第三节　《喉科秘诀》选读

《喉科秘诀》原题为破头黄真人著，经宫兰翁、姜白石二君传述。黄真人的详细情况尚未找到相关的史料记载。因史料线索不足，本书具体刊行时间难以考证。

本书刊行后世人鲜知，在流传中被医学世家——何氏家族之先人行走四方时收藏。至民国，何氏家族之传人何约明检得此书，读之觉全书撷精摘粹，遂荐于裴吉生先生，经曹炳章君评阅，收入《三三医书》第一集，后又编入《国医小丛书》，自此得以刊行天下。《喉科秘诀》共两卷。上卷简述咽喉各症病因不外乎风、积、痰、虚，看喉色论死生，随证立神、圣、功、巧四大法。下卷阐述了22种喉风的证治方药，并附针灸穴图，注明针法及功效。共载方剂44首。

《喉科秘诀》揭示了喉病多种病因，提出喉病有"风、积、痰、虚"四因所伤喉部感邪，须辨内外二因，"外有六淫时气之邪，内有七情饮食之伤，其中又有虚实"。《喉科秘诀》十分重视喉病的证候诊断，善于细致观察，列喉风22种之多，并详列其症状特点、发病机理及相应的治疗方案。《喉科秘诀》提倡使用综合疗法治疗咽喉病，即局部结合全身，针刺与药物并举，外治兼以内服，充分体现了中医学治疗咽喉病的优势。

一、玉华散

【原文】神字号玉华散专治咽喉三十六症，一切蛾肿并用之。

血竭三钱，白矾一两，芒硝一两，乳香五钱，没药五钱，硼砂五钱，雄黄三钱，麝香一分，冰片五分。

共为细末，秤过，每两加入胆矾一分，俱系生用，不须制。

歌曰：血雄三钱麝一分，五钱乳没硼砂同，矾硝一两一分胆，片脑细末用五分。

【按语】本篇论述神字号玉华散可治一切蛾肿，并详细记录了此方的组方用药及煎服法。

二、风热喉辨方

【原文】风热喉初起，牙关强闭，头面则肿，咽津则碍[1]，憎寒壮热，属肝胆之经，生发顶蛾、双单蛾，每日宜用真喉末吹二三次，每次三匙，内服泻肝通圣散一剂，以泻为度[2]。如不泻，连进几次，用消风活血汤数剂，若泻后，对时不宽，急用三棱针刺去蛾顶毒血，只三五针。随后又点药末。若喉紧急，即以针刺毋待[3]，次日活法行之，此乃肝胆经症。牙关闭疼，壅盛而死，或改用皮硝散急吹[4]用之。

【注释】

[1]碍：妨碍。

[2]度：衡量尺度。

[3]毋待：不要等待，形容情势急迫。

[4]吹：指吹鼻疗法。

【按语】本段论述风热喉的证候方药，以清泻治法为主，针刺与药物并举，对喉科临床具有重要指导意义。

三、单蛾风、双缠风类证治

【原文】其风在喉内，一边作核，经二三日，寒热，不能吞咽。先服防风消毒散一二剂，如不退，用针针至无血，即安针。用毫猪箭消毒散，即遇有余症，皆可服。或用盐草根，即盐糟，或用矮荷根，即凉伞树，含之皆治。

炳章按：此症必有郁火积痰，如羌、防、升麻、桔梗、川芎、半夏皆忌，宜避用。当加元参、川贝、昆布、海藻等味，以软坚化痰为安。

【按语】本段对于单蛾风的症状及治疗均有阐述，后曹炳章先生补充单蛾风类证的用药宜忌，提示治法应以软坚化痰为主。

【原文】其风初起，耳下一边肿大，或两边肿，连颈下俱肿痛，身作寒热。此因风热上攻，外用胆酥丸，磨热酒敷之，每日三次，忌风，不然尤肿。或用山慈菇磨酸醋敷之亦可。内服防风通圣散一二剂后，服连翘消毒饮，每日吊痰药四次，使其速消为上。不然迟延日久，则成漏腮[1]。轻者侧穿，重者中穿，即见喉管，多致不救。

炳章按：此症防风、葛根、桔梗终宜慎用。

【注释】

[1]漏腮：病名，指腮部患漏疮的病证，骨槽风之别称。

【按语】本篇论述双缠风的症状、病因及治法方药，治双缠风宜使其速消，日久不治易成漏腮，多致不救。

第八部分　中医针灸

第一节　《针灸甲乙经》选读

《针灸甲乙经》，全名《黄帝三部针灸甲乙经》，简称《甲乙经》，晋代皇甫谧编集，成书于魏甘露年间（256—259 年）。

皇甫谧（215—282 年），西晋安定郡朝那（今甘肃灵台）人，经历汉、魏与晋三朝。曹魏甘露年间，因患风痹而潜心医学，撰成《针灸甲乙经》。该书是我国现存最早的一部针灸学经典专著。

本书类集《素问》《灵枢》之论以为诸疾之病因、病机、治则之总括，复采《内经》《明堂》针灸治疗之法以为治，贯通三部中医经典之理论与实践于一书。前六卷主要论述藏象、经络、腧穴、诊法、针法、辨证，为全书总论，足见作者对中医基础理论非常重视。后六卷以病证为纲，论述各科诸疾的针灸治疗，包括伤寒热病、积聚肿胀、躯体各部病证、风痹疹、杂病、五官与妇儿病证，视为全书各论。纵观历代针灸医籍，就针灸学术框架而言，《针灸甲乙经》是最系统和最完整的。

《针灸甲乙经》总结了晋以前的针灸治疗经验，以"事类相从"之法从基础理论到临床应用系统构建了针灸学术的框架，重视中医基础理论，增补考订腧穴，初步规范刺灸操作，丰富针灸诊疗经验及方案，使针灸学内容更加系统化和切合实用，为后世针灸学术发展奠定了基础。

一、五脏六腑胀论

【原文】黄帝问曰：脉之应于寸口，如何而胀？岐伯对曰：其至大坚直以涩者，胀也[1]。问曰：何以知其脏腑之胀？对曰：阴为脏而阳为腑。对曰：夫气之令人胀也，在于血脉之中耶？抑脏腑之内乎？对曰：二者皆在焉，然非胀之舍也。问曰：愿闻胀舍[2]。对曰：夫胀者，皆在于腑脏之外，排[3]脏腑而廓胸胁[4]，胀皮肤，故命曰胀。

问曰：脏腑之在内也，若匣匮[5]之藏禁器也，各有次舍，异名而同处，一域之中，其气各异，愿闻其故。对曰：夫胸腹者，脏腑之城廓。膻中者，心主之中宫也。胃者，太仓也。咽喉小肠者，传道也。胃之五窍者，闾里之门户[6]也。廉泉玉英[7]者，津液之道路也。故五脏六腑，各有畔界，其病各有形状。营气循脉，卫气逆为脉胀，卫气并血脉循分肉为肤胀[8]。取三里泻之，近者一下，远者三下，无问虚实，工在疾泻也[9]。

【注释】

[1]至大坚直以涩者，胀也：脉大坚弦而涩是胀病。

[2]胀舍：胀病存留的地方。

[3]排：排挤的意思。

[4]廓胸胁：指胀病能排挤脏腑、扩大胸胁空处而言。廓，扩大之意。

[5]匣匮：藏物器之大者为匮，次为匣。

[6]闾里门户：《类经·疾病类·脏腑诸胀》注："闾，巷门也。里，邻里也。胃之五窍，为闾里门户者，非言胃有五窍，正以上自胃脘，下至小肠、大肠，皆属于胃，故曰闾里门户，如咽门、贲门、幽门、阑门、魄门，皆胃气之所行也，故总属胃之五窍。"

[7]玉英：玉堂穴之别名，属任脉。

[8]肤胀：《灵枢》作营气循脉为脉胀，卫气并脉循分肉为肤胀。

[9]取三里泻之……工在疾泻也：取足三里用针刺泻法，病程短者针1次，病程长者针3次，无论病证属虚属实都应采取急泻的治法。

【按语】本段指出胀病脉象大坚直以涩，论述了胀病的病因为气逆，涉及血脉、脏腑，二者均可发生胀病，但并非胀病存留之所。胀病是通过向内排挤脏腑、向外扩大胸胁而表现在充胀皮肤上。五脏六腑各居其位，各有界限，其胀病表现也各有不同症状，列举并于血脉、聚气行于分肉之间的不同，而有脉胀与肤胀之不同，提出用足三里治胀病，并根据病程来决定治疗次数，以及不论虚实均用疾泻的治胀针刺原则，对针灸临床有重要的参考价值。

【原文】问曰：愿闻胀形。对曰：心胀者，烦心短气，卧不得安。肺胀者，虚满而喘咳。肝胀者，胁下满而痛引少腹。脾胀者，苦哕，四肢闷，体重不能衣。肾胀者，腹满引背怏怏然，腰髀痛。胃胀者，腹满胃脘痛，鼻闻焦臭，妨于食，大便难。大肠胀者，肠鸣而痛濯濯，冬日重感于寒则泄，食不化。小肠胀者，小腹胀引腰而痛。膀胱胀者，小腹满而气癃。三焦胀者，气满于皮肤中，壳壳[1]然而不坚。胆胀者，胁下痛胀，口苦，好太息。凡此诸胀，其道在一，明知逆顺，针数不失。泻虚补实，神去其室[2]。致邪失正，真不可定，粗工所败，谓之天命。补虚泻实，神归其室，久塞其空[3]，谓之良工。

问曰：胀者焉生，何因而有名？对曰：卫气之在身也，常并脉循分肉，行有逆顺，阴阳相随，乃得天和[4]，五脏皆治，四时皆叙，五谷乃化。然而厥气在下，营卫留止，寒气逆上，真邪相攻，两气相薄，乃舍为胀。问曰：何以解惑？对曰：合之于真，三合而得。

问曰：无问虚实，工在疾泻，近者一下，远者三下，今有三而不下，其过焉在？对曰：此言陷于肉肓[5]而中气穴者也。不中气穴而气内闭藏，不陷肓则气不行，上越中肉则卫气相乱，阴阳相逆。其于胀也，当泻而不泻，故气不下，必更其道[6]，气下乃止，不下复起，可以万全，恶有殆者乎。其于胀也，必审其诊，当泻则泻，当补则补，如鼓之应桴，恶有不下者乎？

【注释】

[1]壳壳：《太素·胀论》注："似实而不坚也。"

[2]神去其室：心藏神，神离于心，神不守舍之意。

[3]久塞其空：指神气安守于内，营卫充实于外，腠理致密，邪气就不能侵害了。

[4]天和：谓自然的和气，此指正常无病的状态。

[5]肉肓：腔腹脏腑之间、上下的空隙之处。

[6] 必更其道：指更换穴位再刺之。

【按语】本段论述五脏六腑胀病的症状，是对上文"其病各有形状"的具体阐述，临床可根据症状表现判断是哪一脏或哪一腑的胀病。尽管不同脏腑胀病的表现不同，然共同的病机是气机逆乱，通过恰当的针刺手法"补虚泻实"、调整营卫，便可达到治疗目的，切不可"泻虚补实"，而使"神去其室"。

【原文】心胀者，心俞主之，亦取列缺。肺胀者，肺俞主之，亦取太渊。肝胀者，肝俞主之，亦取太冲。脾胀者，脾俞主之，亦取太白。肾胀者，肾俞主之，亦取太溪。胃胀者，中脘主之，亦取章门。大肠胀者，天枢主之。小肠胀者，中髎主之。膀胱胀者，曲骨主之。三焦胀者，石门主之。胆胀者，阳陵泉主之。五脏六腑之胀，皆取三里，三里者，胀之要穴也。

【按语】本段列举针灸治疗各脏腑胀病的具体取穴，其中五脏胀病选用本脏的背俞穴配合原穴，独心胀取心之背俞穴，心俞和肺经络穴列缺。而在六腑胀病中，取穴规律不明显：胃胀取胃之募穴、腑会穴中脘穴和脏会章门穴，小肠胀取膀胱经之中髎穴，膀胱胀取任脉之曲骨穴，三焦胀取任脉之石门穴，胆胀取胆经合穴、下合穴阳陵泉穴。最后强调足三里是治疗五脏六腑胀病之要穴，胀病皆应取之。

二、头痛论

【原文】黄帝问曰：病头痛，数岁不已，此何病也？岐伯对曰：当有所犯大寒，内至骨髓。骨髓者，以脑为主，脑逆，故令头痛齿亦痛[1]。

阳逆头痛[2]，胸满不得息，取人迎。

厥头痛[3]，面若肿起而烦心，取足阳明、太阳。

厥头痛，头脉痛，心悲喜泣，视头动脉反盛者，乃刺之，尽去血，后调足厥阴[4]。

厥头痛，噫，善忘，按之不得[5]，取头面左右动脉，后取足太阳。

厥头痛，员员[6]而痛，泻头上五行，行五[7]，先取手少阴，后取足少阴。

头痛，项先痛，腰脊为应，先取天柱，后取足太阳。

厥头痛，痛甚，耳前后脉涌[8]，热，先泻其血，后取足太阳、少阴。

厥头痛，痛甚，耳前后脉涌有热，泻其血，后取足少阳。

真头痛[9]，痛甚，脑尽痛，手足寒至节，死不治[10]。头痛不可取于俞[11]，有所击坠，恶血在内，若内伤痛，痛未已，可即刺之，不可远取。头痛不可刺者，大痹[12]为恶，风日作者[13]，可令少愈，不可已。

头半寒痛[14]，先取手少阳、阳明，后取足少阳、阳明[15]。

颔痛，刺手阳明与颔之盛脉出血。

头项不可俯仰，刺足太阳；不可顾，刺手太阳。

颔痛刺足阳明曲周[16]动脉见血，立已；不已，按经刺人迎[17]立已。

头痛，目窗及天冲、风池主之。

厥头痛，孔最主之。

厥头痛，面肿起，商丘主之。

【注释】

[1]头痛齿亦痛：大寒入于骨髓，又流入于脑中，故而发头痛；齿为骨之余，故齿也痛。

[2]阳逆头痛：阳邪逆于阳经而发的头痛。

[3]厥头痛：厥，逆也。厥头痛是感受外邪，邪逆于经，上窜于脑而发的头痛。下同。

[4]厥头痛…后调足厥阴：本型厥头痛与肝有关，故除了在头动脉动盛之处刺血治标外，还应调肝经以治本。

[5]按之不得：寻按不得痛所。孙鼎宜注："阳邪在头而无定所，则按之不得。"

[6]员员：旋转的意思。《灵枢》作"贞贞头重"，为不移动之意。

[7]头上五行，行五：头上五行，指头部中行督脉及次两旁二行足太阳膀胱经和又次两旁二行足少阳胆经。行五，指上述五行每行的五个腧穴，即督脉的上星、囟会、前顶、百会、后顶，足太阳经的五处、承光、通天、络却、玉枕，足少阳经的头临泣、目窗、正营、承灵、脑空，共计25穴（《类经·素问·水热穴论》）。

[8]耳前后脉涌：《太素·厥头痛》注："耳前后脉涌动者有热也。"

[9]真头痛：不因经气逆乱上冲头部而因邪气在脑所致的剧烈头痛。虞庶注："头脑中痛甚，而手足冷至肘膝者，为真头痛，其寒气入深故也。"

[10]死不治：指真头痛已达到元阳衰败不可治的危候了。

[11]不可取于俞：是指不可远端取穴刺治。

[12]大痹：严重的痹证，这里指寒湿之气入脑的头痛。

[13]风日作者：《灵枢·厥病》无"风"字。

[14]头半寒痛：指偏头有冷痛感。

[15]先取手少阳、阳明，后取足少阳、阳明：手足少阳、阳明经均循行于偏头与头角，先取手少阳、阳明经，后取足少阳、阳明经，有急则治其标、缓则治其本之意（《类经·针刺类·刺头痛》）。

[16]足阳明曲周：指足阳明胃经的颊车穴。《灵枢注证发微》注："颔痛者，当取足阳明胃经颊车穴以刺之。此穴在耳下曲颊端，动脉环绕周，故曰曲周也。"

[17]按经刺人迎：是用手按人迎穴处，避开动脉而浅刺之意。

【按语】本段阐述治疗"大寒内侵上逆脑髓或阳邪逆于阳经所发"的头痛日久的病机和选穴，明确局部与远端取穴相配合、标本缓急取穴相结合的原则，对后世治疗头痛头风的辨证、辨证取穴有很大的影响。

第二节 《针灸资生经》选读

《针灸资生经》，南宋王执中编撰，成书于南宋时期（1180—1195年）。

王执中，字叔权，东嘉（今浙江瑞安）人，生卒年份不详，南宋乾道五年（1169年）进士。王氏学承古人，钻研典籍，分析、考证及临床实践验证古人之经验，补充古书不完备之处，载录大量王氏本人医案，充实了针灸学的理论。

《针灸资生经》共七卷，卷一考订《铜人》腧穴，补录《太平圣惠方》11 穴，总载腧穴 365 个；卷二集中阐述王氏对针灸学诸方面的独到见解，注重选取疾病反应点，专以"针灸受病处"（已佚）；卷三至卷七重编腧穴主治，注重针灸方药因病施法，主要是将《铜人腧穴针灸图经》《太平圣惠方》《备急千金要方》等书有关腧穴主治的内容按病证归类，附有五十多则医案验案，通过自身及他人的实践与现存理论相互印证，以求通过临床经验裁断是非。

《针灸资生经》收录了大量宋及宋代以前珍贵的针灸医学文献，内容涵盖腧穴定位、施灸、灸后护理、针灸禁忌、针药关系，并附以王氏及他人的各类医案验案，是针灸学文献、临床价值都非常高的一部针灸腧穴专著。

一、腧穴

【原文】腹部中行十五穴

神阙，一名气合，当脐中。灸百壮，禁针。忌同[1]，《素注》：禁刺，刺之使人脐中恶疡溃，矢出者，死不可治。灸三壮。

脐中，《千金》等经不言灸，只云禁针。《铜人》云宜灸百壮。近世名医遇人中风不省，急灸脐中皆效。徐伻平卒中不省，得桃源簿[2]为灸脐中百壮始苏，更数月乃不起。郑纠云：有一亲卒中风，医者为灸五百壮而苏，后年余八十。向使徐伻平灸至三五百壮，安知其不永年耶？（论神阙穴多灸极是[3]）

【注释】

[1]忌同：《资生经·第一·头部中行十穴》神庭记载："忌生冷，鸡、猪、羊、酒、面动风等物。"即忌生冷、发物。

[2]桃源簿：即桃源县主簿，主簿乃古代官名，是各级主官下掌管文书的佐吏。

[3]论神阙穴多灸极是：卫世杰补注。

【按语】本段载录神阙穴定位及刺灸方法，强调禁刺，可灸三壮。并记录两则灸神阙治疗中风的医案，辨析所灸壮数与远期疗效可能存在的关系。

二、针药

【原文】针灸须药

《千金》云：病有须针者，即针刺以补泻之；不宜针者，直尔灸之[1]。然灸之大法，其孔穴与针无忌[2]，即下白针[3]或温针讫，乃灸之，此为良医。其脚气[4]一病，最宜针。若针而不灸，灸而不针，非良医也；针灸而药[5]，药不针灸，亦非良医也。但恨下里间[6]知针者鲜尔，所以学者须解用针。燔针[7]、白针皆须妙解。知针知药，固是良医，此言针灸与药之相须也。今人或但知针而不灸，灸而不针，或惟用药而不知针灸者，皆犯孙真人所戒也。而世所谓医者，则但知有药而已，针灸则未尝过而问焉。人或诮[8]之，则曰"是外科"也，业贵精不贵杂也。否则曰"富贵之家，未必肯针灸也"，皆自文其过尔[9]。吾故详著《千金》之说，以示人云。

【注释】

[1]直尔灸之：指病不宜针者，则直接用灸法治疗。直，径也。尔，犹然也，

词缀。

　　[2]忌：禁忌；忌讳。

　　[3]白针：指不以火烧的普通针刺而言。

　　[4]脚气：《诸病源候论》对"脚气病"有详细记载，属西医学维生素 B₁ 缺乏病范畴。

　　[5]针灸而药：疑为"针灸不药"，乃以上下文顺应。

　　[6]下里间：乡里；民间。

　　[7]燔针：烧针，即今之火针。

　　[8]诰：《说文解字》："诰，告也。"

　　[9]皆自文其过尔：指都是掩饰自己的过错。文，掩饰。

　　【按语】本文阐述孙思邈针、灸、药并重的学术思想，要求医者（良医）治病时，应因病或用针，或用灸，或针、灸并用，或针、药并用，做到"针、灸与药之相须"，临证变通选用。若只知针、灸而不知用药，或只知用药而不识针、灸，均非良医，此段内容见于《备急千金要方》。为尽快控制病情，因病选用多种方法进行治疗是古今医家共同探索的目标。

三、证治

　　【原文】喘

　　有贵人久患喘，夜卧不得而起行，夏月亦衣夹背心。予知是膏肓[1]病也，令灸膏肓而愈。亦有暴喘者，予知是痰为梗，令细锉厚朴七八钱重，以姜七片，水小碗煎七分服，滓再煎服，不过数服愈。若不因痰而喘者，当灸肺俞。凡有喘与哮者，为按肺俞无不酸疼，皆为谬[2]刺肺俞，令灸而愈。亦有只谬刺不灸而愈，此病有浅深也。

　　舍弟[3]登山，为雨所搏，一夕[4]气闷几不救，见昆季[5]必泣，有欲别之意。予疑其心悲，为刺百会，不效。按其肺俞，云其疼如锥刺。以火针微刺之即愈。因此与人治哮喘，只谬肺俞，不谬他穴。惟按肺俞不疼酸者，然后点其他穴云。

　　【注释】

　　[1]膏肓：心之上，膈之下的部位。病位深隐难治、病性危重的患者称为病入膏肓。一说膏肓指膈中之病（见《肘后方》）。

　　[2]谬：只、单独意。一说，谬刺即缪刺，刺法名。缪为交叉之意。《素问·缪刺论》："缪刺，以左取右，以右取左。"

　　[3]舍弟：谦辞。用于对他人称呼自己的弟弟。

　　[4]一夕：一会儿。

　　[5]昆季：昆指兄，季指弟。

　　【按语】本篇医案介绍了采用针、灸、药治疗不同喘证的经验，体现了同病异治的中医治疗特色。其中，"凡有喘与哮者，为按肺俞无不酸疼"，"因此与人治哮喘，只谬肺俞，不谬他穴。惟按肺俞不疼酸者，然后点其他穴云"，也都体现了王氏临证取穴很注重选取疾病反应点，即"针灸受病处"的观点。

第三节 《针经摘英集》选读

《针经摘英集》，元代杜思敬编著，约成书于 1315～1320 年。

杜思敬（1235—1320 年），字享亮，又字散夫，号醉仙，晚号宝善老人，早年为官，晚年辞官后节录类编金元医家之说，成书《济生拔粹》。其中《针经摘英集》为针灸专书。

《针经摘英集》全书共五篇，九针式、折量取腧穴法、补泻法、用针呼吸法、治病直刺诀。最后一篇治病直刺诀，共收录针方 69 首，为本书的主体部分，体现了金元医家尤重针法的特点。

本书首次刊载九针图式，是现存针灸文献中最早以图文方式系统描绘"九针"的文献，在一定程度上反映了当时针具的形制。

补泻法、用针呼吸法阐明针刺注重呼吸补泻，且本书所载针方也有大量印证用针呼吸法之针刺补泻原则的内容。

治病直刺诀所收录的针方，注重辨证施治，讲究配穴，不仅详细描述刺法操作全过程，还强调针效反应，即"得气感"。如在针刺合谷治疗偏正头痛时要求"令人觉针下一道痛如线，上至头为度"，即为典型的针刺循经感传现象的记述。

综上，《针经摘英集》书虽不大，在理、法、方、穴方面均有创见，是一本具有很高临床价值、极为贴近临床且便于实际应用的针灸临床参考书，对明代以后的腧穴书产生了较大的影响。

一、治偏正头痛

【原文】刺手少阳经丝竹空二穴，在眉后陷中。禁灸，以患人正坐举手下针，针入三分。

次针足少阳经风池二穴，在脑后风府穴两旁，同身寸之各二寸，针入七分，吸气五口，顶上痛为效。

次针手阳明经合谷二穴，在手大指歧骨间陷中。随患人咳嗽一声下针，刺五分，内捻针，令病人吸气三口；次外捻针[1]，呼气三口；次又内捻针，吸气五口，令人觉针下一道痛如线，上至头为度，长呼一口气，出针。

【注释】

[1]内捻针……次外捻针：《针经指南·气血问答》描述"以大指次指相合，大指往上进，谓之左。大指往下退，谓之右"，《针经指南·真言补泻手法》描述"左为外，右为内"。

【按语】本段论述治疗偏正头痛针刺手法操作的过程，其中所用呼吸补泻法与"用针呼吸法"的原则相符。该针方中还强调了得气感，即"顶上痛为效""令人觉针下一道痛如线，上至头为度"。

二、治中风气塞涎上，不语昏危者

【原文】 针百会。

风池，在颞颥后发际陷中，足少阳、阳维之会。针入七分。

大椎，在第一椎上陷中，手足三阳、督脉之会。针入五分。

肩井，在肩上，缺盆上大骨前一寸半，以三指按取之，当中指下陷中者是。手足少阳、阳维之会，只可针入五分。

曲池，具在前[1]。

间使，在掌后三寸两筋间陷中，厥阴手经。针入三分。

三里等七穴，左治右，右治左，以取尽风气，神清为度。

其病并依穴针灸，或有不愈者何？答曰：一则不中穴。二则虽中穴，刺之不及其分。三则虽及其分，气不至出针。四则虽气至，不明补泻故。

其病或有随针而卒者何？答曰：一则不知刺禁（假令刺中心即死之类是也）。二则不明脉候（假令下痢，其脉忽大者死，不可刺之）。凡针灸者，先须审详脉候，观察病证，然后知其刺禁，辨其经络穴道远近，气候息数深浅分寸，其病刺之获时而愈者矣。不可一途而取，不可一理而推之。

【注释】

[1]具在前：治中风手足不遂载："曲池穴，在肘外辅骨屈肘曲骨之中，以手拱胸取之。针入七分。"

【按语】 本段论述危重症"风气塞涎上，不语昏危"的治疗针方，以及取穴、刺法、得气、补泻在治疗取效中的重要作用，强调针刺要"审详脉候，观察病证"，辨证施治，不可一成不变。

第四节 《针灸大成》选读

《针灸大成》，明代杨继洲著，成书于万历二十九年（1601年）。

杨继洲（约1522—1620年），名济时，三衢（今浙江衢州）人。在家传《卫生针灸玄机秘要》基础上，扩充内容，梳理源流，深挖杨氏学术思想，编撰而成《针灸大成》。

《针灸大成》全书共十卷，内容包括《黄帝内经》《难经》等明代之前经典医籍中有关针灸的论述、针灸歌赋选、经络腧穴、刺法针法、灸法、针灸证治、杨继洲医案和小儿按摩法，较全面地论述了针灸理论、操作手法等，并考定腧穴名称和部位，记述了历代名家的针灸医案，对明以前的针灸学术是一个总结，是学习研究针灸的重要参考著作。

杨继洲认为，良医必须掌握全面的技术，针、灸、药物各有所长，三者不可互相取代。杨氏注重"要穴"效专力宏，重视经络的主导作用；注重针刺手法，在实践中不断创新针刺手法，结合临床实践，梳理出较为规范和实用的针刺手法体系。

《针灸大成》溯源穷流，集针灸诸家之大成，师古而不泥，临证重视经络理论，强调针灸药物综合运用，总结、规范和发展了针灸之针法和手法，是针灸学发展史上重要里程碑之一。

一、论头不多灸

【原文】问：灸穴须按经取穴，其气易连[1]而其病易除。然人身三百六十五络，皆归[2]于头，头可多灸欤？灸良已[3]，间有不发者，当何法发之？

尝谓穴之在人身也，有不一之名，而灸之在吾人也，有至一之会[4]。盖不知其名，则昏谬[5]无措，无以得其周身之理；不观其会，则散漫靡要[6]，何以达其贯通之原。故名也者，所以尽乎周身之穴也，固不失之太繁；会也者，所以贯乎周身之穴也，亦不失之太简。人而知乎此焉，则执简可以御繁，观会可以得要而按经治疾之余，尚何疾之有不愈，而不足以仁寿斯民也哉？

【注释】

[1]连：此处作"疏通"之意。

[2]归：通。

[3]良已：良，好。已，完毕。

[4]至一之会：诸经到一处相交的会穴。至，到。

[5]昏谬：昏乱谬误，茫然莫解。

[6]靡要：没有要领。靡，无也。

【按语】此段论述灸法须按经取穴，并认为掌握不同经脉之间的交会穴更为重要，医者必须掌握周身腧穴，熟记交会穴所贯通的经脉，才能执简驭繁进行选穴治疗。

【原文】执事[1]发策。而以求穴在乎按经，首阳不可多灸及所以发灸之术，下询承学[2]，是诚究心于民瘼[3]者。愚虽不敏，敢不掇[4]述所闻以对。尝观吾人一身之气，周流于百骸之间，而统之则有其宗[5]，犹化工一元之气，磅礴于乾坤[6]之内，而会之则有其要。故仰观于天，其星辰之奠丽[7]，不知其几也，而求其要则惟以七宿[8]为经，二十四曜[9]为纬；俯察于地，其山川之流峙[10]，不知其几也，而求其要则惟以五岳为宗，四渎为委[11]，而其他咸弗之求也。

天地且然，而况人之一身？内而五脏六腑，外而四体百形，表里相应，脉络相通，其所以生息不穷，而肖[12]形于天地者，宁无所纲维[13]统纪于其间耶？故三百六十五络，所以言其烦[14]也，而非要也；十二经穴，所以言其法也，而非会也。总而会之，则人身之气有阴阳，而阴阳之运[15]有经络，循其经而按之，则气有连属[16]，而穴无不正，疾无不除。

譬之庖丁解牛，会则其凑[17]，通则其虚[18]，无假斤斫[19]之劳，而顷刻无全牛焉，何也？彼固得耳要也。故不得其要，虽取穴之多亦无以济人；苟得其要，则虽会通之简亦足以成功，惟在善灸者加之意焉耳。

【注释】

[1]执事：书信或书面回答中，对方的一种尊称。

[2]承学：自谦词。

[3]究心于民瘼（mò）者：究心，尽心；重视。瘼，病；疾苦。

［4］掇（duō）：拾取。

［5］宗：本；主旨。

［6］磅礴于乾坤：磅礴，形容气势雄壮。乾坤，即宇宙。

［7］奠丽：绚丽多彩。奠，安置；停放。

［8］七宿：我国古代的天文学家把天上某些星的集合体称为"宿"。东南西北方各有七宿，名称不一，合称二十八宿，如东方苍龙七宿，南方朱雀七宿，西方白虎七宿，北方玄武七宿。

［9］二十四曜（yào）：曜，日、月、星都称为曜。二十四曜疑为二十八宿之误。二十八宿是我国古代天文学家分周天恒星的方法。东方：角、亢、氐、房、心、尾、箕；北方：斗、牛、女、虚、危、室、壁；西方：奎、娄、胃、昴、毕、觜、参；南方：井、鬼、柳、星、张、翼、轸。

［10］峙：耸立。

［11］四渎为委：四渎，指长江、黄河、淮河、济水。委，水之下流。又本为原，末为委。

［12］肖：类似；相像。

［13］纲维：法纪；纲领。

［14］烦："繁"的通用字。

［15］运：指阴阳之气的运行。

［16］气有连属（zhǔ）：属，连接。

［17］凑：指肌肉聚结之处。

［18］虚：指孔窍，空隙。

［19］斤斫（zhuó）：斤，斧头。斫，大锄。引申为砍；斩。

【按语】本段取类比象，以自然界的事物来说明人体腧穴：星辰虽多，但以四方七宿为经，二十四曜为纬；山川江河，以五岳为宗，四渎为委，以此强调要掌握事物的要领。以十二经为纲纪，是掌握人体腧穴的要领。认为针灸取穴不在多，掌握了交会穴所贯通的经脉，就可执简驭繁而治愈疾病。

【原文】自今观之，如灸风而取诸风池、百会，灸劳而取诸膏肓、百劳；灸气而取诸气海；灸水而取诸水分；欲去腹中之病，则灸三里；欲治头目之疾，则灸合谷；欲愈腰腿，则取环跳、风市；欲拯手臂，则取肩髃、曲池。其他病以人殊，治以疾异。

所以得之心而应之手者，罔不昭然[1]有经络在焉，而得之则为良医，失之则为粗工，凡以辨诸此也。至于首为诸阳之会，百脉之宗，人之受病固多，而吾之施灸宜别。若不察其机而多灸之，其能免夫头目旋眩、还视不明之咎乎？不审其地[2]而并灸之，其能免夫气血滞绝、肌肉单薄之忌乎？是百脉之皆归于头，而头之不可多灸，尤按经取穴者之所当究心[3]也。

【注释】

［1］罔不昭然：没有不显现的。

［2］地：此指腧穴部位所在。

[3]究心：注意的意思。

【按语】首段论述灸治的循经取穴之法，灸法以循经取穴为主，这是针灸取穴最重要的原则。第二段阐明头部不宜多灸之理：头为诸阳之会，肌肉单薄，气血易留滞，故头部不宜多灸。这是针对古代灸法常以数百壮提出的，值得临床参考。

【原文】若夫灸之宜发，或发之有速而有迟，固虽系于人之强弱不同，而吾所以治之者，可不为之所[1]耶？观东垣灸三里七壮不发，而复灸以五壮即发，秋夫[2]灸中脘九壮不发，而渍以露水，熨以热履[3]，熯[4]以赤葱，即万无不发之理。此其见之《图经》《玉枢》诸书，盖班班具载可考而知者。吾能按经以求其原，而又多方以致其发，自无患乎气之不连，疾之不疗，而于灼艾之理，斯过半矣。

【注释】

[1]可不为之所：可，犹言"岂"，难道。不为之所，不替他们的具体情况考虑。

[2]秋夫：即徐秋夫，徐熙之子，南北朝时针灸学家。

[3]履：鞋。

[4]熯（hàn）：烧；焙。

【按语】本段论述发灸疮之法：一是增加壮数；二是在所灸部位加热或以辛发之物刺激。此法有促发灸疮的作用，主要是增强机体抗病能力。

二、论穴有奇正

【原文】问：九针之法，始于岐伯，其数必有取矣[1]。而灸法独无数焉，乃至定穴，均一审慎，所谓奇穴，又皆不可不知也。试言以考术业之专工？

尝谓：针灸之疗疾也，有数有法，而惟精于数法之原者，斯足以窥先圣之心。圣人之定穴也，有奇有正，而惟通于奇正之外者，斯足以神济世之术[2]，何也？法者，针灸所立之规，而数也者，所以纪其法，以运用于不穷者也。穴者，针灸所定之方[3]，而奇也者，所以翊[4]夫正以旁通于不测者也。数法肇于圣人，固精蕴之所寓，而定穴兼夫奇正，尤智巧之所存。善业医者，果能因法以详其数，缘正以通其奇，而于圣神心学之要，所以默蕴于数法奇正之中者，又皆神而明之焉，尚何术之有不精，而不足以康济斯民也哉？

执事发策，而以针灸之数法奇穴，下询承学，盖以术业之专工者望诸生也。而愚岂其人哉？虽然一介之士[5]，苟存心于爱物，于人必有所济，愚固非工于医业者，而一念济物之心，特惓惓[6]焉。矧[7]以明问所及，敢无一言以对。夫针灸之法，果何所昉[8]乎？粤稽[9]上古之民，太朴[10]未散，元醇未漓[11]，与草木蓁蓁然[12]，与鹿豕狉狉然[13]，方将相忘于浑噩[14]之天，而何有于疾，又何有于针灸之施也。自羲农以还，人渐流于不古，而朴者散，醇者漓，内焉伤于七情之动，外焉感于六气之侵，而众疾胥[15]此乎交作矣。岐伯氏有忧之，于是量其虚实，视其寒温，酌其补泻，而制之以针刺之法焉，继之以灸火之方焉。

至于定穴，则自正穴之外，又益[16]之以奇穴焉。非故为此纷纷[17]也，民之受疾不同，故所施之术或异，而要之非得已也，势也，势之所趋，虽圣人亦不能不为之所也已^[18]。

【注释】

[1]其数必有取矣：指九针之数必然有它的道理。

[2]斯足以神济世之术：只有这样，才足以掌握高超的治病技术。

[3]方：方位。

[4]翊（yì）：辅助；配合。

[5]一介之士：谦称，一个普通平凡的读书人。

[6]悁悁（quánquán）：诚恳、深切之意。

[7]矧（shěn）：况且。

[8]昉（fǎng）：曙光初现，引申为开始。

[9]粤稽（jī）：粤，语气助词。稽，考察；考核。

[10]太朴：敦厚。指人在蒙昧时期质朴简单的生活方式及淳朴的本质。

[11]元醇未漓：元，开始。醇，酒质厚纯。漓，薄、稀释之意。

[12]蓁蓁（zhēnzhēn）然：草木茂盛的样子。

[13]狉狉（pípí）然：野兽成群走动的样子。

[14]浑噩：指混沌无际。

[15]胥：皆；都；全，此处为"相继"之意。

[16]益：补充；增加。

[17]纷纷：纷乱。

[18]不能不为之所也已：不得不这样做。

【按语】 本段论述针灸有数法、定穴有奇正，提出关于针法、灸法、定穴、奇穴，须因法以详其数，缘正以通其奇；强调针灸医生既要掌握各代名家的思想方法，又要精通医疗技术，法、技相合，方可济民。同时论述了针灸的起源与发展，说明"法"是针灸治疗应遵循的法则；"数"是贯彻"法"的各种具体的方法；"穴"是针灸的位置，包括正经之穴和经外奇穴，正奇有其主次之分，但经外奇穴可完备正经穴未及之用。

【原文】 然针固有法矣，而数必取于九者，何也？盖天地之数，阳主生，阴主杀，而九为老阳之数，则期以生人，而不至于杀人者，固圣人取数之意也。今以九针言之，燥热侵头身，则法^[1]乎天以为镵针，头大而末锐焉。气满于肉分^[2]，则法乎地以为圆针，身圆而末锋焉。锋如黍米之锐者为锟针，主按脉取气，法乎人也。刃有三隅之象者^[3]为锋针，主泻导痈血，法四时也。铍针以法音，而末如剑锋者，非所以破痈脓乎？利针以法律，而支^[4]似毫毛者，非所以调阴阳乎？法乎星则为毫针，尖如蚊虻，可以和经络、却诸疾也。法乎风则为长针，形体锋利，可以去深邪，疗痹痿也。至于燔针之刺，则其尖如梃^[5]，而所以主取大气^[6]不出关节者，要亦取法于野而已矣。所谓九针之数，此非其可考者耶！

【注释】

[1]法：效法。

[2]气满于肉分：邪气侵入于分肉之间。

[3]刃有三隅之象者：三面有刀锋的。

[4]支：在此指针。

[5]梃：指竹条、竹棒。

[6]大气：此指邪气。

【按语】本段论述九针的制作理念、命名含义、形态及用途。九针各有其功能用途，放血泄热可用镵针、锋针、铍针；按摩点穴可用圆针、鍉针；普通针刺以调和阴阳、疏通经络可用毫针、长针、大针、圆利针等。由此可知，九针是古代针具的代名词。现以毫针为最常用的针具之一。

【原文】然灸亦有法矣，而独不详其数者，何也？盖人之肌肤，有厚薄，有深浅，而火不可以概施[1]，则随时变化而不泥于成数[2]者，固圣人望人之心[3]也。今以灸法言之，有手太阴之少商焉，灸不可过多，多则不免有肌肉单薄之忌。有足厥阴之章门焉，灸不可不及，不及则不免有气血壅滞之嫌。至于任之承浆也，督之脊中也，手之少冲，足之涌泉也，是皆犹之少商焉，而灸之过多，则致伤矣。脊背之膏肓也，腹中之中脘也，足之三里，手之曲池也，是皆犹之章门焉，而灸之愈多，则愈善矣。所谓灸法之数，此非其仿佛者耶！

【注释】

[1]概施：一般使用。

[2]成数：规定的数字。

[3]望人之心：希望于人们的心愿。

【按语】本段论述灸治壮数多少的原则。灸法的壮数多少应根据穴位所在部位的肌肤厚薄深浅而定。文中指出，手指末端井穴、面部经穴肌肉浅薄，不宜多灸；腹、背、四肢部经穴肌肉较为丰厚，则宜多灸。同时还应参考患者体质、年龄、病情等因素决定壮数多少、艾炷大小、时间长短等。

【原文】夫有针灸，则必有会数法之全[1]，有数法则必有所定之穴，而奇穴者，则又旁通于正穴之外，以随时疗症者也。而其数维[2]何？吾尝考之《图经》，而知其七十有九焉，以鼻孔则有迎香，以鼻柱则有鼻准，以耳上则有耳尖，以舌下则有金津、玉液，以眉间则有鱼腰，以眉后则有太阳，以手大指则有骨空，以手中指则有中魁；至于八邪、八风之穴，十宣、五虎之处，二白、肘尖、独阴、囊底、鬼眼、髋骨、四缝、中泉、四关，凡此皆奇穴之所在。而九针之所刺者，刺以此也。灸法之所施者，施以此也。苟能即此以审慎之，而临症定穴之余，有不各得其当者乎？

【注释】

[1]会数法之全：会集数和法的全部内容。

[2]维：通"为"。

【按语】本段论述奇穴之数及其用法。文中所述奇穴79个，是杨继洲依据其当时掌握的奇穴数目而提出的。随着针灸理论的不断发展，临床使用的奇穴远较此数为多，但文中所列举的奇穴，疗效肯定，仍可选用。

【原文】虽然,此皆迹[1]也,而非所以论于数法奇正之外也。圣人之情[2],因数以示,而非数之所能拘,因法以显,而非法之所能泥,用定穴以垂教[3],而非奇正之所能尽,神而明之,亦存乎其人焉耳。故善业医者,苟能旁通其数法之原[4],冥会其奇正之奥,时[5]可以针而针,时可以灸而灸,时可以补而补,时可以泻而泻,或针灸可并举,则并举之,或补泻可并行,则并行之。治法因乎人,不因乎数,变通随乎症,不随乎法,定穴主乎心,不主乎奇正之陈迹。譬如老将用兵,运筹攻守,坐作进退,皆运一心之神以为之。而凡鸟占云祲[6]、金版六韬[7]之书,其所具载方略,咸有所不拘焉。则兵惟不动,动必克敌;医惟不施,施必疗疾。如是虽谓之无法可也,无数可也,无奇无正亦可也,而有不足以称神医于天下也哉!管见如斯,惟执事进而教之!

【注释】

[1]迹:痕迹。在此指上述的穴位。

[2]情:此意为用意、目的。

[3]垂教:传教。

[4]原:通"源",意为渊源。

[5]时:时机,此处意为根据需要。

[6]鸟占云祲(jìn):古代占卜之术。鸟占,亦称鸟卜。云祲,观云以辨吉凶。

[7]金版六韬(tāo):指古兵书。传为周代吕望(姜太公)作。

【按语】前人在实践中总结出来的法则,仍需在实践中不断完善、补充。本段提出"治法因乎人,不因乎数,变通在乎症,不随乎法,定穴在乎心,不主乎奇正之陈迹",同样奇穴治病应随症选用,这种随症选穴、辨证论治观具有十分重要的指导意义。

三、论针有深浅

【原文】夫曰先曰后者,而所中有荣有卫之殊;曰寒曰热者,而所感有阳经阴经之异。使先热后寒者,不行阴中隐阳之法,则失夫病之由来矣,是何以得其先后之宜乎?如先寒后热者,不行阳中隐阴之法,则不达夫疾之所致矣,其何以得夫化裁[1]之妙乎?抑论寒热之原,非天之伤人,乃人之自伤耳。经曰:"邪之所凑,其气必虚。"

自人之荡真于情窦[2]也,而真者危;丧志于外华[3]也,而醇者漓;眩心于物牵也,而萃[4]者涣;汩[5]情于食色也,而完者缺;劳神于形役也,而坚者瑕。元阳丧,正气亡,寒毒之气,乘虚而袭。苟能养灵泉[6]于山下,出泉之时,契妙道于日落万川之中[7],嗜欲浅而天机[8]深,太极自然之体立矣。寒热之毒虽威,将无隙之可投也。譬如墙壁固,贼人乌得而肆其虐哉?故先贤有言曰:夫人与其治病于已病之后,孰若治病于未病之先,其寒热之谓欤?

【注释】

[1]化裁:化,变化。裁,决定;抉择。

[2]荡真于情窦:形容懂得爱情的时候,就纵欲毁损元气。荡,放荡。

[3]外华:外界的繁荣,犹言物质享受。

[4]萃:聚集,此指充沛的精力。

[5]汩:沉沦;埋没。

　　[6]灵泉：指肾精。

　　[7]契妙道于日落万川之中：契，符合。日落万川，上水（坎）与下火（离）之象。借以说明防病之道。

　　[8]天机：天赋的悟性，聪明。

　　【按语】本段论述阳中隐阴、阴中隐阳针法的治病原理，寒热先后是感邪部位深浅不同所致，故应按深、浅、先、后选用相应的刺法。阳中隐阴、阴中隐阳针法是治疗寒热先后和病位深浅的方法，有祛除病因的作用。原文根据《黄帝内经》"邪之所凑，其气必虚"的理论，提出要重视养生防病，预防为主是减少寒热病发生的根本措施。

第五节　《针灸聚英》选读

　　《针灸聚英》，明代高武编撰，初刻于明嘉靖十六年（1537年）。

　　高武（1506—1566年），明代鄞县（今浙江宁波）人。嘉靖间应武举北上，因故不用，遂南归致力于医学，晚年更加精专，先后辑成《针灸节要》《针灸聚英》，以溯其源而知"古人立法之善"，穷其流而明"后世变法之弊"。

　　《针灸聚英》共四卷，汇集各家针灸之说，对后世针灸学产生了较大的影响，是针灸临床的必读之书。

　　该书"经络腧穴类聚"部分广搜《素问》《备急千金要方》《资生经》《针经摘英集》等书"而补辑之"，是继汉代《明堂经》之后又一次系统的针灸腧穴文献整理工作。该部分中高氏重视解剖，尤其强调正确取穴的重要性，提出"骨骼标志取穴，穴正无疾不愈"的观点，对于腧穴理论的发展做出了重要贡献。

　　该书汇集了当时流行的各类针灸歌赋65首。高氏认为，针灸歌赋是古代医家在长期医疗实践中集学术之精、取治疗之验编辑而成，言简意赅，便于诵记和流传，"玉龙赋""肘后歌""百症赋""补泻雪心歌"等均最早载录于此，对于同一歌赋见于不同书者，多抄录较早的书籍，因而具有较高的文献价值。

一、经络腧穴类聚

　　【原文】足太阳经脉穴

　　或曰：太阳膀胱行背第二行[1]，自大杼至白环俞十六穴，云第几椎下，两旁相去各一寸半；第三行自附分至秩边十四穴，云某椎下，两旁相去各三寸，当除去脊骨一寸外量取之。不然，不应太近椎也。曰旁者，指第二、第三行髎穴[2]皆在脊之旁也。按滑氏云：自大杼至白环俞诸穴，并第二行相去脊中各一寸五分；《歌》云：自从大杼至白环，相去脊中三寸间，夫既曰"脊中"，则自脊骨中间量取，而非骨外量取明矣。又按：背部穴共五行，督脉在中，太阳经四行在两旁，其穴又皆揣摩脊骨[3]，各开取之。

　　【注释】

　　[1]第二行：督脉在后正中为第一行，膀胱经第一侧线在督脉旁第二行循行。

　　[2]髎穴：即穴位、腧穴。髎，骨空处也。

　　[3]脊骨：即椎骨棘突。

【按语】本段讨论背部足太阳腧穴距后正中线的尺寸，明初《神应经》一书提出应除去脊柱的宽度"一寸"，后世针灸书多从之。高武则依据《十四经发挥》提出了不同的正确见解。

二、百证赋

【原文】百证俞穴，再三用心，囟会连于玉枕，头风疗以金针。

悬颅、颔厌之中，偏头痛止；强间、丰隆之际，头痛难禁。

原夫面肿虚浮，须仗水沟、前顶；耳聋气闭，全凭听会、翳风。

面上虫行有验，迎香可取；耳中蝉噪有声，听会堪攻。

目眩兮，支正、飞扬；目黄兮，阳纲、胆俞。

攀睛攻少泽、肝俞之所，泪出刺临泣、头维之处。

目中漠漠，即寻攒竹、三间；目觉䀮䀮，急取养老、天柱。

观其雀目肝气，睛明、行间而细推；审他项强伤寒，温溜、期门而主之。

廉泉、中冲，舌下肿疼堪取；天府、合谷，鼻中衄血宜追。

耳门、丝竹空，住牙疼于顷刻；颊车、地仓穴，正口㖞于片时。

喉痛兮，液门、鱼际去疗；转筋兮，金门、丘墟来医。

阳谷、侠溪，颔肿口噤并治；少商、曲泽，血虚口渴同施。

通天祛鼻内无闻之苦，复溜祛舌干口燥之悲。

哑门、关冲，舌缓不语而要紧；天鼎、间使，失音嗫嚅而休迟。

太冲泻唇㖞以速愈，承浆泻牙疼而即移。

项强多恶风，束骨相连于天柱；热病汗不出，大都更接于经渠。

且如两臂顽麻，少海就傍于三里；半身不遂，阳陵远达于曲池。

建里、内关，扫尽胸中之苦闷；听宫、脾俞，祛残心下之悲凄。

久知胁肋疼痛，气户、华盖有灵；腹内肠鸣，下脘、陷谷能平。

胸胁支满何疗？章门、不容细寻；膈疼饮蓄难禁，膻中、巨阙便针。

胸满更加噎塞，中府、意舍所行；胸膈停留瘀血，肾俞、巨髎宜征。

胸满项强，神藏、璇玑已试；背连腰痛，白环、委中曾经。

脊强兮水道、筋缩；目眩兮颧髎、大迎。

痉病非颅息而不愈；脐风须然谷而易醒。

委阳、天池，腋肿针而速散；后溪、环跳，腿疼刺而即轻。

梦魇不宁，厉兑相谐于隐白；发狂奔走，上脘同起于神门。

惊悸怔忡，取阳交、解溪勿误；反张悲哭，仗天冲、大横须精。

癫疾必身柱、本神之令；发热仗少冲、曲池之津。

岁热时行，陶道复求肺俞理；风痫常发，神道须还心俞宁。

湿寒湿热下髎定；厥寒厥热涌泉清。

寒栗恶寒，二间疏通阴郄暗；烦心呕吐，幽门开彻玉堂明。

行间、涌泉，主消渴之肾竭；阴陵、水分，祛水肿之脐盈。

痨瘵传尸，趋魄户、膏肓之路；中邪霍乱，寻阴谷、三里之程。

治疸消黄，谐后溪、劳宫而看；倦言嗜卧，往通里、大钟而明。

咳嗽连声，肺俞须迎天突穴；小便赤涩，兑端独泻太阳经。

刺长强于承山，善主肠风新下血；针三阴于气海，专司白浊久遗精。

且如肓俞、横骨，泻五淋之久积；阴郄、后溪，治盗汗之多出。

脾虚谷以不消，脾俞、膀胱俞觅；胃冷食而难化，魂门、胃俞堪责。

鼻痔必取龈交；瘿气须求浮白。

大敦、照海，患寒疝而善蠲；五里、臂臑，生疬疮而能治。

至阴、屋翳，疗痒疾之疼多；肩髃、阳溪，消瘾风之热极。

抑又论妇人经事改常，自有地机、血海；女子少气漏血，不无交信、合阳。

带下产崩，冲门、气冲宜审；月潮违限，天枢、水泉细详。

肩井乳痈而极效；商丘痔瘤而最良。

脱肛趋百会、尾翳之所；无子搜阴交、石关之乡。

中脘主乎积痢；外丘收乎大肠。

寒疟兮，商阳、太溪验；疯癣兮，冲门、血海强。

夫医乃人之司命，非志士而莫为；针乃理之渊微，须至人之指教，先究其病源，后攻其穴道，随手见功，应针取效。方知玄里之玄，始达妙中之妙。此篇不尽，略举其要。

【按语】本歌赋列举了头面五官二十八证，咽喉颈项六证，妇科七证，儿科一证，诸风伤寒五证，其他四十三证的辨证取穴；列举多种取穴、配穴法，取穴少而精，为后世医家所推崇。

第九部分　中医骨伤

第一节　《仙授理伤续断秘方》选读

《仙授理伤续断秘方》，唐代医僧蔺道人（一作蔺道者，长安人）著，成书于841～845年。

《仙授理伤续断秘方》为中医现存最早的骨伤科专书，较科学地总结了唐代以前伤科方面的主要成就，集中论述了骨折与关节脱位的治疗原则和方法。该书在整复骨关节脱位方面多有创造，如对肩关节、髋关节脱位的整复，创肩关节脱位的"椅背复位法"。该书现有多种刊本。该书的指导意义在于能够了解骨伤科学发展历史，了解骨伤科常见疾病的具体治疗方法，掌握古代骨伤科疾病的常用方剂和药物，便于临床灵活运用。其主要学术思想为"动静结合，筋骨并重，内外兼治，医患合作"。其学术地位是"我国现存最早的一部骨伤科学专著"。

一、整理补接

【原文】一、煎水洗；二、相度损处；三、拔伸；四、或用力收入骨；五、捺正；六、用黑龙散[1]通；七、用风流散[1]填疮；八、夹缚；九、服药；十、再洗；十一、再用黑龙散通；十二、或再用风流散填疮口；十三、再夹缚；十四、仍用前服药治之。

【注释】

[1]黑龙散：外用中药，治跌仆伤损、筋骨碎断、差爻出臼。

[2]风流散：出自《古代医统大全》，具有止血定痛、祛风解毒功效。主治损伤皮肉，血出不止，或破脑伤风。

【按语】本段论述骨折损伤处理的基本流程和步骤。

【原文】凡认损处，只须揣摸骨头平正，不平正，便可见。

凡左右损处，只相度骨缝，仔细捻捺、忖度，便见大概，要骨头归旧，要搏捺皮相就入骨。

凡伤损重者，大概要拔伸捺正，或取开捺正，然后敷贴、填涂、夹缚。拔伸当相近本骨损处，不可别去一节骨上。凡拔伸，且要相度左右骨如何出。有正拔伸者，有斜拔伸者。凡拔伸，或用一人，或用二人三人，看难易如何。凡捺正要时时转动使活。凡拔伸捺正，要软物如绢片之类裹之。

【按语】本段论述骨折处的触摸诊断、骨折拔伸手法操作的原则和细节。

【原文】凡损，不可吃草药[1]，吃则所出骨不能如臼。凡损药必热，便生血气，以接骨耳。凡服药，不拘在红酒、无灰酒、生酒皆可。凡跌损，肠肚中污血，且服散血药，如四物汤之类。凡损，大小便不通，未可便服损药，盖损药用酒必热，且服四物汤，更看如何。又服大成汤[2]加木通。如大小便尚未通，又加朴硝。待大小便通后，却服损药。凡伤重者，未服损药先服气药，如匀气散[3]之类。

【注释】

[1]草药：此处应该是指草类药物。

[2]大成汤：即大承气汤。

[3]匀气散：内服中药，调和气血。

【按语】本段提出损伤的药物治疗原则和方剂。尤其提到损伤后不可服用损药，需先通大小便，方可服用损药。伤重患者需先服用气药调和。

【原文】凡药，三四月炼，不可多合，五月尤甚。存散药随时旋丸。

凡收药丸子、末子，并用罐子收入厨子内，以火焙之。

【按语】本段提出丸药的保存方法和时间。

【原文】凡损，用火灸，则医不得，服药不效矣。

凡服损药，不可吃冷物，鱼、牛肉极冷，尤不可吃。若吃牛肉，痛不可治。

凡损，一月尚可整理，久则不可。

凡浑身无故损痛，是风损。当服风损药，如排风汤[1]之类。

【注释】

[1]排风汤：治诸风疾损。

【按语】本段论述损伤的禁忌、骨折手法治疗的最佳时间、非外伤损痛的原因和治疗方药。

二、伤损治方

【原文】如伤重者，第一用大承气汤，或小承气汤，或四物汤，通大小便去瘀血也。惟妇人，别有阴红汤[1]通下。第二用黄末药[2]，温酒调，不拘时。第三服白末药[3]，热酒调，其法同黄末服。妇人产后诸血疾，并皆治之。第四服乌丸子[4]。第五服红丸子[5]。第六服麻丸子[6]，用温酒吞下，妇人艾醋汤下，孕妇不可服。第七服活血丹[7]、当归散[8]，乳香散[9]。二散方见前方内，并用酒调，不拘时，与黄末、白末服法同，惟乳香散参之。

【注释】

[1]阴红汤：口服中药。专治妇人伤损，瘀血不散，腹肚膨胀，大小便不通，上攻心腹，闷乱至死者。

[2]黄末药：口服中药。治跌仆伤损，皮肉破绽，筋肉寸断，败血壅滞，结痛烂坏，疼痛至甚。或劳役所损，肩背四肢疼痛；损后中风，手足痿痹，不能举动，筋骨乖张，挛缩不伸。续筋接骨，卓有奇功。常服活血止肿生力。

[3]白末药：口服中药。治打仆伤损，皮肉破碎，筋骨寸断，瘀血壅滞，结肿不散。或作痈疽，疼痛至甚。或因损后中风，手足痿痹，不能举动，筋骨偏纵，挛缩不伸；及劳伤破损，肩背四肢疼痛，并宜服之。此药大宜续筋接骨，刻日取效。妇人产后诸血疾，并皆治之。

[4]乌丸子：口服中药。治打仆伤损，骨碎筋断，瘀血不散，及一切风疾。筋痿力乏，左瘫右痪，手足缓弱，诸般风损。妇人血疾，产后败血不散，灌入四肢，面目浮肿，并宜服之。唯孕妇勿服。

[5]红丸子：口服中药。治跌仆伤损，骨碎筋断，疼痛痹冷，内外俱损，瘀血留滞，外肿内痛，肢节疼倦，应诸伤损。

[6]麻丸子：口服中药。治踒（wō）折伤损，皮破骨出，手足碎断，肌肉坏烂，疼痛至甚，日夜叫呼，百治不止。手足久损，动作无力。常服壮筋骨，活经络，生气血。及治妇人血气。唯孕妇勿服。

[7]活血丹：口服中药。治跌仆伤损，折骨断筋，疼痛浮肿。腹有瘀血，灌注四肢，烦闷不安，痈疽发背，肌肉坏烂；诸般风疾，左瘫右痪，手足顽麻；妇人血风发动。

[8]当归散：口服中药。治打仆伤损，皮肉破损，筋骨寸断，瘀壅滞结，瘀肿不散。或作痈疽，疼痛至甚。

[9]乳香散：口服中药。治跌仆伤损，皮肉破损，筋骨寸断，败血壅滞，结肿烂坏，疼痛至甚。

【按语】本段论述损伤重者的中药内服总则。

第二节 《永类钤方》选读

《永类钤方》，元代医家李仲南（号棲碧山中人）所著，成书于1331年。

全书共二十二卷，卷一为诊脉图诀，风、寒、暑、湿四中四伤钤田方论；卷二至卷七列伤寒、杂病证治；卷八为南阳活人书伤寒集要方；卷九至卷十为和剂局杂病方集要；卷十一至卷十四辑录宋元间诸医亲病治验方；卷十五至卷十七为妇科证治方论；卷十八至卷十九为产科证治方论；卷二十至卷二十一为儿科学证治，内存"全婴总要"；卷二十二为骨伤科证治方论。

骨伤科病证中，载录了多种骨折、脱臼、整复、夹板固定法和若干医疗器械、方药等。李氏的主要学术思想在于"治伤强调疏理气机"，在骨伤科病上首次根据解剖部位进行分类；首创过伸法处理腰椎骨折，并首创以有无"粘膝"征（指患侧膝关节屈曲、内收与运动障碍）作为鉴别髋关节前、后脱位的主要依据等，丰富了创伤骨科的诊断治疗经验。

【原文】凡束缚，夏两三日，冬五日或四日，缚处用药水泡，洗去旧药，不可惊动损处，洗了仍用黑龙散敷缚。束缚要杉木皮浸软，或加绵，或纸缠令软，约手指大片，疏排周匝，以小绳三度，缚时相度高下远近，使损续气血相通，有紧有宽，说见前。三日一次，洗换涂贴。

【按语】本段论述骨折绑缚的注意事项，包括不同季节换药时间、绑缚细节等。

【原文】凡损大小便不通，未可便服损药。盖药热加酒，涩秘愈甚。看患人虚实，实者下大承气汤加木通；尚未通，加芒硝。

【按语】本段论述损伤后大小便不通的禁忌和用药。

【原文】凡损药用酒，用酒不问红白，忌灰酒[1]，且重伤不可便用酒，反承[2]起气作腹胀胸满，切记。此大口功。如稍定贴，却用酒水煎，或汤浸酒。

【注释】

[1]灰酒：酒初熟时下石灰水少许，使之澄清所得之清酒。

[2]承（chéng）：辅助。

【按语】本段论述损伤后酒的选择和禁忌。

【原文】凡肿是血作，用热药水泡洗，黑龙散敷贴。

【按语】本段论述因瘀血而肿的治疗方法。

【原文】凡用夹，须摊药于纸上，平两头，要带薄搭头，搭得不厚不碍肉，平坦者，无高低不匀之患。若四岸高低不匀，此上便有空缺，不着肉处生泡也。此大大口功。如换药，不可生脱药，用手巾打湿搭润，逐片取脱，如取脱一片，随手上药贴了，脱一片，上一片药，切不可经停一时，便生泡为害，此大节[1]，病累遭害，切记。仍先摊下换药，应手用，切记。

【注释】

[1]大节：基本的法则。

【按语】本段论述夹缚的要点、换药方法及注意事项。

【原文】凡用生姜一节，有用有不用。良姜解姜毒，故姜有毒，常能作梗。且如用姜，与同门在病家治疗，不可木用姜。讨姜一斤，研烂分作数处，却以热汤泡开，令冷，候澄[1]得滓在下，却以其滓调药。此热汤去其热，在上去了，不必虑其作梗。莫若不用姜为上，切记！切记！

【注释】

[1]澄（dèng）：让液体里的杂质沉下去。

【按语】本段论述生姜的外用法。

【原文】凡打伤在两胁、两胸、两肚、两肋，却用通气通血药，又看病人虚实不同，虚者通药须兼补药，实者补药放缓，且用贴药在前，通药在后。

【按语】本段论述胸腹部损伤的治疗原则。

【原文】凡用通药反不通者，后用顺气药，腹肚全无膨胀而得安，此为不于血作，乃是气闭不通。如腹肚果有血作，一通便下，亦须以顺气药兼之，庶胸膈腹肚不致紧闷，气顺后却用损药，无不愈，须先顺气故也。有人醉卧跌未下，腰背疼痛，不可屈伸，损药不效，服刀豆酒数日愈，豆下气所损轻也。有小儿误跌凳角上，只用萝卜子煎汤愈，亦顺气也。

【按语】本段论述损伤后顺气的重要性。

【原文】用药先看病有轻重，若有破伤，未可便用洗药，恐成破伤风。被伤之时，岂无外感风寒之证？且先用三四服疏风顺气药，却看患人虚实，有何证候轻重。若伤重，气血潮作，昏闷胀痛，亦先通气，而后通血，盖血随气行。虚弱者药用温通，壮实者药可峻通，或通气血兼用，斟酌只在此。亦须看脉之强弱加减。《经》云：坠压内伤忧小弱，坚强之脉可求安。

【按语】本段论述损伤后的用药原则，即行血先行气。

第三节 《世医得效方》选读

《世医得效方》，危亦林著，成书于 1337 年。

危亦林（1277—1347 年），字达斋，祖籍抚州，后迁南丰（今江西南丰县）。元代著名医学家，与陈自明、崔嘉彦、严用和、龚廷贤、李梴、龚居中、喻昌、黄宫绣、谢星焕并列为江西历史上十大名医。危家累世业医，危亦林自幼聪颖好学，博览群书，通晓内、妇、儿、眼、骨、喉、口齿各科，尤擅长骨科，对家传医书及验方详加阅览、研究，并在行医过程中进行验证和修改，其医道日益精进。

全书共十九卷（《四库全书》本末附《千金方养生书》一卷，共二十卷），包括内、外、妇、儿、骨伤、五官等各科疾病及其治疗方法、方药，共载医方 3300 余首，为元代以前验方之集大成者。危氏的主要成就在于骨伤科方面，首次记载了脊椎骨折，并最早记载了悬吊式复位方法及外固定法，开创正骨整复手法之先河；研制"草乌散"用于全身麻醉，使药物麻醉法有了新的进步。《世医得效方》具有较高的学术价值，是学习、研究中医和临床必备的参考书。

一、大方脉杂医科证治

【原文】舒筋散，治血滞腰痛，亦治闪挫。

延胡索、当归、官桂各一分。

上为末。每服二钱，温酒调下，食前服。或加牛膝、桃仁、川续断亦效。

人参顺气散，治气滞腰痛，加五加皮煎服（方见风类）。或用木香流气饮，立效。

神曲酒，治闪挫腰痛。神曲一块，约如拳大。烧令通赤，好酒二大盏，淬酒更饮令尽，仰卧少顷即安。或用枳壳。

趁痛丸治腰痛极效。亦治闪胁。

附子（炮）半两，黑牵牛一两。

上为末，酒糊丸，如梧子大。每服五十丸，盐汤食前服。

熟大黄汤，治打仆腰痛，恶血蓄瘀，痛不可忍。

大黄、生姜（并切如豆大）各半两。

上同炒令焦黄，以水一大盏，浸一宿，五更去滓，顿服。天明所下如鸡肝，即恶物也。

【按语】本段论述气滞血瘀腰痛的几种方药。

【原文】导引法：理腰背痛。正东坐，收手抱心，一人于前据蹑其两膝，一人后捧其头，徐牵令偃卧到地，三起三卧便瘥。

针灸法：腰背痛。针决膝腰勾画中青赤络脉，出血便瘥。腰痛不得俯仰者，令患人正立。以地，度之脐断竹。乃度背，灸竹上头处，随年壮。灸讫藏竹，忽令人知。灸肾俞穴亦可。

【按语】本段论述气滞血瘀型腰痛的导引和针灸方法。

【原文】舒经汤，治血气滞留经络不行，臂痛不可忍者。

片子姜黄（如无，用嫩莪术代，不可用染物者）四两，白术（炒）二两，羌活、甘草（炙）。

上为散。每服三钱，水一盏，煮至七分，空心服。

【按语】本段论述气滞血瘀型臂痛的治疗方药。

【原文】敷贴药：治臂腿间忽一两点痛，着骨不可忍。

芫花根一味，研为末，米醋调，随大小敷之，立止。贴敷不住，须以纸花覆其上，用绢帛扎。

针法：肩髃一穴，随时而愈。

【按语】本段论述治疗臂痛的外用和针刺法。

二、小方科证治

【原文】治白虎历节风，短气自汗，头眩欲吐，手指挛曲，身体魁羸，其肿如脱，其痛如制体虚饮酒当风，汗出入水，受风寒湿毒之气，凝滞筋脉，蕴于骨节，或在四肢，肉色不昼静夜剧，痛彻骨，如虎啮不可忍，久不治，令人骨节蹉跌，一名疬风。须大作汤丸救不可以浅近之剂，则无验。

羌活（去芦）二两，附子（炮，去皮脐）、秦艽（去芦）、桂心（不见火）、木香（不见火）、川芎各一两。

上锉散。每服四钱，水一盏半，生姜五片煎，不拘时温服。

治白虎风，肢节疼痛，发则不可忍，或痒痛不得屈伸。

虎骨（炙酥）二两，花蛇（酒浸，取肉）、天麻、防风（去芦）、川牛膝（酒浸，去芦）、白僵蚕草（炙）。

上为末。每服一钱，温酒调，不拘时服。豆淋酒亦可。

治白虎历节诸风，疼痛游走无定，状如虫噬，昼静夜剧，一切手足不测疼痛及脚痛。

川乌（大八角者）三个，全蝎二十一个，黑豆二十一个，地龙（并生用）半两。

上为末，入麝香半字，糯糊丸，绿豆大。每服七丸，甚者十丸，夜卧令肚空，温酒下，微出。

治白虎历节痛甚，肉理枯虚生虫，游走痒痛，兼治痹疾，半身麻木，杀传尸瘵虫。

正川椒色红大者，去子并合口，以黄秆纸二重托于炉上，炒出汗，取顿地上，用沙盆盖。上为末，老酒浸白糕为糊丸，梧桐子大。每服三四十丸。食前，盐汤下。

治痹，辣桂煎汤下。

治手足挛曲，骨节间痛甚，蓖麻子（去皮）二两，黄连（去须，锉如豆子）一两。

上用新水二升，于瓷瓶内浸药，密封七日后取出，逐日侵晨面东，以浸药水吞蓖麻仁一粒。上用三年酽醋五升，热煎三五沸，切葱白三升，煮一沸漉出，布帛热裹，当病处熨之。

又方，鸡子揩患处，咒三遍愿送粪堆头，盖白虎粪神，爱吃鸡子，患者下饭用黄脚鸡为妙。又方，用芥菜籽为末，鸡子白敷之。

【按语】本段论述治疗骨节疼痛的方药。

三、正骨科证治

【原文】骨节损折，肘、臂、腰、膝出臼蹉跌[1]，须用法整顿归元。先用麻药与服，使不知痛，然后可用手。

凡脚手各有六出臼、四折骨，每手有三处出臼，脚亦三处出臼。

手六出臼四折骨。

手掌根出臼，其骨交互相锁，或出臼，则是挫出锁骨之外，须锁骨下归窠。或出外，则须搦[2]；或出内，则须搦入外，方入窠臼。若只用手拽，断难入窠，十有八九成痼疾也。

凡手臂肘出臼，此骨上段骨是臼，下段骨杵，四边筋脉锁定。或出臼，亦挫损筋。所以，出臼此骨，须拽手屈直。一人拽，须用手把定此间骨，搦教归窠。看骨出那边，用竹一片夹定一边，一边不用夹，须在屈直处夹。才服药后，不可方定其肘，又用拽屈拽直。此处筋多，吃药后若不屈直，则恐成疾，日后曲直不得。

肩胛上出臼，只是手骨出臼归下，身骨出臼归上。或出左，或出右。须用舂杵[3]一枚，小凳一个。令患者立凳上，用杵撑在下出臼之处。或低，用物垫起，杵长则垫凳起，令一人把住手拽去凳，一人把住舂杵。令一人抱住患人，放身从上坐落，骨节已归窠矣，神效。若不用小凳。则用两小梯相对，木棒穿从两梯股中过，用手把定木棒，正棱[4]在出臼腋下骨节蹉跌之处，放身从上坠下。骨节自然归臼矣。

脚六出臼四折骨。或脚板上交叉处出臼，须用一人拽去，自用手摸其骨节，或骨突出在内。用手正从此骨头拽归外。或骨突向外，须用力拽归内，则归窠。若只拽不用手整入窠内，误人成疾。

脚大腿根出臼，此处身上骨是臼，脚根是杵。或出前，或出后。须用人手抱住患人身，一人拽脚，用手尽力搦归窠。或是锉[5]开，又可用软绵绳从脚缚，倒吊起，用手整骨节，从上堕下，身直其骨便自归窠。

背脊骨折法。凡挫脊骨，不可用手整顿，须用软绳从脚吊起，堕下身直，其骨便自归窠，未直则未归窠。须要坠下待其骨直归窠，然后用大桑皮一片，放在背皮上，杉皮两三片，安在桑皮上，用软物缠，夹定，莫令屈。用药治之。

脚手骨被压碎者，须麻药与服。或用刀割开，甚者用剪刀剪去骨锋，便不冲破肉。或有粉碎者，去其细骨，免胀血之祸，然后用大片桑白皮，与二十五味药和调糊药，糊在桑皮上，夹在骨肉上，莫令差错。三日一洗，莫令臭秽。用药治之，又切不可轻易自恃有药，便割、便剪、便弄，须要详细审视，当行则行，尤宜仔细。或头上有伤，或打破，或刀伤，或刀伤骨碎，用药糊角。凡缠缚之际，要于密室无风之所，勿使风入疮口，恐成破伤风之患。切记切记！

【注释】

［1］蹉（cuō）跌：失足跌倒。

［2］搦：按也。

［3］舂杵（chōngchǔ）：指顿奏体鸣乐器。用木杵顿地发音。杵两端略粗，原本用于舂臼中的谷物，偶然臼中无谷物时发音悦耳，则以杵顿地来娱乐。

［4］棱：打。

［5］锉：用锉进行切削。

【按语】本段论述脱位复位的原则和方法。

【原文】正骨金疮，须看脉候。如伤脏腑致命处，一观其脉虚促，危矣。伤处浅，命脉虚促，亦为后虑。伤至重，命脉和缓，永无虑也。脉有虚有实，有来去，有疏密。或被伤，脏脉不死者，必关脉实，重则无虑。或伤致死处，其关脉无，别脉洪大，则难医。如用两件药后，脉不转动，急急住药。若脉渐渐随药转，此则可治无虑。或出血甚者，脉不要洪大。只要平正重实，其血不曾出者，亦无恶血在内者。其脉洪大，不要疏密，亦不进退来去，恐其变凶。看伤脉每与内科脉不同，或伤内，或致命，或难医处被伤者，命脉便已去矣，此等切勿治之。

【按语】本段论述损伤后伤脉的特征及临床应用。

【原文】伤有浅深，随其吉凶用药。如折骨者，则用后二十五味接骨方治之，再加自然铜、白芷、乳香、没药、川芎各五钱立效。若伤脏腑，用清心药，加川芎、当归、赤芍药各二钱。或肚肠伤破，加白芷五钱，同后清心药服。或被伤浮肿不通，加皂角、黄柏皮半两，入紫金皮散内敷之。或头碎伤风，亦用紫金皮散加皂角、黄柏皮，敷之立退。或筋断接骨者，用二十五味加续断半两。或诸处伤痛不止者，仍用二十五味，加川芎五钱。或恶血污心不下，用后清心药，加大黄、枳壳五钱。或气触痛，加木通、丁香、藿香三钱，同二十五味服之。凡加减末者加末，散者加散，其余只依本方，不用加减。孕妇擿仆伤损，先用安胎药，后服二十五味接骨，去草乌、川芎。余依本方。

又用药加减法凡损，若不折骨、不碎骨，则不可用自然铜，于药内除去。无痰涎，不用半夏。老人有伤者，骨脉冷，每用加当归、川芎、川乌、木香、丁香、人参五钱。去白芍药、生地黄。此亦是二十五味内加减。老人服此，或伤脏腑者，不问老少，如有血并痰从口中出者，用清心药加丁皮、川芎、半夏，入二十五味内同服。退肿角血或皮冷，加干姜五钱，入退肿药内糊肿上，肿及血自然退散。或皮肤热者，加黄柏皮、皂角五钱，入退肿药内，肿处自然退。用药汤使法，凡药皆凭汤使。所使方，先但用清心药煎，后用童便一盏同服。或止痛，重伤者，则用姜汤、灯心汤调二十五味药服之，薄荷汤亦可。凡伤或刀伤损及内脏腑，恐作烦闷崩血之患，如折骨者，用姜汤酒服，接骨药敷之。如骨碎，被重打、重擿、重木及石压者，皆用先服汤使法，并用酒服。如轻擿仆损伤，则用姜酒调下二十五味药，立效。

打擫及树木压遍身痛者。打擫树木压、或自高处擫下者，此等伤皆惊四肢五脏，必有恶血在内，专怕恶心。先用清心药、打血药及通大小肠药，次第先服。临服童子小便入药内，立效。专用大小肠洗利，恐作隘塞，利害之甚。清心药加前方通利大小肠药服之，自然俱通。无闷烦，无恶血害心，以次用止痛药，服之即止。

【按语】本段论述损伤后方药使用原则和加减。

【原文】十不治证。擫仆伤损，或被伤入肺者，纵未即死，二七难过。左胁下伤透内者，皆不必用药，全不可治。小腹下伤内者，证候繁多者，脉不实重者，老人左股压碎者，伤碎破阴子者，血出尽者，肩内耳后伤透于内者，皆不必用药。

【按语】本段论述损伤后十不治证。

第四节 《正体类要》选读

《正体类要》，薛己著，成书于1529年。

薛己（1487—1559年），字新甫，号立斋，吴郡（今江苏苏州市）人。

全书分上下两卷，上卷论述伤科主治大法19条，内容含仆伤（31证）、坠跌金伤（30证41条）和汤火伤（4证）等，共65则病证，下卷附诸伤方药。全书记载内伤证治19条大法和治验医案65则（85例），方剂71首。书中强调体表脏腑相关，主用八纲辨证及气血辨证，重脉理，轻部位；重内治，反对单纯用手法和外治法；主张平补，反对应用寒凉药物；治气以补气为主；治血则以补气养血与活血化瘀为主；重点突出脾胃肝肾在伤科病中的重要意义，其重视脾胃不亚于东垣，重视肝肾有异于丹溪。常用方剂有四物汤、补中益气汤、八珍汤、六味地黄丸等。

《正体类要》对伤科治疗十分强调脏腑气血辨证论治，对后世影响较大，清代《医宗金鉴·正骨心法要诀》即以此书为蓝本。《正体类要》是一部古代少见、比较全面、有独立见解的伤科名著。

正体主治大法

【原文】胁肋胀痛，若大便通和，喘咳吐痰者，肝火侮肺也，用小柴胡汤加青皮、山栀清之。若胸腹胀痛，大便不通，喘咳吐血者，瘀血停滞也，用当归导滞散通之。《内经》云：肝藏血，脾统血。盖肝属木，生火侮土，肝火既炽，肝血必伤，脾气必虚。宜先清肝养血，则瘀血不致凝滞，肌肉不致遍溃；次壮脾健胃，则瘀血易溃，新肉易生；若行克伐，则虚者益虚，滞者益滞，祸不旋踵矣。

肚腹作痛，或大便不通，按之痛甚，此瘀血在内也，用加味承气汤下之。既下而痛不止，按之仍痛，瘀血未尽也，用加味四物汤补而行之。若腹痛按之不痛，血气伤也，用四物汤加参、芪、白术，补而和之。若下而胸胁反痛，肝血伤也，用四君、芎、归补之。既下而发热，阴血伤也，用四物、参、术补之。既下而恶寒，阳气伤也，用十全大补汤补之。既下而恶寒发热，气血俱伤也，用八珍汤补之。既下而欲呕，胃气伤也，用六君、当归补之。既下而泄泻，脾肾伤也，用六君、肉果、破故纸补之。若下后，手足俱冷，昏愦出汗，阳气虚寒也，急用参附汤。吐泻手足俱冷，指甲青者，脾肾虚寒之甚也，急用大剂参附汤。口噤手撒，遗尿痰盛，唇青体冷者，虚极之坏症也，急投大剂参附汤，多有得生者。

【按语】本段论述胸腹部损伤作痛后的辨证施治。

【原文】肌肉间作痛，营卫之气滞也，用复元通气散。筋骨作痛，肝肾之气伤也，用六味地黄丸。内伤下血作痛，脾胃之气虚也，用补中益气汤。外伤出血作痛，脾肺之气虚也，用八珍汤。大凡下血不止，脾胃之气脱也，吐泻不食，脾胃之气败也，苟预为调补脾胃，则无此患矣。

【按语】本段论述不同疼痛的不同治法。

【原文】作痛，若痛至四五日不减，或至一二日方痛，欲作脓也，用托里散。若以指按下复起，脓已成也，刺去其脓，痛自止。若头痛时作时止，气血虚也，痛而兼眩属痰也，当生肝血补脾气。

青肿不溃，用补中益气汤以补气。肿黯不消，用加味逍遥散以散血。若肿胀痛，瘀血作脓也，以八珍汤加白芷托之。若脓溃而反痛，气血虚也，以十全大补汤补之。若骨接而复脱，肝肾虚也，用地黄丸。肿不消，青不退，气血虚也，内用八珍汤，外用葱熨法，则瘀血自散，肿痛自消。若行血破血，则脾胃愈虚，运气愈滞。若敷贴凉药，则瘀血益凝，内腐益深，致难收拾。

发热，若出血过多；或脓溃之后脉洪大而虚，重按全无，此阴虚发热也，用当归补血汤。脉沉微，按之软弱，此阴盛发躁也，用四君、姜、附。若发热烦躁，肉瞤惕，亡血也，用圣愈汤。如汗不止，血脱也，用独参汤。其血脱脉实，汗后脉躁者难治，细小者易治。《外台秘要》云：阴盛发躁，欲坐井中，用附子四逆汤加葱白。王太仆先生云：凡热来复去，昼见夜伏，夜见昼伏，不时而动者，名曰无火，此无根之虚火也。

作呕，若因痛甚，或因克伐而伤胃者，用四君、当归、半夏、生姜。或因忿怒而肝伤者，用小柴胡汤加山栀、茯苓。若因痰火盛，用二陈、姜炒黄连、山栀。若因胃气虚，用补中益气汤、生姜、半夏。若出血过多，或因溃后，用六君子汤加当归。

喘咳，若出血过多，面黑胸胀，或胸膈痛而发喘者，乃气虚血乘于肺也，急用二味参苏饮。若咳血衄血者，乃气逆血蕴于肺也，急用十味参苏饮加山栀、芩、连、苏木。

作渴，若因出血过多，用四物参术汤；不应，用人参、黄芩以补气，当归、熟地以养血。若因溃后，用八珍汤。若因胃热伤津液，用竹叶黄芪汤。胃虚津液不足，用补中益气汤。胃火炽盛，用竹叶石膏汤。若烦热作渴，小便淋涩，乃肾经虚热，非地黄丸不能救。

【按语】本段论述伤后作呕、喘咳、作渴的治法。

【原文】出血，若患处或诸窍出者，肝火炽盛，血热错经而妄行也，用加味逍遥散，清热养血。若中气虚弱，血无所附而妄行，用加味四君子汤，补益中气。或元气内脱，不能摄血，用独参汤加炮姜以回阳；如不应，急加附子。或血蕴于内而呕血，用四物加柴胡、黄芩。凡伤损劳碌怒气，肚腹胀闷，误服大黄等药伤经络，则为吐血、衄血、便血、尿血；伤阴络，则为血积、血块、肌肉青黯。此脏腑亏损，经隧失职，急补脾肺，亦有生者，但患者不悟此理，不用此法，惜哉！

【按语】本段论述伤后出血的治法。

【原文】腐肉不溃，或恶寒而不溃，用补中益气汤。发热而不溃，用八珍汤。若因克伐而不溃者，用六君子汤加当归。其外皮黑坚硬不溃者，内火蒸炙也，内服八珍汤，外涂当归膏。其死肉不能溃，或新肉不能生而致死者，皆失于不预补脾胃也。

新肉不生，若患处夭白，脾气虚也，用六君、芎、归。患处绯红，阴血虚也，用四物、参、术。若恶寒发热，气血虚也，用十全大补汤。脓稀白而不生者，脾肺气虚也，用补中益气汤。脓稀赤而不生者，心脾血虚也，用东垣圣愈汤。寒热而不生者，肝火动也，用加味逍遥散。晡热而不生，肝血虚也，用八珍、牡丹皮。食少体倦而不生，脾胃气虚也，用六君子汤。脓秽而不生者，元气内伤也，用补中益气汤。如夏月，用调中益气汤。作泻用清暑益气汤。秋令作泻，用清燥汤。

伤损症用黑羊皮者，盖羊性热，能补气也。若杖疮伤甚，内肉已坏，欲其溃者贴之，成脓固速；苟内非补剂壮其根本，毒瓦斯不无内侵。外非砭刺，泄其瘀秽，良肉不无伤坏者；受刑轻，外皮破伤者，但宜当归膏敷贴，更服四物、芩、连、柴胡、山栀、白术、茯苓。又疗痂不结，伤肉不溃，死血自散，肿痛自消，若概行罨贴，则酝酿瘀毒矣。

【按语】本段论述伤后腐肉不溃、新肉不生的治法。

【原文】胸闪挫，举重劳役恚怒，而胸腹痛闷，喜手摸者，肝火伤脾也，用四君、柴胡、山栀。畏手摸者，肝经血滞也，用四物、柴胡、山栀、桃仁、红花。若胸胁作痛，饮食少思，肝脾气伤也，用四君、芎、归。若胸腹不利，食少无寐，脾气郁结也，用加味归脾汤。

【按语】本段论述不同损伤的机制和治法。

【原文】若痰气不利，脾肺气滞也，用二陈、白术、芎、归、山栀、天麻、钩藤钩。如因过用风热之药，致肝血受伤，肝火益甚。或饮糖酒，则肾水益虚，脾火益炽。若用大黄、芍药，内伤阴络，反致下血。少壮者必为痼疾，老弱者多致不起。

破伤风，河间云：风症善行数变，入脏甚速，死生在反掌之间，宜急分表里虚实而治之。邪在表者，则筋脉拘急，时或寒热，筋惕搐搦，脉浮弦，用羌活防风汤散之。在半表半里者，则头微汗，身无汗，用羌活汤和之。传入里者，舌强口噤，项背反张，筋惕搐搦，痰涎壅盛，胸腹满闷，便溺闭赤，时或汗出，脉洪数而弦，以大芎黄汤导之。既下而汗仍出，表虚也，以白术防风汤补之，不时灌以粥饮为善。前云乃气虚未损之法也，若脓血太泄，阳随阴散，气血俱虚，而类前症者，悉宜大补脾胃，切忌祛风之药。

发痉，仲景云：诸痉项强，皆属于温。又云：太阳病，发汗太多，致痉风病。下之则痉复发，汗则拘急。疮家发汗则痉，是汗下重亡津液所致。有汗而不恶寒曰柔痉，以风能散气也，宜白术汤加桂心、黄。无汗而恶寒曰刚痉，以寒能涩血也，宜葛根汤。皆气血内伤，筋无所营，而变非风也。杖疮及劳伤气血而变者，当补气血；未应，用独参汤；手足冷加桂、附，缓则不救。

【按语】本段论述风、痰之邪在损伤疾病中的影响。

第五节 《伤科汇纂》选读

《伤科汇纂》，胡廷光著，成书于 1818 年。

胡廷光（1796—1820 年），字耀山，号晴川主人。萧山人。清代医家。家传伤科历三世。幼得家传，长而博览群书。

该书共十二卷。本书首绘人身部位穴位图、外科器械图、伤科治疗手法图共 44 幅，尤以治疗手法图生动形象，附以手法歌诀，一目了然，易学易记。卷一为经义、脉要、针灸基础理论；卷二论骨度、骨脉、骨节、骨骼、部位、经筋；卷三载手法总论和器具总论，均录自《正骨心法要旨》；卷四论伤损内证的诊断、治法；卷五、卷六论诸骨生理病理、诊断治法；卷七、卷八载伤科方剂 340 余首，按方名字数排列，便于检索；卷九至卷十二为续编，载伤科应用药，以病名分类，每类列应用药物名称，主治、服用方法。

全书论述各种骨伤疾病的证治，记载了骨折、脱位、筋伤的检查复位法，集清以前中医骨伤科学术成就之大成。大量骨折及脱位的复位手法，至今仍在临床广泛应用，是中医骨伤科医生必读之书。

一、理伤手法

【原文】《选粹》云：大法固以血之或瘀或失，分虚实而为补泻，亦当看伤之轻重。轻者顿挫，凝滞作痛，此当导气行血而已；若重者伤筋折骨，如欲接续，非数月不瘥；若气血内停，阻塞真气不得行者必死，急泻其血，通其气，庶可施治。又云：出血太多，头目昏眩，先用川当归、大川芎，水煎服，次加白芍药、熟地黄、续断、防风、荆芥、羌独活、南星，煎加童便，不可用酒。如血出少，内有瘀血，以生料四物汤一半，加独圣散水煎服。皮肉未破者，煎成加酒服。

【按语】本段论述损伤失血和瘀血的不同表现及治法。

【原文】《可法良规》云：凡伤损之症，若误饮凉水，瘀血凝滞，气道不通，或血上逆，多致不若入于心即死，急饮童便热酒以和之。若患重而瘀血不易散者，更和以辛温之剂。睡卧要上身垫高，不时唤醒，勿令熟睡，则血庶不上逆。故患重之人，多为逆血填塞胸间，或闭塞气道咽喉口鼻不得出入而死。

《选粹》云：损伤，寒凉之药一毫俱不可用，盖血见寒则凝，若冷冻饮料致血入心而死。惟外伤者，当内外兼治。若外无所伤，内有死血，唯用苏木等治血之药，可下者下之，鸡鸣散是也。

《可法良规》云：凡损伤之症，外固不宜敷贴硝黄之类，恐济寒以益其伤。若人平素虚虽在夏令，内服亦不宜用咸寒之品。盖胃气得寒而不生，运气得寒而不健，瘀血得寒而不能行，腐肉得寒而不溃，新肉得寒而不生。若内有瘀血停滞，服以通之，不在此例。

【按语】本段论述损伤后不宜寒凉。

【原文】《正体类要》曰：若患处或诸窍出血者，肝火炽盛，血热错经而妄行也，用加味逍遥散热养血。若中气虚弱，血无所附而妄行，用加味四君子汤，补中益气。或元气内脱，不能摄血，用独参汤，加炮姜以回阳；如不应，急加附子。或血蕴于内而呕血，用四物加柴胡、黄芩。凡损伤劳碌、怒气、肚腹胀满，误服大黄等药，伤阳络，则为吐血衄血，便血尿血；伤阴络，则为血积血块，肌肉青黯。此脏腑亏损，经隧失职，急补脾肺，亦有生者。

【按语】本段论述损伤后呕血的治法。

【原文】《急救方》云：跌压伤重之人，口耳出血，一时昏晕，但视面色尚有生气，身体尚为绵则皆可救。但不可多人环绕，嘈杂惊慌，致令惊魄不复。急令亲人呼而扶之，坐于地上，先拳其两手两足，紧为抱定。少顷再轻移于相呼之人怀中，以膝抵其谷道，不令泄气。若稍有知觉，即移于素所寝处，将室内窗棂遮闭令暗，仍拳手足紧抱，不可令卧。急取童便乘热灌之，马溺更妙，如一时不可得，即人溺亦可，要去其头尾，但须未食葱蒜而清利者，强灌一二杯，下得喉便好。一面用四物汤三四倍，加桃仁、红花、山楂、生大黄各二两，童便一大钟，如夏月加黄连四五分，用流水急火，在傍煎半熟，倾入碗内，承于伤者鼻下，使药气入腹，不致恶逆，乘热用小钟灌服；如不受，少刻又灌。药尽不可使卧，服药之后，其谷道尤须用力抵紧，不可令泄其气。如药性行动，不可即解，恐其气从下泄，以致不救也。必须俟腹中动而有声，上下往来数遍，急不可待，方可令其大解。所下尽属淤紫，毒已解半，方可令睡，至于所下尽为粪，即停止前药。否则再用一二剂亦不碍。然后次第调理，不可轻用补药。

【按语】本段论述损伤后昏厥的治法。

【原文】王肯堂云：血溢血泄，诸蓄妄证，其始也，予率以桃仁大黄行血破瘀之剂，折其锐气，区别治之，虽往往获中，然犹不得其所以然也。后来四明遇故人苏伊芳举，闲论诸家之术。伊芳举曰：吾乡有善医者，每治失血蓄妄，必先以快药下之。或问失血复下，虚何以当。则曰：血既妄行，迷失故道，不去蓄利瘀，则以妄为常，曷以御之。且去者自去，生者自生，何虚之有。予闻之，愕然曰：名言也。昔者之疑，今释然矣。

又云：凡九窍出血，用南天竺主之，或用血余灰，自发为佳，次则父子一气，再次男胎又次则乱发，皂角水洗晒干，烧灰为末。每二钱，以茅草根煎汤调下。又荆叶捣取汁，酒和服。又刺蓟一握，绞汁，酒半盏和服；如无生者捣干者为末，水调三钱，均效。

诀曰：墙头苔藓可以塞，车前草汁可以滴，火烧莲房用水调，锅底黑煤可以吃。石榴花片可以塞，生莱菔汁可以滴，火烧龙骨可以吹，水煎茅花可以吃。

《急救方》注：治跌打损伤已死者，用男女尿桶人中白，炼红投好醋七次，研末酒送二钱，吐出恶血即可救矣。慎不移动，动者不治。

【按语】本段论述损伤后昏厥的治法。

【原文】《可法良规》云：凡损伤之症，乃有形器物所伤，为筋骨受病，当从血论。盖血得热则，其害甚速，须先伐肝火，清运火，砭患处，和经络，则瘀血不致泛注，肌肉不致遍溃。次则壮脾胃，进饮食，生血气，降阴火，则瘀血易于腐溃，新肉易于收敛，此要法也。若用克伐之剂，虚者益虚，滞者益滞，祸不旋踵矣。

《濒湖集简方》曰：治打扑瘀血滚注，或作潮热者，用大黄末，姜汁调涂，一夜黑者紫，二夜紫者白也。

【按语】本段论述损伤后从血论治的重要性。

【原文】东垣曰：昼则发热，夜则安静，是阳气自旺于阳分也。昼则安静，夜则发热烦躁，是阳陷入阴中也，名曰热入血室。如昼夜俱发热烦躁，是重阳无阴也，当急泻其阳而峻补其阴。夫热入血室之症，妇人经水适来，或因损伤，谵言如见鬼状，宜小柴胡汤加生地主之。王太仆曰：凡热来复去，不时而动，乃无根之虚火也，宜六君子汤加姜桂；不应，急加附子，或八味丸最善。

《可法良规》曰：凡损伤之症有出汗者，当审其阴阳虚实而治之。若阴虚阳往乘之，则自汗，以甘寒之剂补其气，如补中益气汤之属是也。若阳虚阴往乘之，则发厥自汗，以甘温之剂助其阳，如参附汤之属是也。亦有因痛甚而自汗者，宜清肝火为主。亦有因阴阳损伤而自汗盗汗者，宜补气生血为主。若心孔一片汗出者，养其心血自止。

【按语】本段论述损伤发热和出汗的分类和治法。

【原文】陈文治曰：四季伤损，脉浮紧，发热恶寒体痛，属有外邪，宜发散以祛邪，春用五积散苏饮；夏用香薷饮、五苓散；秋用藿香正气散；冬用双解散。若寒热者，加柴胡、前胡、黄芩；头痛加川芎、白芷，香港脚加白芷、槟榔、木香；有痰加半夏、陈皮，等分，葱白煎服。

《可法良规》云：凡伤损之症，出血太多，或溃烂之际，收敛之后，如有寒热头痛，或盗汗，烦躁作渴，或遍身疼痛，肢体倦怠，牙关紧急，痰涎上壅等证，是血气虚而作变症也，当峻补元气为主。大凡伤损症，有外邪乃乘虚而入，犹当补助，作外邪治之，祸不旋踵。

耀山云：伤损之证，内瘀居多，间有外感夹邪。陈氏之论，详及四季，发明上下加减，虽为稳当，又宜参阅发热门，择方疗治，更为稳妥，学人须细玩之。

【按语】本段论述损伤与外邪之间的联系。

【原文】《正体类要》曰：伤重昏愦者，急灌以独参汤。虽内有瘀血，切不可下，急用花蕊石散之，盖恐下之，因泻而亡阴也。若元气虚甚者，尤不可下，亦用前散以化之。凡瘀血在内，大小便不通，用大黄、朴硝；血凝而不下者，急用木香、肉桂末三二钱，以热酒调灌服，血下乃生。如怯弱之人用硝黄，须加肉桂、木香，假其热以行其寒也。

《选粹》云：颠仆迷闷者，酒调苏合香丸灌之。颠仆损伤者，宜逐其恶血，用酒煎苏木调苏合香丸或鸡鸣散；或活血和气饮加大黄，入醋少许煎；或童便或苏木煎酒调黑神散，乌药顺气散亦可。

陈远公曰：人从高坠下，昏死不苏，人以为恶血奔心，谁知乃气为血壅乎。夫跌仆之伤是瘀血攻心，然跌仆出其不意，未必心动也。惟从高坠下，失足时心必惊悸，自知必死。是先夹一必死之心，不比一蹶而伤者，心不及动也。故气血错乱，每每昏绝不救。治法逐其瘀血，佐以醒脾之品，则血易散而气易开。倘徒攻瘀血，则气闭不宣，究何益乎。用苏气汤，一剂气疏，三剂血活全愈。

《可法良规》云：凡伤损之症，若皮肤已破，出血过多而昏愦者，气血虚极也，大补；如不应，急加附子。若坠仆太重，皮肤不破，血未出而昏愦者，瘀血在内也，行散为主；如不应，速加酒炒大黄。若下后而有变症者，皆气血虚极也，用十全大补汤。若因痛甚而自汗昏愦者，风木炽盛也，用清肝凉血之剂，则痛自定，汗自止；苟作外因风邪治之，促其危又云：若伤损在头脑并致命处所，昏愦良久，将至不起者，急用葱白切细、杵烂、炒熟，罨患处，稍冷更以热者罨之，多自醒矣。

《选粹》云：亦有血迷心窍，而致昏沉不知人事者，宜花蕊石散，童便调服。有神魂散一时不知人事者，唯在临时斟酌。大抵跌仆之病，全在补气行血。若自然铜之类，虽有接骨之功，而燥散之害，甚于刀剑，丹溪备言之矣。

谷兰云：跌仆则肝必受伤，瘀血未去，而行补气补血药，恐血瘀未能散除，转致不可救药为患；惟虚弱者受跌仆之患，于逐瘀中兼补益，似为两得。

《急救方》：治仆打猝死去，但须心头温暖，虽经日亦可救。先将死人盘屈在地上，如坐状，令一人将死人头发控放抵，用生半夏末，以竹筒或纸筒吹在鼻内；如活即以生姜自然汁灌之，可解半夏毒。

【按语】本段论述损伤后伤重昏愦者的治法。

【原文】耀山云：按人尿性味咸寒无毒，又名轮回酒、还元汤，仆损瘀血在内运绝，加酒饮之，伤推陈致新，其功甚大。又《千金方》饮人尿治金疮出血，杖疮肿毒，火烧闷绝等症。又刺在肉中，人咬手指，金疮中风，蛇犬咬伤，蜂虿螫伤，浸洗得解，乃伤科中之仙药也。周赧王四十五年，秦相范雎在魏时，触杵魏齐，令狱卒自辰至未扑打，遍体皆伤，齿折胁断，身无完肤，气绝不动，尸卷苇薄之中。魏齐复令宾客便溺其上，勿容为清净之鬼。至晚，范雎死而复苏，竟相秦国。又明季一官，贪墨诬害平人，解缓时，被受害人之子夺路报复父仇，攒殴已毙，又恨其贪污，灌之以尿，后竟不死。观此两节，人尿实为久传效验之方，今多因秽恶而忽之，惜哉！但人命至重，生死在于呼吸之间，有此极便、极贱、极效验之药，何不乘其昏绝不知而灌之；如灌之不入，急令人溺其头面，使其入于七窍，未有不苏者也。

【按语】本段论述损伤后伤重昏愦者的治法。

【原文】《可法良规》云：凡伤损之症，小便不利，若因出血，或平素阴虚火燥，而渗泄之令不，宜滋膀胱之阴。若因疼痛，或平素肺经气虚，不能生化肾水，而小便短小者，当补脾肺之气，滋其化源，则小便自生。若误用分利之剂，复损其阴，祸在反掌。经云：气化则小便出焉。又云：无阳则阴无以生，无阴则阳无以化。亦有汗出不止而小便短小者，汗止便自利，尤忌分利渗泄之剂。

【按语】本段论述损伤后小便不利的治法。

【原文】《可法良规》云：凡伤损之症，若棍扑重者，患处虽不破，其肉则死矣。盖内肉糜烂，血相和，如皮囊盛糊然。其轻者，瘀血必深蓄于内，急宜砭刺，即投大补之剂。否则大热烦躁，头目胀痛，牙关紧急，殊类破伤风症，此瘀秽内作而然也，急刺之，诸症悉退。

又云：若不砭刺发泄，为患匪轻，是不知伤重而内有瘀秽者也，须急去之，即服补益之以固根本，庶保无虞。古人谓瘀秽恶于野狼虎，毒于蛇虿，去之稍缓，则戕性命，非虚言也，医者三复之！

耀山云：按《薛氏医案》伤损肿痛不消，有瘀血在内，急宜砭之；否则瘥后数年，但遇天阴，仍作痛也，血属阴，从其类也。

【按语】本段论述损伤后瘀血不去作肿，则需砭刺。

【原文】《可法良规》云：凡伤损筋糜肉烂，脓血大泻，阳亦随阴而走，元气丧败，理势必然，气血不虚者鲜矣。智者审之！

又云：凡伤损之症，遍身作痒，或搔破如疮疥，此血不营于肌腠，当作血虚治之；不应补其气。亦有愈后身起白屑，落而又起，或有如布帛一层，隔于肌肤，乃气血俱虚，不能营于腠理，宜大补气血为主；若作风邪治之，误矣。

又云：凡伤损之症，肢体麻木，若口眼如常，腰背如故，而肢体麻木者，气虚也。盖血气虚，故血虚之人，肢体多麻木，此是阴虚火动而变症，实非风也，当用升阳滋阴之剂；若作风治，凶在反掌。

又云：凡伤损之症，不可轻服乌附等味，盖其性味辛热，恐助火以益其患。其平素有失血虚之人，虽在冬令，决不宜用，缘滞血得火而益伤，阴血得火而益耗，运血得火而妄行，患肉得火而益坏。若人平素虚寒，或因病而阳气脱陷者，则用之不在此例。

【按语】本段论述损伤后筋肉糜烂、疥疮、肢体麻木的治法。

【原文】《正体类要》曰：肌肉间作痛者，营卫之气滞也，用复元通气散。筋骨作痛者，肝肾之也，用六味地黄丸。内伤下血作痛者，脾胃之气虚也，用补中益气汤。外伤出血作痛者，脾肺之气虚也，用八珍汤。大凡下血不止，脾胃之气脱也，吐泻不食，脾胃之气败也，苟预为调补脾胃，则无此患矣。

又云：伤处作痛，若痛至四五日不减，或一二日方痛，欲作脓也，用托里散。若以指按不复起者，脓已成也，刺去脓，痛自止也。

《可法良规》云：凡伤损之症，多有患处作痛。若出血过多而痛者，血虚火盛也，宜甘降虚火，甘温以养脾气。若汗出多而痛者，肝木火盛也，宜辛凉以清肝火；甘寒以生肝血。

【按语】本段论述损伤后筋肉糜烂、疥疮、肢体麻木的治法。

【原文】耀山云：人生两肘、两腋、两髀、两腘，谓之八虚。《内经》云：凡此八虚者，皆机关之室，真气之所过，血络之所游，邪气恶血，固不得住留，住留则伤经络，骨节机关不得屈伸，故病挛也。倘有一处脱臼出臼，筋骨两伤，岂无恶血邪气乘虚而入耶？必须察其脏腑，利其关节，调其气血，毋谓仅治其外，而忽其内也。又云：肺心有邪，其气留于两肘。考肺脉自胸行肘之侠白等穴，心脉自腋行肘之少海等穴。又云：肝有邪，其气流于两腋。考肝脉布胁肋，行腋下期门等穴。又云：脾有邪，其气留于两髀。髀者，髀枢也。考脾脉上循阴股，结于髀。又云：肾有邪，其气留于两腘。腘者，膝后曲处也。考肾脉上脑，出腘内廉。此皆患生于里而达于表，如外伤既成，内脏皆连，知此八虚者，用药有所指归矣。陈藏器曰：虚而劳者，其弊万端，宜应随病增减。如肺气不足，加天门冬、麦门冬、五味子；心气不足，加上党参、茯神、菖蒲；肝气不足，加天麻、川芎；脾气不足，加白术、白芍、益智；肾气不足，加熟地黄、远志、牡丹皮。此又不可不知也。

【按语】本段论述损伤后筋肉糜烂、疥疮、肢体麻木的治法。

【原文】按舒筋法，治破伤后，筋挛缩不能伸者，用大竹管长尺余，两头各钻一窍，系以绳，挂间，一坐即举足衮挫之，勿计工程，久当有效。《医说》载：有人坠马折胫，筋挛缩不能行步，遇一道人，教以此法，数日便愈如常。又《经验全书》云：有人四肢无故节脱，但有皮连，不能举动，名曰筋解，用黄柏酒浸一宿，焙为末，酒下三钱，多服方安。

【按语】本段论述治损伤后筋挛缩不能伸之按舒筋法。

【原文】《可法良规》云：凡伤损之症，其患已愈而腿作痛，乃受患太重，脓血过多，疮虽愈而气血尚未充也，故湿热乘之，因虚而袭，以致作痛，非风证也，故用养血祛湿之剂以止痛。

《丹溪心法》云：恶血停留于肝，居于胁下而痛，按之则痛益甚。

《可法良规》云：盖打扑坠堕恶血，宜砭不宜留。况十二经络之血，生于心，藏于肝、脾。小腹与胁皆肝经部位，恶血蓄而不行，必生胀满，疼痛自汗。法当破血生血，清厥阴肝。

《医学入门》云：瘀血必归肝经，胁腋痛或午后发者，小柴胡合四物汤加桃仁、红花、乳香、没药；大便坚黑者，桃仁承气汤下之。

《选粹》云：跌仆胁痛，血归肝也，破血消痛汤、复元活血汤、乳香神应散皆可参用。

《丹溪心法》云：其痛有常处而不移动者，是死血也，如打扑坠堕而腹痛，乃是瘀血，宜桃仁承气汤加当归、苏木、红花，入童便并酒，煎服下之。

【按语】本段论述损伤后瘀血的治法。

【原文】《集验良方》云：妊娠二三月至七八月，顿仆失跌，胎动不安，伤损腰腹痛；若有，乃胎奔上抢心，短气，下血不止，用干地黄、当归、艾叶各二两，阿胶、川芎各三两。水七升，煎取二升半，作三服饮之。

丹溪云：凡妇人因闪挫伤胎，腹疼血崩，用八珍汤去地黄，加陈皮，水煎，冲缩砂末、炒黑五灵脂末服。

《指迷方》：治伤损胎动下血腹痛，用阿胶、艾叶、秦艽等份为末，每服五钱，糯米百汤送服。《短剧方》无秦艽皆效。又云：虚人用四物汤加胶、艾、黄芪、甘草亦可。又竹茹酒亦治损胎腹痛，用青竹茹二合，好酒一升，煮三沸，三服即安。又方：用苎麻根二两，银五两，酒、水各半煎服，亦效。

《产书》云：胎动胎漏皆能下血，胎动腹痛，胎漏腹不痛；胎动宜调气，胎漏宜清热；顿仆伤动胎气，宜服胶艾安胎散。若孕妇三月前后，或经恼怒，或行走失足，跌损伤胎，腹痛腰胀，宜用安胎万全神应散。

《胎产心法》云：妊娠凡遇伤仆触忤，胎动不安，腹痛腰酸下坠，势若难留者，用佛手，胎未损服之即安，已损服之可下。医者当细心详审，圆机活法以施治，庶可保全八九。

《医学入门》云：瘀血腹痛常有处，或跌仆损伤，或妇人经来及产后，恶瘀未尽下而凝滞，用四物去地黄，加桃仁、大黄、红花治之。又血痛宜失笑散调之。

耀山云：按伤损瘀滞腹痛，非用下法不可；然既下之后，变生多症，此薛氏之论所以详且确也。至于孕妇腹痛，非安胎不可，学人更宜潜心也。

【按语】本段论述妊娠损伤后的治法。

【原文】薛氏云：腰为肾之府，虽曰闪伤，实有肾经虚弱所致，用杜仲、补骨脂、五味子、山茱、苁蓉、山药治之。

《许氏宝鉴》云：举重劳伤，或挫闪坠落以作痛，亦谓之肾腰痛，宜独活汤、乳香趁痛如神散、舒筋散、立安散。愚按《紫虚脉诀》云：腰痛之脉，多沉而弦，沉实闪胁。又《直指》云：血沥则腰痛，转侧如锥之所刺，瘀血者，宜破血散瘀汤；瘀在足太阳、少阴、少阳者，川芎肉桂汤；瘀在腰脊者，地龙散；实者，桃仁承气汤；久者，四物汤加桃仁、苏木、酒、红花，治之。

【按语】本段论述损伤后腰痛的治法。

【原文】经曰：气主嘘之，血主濡之。若伤损壅肿不退，色黯不消，元气虚也。当以六君子汤加归，培养脾胃元气，则青肿自消，瘀滞自行，脓秽自出。苟服克伐凉剂，虚其气血，益肿益青益溃矣。

经曰：壮者气行则愈，怯者则着而为病。若骨已接，臼已入，其肿不消者，此元气怯弱，怯弱所以不能运散瘀滞也。惟补益滋阴助阳，则运气健旺，瘀血自散，肿痛自消。若投行气破血之剂，则元气愈怯，运气愈滞，患在骨髀及血气罕到之处，最难调治。

《启玄》方：治打的青肿过腿面者，用鲜三七梗叶捣烂，敷在青处，瘀血即消如神。如无三七，即白萝卜捣敷亦效。

伤损臂臼脱出肿痛，《得效方》用生地捣烂，摊油纸上，次糁木香末一层，又摊地黄于上，贴患处，明日痛即止。

伤损愈后，肌肤青肿，用茄子种极大者，切一指浓，放瓦上焙干为末，酒调二钱，临卧服，一夜消尽无痕，此圣惠方也。

【按语】本段论述损伤后肿痛的治法。

【原文】《可法良规》云：大抵脾胃主肌肉，腐溃生肌，全在脾胃，气血两旺。倘治者不识病机于补助，故有死肉不能溃而死者；有死肉已溃，新肉不能生而死者；有死肉溃，新肉生，疮口久不能敛而死者。此三者，皆失于不预为补益耳。

《可法良规》云：大抵伤损症候，内无瘀血，即当补脾。脾气得补，则肉伤者自愈，肉自溃，新肉易生，疮口易合，故云脾健则肉自生。切不可偏用寒凉克伐之剂，复伤元气，致不能生肌收敛，虽行补益，缓不济事矣。

【按语】本段论述脾在损伤中的重要作用。

【原文】《正传》云：破伤风者，初因击破皮肉，视为寻常，殊不知风邪乘虚而袭，变为恶候。其症寒热间作，甚则口噤目邪，身体强直，如角弓反张之状，死在旦夕。《回春》云：病者，是难治也。有跌磕打伤，疮口未合贯风者，亦成，此名破伤风也。脉浮而无力，太阳也；长而有力，阳明也；浮而弦小，少阳也。《纲目》云：初觉疮肿起白痂，身寒热，急用玉真散，姜汁和酒调服，以滓敷疮口上；若口噤，用童便调服。河间云：背后搐者，太阳也；身前搐者，阳明也；两旁搐者，少阳也。又曰：太阳宜汗，阳明宜下，少阳宜和，若明此三法而不中病者，未之有也。又曰：在表则以辛热发散之，宜防风汤、羌活防风汤；在半表半里，以辛凉和解之，宜羌麻汤；在里则以寒药下之，宜小芎黄汤、大芎黄汤。其外敷仍用葱熨法神效。此家传秘授经效之方也。

【按语】本段论述损伤后破伤风的治法。

二、理伤方药

【原文】耀山曰：伤科血病，四物（汤）为君，失亡补益，瘀滞攻行。盖闻内蓄不散，治分三部。

犀角地黄（汤），中必桃仁承气（汤），瘀在下者，抵当（汤）通利。外感有邪，医随四季：春用五积（散）、香苏（饮），夏以五苓（散）、香薷（饮），秋拟（藿香）正气（散），冬则双解（散）。且如损伤发热，须别阴阳，阴虚者当归补血（汤），阳衰者（四）君子（汤）、（加）附（子）、（生）姜。夹表体疼，虚实宜详，形实者疏风败毒（散），气弱者羌活乳香（汤）。初患之时，审症择方，瘀凝昏愦者花蕊石（散），痰迷心闷者苏合香（丸），血瘀泛注者葱熨法，亡血过多者圣愈汤，烦躁而不眠者加味归脾（汤），眩晕而呕胀者六君子汤。三五日间，变症多端，喘咳者参苏二味（参苏饮）、十味（参苏饮），口渴者竹叶石膏（汤）、（竹叶）黄（汤），血热发躁仍用（当归）补血（汤），气虚下陷（补中）益气（汤）升提，胃火作呕（加）栀芩清胃（散），寒凉克伐六君（子汤）补脾。过此之后，更宜调理，呕吐黑汁兮百合（散加味）、芎归（汤），肝火炽盛兮（加味）逍遥（散）加剂，血蕴内呕兮四物（汤加）柴（胡、黄）芩，元气虚脱兮人参独（参汤）味。或以筋骨作痛，肝肾之伤，六味地黄（丸）；肌肉作痛，荣卫之滞，复元通气（散）。火盛而痛，（小）柴胡（汤、加）栀（子、黄）连；湿痰为祟，二陈（汤）加味。头痛兮（当归）补血（汤）、安神（汤）、（补中）益气（汤）；胸痛兮四君（子汤）、四物（汤）、归脾（汤）。然腰痛者，瘀留血沥，破血（散）、舒筋（散），虚者四物（汤），实者桃仁（承气汤）。而阴疼者，白津便淋，小柴胡（汤）应；肝经郁火，加（山）栀、（黄）连、（生）军。即如胁肋胀疼，分其通塞，不通者瘀聚，撤消活血（汤）；便通者肝火，（小）柴胡（汤）、栀（子）、青（皮）。下后腹痛，察其阴阳，阳伤者恶寒，十全（大）补（汤）济；阴伤者发热，四物（汤）、（加白）术、（人）参。若夫秘结者润肠（丸）、导滞（汤），血虚便秘者玉烛（散）调和，作泻者清暑（益气汤）、清燥（汤），肾衰脾泄者破故（纸）、肉果。青肿不溃皆虚弱，外熨内托；新肉不生因亏乏，峻加温补。至于破伤风分表里，发痉又辨柔刚，柔饮白术（汤）而刚则葛根（汤），表服（羌活）防风（汤）而里用（大小）芎黄（汤），羌麻（汤）疗表里之和剂，玉真（散）医是症之总方。始终秘诀，养血理伤。短句义难尽悉，当于长篇究详。

【按语】本段论述伤科用药总则。

【原文】病原歌诀

损伤之症无多般，有所堕坠气不安，恶血内留兼大怒，积于胁下则伤肝。
身经击仆痛难支，醉饱行房复犯之，汗出当风漫不避，两般俱是病伤脾。
举重用力骨多倾，交接无度必耗精，入水远行并湿地，肾伤精骨共须惊。

脉证歌诀

肝脉坚长色不青，当知血积不流行，令人喘逆无休止，瘀滞熏蒸入肺经。
寸口脉浮微而涩，血多亡失难收摄，经言夺血应无汗，必是金疮刀斧及。

宜忌歌诀

跌仆损伤脉要坚，却宜洪大数长弦，沉微涩小皆应忌，虚促逢之命不延。
金疮失血见诸芤，沉细虚微病可瘳，若遇浮洪并数大，须防七日内中忧。

针灸歌诀

恶血内留胸腹胀，先针然谷与冲阳，病如不已三毛上，左右大敦缪刺良。
身有所伤血出多，四肢不收曰体惰，急于脐下关元穴，艾炷灸之病即瘥。
腰痛要寻环跳中，合谷主治破伤风，臂伤不举肩井穴，针灸原来各有功。
打扑伤损破伤风，先于痛处下针攻，后向承山刺与灸，甄权留下意无穷。
强痛脊背泻人中，挫闪腰酸治亦同，更有委中之一穴，腰间诸症任君攻。
浑身疼痛疾非常，不定穴中细审详，有筋有骨须浅刺，灼艾临时要度量。

接骨歌诀

接骨由来法不同，编歌依次说全功，若能洞达其中意，妙法都归掌握中。
骨折大凡手足多，或短或长或脱窠，或凹或凸或歪侧，务将手足慎抚摩。
长者脱下短缩上，突凹歪斜宜度量，身上骨若断而分，须用三指摩的当。
内如脉动一般呵，骨折断碎无别何，整骨先服保命丹，酒下骨软方动他。
手足断须扯捻好，足断而长添一劳，先须脚底牢牮实，断伤骨下微垫高。
足跟之下更高磻，病痊无患自证验，如不牮实骨尚长，以后愈长长可厌。
此为缩法之手功，手长难疗成废躬，歪从患骨下托起，扯直无歪归于同。
合奠不凸还原样，凹者捻妥无别尚，试手必以两手齐，试足须将脚并放。

复臼膏药自急需，光细布摊称体肤，长短阔狭随患处，膏宜摊厚掺多铺。
将膏紧裹包贴定，夹非杉皮力不胜，浸软渐刮去粗皮，板长患处短方称。
还当排得紧重重，夹上布缠缠莫松，缠布阔宜二寸许，从上至下尽力封。
布上再扎三条带，中间上下护要害，先缚中间后两头，宽紧得宜始安泰。
如缚手足斜折断，中间紧而两头宽，骨断若如截竹样，中宽聚气紧两端。
气血断处来聚着，手用带儿复掌络，脚要米袋两边挨，挨定不动胜妙药。
对症汤丸日日施，药洗换膏三日期，三七之时骨接牢，房事油腥犯不宜。
紫金丹作收功例，骨仍坚固无流弊，我今编此手法歌，传与后人须仔细。

上髎歌诀

上髎不与接骨同，全凭手法及身功。宜轻宜重为高手，兼吓兼骗是上工。
法使骤然人不觉，患如知也骨已拢。兹将手法为歌诀，一法能通万法通。

托下巴歌诀

头骨圆圆曰髑髅，下把骨脱两般求。单边为错双边落，上似弯环下似钩。
两指口中齐重捺，各腮颊外共轻揉。下巴往里徐徐托，托上还须用带兜。

提颈骨歌诀

人登高处忽逢惊，首必先坠颈骨顷。面仰难垂惟伸续，头低不起则端擎。
腔中插入须提拔，骨上歪斜要整平。再看有无他磕碰，临时斟酌度其情。

整背腰骨歌诀

脊背腰梁节节生，原无脱髎亦无倾。腰因挫闪身难动，背或伛偻骨不平。
大抵脊筋离出位，至于骨缝裂开崩。将筋按捺归原处，筋若宽舒病体轻。

上肩髎歌诀

损伤肩膊手筋挛，骨髎犹如杵臼然。若是肘尖弯在后，定当臑骨耸于前。
常医或使两人拉，捷法只须独自掮。倘遇妇人难动手，骗中带吓秘家传。

托肘尖歌诀

臂膊之中曰肘尖，凸凹上下骨镶粘，直而不曲筋之病，屈若难伸骨有嫌。
骨裂缝开翻托好，筋横纵急搦安恬，仍当养息悬于项，屈曲时时疾不添。

挪手腕歌诀

腕似农车水骨联，仰翻俯复曲如肼，行车竭蹷应防覆，走马驰驱或致颠。
手必先迎筋反错，掌如后贴骨开偏，轻轻搦骨归原处，骨若还原筋已痊。

上大腿髎歌诀

环跳穴居胯骨前，中分杵臼似机旋，筋翻肿结脚跟翘，骨错斜行腿足蹁。
宜用手掎并脚掌，或施布缚及绳悬，女人隐处手难动，吊住身躯隔壁牵。

推膝盖骨歌诀

膝骨形圆盖膝间，原系活动各筋扳，盖移腿上腰胯痛，骨走臁中步履艰。
若出外边筋肿大，如离内侧腘难弯，推筋捺骨归原位，抱膝相安何足患。

拽脚踝拐歌诀

足趾足跟踝相并，伤筋动骨致难行，脚尖向后应知挫，踝骨偏斜定是拧。
骨凸骨凹宜摸悉，筋翻筋结要分清，筋须揉拨又须拽，筋若调匀骨亦平。

【按语】本段为伤科复位歌诀。

第六节 《厘正按摩要术》选读

《厘正按摩要术》，张振鋆著，成书于1888年，版本为1989年张氏古斋医书刻本（光绪十五年己丑原刻本）。

张振鋆，字筱衫、广文，号惕厉子，原名醴泉，江苏宝兴县人，清代医家。精研《灵枢》《素问》及历代著名医家医著，尤于医道。适张言礼从其族弟处抄得其珍藏二十载之明代周于蕃之《推拿要诀》，张振鋆对此书进行校订增删，更名为《厘正按摩要术》。张氏主张"治病必求于本"，该书是"一部明清两代小儿推拿集大成之作"。

《厘正按摩要术》为推拿专著，共四卷。卷一辨证，包括四诊及按胸腹等儿科诊断法，尤重小儿望诊。卷二立法，包括按摩、推、运、掐、揉、搓、摇等各种按摩手法及其他外治法在内的28种方法。卷三取穴，包括十四经脉经穴图说及儿科推拿的各种取穴和手法图说29个。卷四列证，叙述惊风、疳疾等24类疾病的证候及推拿法。

作者广泛征引有关文献，在内容上有较大增补，编次更为条理系统。本书内容丰富，详于辨证、立法、取穴，图文并茂，且以手法见长。该书颇重胸腹诊法，内容丰富，引证详明，对临床按摩推拿的学习和研究有较高价值。

【原文】神有余则笑不休，神不足则悲。气有余则喘咳上气，不足则息利少气[1]。（《素问》）

小儿识悟通敏过人者多夭，稍费人雕琢者寿。（《千金方》）

凡人问寿在神，未有神不足而不夭者。神宜藏不宜露，神宜和不宜滞，神宜清不宜枯，神宜发扬不宜轻佻，神宜安静不宜浮动。（《达摩》）

气聚则生，气散则死。（朱文公）

胎禀虚怯，神气不足，目无精光，面白解颅[2]，此皆难育，虽育不寿。（《小儿直诀》）

凡小儿专爱一人怀抱，见他人则避之，此神怯弱也。（万密斋）

经曰：气至色不至者生。又曰：色至气不至者死。谓其有气无色，虽病不凶；有色无气，无病亦亡。（喻嘉言）

人之五官百骸，赅而存者，神居之耳。色者，神之旗也。神旺则色旺，神衰则色衰，神藏则色藏，神露则色露。（喻嘉言）

察色之妙，全在察神，血以养气，气以养神。失睡之人，神有饥色；丧亡之子，神有呆色，气索则神失所养耳。（喻嘉言）

胃之支脉上络于心，才有壅闭，即堵其神气出入之窍，故不识人。（赵以德）

独语如见鬼状，则心主之神气虚，而病合于少阴也。少阴之神机枢转，时出时入，废则神气昏愦而不识人。（张隐庵）

凡病者，气急不续，则气已散；自汗如雨，气随汗散，大吐大利，气随吐利而散；遗尿、呕血、脱精，气亦随之而散。气者阳也，气散，则由阳而入阴，为将亡之候。

（林珮琴）

凡人将死，喉间痰响有声，以为痰涎闭窒而致气尽者误，实则真气已离，痰随气浮而有声也。（林珮琴）

小儿病，神气清明，虽重可救；神气昏愦，病虽轻必有仓促之变。（许宣治）

人之五脏，内蕴精气，上华于面，色固由气而着者，然隐然含于皮之内者为气，显然彰于皮之外者为色，色外而气内，外有迹而内无迹也。（《心法》）注凡病至神明失守而声嘶者，为五脏已夺，主无治。（《大全》）

小儿五体以头为尊，一面惟神可恃。精神明快者吉，精神昏愦者凶。（陈飞霞）

神气为一身之主，神清气爽，神完气足，主清吉。神夺气移，神疲气浊，主夭亡。（惕厉子）

寒则神清，热则神昏。实则神有余，虚则神不足。（惕厉子）

寒盛者气必静，热盛者气必粗。虚则气歉，实则气壮。（惕厉子）

口鼻气粗，疾出疾入者，外感邪有余也。口鼻气微，徐出徐入者，内伤气不足也。（惕厉子）

【注释】

［1］息利少气：病状名。呼吸通畅但气短不能达到正常的呼吸深度。

［2］解颅：解颅者，其状：小儿年大囟应合而不合，头缝开解是也。由肾气不成故也。肾主骨髓，而脑为髓海，肾气不成则髓脑不足，不能结成，故头颅开解也。

【按语】本部分论述"觇神气"在小儿推拿中的重要性。

【原文】《素问·阴阳应象大论》：慓悍者，按而收之。王太仆注：慓，疾也；悍，利也，气候疾利，按之以收敛也。《玉机真脏论》：脾风发瘅，曰可按。疝瘕少腹冤热而痛、出白，又曰可按。《举痛论》：按之则热气至，热气至，则痛止。《调经论》岐伯曰：按摩勿释，又曰按摩勿释。《异法方宜论》：痿厥寒热，其治宜导引按跷，故导引按跷者，亦从中央出也。王注：湿气在下，故多病痿弱气逆及寒热也。导引，谓摇动筋骨，动支节。按，谓抑按皮肉；跷，谓捷举手足。《生气通天论》：冬不按跷，春不鼽衄。王注：按，谓按摩，跷，谓如跷捷者之举动手足，是所谓导引也。然摇动筋骨，则阳气不藏，春阳上升，重热熏肺。肺通于鼻，病鼽，谓鼻中水出；病衄，谓鼻中血出了。《离合真邪论》：按而止之。《血气形志论》：形数惊恐，经络不通，病生于不仁，治之以按摩醪药。王注：惊则脉气并，恐则神不收，脉并神游，故经络不通而病不仁。按摩者，开通闭塞，导引阴阳。醪药，谓酒药也。养正祛邪，调中理气也。《内经》载按法者多，其中有不可按者，按则增病。有不可不按者，按则疗病，故首先辨证。总之，古人用按摩法，无人不治，不拘婴孩也。《尔雅·释诂》：按，止也。《广》：按，抑也。周于蕃谓按而留之者，以按之不动也。按字，从手从安，以手探穴而安于其上也。俗称推拿。拿，持也；按，即拿之说也。前人所谓拿者，兹则以按易之。以言手法，则以右手大指面直按之，或用大指背屈而按之，或两指对过合按之，其于胸腹，则又以掌心按之，宜轻宜重，以当时相机行之。

【按语】本段论述按摩的作用和机制。

【原文】《异法方宜论》：野处乳食，脏寒生满病，其法宜灸，故灸者，亦从北方来。王太仆注：水寒冰冽，故生病于脏寒也。火艾烧灼，谓之灸。《玉机真脏论》：或痹不仁，肿痛，当是之时，可烫熨及火灸刺而去之。又曰：筋脉相引而急病，可灸可药。《素问》言灸者不胜数。灸法分补泻，以火补者，母吹其火，须待自灭。以火泻者，速吹其火，开其穴也。其用火也，宜清麻油灯火，或素蜡烛火。其用艾叶也，宜五月五日采曝干，陈久者良。入臼捣细，筛去尘屑，再入臼捣，取洁白为止。须令极干，经火易燃。艾团分大小，灸面，炷宜小；灸胸腹手足，炷大如箸。若小儿周岁后，炷如雀粪则可。其壮数多寡也，灸头项止于七壮，积至七七壮止。此外积至百壮，或五十壮，此曹氏灸法也。岂必如扁鹊三五百壮以及成千壮哉。其取穴也，坐点穴则坐灸，卧点穴则卧灸，立点穴则立灸，须四体正直为要。如稍有倾侧，徒伤好肉耳。其灸后调摄也，不可饮茶，恐解火气。不可啖饭，恐滞经气。须少停一二时，入室静卧，平心定气，切忌色欲浓味，大怒大劳，大饥大饱，恐生痰涎，阻滞病气，因灸而反致害者此也。是亦灸法之所预防者尔。

【按语】本段论述灸法的作用和机制。

【原文】砭、石针也。《山海经》：高氏之山多针石。《素问·异法方宜论》：东方之民，黑色疏理，其病痈疡，其治宜砭石。古人针砭并重，药石同称。《史记·仓公传》：年二十，是谓易贸，法不当砭灸。汉时犹有此法，后世废之，并不识其石。博考诸书，只瓷锋砭血法，有以石刺病遗义。爰亟录之，亦礼亡羊存之意耳。

【按语】本段论述砭法的作用和机制。

第十部分　中医养生

第一节　《寿亲养老新书》选读

《寿亲养老新书》四卷，初刊于元大德十一年（1307 年）。

第一卷为宋·陈直撰，本名《养老奉亲书》；第二卷至第四卷由元大德中泰宁邹铉所续增，与直书合为一编，故更原名《养老奉亲书》为《寿亲养老新书》。

陈直，生平不详，仅知曾为承奉郎，于宋神宗元丰年间（1078—1085 年）为泰州兴化（今江苏省兴化县）县令。邹铉（铉或作鈜），字冰壑，晚号敬直老人，泰宁（今属福建）人。据周应紫序，邹氏曾官中都，又曾有"总管"之衔。但其仕履，已不可详考。

《寿亲养老新书》是我国现存较早的一部老年养生学专著，主要论述老年养生及防病治病的理论和方法，其较西方弗罗杰 1724 年写的《老年保健医药》要早几个世纪。

《寿亲养老新书》的学术思想体现在：一方面提出"虚阳"为老年生理特征，强调"常得虚阳气存"在老年养生防病中的重要性；另一方面提出要重视饮食调养、医药扶持、精神摄养、顺时奉养、气功、按摩养生等老年养生防病方式。

一、形证脉候

【原文】《上古天真论》曰："女子之数七，丈夫之数八。女子七七四十九，任脉虚，冲脉衰，天癸竭，地道不通。丈夫八八六十四，五脏皆衰，筋骨解堕，天癸尽，脉弱，形枯。"女子过六十之期，丈夫逾七十之年，越天常数，上寿[1]之人。若衣食丰备，子孙勤养，承顺慈亲，参行孝礼，能调其饮食，适其寒温，上合神灵，下契人理。此顺天之道也。高年之人，形羸气弱，理自当然。其有丈夫女子，年逾七十，面色红润，形气康强，饮食不退，尚多秘热者[2]，此理何哉？且年老之人，痿瘁[3]为常。今反此者，非真阳血海气壮也。但诊左右手脉，须大紧数，此老人延永之兆也。老人真气已衰，此得虚阳气盛，充于肌体，则两手脉大，饮食倍进，双脸常红，精神强健，此皆虚阳气所助也。须时有烦渴膈热大府秘结，但随时以常平汤药微微消解，三五日间，自然平复。常得虚阳气存，自然饮食得进。此天假[4]其寿也。切不得为有小热频用转泻之药通利，苦冷之药疏解。若虚阳气退，复归真体，则形气尪羸[5]，脏腑衰弱，多生冷疾，无由补复。若是从来无虚阳之气，一向惫乏之人，全在斟量汤剂，常加温补调停馐[6]粥以为养治。此养老之先也。

【注释】

[1]上寿：古谓年逾"百岁"之龄，泛指高寿。

[2]尚多秘热者：形容人真阳血海气壮。

[3]痿瘁：萎缩枯槁。

[4]假：借。

[5]尫（wāng）羸：亦作"尪羸"。指瘦弱或（身体）虚弱。

[6]饘（zhān）：稠粥。

【按语】本段论述"常得虚阳气存"在老年养生防病中的重要性。

二、医药扶持

【原文】常见世人，治高年之人疾患，将同年少，乱投汤药，妄行针灸，以攻其疾，务欲速愈。殊不知上寿之人，血气已衰，精神减耗，危若风烛，百疾易攻，至于视听不至聪明，手足举动不随其身体，劳倦头目昏眩。风气不顺，宿疾时发，或秘，或泄，或冷，或热，此皆老人之常态也。不顺治[1]之紧[2]用针药，务求痊瘥，往往因此别致危殆。且攻病之药，或吐，或汗，或解，或利。缘衰老之人不同年少，真气壮盛，虽汗吐转利，未至危困。其老弱之人，若汗之则阳气泄；吐之则胃气逆；泻之则元气脱，立致不虞。此养老之大忌也。大体老人药饵，止是扶持之法。只可用温平、顺气、进食、补虚、中和之药治之，不可用市肆赎买，他人惠送，不知方味及狼虎之药，与之服饵，切宜审详。若身有宿疾，或时发动，则随其疾状，用中和汤药调顺，三朝五日自然无事。然后调停饮食，依食医[3]之法，随食性变馔[4]治之，此最为良也。

【注释】

[1]顺治：顺其自然。

[2]紧：急；猛。

[3]食医：周代掌管宫廷饮食滋味温凉及分量调配的医官。《周礼·天官·食医》："食医，掌和王之六食、六饮、六膳、百馐、百酱、八珍之齐。"

[4]馔（zhuàn）：食物。

【按语】本段论述老年人一旦患病就会出现"血气已衰""百疾易攻""宿疾时发"的表现，此时宜用药物"扶持"。这种药物"扶持"之法，"只可用温平、顺气、进食、补虚、中和之药治之……然后调停饮食，依食医之法，随食性变馔治之"，而不宜妄用汗、吐、下之剂。此乃顾护老人正气的防病治病法。

三、四时养老

【原文】《四气调神论》曰："阴阳四时者，万物终始，死生之本也。逆之则灾害生，从之则苛疾不起，是谓得道。"春温以生之，夏热以长之，秋凉以收之，冬寒以藏之。若气反于时，则皆为疾疠，此天之常道也。顺之则生，逆之则病[1]。《经》曰："观天之道，执天之行[2]，尽矣。"人能执天道生杀之理，法四时运用而行，自然疾病不生，长年可保。其黄发之人[3]，五脏气虚，精神耗竭，若稍失节宣，即动成危瘵[4]。盖老人勤惰不能自调，在人资养以延遐算[5]。为人子者，深宜察其寒温，审其饘药，依四时摄养之方，顺五行休王之气，恭恪奉亲，慎无懈怠。今集老人四时通用备疾药法，具陈于后。此方多用寒药，盖北人所宜。凡用药者，宜参处之。

【注释】

[1]顺之则生，逆之则病：此即"春夏养阳，秋冬养阴"之义，若违背了这个规律，就要产生疾病。

　　[2]执天之行：指掌握自然规律。
　　[3]黄发之人：指年老之人。
　　[4]瘵（zhài）：痨病。
　　[5]遐算：又称"遐龄"，高年之谓。
　　【按语】本段论述春秋冬夏，四时阴阳，生病起于过用。五脏受气，各有其常变，不适其性而殚精竭虑强为，用之过耗，是以病生，提倡"依四时摄养之方，顺五行休王之气"。

四、保养

　　【原文】安乐之道，惟善保养者得之。孟子曰："我善养吾浩然之气[1]。"太乙真人曰："一者少言语养内气；二者戒色欲养精气；三者薄滋味养血气；四者咽精液养脏气；五者莫嗔怒养肝气；六者美饮食养胃气；七者少思虑养心气。人由气生，气由神往，养气全神，可得真道。"凡在万形之中，所保者莫先于元气。摄养之道，莫若守中实内以陶和[2]，将护[3]之方须在闲日，安不忘危，圣人预戒，老人尤不可不慎也。春秋冬夏，四时阴阳，生病起于过用[4]，五脏受气，盖有常分，不适其性而强云为，用之过耗，是以病生。善养生者，保守真元，外邪客气，不得而干之。至于药饵，往往招徕[5]真气之药少，攻伐和气之药多。故善服药者，不如善保养。康节[6]先生诗云："爽口物多终作疾，快心事过必为殃。知君病后能服药，不若病前能自防。"郭康伯遇神人授一保身卫生之术云："但有四句偈[7]，须是在处受持[8]。偈云：'自身有病自心知，身病还将心自医。心境静时身亦静，心生还是病生时。'"郭信用其言，知自护爱，康强倍常，年几[9]百岁。

　　【注释】
　　[1]浩然之气：此处指神。
　　[2]莫若守中实内以陶和：精神内守，充实肌体内部，培养周身的和顺畅适之气。
　　[3]将护：即保护也。
　　[4]生病起于过用：张景岳注："五脏受气，强弱备有常度，若勉强过用，必损其真，则病之所由起也。"所谓"过用"，即超过了常度，违反了事物固有的正常规律，是反常现象的一个方面。张景岳注："过用曰淫。"如风、寒、暑、湿、燥、火是自然界不同的气候变化，在正常情况下称为"六气"，当气候变化急骤，或者超过了人体的抵抗能力时，导致疾病，这种情况下的六气就称为"六淫"，淫有太过的意思。
　　[5]招徕：招之使来。
　　[6]康节：指北宋中叶著名理学家邵雍（1011—1077年），字尧夫，谥康节。
　　[7]偈（jì）："偈陀"的简称，意为"颂"，佛经中的偈词。
　　[8]在处受持：指随时随地遵守和保持。
　　[9]几：将近。
　　【按语】本段论述精神调摄方法具有药石所不能替代的作用，是老人颐养天年的一剂良方，提倡精神调摄，以养老防病。

第二节 《老老恒言》选读

《老老恒言》又名《养生随笔》，为清代著名养生学家、文学家曹庭栋于乾隆三十八年（1773 年）所著，共五卷。

曹庭栋（1700—1785 年），庭栋，一作廷栋，小名辛曾，字楷人，号六圃（又作六吉），又号慈山居士，嘉善（今属浙江）人。曹庭栋家境殷实，"家世文学，侍从相继，鼎贵者百余年"。他"少嗜学工诗"，博览群书，善文墨，著述颇丰，中年后绝意仕进，乾隆年间举孝廉不就，于居所堆土为山，环植花木，名"慈山"，自号慈山居士。

《老老恒言》的学术思想主要包括几个方面：①调理饮食，固护脾胃。②顺应四时，起居有常。③修心养性，清心寡欲。④日常所用，以舒适为要。⑤运动养生，流水不腐。⑥未病先防，用药宜慎。

此书问世以来，以其鲜明的养生观点、极高的应用价值，深受医家及养生家的推崇，被视为健康"至宝"。该书集清以前中医养生学理论之大成，是老年养生的经典著作之一。

一、饮食

【原文】《记·内则》曰：凡和，春多酸，夏多苦，秋多辛，冬多咸，调以滑甘。注：酸苦辛咸，木火金水之所属，多其时味，所以养气也。四时皆调以滑甘，象土之寄也。孙思邈曰：春少酸增甘，夏少苦增辛，秋少辛增酸，冬少咸增苦，四季少甘增咸。《内则》意在乘旺，孙氏意在扶衰，要之无论四时，五味不可偏多。《抱朴子》曰：酸多伤脾，苦多伤肺，辛多伤肝，咸多伤心，甘多伤肾。此五味克五脏，乃五行自然之理也。凡言伤者，当时特未遽[1]觉耳。

凡食物不能废咸，但少加使淡，淡则物之真味真性俱得。每见多食咸物必发渴，咸属水润下，而反发渴者何？《内经》谓血与咸相得则凝，凝则血燥。其义似未显豁。《泰西水法》曰：有如木烬成灰，漉[2]灰得卤，可知咸由火生也，故卤水不冰。愚按：物极必反，火极反咸，则咸极反渴。又玩"坎"卦中画阳爻，即是水含火性之象，故肾中亦有真火。

《记·内则》曰：枣栗饴蜜以甘之，董苴粉榆免薨[3]，瀡瀩[4]以滑之，脂膏以膏之。愚按：甘之以悦脾性，滑之以舒脾阳，膏之以益脾阴，三"之"字皆指脾言，古人养老调脾之法，服食即当药饵。

《抱朴子》曰：热食伤骨，冷食伤肺，热勿灼唇，冷勿冰齿。又曰：冷热并陈，宜先食热，后食冷。愚谓食物之冷热，当顺乎时之自然，然过冷宁过热。如夏日伏阴在内，热食得有微汗亦妙。《内经》曰：夏暑汗不出者，秋成风疟。汗由气化，乃表里通塞之验也。

《卫生录》曰：春不食肝，夏不食心，秋不食肺，冬不食肾，四季不食脾。当旺之时，不可犯以物之死气，但凡物总无活食之理。其说太泥。《玉枢微旨》曰：春不食肺，夏不食肾，秋不食心，冬不食脾，四季不食肝。乃谓不食其所受克，其说理犹可通。

夏至以后，秋分以前，外则暑阳渐炽，内则微阴初生，最当调停脾胃，勿进肥浓。《内经》曰：厚为阴，薄为阳；厚则泄，薄则通。再瓜果生冷诸物亦当慎。胃喜暖，暖则散，冷则凝，凝则胃先受伤，脾即不运。《白虎通》曰：胃者脾之府，脾禀气于胃。

午前为生气，午后为死气，释氏[5]有过午不食之说，避死气也。《内经》曰：日中而阳气降，日西而阳气虚。故早饭可饱，午后即宜少食，至晚更必空虚。

《应璩[6]三叟诗》云：中叟前致辞，量腹节所受。"量腹"二字最妙，或多或少，非他人所知，须自己审量。"节"者今日如此，明日亦如此，宁少毋多。又古诗云：努力加餐饭。老年人不减足矣，加则必扰胃气，况努力定觉勉强。纵使一餐可加，后必不继，奚益焉。

勿极饥而食，食不过饱；勿极渴而饮，饮不过多。但使腹不空虚，则冲和之气，沦浃[7]脊髓。《抱朴子》曰：食欲数而少，不欲顿而多，得此意也。凡食总以少为有益，脾易磨运，乃化精液，否则极补之物，多食反至受伤，故曰少食以安脾也。

《洞微经》曰：太饥伤脾，太饱伤气。盖脾借于谷，饥则脾无以运而虚脾，气转于脾，饱则脾过于实而滞气，故先饥而食，所以给脾，食不充脾，所以养气。

《华佗食论》曰：食物有三化，一火化，烂煮也；一口化，细嚼也；一腹化，入胃自化也。老年惟借火化，磨运易即输精多，若市脯每加消石，速其糜烂，虽同为火化，不宜频食，恐反削胃气。

水陆之味，虽珍美毕备，每食忌杂，杂则五味相挠，定为胃患。《道德经》曰：五味令人口爽。爽，失也，谓口失正味也。不若次第分顿食之，乃能各得其味，适于口，亦适于胃。

食后微滓留齿隙，最为齿累，以柳木削签，剔除务净，虎须尤妙。再煎浓茶，候冷连漱以荡涤之。韦庄诗：泻瓶如练色，漱口作泉声。东坡云：齿性便苦，如食甘甜物，更当漱，每见年未及迈，齿即缺落者，乃甘味留齿，渐至生虫作蜃[8]。公孙尼子曰：食甘者，益于肉而骨不利也。齿为肾之骨。

【注释】

[1]遽（jù）：匆忙；急忙；惊慌。

[2]漉（lù）：过滤。

[3]堇（jǐn）萱（huán）粉（fén）榆免藃（kǎo）：用堇菜、白榆叶、家榆叶等浇上些许油使食物不致干燥滞口。

[4]潲瀡（xiǔsuǐ）：潲，洗过米的水，泔水。瀡，齐人谓滑曰瀡。

[5]释氏：佛祖释迦牟尼的简称，泛指佛教。

[6]应璩（qú）：字休琏（190—252年），三国时曹魏文学家，汝南南顿（今河南项城）人。

[7]沦浃：浸透。比喻感受深刻。

[8]蜃（nì）：中医指虫咬的病。

【按语】 本段论述老年人脏腑功能衰弱，脾胃薄弱，故调理脾胃、节制饮食尤为关键。"节制饮食，味宜清淡"是饮食养生的基本要求。饮食宜少量多餐、宁少毋多，饮食过饱，则易滞脾气，阻碍脾胃之运化功能。饮食宜清淡，五味忌杂，饮食五味太杂则容易损伤胃气，主张夏至以后，秋分以前，最应调理脾胃，勿进肥甘厚味。

二、防疾

【原文】心之神发于目，肾之精发于耳。《道德经》曰：五色令人目盲，五音令人耳聋。谓淆乱其耳目，即耗敝其精神。试于观剧时验之，静默安坐，畅领声色之乐，非不甚适，至歌阑舞罢，未有不身疲力倦者，可恍悟此理。

久视伤血，久卧伤气，久坐伤肉，久立伤骨，久行伤筋，此《内经》五劳所伤之说也。老年惟久坐久卧不能免，须以导引诸法，随其坐卧行之（导引有睡功、坐功，见本卷末），使血脉流通，庶无此患。

男女之欲，乃阴阳自然之道。《易·大传》曰：天地纲缊[1]，男女构精是也。然《传》引损卦爻辞以为言，损乃损则益柔之象，故自然之中，非无损焉。老年断欲，亦盛衰自然之道。"损"之爻辞曰：窒欲是也，若犹未也。自然反成勉强，则损之又损，必至损年。

五脏俞穴[2]，皆会于背。夏热时，有命童仆扇风者，风必及之，则风且入脏，贻[3]患非细，有汗时尤甚。纵不免挥扇，手自挥动，仅及于面，犹之御风而行，俱为可受。静坐则微有风来，便觉难胜。动阳而静阴，面阳而背阴也。

时疫流行，乃天地不正之气。其感人也，大抵由口鼻入。吴又可论曰：呼吸之间，外邪因而乘之，入于膜原是也，彼此传染，皆气感召。原其始，莫不因风而来。《内经》所谓"风者，善行而数变"。居常出入，少觉有风，即以衣袖掩口鼻，亦堪避疫。

窗隙门隙之风，其来甚微，然逼于隙而出，另有一种冷气，分外尖利，譬之暗箭焉，中人于不及备，则所伤更甚。慎毋以风微而少耐之。

酷热之候，俄然[4]大雨时行，院中热气逼入于室，鼻观中并觉有腥气者，此暑之郁毒，最易伤人。《内经》曰：夏伤于暑，秋为痎疟[5]。须速闭窗牖[6]，毋使得入，雨歇又即洞开，以散室中之热。再如冷水泼地，亦有暑气上腾，勿近之。

饱食后不得急行，急行则气逆，不但食物难化，且致壅塞。《内经》所谓"浊气在上，则生䐜胀"。饥不得大呼大叫，腹空则气既怯，而复竭之，必伤肺胃。五脏皆禀气于胃，诸气皆属于肺也。

凡风从所居之方来，为正风。如春东风、秋西风，其中人也浅。从冲后来为虚风，如夏北风、冬南风，温凉因之顿异，伤人最深，当加以调养，以补救天时。凉即添衣，温毋遽脱，退避密室，勿犯其侵。

三冬天气闭，血气伏，如作劳出汗，阳气渗泄，无以为来春发生之本，此乃致病之原也。春秋时大汗，勿遽脱衣。汗止又须即易，湿气侵肤亦足为累。

石上日色晒热，不可坐，恐发臀疮，坐冷石恐患疝气。汗衣勿日曝，恐身长汗斑。酒后忌饮茶，恐脾成酒积。耳冻勿火烘，烘即生疮。目昏勿洗浴，洗浴必添障。凡此日用小节，未易悉数，俱宜留意。

【注释】

[1]纲缊（yīyūn）：形容烟或云气浓郁。

[2]俞（shù）穴：人体上的穴位。俞，同"腧"。

［3］贻：遗留。

［4］俄然：时间很短；突然间。

［5］痎（jié）疟：疟疾。

［6］牖（yǒu）：窗。

【按语】本段论述老年人的许多疾病都是因为生活小事上的不注意引起的。因此，养生要注重未病先防，预防疾病须从小事做起。

三、慎药

【原文】老年偶患微疾，加意调停饮食，就食物中之当病者食之。食亦宜少，使腹常空虚，则经络易于转运，元气渐复，微邪自退，乃第一要诀。

药不当[1]病，服之每未见害，所以言医易，而医者日益多。殊不知既不当病，便隐然受其累。病家不觉，医者亦不自省。愚谓微病自可勿药有喜，重病则寒凉攻补，又不敢轻试。谚云：不服药为中医。于老年尤当。

病有必欲服药者，和平之品甚多，尽可施治。俗见以为气血衰弱，攻与补皆用人参。愚谓人参不过药中一味耳，非得之则生，弗得则死者，且未必全利而无害，故可已即已。苟审病确切，必不可已，宁[2]谓人参必戒用哉！

凡病必先自己体察，因其所现之证，原其致病之由，自顶至踵，寒热痛痒何如，自朝至暮，起居食息何如，则病情已得，施治亦易。至切脉又后一层事，所以医者在乎问之详，更在病者告之周也。

方药[3]之书，多可充栋，大抵各有所偏，无不自以为是。窃考方书最古者，莫如《内经》，其中所载方药，本属无多，如不寐用半夏秫米汤，鼓胀用鸡矢醴，试之竟无效，他书可知。总之同一药，而地之所产各殊。同一病，而人之禀气又异。更有同一人，同一病，同一药，而前后施治，有效有不效。乃欲于揣摩仿佛中求其必当，良非易事，方药之所以难于轻信也。

《本草》所载药品，每日服之延年，服之长生，不过极言其效而已，以身一试可乎？虽扶衰补弱，固药之能事，故有谓治已病，不若治未病。愚谓以方药治未病，不若以起居饮食调摄于未病。

凡感风感寒暑，当时非必遽病。《内经》所谓邪之中人也，不知于其身，然身之受风受寒暑，未有不自知，病虽未现，即衣暖饮热，令有微汗，邪亦可从汗解。《道德经》曰：夫惟病[4]病，是以不病。病中食粥，宜淡食，清火利水，能使五脏安和，确有明验，患泄泻者尤验，《内经》曰：胃阳弱而百病生，脾阴足而万邪息。脾胃乃后天之本，老年更以调脾胃为切要。

人乳汁，方家谓之白朱砂，又曰仙人酒。服食法：以瓷碗浸滚水内，候热，挤乳入碗，一吸尽之，勿少冷。又法：银锅入乳，烘干成粉，和以人参末，丸如枣核大，腹空时嚼化两三丸。老人调养之品，无以过此，此则全利而无害，然非大有力者不能办。

程子曰：我尝夏葛而冬裘，饥食而渴饮，节食欲，定心气，如斯而已矣。盖谓养生却病，不待他求，然定心气，实是最难事，亦是至要事。东坡诗云："安心是药更无方。"

术家有延年丹药之方，最易惑人。服之不但无验，必得暴疾。其药大抵煅炼金石，故峻厉弥甚。《列子》曰：禀生受形，既有制之者矣。药石其如汝乎？或有以长生之说问程子，程子曰：譬如一炉火，置之风中则易过，置之密室则难过。故知人但可以久生，而不能长生。老年人惟当谨守烬余，勿置之风中可耳。

【注释】

[1] 当：承受；抵挡；相称。

[2] 宁：岂；难道。

[3] 方药：中医药方中用的药。也指方剂。

[4] 病：此处作动词用，指忧虑；担心。

【按语】 本篇论述既病注重食疗，慎用丹药，如用而不当，反致为害。认为"以方药治未病，不若以起居饮食调摄于未病"。即使老年偶患小病，应首先饮食调理，使腹常空虚，则经络易于转运，元气易于恢复，则疾病自愈。

第三节　《遵生八笺》选读

《遵生八笺》，明代高濂著，初刊于明万历十九年（1591 年）

高濂，字深甫，号瑞南道人，又号湖上桃花鱼，钱塘（今浙江杭州市）人。生活于 16 ~ 17 世纪（明嘉靖至万历年间），《明史》无传。高濂喜爱藏书，这为他广览博学创造了有利条件，他在文学、养生、医药等领域都取得了相当大的成就。

《遵生八笺》共十九卷，目一卷，总计二十卷。书名为"遵生"，寓意深远，含有"尊重、珍爱、珍惜"生命的意思。养生，对每个人而言都是至关重要的事，讲求养生之道又必须顺应自然，遵循生命的规律，所以"遵生"又有遵从的意思。

本书从清修妙论、四时调摄、起居安乐、延年却病、燕闲清赏、饮馔服食、灵丹秘药、尘外遐举八个角度介绍了养生的理论与实践。该书是明代集养生学之大成的一部名著，也是一部不可多得的全面介绍养生理论与方法的养生全书。

一、论清修

【原文】 高子曰：摄生尚玄，非崇异也。三教法门，总是教人修身、正心、立身、行己，无所欠缺。为圣为贤，成仙成佛，皆由一念做去。吾人禀[1]二五之精[2]，成四大之体，富贵者，昧[3]养生之理，不问卫生有方；贫穷者，急养身之策，何知保身有道？指神仙之术为虚诞，视禅林之说为怪诞也。六欲七情，哀乐销烁[4]，日就形枯发槁，疾痛病苦，始索草根树皮，以活精神命脉。悲哉，愚亦甚矣！保养之道，可以长年，载之简编，历历可指，即《易》有《颐卦》，《书》有《无逸》[5]，黄帝有《内经》，《论语》有《乡党》，君子心悟躬行，则养德养生，兼得之矣。岂皆外道荒唐说也？余阅典籍，随笔条记成编，笺曰《清修妙论》。

《道林摄生论》曰："老人养寿之道，不令饱食便卧，及终日久坐久劳，皆损寿也。时令小劳，不致疲倦，不可强为不堪之事。食毕，少行百步，以手摩腹百过，消食畅气。食欲少而数，恐多则难化。先饥而食，先渴而饮，先寒而衣，先热而解，勿令汗多。不欲多唾，唾不令远。勿令卧熟扑扇，勿食生冷过多。勿多奔走，勿露卧空阶，而冒大寒、大热、大风、大露。勿伤五味：酸多伤脾，苦多伤肺，辛多伤肝，咸多伤心，甘多伤肾。此数者，老人犹当加意。"

"老人摄生，卧起有四时之早晚，兴居[6]有至和之常制。调引筋骨有偃仰之方[7]，杜疾闲邪有吞吐之术[8]，流行荣卫有补泻之法，节宣劳逸有予夺之要。忍怒以全阴气，忍喜以全阳气[9]。然后将草木药饵以救亏缺，后炼金丹以定无穷。他若自己修为，要当居贫，须要安贫，居富切莫矜富。居贫富之中，恒须守道，勿以贫富改志易性。识达道理，似不能言，作大功德，勿自矜伐[10]。年至五十以外，以至百年，美药勿离于手，善言勿离于口，乱想勿生于心。勿令心生不足，好恶常令欢喜。勿得求全于人，勿得怨天尤命。常当少思、少念、少欲、少事、少语、少笑、少愁、少乐、少喜、少怒、少好、少恶。此十二少者，养性之都契[11]也。多思则神殆，多念则神散，多欲则智乱，多事则形劳，多语则气丧，多笑则脏伤，多愁则心慑，多乐则意溢，多喜则妄错昏乱，多怒则百脉不定，多好则专述不理，多恶则憔悴无欢。此十二多不除，丧生之本也。惟无多无少，几于道矣。"

【注释】

[1]禀：承受；领受。

[2]二五之精：指阴阳五行，首见于周敦颐《太极图·易说》。云："五行之生也，各一其性。无极之真，二五之精，妙合而凝。"曹端述解："二，阴阳也。五，五行也。"

[3]昧（mèi）：不明事理。

[4]销烁：指久病消瘦。

[5]《书》有《无逸》：《书》指儒家五经之一《尚书》，《无逸》是周朝周国国君周公创作的一篇散文，出自《尚书》。

[6]兴居：运动与静处。

[7]偃仰之方：此指太极拳、五禽戏等。

[8]吞吐之术：指道家的吐纳之术。

[9]忍怒以全阴气，忍喜以全阳气：大怒伤阴，大喜坠阳，主张忍怒忍喜以平衡阴阳。

[10]矜伐：恃才夸功；夸耀。

[11]都契：要义；要领。

【按语】本篇属养生总论，高濂认为养生的关键在于养命和养性两方面。一方面要注意气候环境、饮食生活起居方面的保养，勿使身体受到损害；另一方面要提高养生者的自身修养，避免情志过激，要有一个良好的心态。

二、论延年却病

【原文】高子曰：生身以养寿为先，养身以却病[1]为急。《经》曰："我命在我，不在于天，昧用者夭，善用者延。"故人之所生，神依于形，形依于气，气存则荣，气败则灭，形气相依，全在摄养。设使形无所依，神无所主，致殂谢[2]为命尽，岂知命者哉？夫胎息为大道根源，导引乃宣畅要术。人能养气以保神，气清则神爽；运体以却病，体活则病离。规三元养寿之方，绝三尸九虫之害。内究中黄妙旨，外契大道玄言，则阴阳运用，皆在人之掌握，岂特遐龄可保？即玄元上乘，罔不由兹始矣。噫！顾人之精进如何。余录出自秘经，初非道听迁说，读者当具天眼目之，毋云泛泛然也。编成笈曰《延年却病》。

高子《三知论》曰：人生孰不欲倚翠偎红，沉酣曲蘖[3]，明眸皓齿，溺快衾绸？何知快乐之悦吾心，而祸害因之接踵矣。故庄生曰："人之大可畏者，衽席[4]之间不知戒者过也。"故养生之方，首先节欲，欲且当节，况欲其欲而不知所以壮吾欲也，宁无损哉？夫肾为命门，为坎[5]水，水热火寒，则灵台之焰藉此以灭也。使水先枯竭，则木无以生，而肝病矣。水病则火无所制，而心困矣。火焰则土燥而脾败矣。脾败则肺金无资，五行受伤，而大本以去，欲求长生其可得乎？嗟夫！元气有限，人欲无穷，欲念一起，炽若炎火。人能于欲念初萌，即便咬钉嚼铁，强制未然。思淫逸之所，虎豹之墟也，幽冥之径也。身投爪牙而形甘嚅啮，无云志者勿为，虽愚者亦知畏惧。故人于欲起心热之际，当思冰山在前，深渊将溺。即便他思他涉以遏其心，或行走治事以避其险，庶忍能戒心，则欲亦可免。此为达者言也。平居当熟究养生之理守静之方，秉慧剑截断尘缘，举法眼看破幻影。无为死可以夺吾生，清静恬淡，悉屏俗好；勿令生反速就其死，定性存诚，务归正道。俾仙不惧我，而我不惧身，久住长年，不为妄诞。然余所论，人孰不日嚼过饭也。余亦知为熟谈，但人知为嚼过饭，而不知饭所当食：知此谈为熟，奈何熟此谈而不行？所以白日沉疴，经年枕席，芳华凋谢，早岁泉扃。皆由厌常谈而希平地可仙，薄浅近而务谈说高远，于尔身心，果何益哉？徒云自哄自己，毕竟终无一成。吾岂欲人人知予言有本耶？聊自信耳。因录诸经法言，觉彼色欲知戒，俾得天元之寿。

高子曰：吾人一身，所藉三宝具足。足则形生，失则形死。故修养之道，保全三者，可以长年。夫人一日之中，一家之事，应接无穷，而形劳百拙，起居不知节宣，万感不令解脱，乃恣意行为，尽力动荡，不知五脏六腑之精，所当珍惜，以养吾形；六欲七情之伤，所当远避以安吾体。恃年力之壮，乃任意不以为劳，何知衰朽之因，死亡之速，由此而致？今人发槁形枯，蚕眠蝟缩[6]，欲求金石以起吾生，草木以活吾命，有是理哉？故当日用起居，喜怒哀乐，行住坐卧，视听笑谈，逐发戒谨，则身无所损，元气日充，精神日足，彭铿比年，嵩乔同寿，敢曰迂妄以自欺哉？当与同志者，共守此道。因录诸经法言，觉彼身心知损，俾得地元之寿。

高子曰：饮食所以养生，而贪嚼无忌，则生我亦能害我，况无补于生，而欲贪异味，以悦吾口者，往往隐祸不小。意谓一菜、一鱼、一肉、一饭，在士人则为丰具矣，然不足以充清歌举觞[7]、金虬[8]银席之宴。但丰五鼎而罗八珍，天厨之供亦隆矣，又何俟搜奇致远，为口腹快哉？吾意玉瓒[9]琼苏与壶浆瓦缶，同一醉也；鸡跖熊蹯[10]与粝饭藜蒸[11]，同一饱也。醉饱既同，何以侈俭各别？人可不知福所当惜。况《物理论》曰："谷气胜元气，其人肥而不寿。"养性之术，常使谷气少，则病不生矣。谷气且然，矧[12]五味餍饫[13]，为五内害哉？吾考禽兽谷食者宜人，此世之常品是也。若远方珍品，绝壑[14]野味，恐其所食多毒，一时尚珍，其于人之脏腑宜忌，又未可晓。悦口充肠，何贵于此？故西方圣人，使我戒杀茹素，岂果异道者哉？人能不杀则性慈而善念举，茹素则心清而肠胃厚，无嗔无贪，罔不由此。即宣尼恶衣恶食之戒，食无求饱之言，谓非同一道耶？余录诸经法言，觉彼饮食知忌，俾得人元之寿。

【注释】

[1]却病：消除病痛。

[2]殂谢：死亡。

[3]曲蘖（niè）：泛指各种酒。曲，发霉谷物。蘖，发芽谷物。

[4]衽（rèn）席：卧席。

[5]坎：八卦之一，代表水。

[6]蝟（wèi）缩：如刺猬遇敌团缩。比喻畏惧退缩。

[7]举觞：举杯饮酒。

[8]金匏（páo）：我国古代乐器统称八音，即金、石、土、革、丝、木、匏、竹八类，泛指乐器。

[9]玉瓒（zàn）：古代礼器。为玉柄金勺，裸祭时用以酌香酒。

[10]蹯（fán）：兽足。

[11]藜蒸：采藜的嫩叶蒸熟为食。多指粗劣之食。

[12]矧（shěn）：连词，况；况且。

[13]餍饫（yànyù）：形容食品极丰盛。

[14]绝壑：深谷。

【按语】本篇论述高子三知延寿论，包括色欲当知所戒论、身心当知所损论、饮食当知所损论。

第四章　中医医案 ▷▷▷

第一节　《名医类案》选读

　　《名医类案》，明代医家江瓘（1503—1565 年）编集。初稿后由其子江应元校正、江应宿述补而成，刊行于明万历十九年（1591 年），后经清代名医魏之琇等人重订，流行甚广，影响甚大。

　　是书广泛搜集历代名医医案，上自《史记·扁鹊仓公列传》，下至明代有关文献，不仅时间跨度大，而且凡经、史、子、集所藏，靡不详加搜罗，精心遴选，系我国第一部中医全科医案专著，汇集了明代以前医家相当数量的验案，以及江氏本人的家传秘方和个人医案，不仅反映了所辑前贤的精湛医术及其临证经验，同时也反映了他们的学术特点。

　　全书以病证为门分类，门下分列各有关医家所治属于该类病证的医案，共十二卷，分 205 门，辑录历代名医临床验案 2400 余首，内、外、妇、儿、五官等各科俱全，个别重要病案还附有编者按语，提示本案要点。卷一为伤寒、瘟疫病医案；卷二至卷六为内伤杂病医案；卷七为五官皮肤病医案；卷八为肛肠、血证医案；卷九至卷十为外科疮疡病医案；卷十一为妇科医案；卷十二为小儿科医案。此书不仅在临床具有重要的指导意义，对于研究相关医家的学术思想也不失为重要的参考资料。

一、中风医案选读

　　【原文】（琇按：南方中风绝少，多属非风类风，皆风木内病，临症之工宜详审焉。凡风由内发，皆属气与火，若后之虚风迥风是也）

　　元罗谦甫治太尉忠武史公，年近七十，于至元戊辰十月初，侍国师于圣安寺丈室中，煤炭火一炉在左侧边，遂觉面热，左颊微有汗，师及左右诸人皆出，因左颊疏缓，伤热故也。被风寒客之，右颊急，口喝于右。脉得浮紧，按之洪缓。罗举医学提举忽君吉甫，专科针灸，先于左颊上灸地仓穴（胃穴）一七壮，次灸颊车穴（胃穴）二七壮，后于右颊上热手熨之，议以升麻汤加防风、秦艽、白芷、桂枝，发散风寒，数服而愈。（琇按：非真中风，故但升散火邪自愈。）或曰：世医多治以续命等汤，今用升麻汤加四味，其理安在？曰：足阳明经胃起于鼻交頞中，循鼻外入上齿中，手阳明经大肠亦贯于下齿中，况两颊皆属阳明。升麻汤乃阳明经药，香白芷又行手阳明之经，秦艽治口噤，防风散风邪，桂枝实表而固荣卫，使邪不能伤，此其理也。夫病有标本经络之别，药有气味厚薄之殊，察病之源，用药之宜，其效如桴鼓之应。不明经络所过，不知药性所主，徒执一方，不惟无益，而反害之者多矣。学者宜深思之。

江应宿治淮商朱枫野，年五十二岁，患中风月余。逆予诊视，六脉滑数弦长，重按无力，口角涎流，言语謇涩，饮食作呕，此七情内伤，热胜风动之症。调以六君、秦艽、天麻、芩、连、瓜蒌、姜汁、竹沥，补以六味丸，风热渐退，手能作字。家眷远来，以为饮食少，欲求速效，请京口一医，投十六味流气饮，继进滚痰三钱。予曰：必死是药矣。预煎人参一两，候至夜分，果大泻神脱，厥去不知人。予自持参汤灌之，复苏。予遂辞归白下，越旬日而讣音至。惜哉！此商而儒行者，本虚病，误投下药，是犯虚虚之戒。

宿按：中风有真中、类中之不同，世人因名而迷其实。昔人主乎风，河间主火，东垣主气，丹溪主湿，未尝外风而言，但云致病之因，岂可偏废？昔人主风者，乃外感之风邪，为真中风以立名；三子曰火曰气曰湿，乃夹内伤，为类中，本气所自病也。名同而实异。《经》曰：苍天之气，清静则志意治，顺则阳气固，虽有大风苛毒，弗能害也。是故邪之所凑，其气必虚。夫人年逾四旬，阳明脉衰于上，面焦发白，阴气衰于下，将息失宜，肾水虚衰，心火暴盛无制，而成天地不交之否。加之七情悒郁，忧思忿怒，伤其气者，多有此症。气虚卒倒曰气厥、卒厥、尸厥、寒厥、风痱、风懿、中湿，即中气之阴症，虚病脉必沉伏缓弱，身凉，少痰涎，手足不偏废，治宜豁痰开郁，先以苏合丸，次以二陈、四君，调以补中益气，加桂、附扶虚，行气则风从气运而散。有风热痰火，曰痰厥、食厥、热厥、暑风、漏风，即中气之阳症，内实脉必弦数，或洪大弦滑有力，可从子和三法[1]，所谓热胜风动之症，调以通圣辛凉，补血滋阴，润肝缓气，风热自退。若年高虚热者，脉虽弦数而虚弱无力，又忌汗吐，调从丹溪，二陈加芩、连、羌、防、瓜蒌、姜汁、竹沥。若真中风邪，东垣中经、中血脉、中腑、中脏，外有六经形症，偏枯痿易，瘫痪不随，脉必浮弦紧盛。中腑者多着四肢，中脏者多滞九窍。中腑者，以小续命汤随六经加减，通经发散；入脏则内有便溺之阻，轻则导滞丸、麻仁丸，重则三化汤，通其壅塞。或外无六经之证，内无便溺之阻，肢不能举，口不能言，此中经也，宜大秦艽汤补血以养筋。以上三中，诸般种种，轻重不同，岂可不审寒热虚实，内外有无伤感所夹，真中类中，混同施治，概以二陈、芩、连损真之剂，专治痰火，鲜不败事。表而出之，以俟知者。

【注释】

[1]子和三法：即张子和所提倡的汗、吐、下三法。

【按语】 本篇收录了罗天益、江应宿治疗中风之治验及江氏对中风论治的经验。

二、咳嗽医案选读

【原文】 孙兆治一人，病吐痰，顷刻升余，喘咳不定，面色郁黯，精神不快。兆告曰：肺中有痰，胸膈不利，当服仲景葶苈大枣汤。泻中有补。一服讫，已觉胸中快利，略无痰唾矣。

张子和治常仲明，病寒热往来，时咳一二声，面黄无力，懒思饮食，夜寝多汗，日渐瘦削。诸医作虚损治之，用二十四味烧肝散、鹿茸、牛膝，补养二年，口中痰出，下部转虚。戴人断之曰：上实也。先以涌剂吐痰二三升，次以柴胡饮子（柴胡饮子：人参、大黄、黄芩、炙草、归身、白芍、生姜、柴胡）降火益水，一月余复。

丹溪治一人，年五十余，患咳嗽，恶风寒，胸痞满，口稍干，心微痛。脉浮紧而数，左大于右，盖表盛里虚。问其素嗜酒肉有积，后因接内涉寒，冒雨忍饥，继以饱食酒肉而病。先以人参四钱，麻黄连根节一钱半，与二三贴，嗽止寒除。改用厚朴、枳实、青陈皮、瓜蒌、半夏为丸，与二十贴，参汤送下，痞除（看他用药先后轻重之法。）

一人事佛甚谨，适苦嗽逾月。夜梦老僧呼，谓之曰：汝嗽只是感寒。吾有方授汝，但用生姜一物切作薄片，焙干为末，糯米糊丸芥子大，空心米饮下三十丸。觉如其言，数服而愈。（《癸志》）

张子和治沈方伯良臣，患痰嗽，昼夜不能安寝。屡易医，或曰风，曰火，曰热，曰气，曰湿，汤药杂投，形羸食减，几至危殆。其子求治，张诊脉，沉而濡，湿痰生寒，复用寒凉，脾家所苦。宜用理中汤加附子（谁谓痰症无用附子之法。此土生金之法），其夜遂得贴枕，徐进调理之剂，果安。或曰：痰症用附子何也？殊不知痰多者，戴元礼常用附子疗治之。出《证治要诀》。

【按语】本篇收录了孙兆、张从正、朱丹溪、张致和等对咳嗽的治验和验方。咳嗽证治有外感内伤，至于肺而关乎于肝、脾、肾，痰湿为祟，当以温药和之。

三、噎膈医案选读

【原文】华佗道见一人，病噎，嗜食而不得下，家人车载欲往就医。佗闻其呻吟，驻马往，语之曰：向来道旁有卖饼者，蒜齑[1]大酢[2]，从取三升饮之，病当自瘥。即如佗言，立吐蛇一条，悬之车边，欲造佗。佗尚未还，佗家小儿戏门前，迎见，自相谓曰：客车旁有物，必是逢我翁也。疾者前入，见佗壁北悬此蛇以十数。（《佗传》）

吴廷绍，为太医令。烈祖因食饴，喉中噎，国医皆莫能愈。廷绍尚未知名，独谓当进楮实汤。一服，疾失去。群医默识之，他日取用，皆不验。或扣之，答曰：噎因甘起，故以楮实汤治之。（《南唐书》）

一人不能顿食，喜频食，一日忽咽膈壅塞，大便燥结。脉涩似真脏脉，喜其形瘦而色紫黑，病见乎冬，却有生意。以四物汤加白术、陈皮浓煎，入桃仁十二粒研，再沸饮之，更多食诸般血以助药力，三十贴而知，至五十贴而便润，七十贴而食进，百贴而愈。

江应宿治一老妇，近七旬，患噎膈，胃脘干燥，属血虚有热。投五汁汤，二十余日而愈。其方：芦根汁、藕汁、甘蔗汁、牛羊乳、生姜汁少许，余各半盏，重汤煮温，不拘时徐徐服。

【注释】
[1]齑（jī）：捣碎的姜、蒜或韭菜。
[2]酢（cù）：用酒发酵或以米、麦、高粱等酿制而成的酸味液体。

【按语】本篇收录了华佗、吴廷绍、朱丹溪和江应宿治疗噎膈的验案，或因于异物内阻，或因于甘滞，或为阴枯血竭，或为血虚有热，《内经》云："其高者，因而越之；其下者，引而竭之；中满者，泻之于内。"故治之者，有取吐而瘥，有消之而愈，或润或清，各得其所宜。

第二节 《临证指南医案》选读

《临证指南医案》是清代名医叶天士（1667—1746年）原著，其门人华岫云据叶氏临证医案整理编撰而成，成书于清乾隆二十九年（1764年），是一部流传很广、影响很大的中医医案专著。

该书共十卷，分89门，涉及病证86种，收载医案2576例，3137诊。卷一至卷八以内科杂病医案为主，兼收外科及五官科医案；卷九至卷十为妇科和儿科医案。每门以病证为标目，序列其经治医案，言简意赅，切中肯綮，于学术多有所体悟，于后学启迪甚多。每门之末附有论述该门证治大要的附论一篇，系由叶氏门人分别执笔撰写而成。

《临证指南医案》全面反映了叶天士在温热时证、各科杂病方面辨证精细、立法妥贴、处方中肯、用药灵活的学术特点，也体现了叶氏融汇古今、独创新说的学术特点，对中医温病学、内科学、妇产科学等临床医学的发展均产生了较大的影响，尤其有关温热病医案的载述甚至成为后世医家编写温病专著的蓝本。

一、风温病案选读

【原文】僧（五二）近日风温上受，寸口脉独大，肺受热灼，声出不扬。先与辛凉清上。当薄味调养旬日（风温伤肺）。

牛蒡子、薄荷、象贝母、杏仁、冬桑叶、大沙参、南花粉、黑山栀皮。

杨脉左实大，头目如蒙，清窍不爽。此风温仍在上焦，拟升降法。

干荷叶、薄荷、象贝、连翘、钩藤、生石膏末。

某风温从上而入，风属阳，温化热，上焦近肺，肺气不得舒转，周行气阻，致身痛，脘闷不饥。宜微苦以清降，微辛以宣通。医谓六经，辄投羌、防，泄阳气，劫胃汁，温邪忌汗，何遽[1]忘之？

杏仁、香豉、郁金、山栀、栝蒌皮、蜜炒橘红。

叶风温入肺，肺气不通，热渐内郁，如舌苔头胀，咳嗽发疹，心中懊侬，脘中痞满，犹是气不舒展，邪欲结痹，宿有痰饮，不欲饮水。议栀豉合凉膈方法。

出栀皮、豆豉、杏仁、黄芩、瓜蒌皮、枳实汁。

某风温热伏，更劫其阴，日轻夜重，烦扰不宁（风温伤阴）。

生地、阿胶、麦冬、白芍、炙草、蔗浆。

马（三五）风温热灼之后，津液未复，阳明脉络不旺，骨酸背楚。治以和补。

生黄芪、鲜生地、北沙参、玉竹、麦冬、归身。

蜜丸。

（风为天之阳气，温乃化热之邪，两阳熏灼，先伤上焦，种种变幻情状，不外手三阴为病薮[2]。头胀汗出，身热咳嗽，必然并见。当与辛凉轻剂，清解为先。大忌辛温消散，劫烁清津。太阴无肃化之权，救逆则有蔗汁、芦根、玉竹、门冬之类也。苦寒沉降，损伤胃口，阳明顿失循序之司，救逆则有复脉、建中之类。大凡此症，骤变则为痉厥，缓变则为虚劳，则主治之方总以甘药为要，或兼寒，或兼温，在人通变可也。邵

新甫）

【注释】

［１］遽（jù）：突然；急忙。

［２］薮（sǒu）：物之归也。此处指病位或病所。

【按语】本篇收录叶天士治疗风温六案，又有邵新甫对叶氏风温诊治之概述。

二、温热选读

【原文】谢积劳伤阳卫疏，温邪上受，内入乎肺，肺主周身之气，气窒不化，外寒似战栗。其温邪内郁，必从热化，今气短胸满，病邪在上。大便泻出稀水，肺与大肠表里相应，亦由热迫下泄耳。用辛凉轻剂为稳。

杏仁、桔梗、香豉、橘红、枳壳、薄荷、连翘、茯苓。

毛（六十）温邪热入营中，心热闷，胁肋痛，平素痰火与邪胶结，致米饮下咽皆胀。老年五液[1]已涸，忌汗忌下（热入心营）。

生地、麦冬、杏仁、郁金汁、炒川贝、橘红。

马少阴伏邪，津液不腾，喉燥舌黑，不喜饮水。法当清解血中伏气，莫使液涸。

犀角、生地、丹皮、竹叶、元参、连翘。

陆（六九）高年热病八九日，舌燥烦渴，谵语。邪入心胞络中，深怕液涸神昏。当滋清去邪，兼进牛黄丸，驱热利窍（热邪入心胞）。

竹叶心、鲜生地、连翘心、元参、犀角、石菖蒲。

胡脉数舌赤，耳聋胸闷。素有痰火，近日冬温，引动痰病，加以劳复，小溲不利。议治胞络之热。

鲜生地五钱，竹叶心一钱，丹参一钱半，玄参一钱半，石菖蒲根六分，陈胆星六分。

王吸入温邪，鼻通肺络，逆传心胞络中，震动君主，神明欲迷，弥漫之邪，攻之不解，清窍既蒙，络内亦痹。幼科不解，投以豁痰降火理气，毫无一效。忆《平脉篇》，清邪中上，肺位最高，既入胞络，气血交阻，逐秽利窍，须藉芳香，议用局方至宝丹。

顾饮酒，又能纳谷，是内风主乎消烁。当春尽夏初，阳气弛张，遂致偏中于右。诊脉左弦且坚，肌腠隐约斑点，面色光亮而赤，舌苔灰黄。其中必夹伏温邪，所怕内闭神昏。治法以清络宣窍，勿以攻风劫痰，扶助温邪，平定廓清，冀其带病久延而已。

犀角、生地、玄参、连翘心、郁金、小青叶、竹叶心、石菖蒲。

又，目瞑舌缩，神昏如醉，邪入心胞络中，心神为蒙，谓之内闭。前案已经论及，温邪郁蒸，乃无形质，而医药都是形质气味，正如隔靴搔痒。近代喻嘉言议谓芳香逐秽宣窍，颇为合理。绝症难挽天机，用意聊尽人工。

至宝丹四丸，匀四服，凉开水调化。

王（十八）夜热早凉，热退无汗，其热从阴而来，故能食形瘦，脉数左盛，两月不解。治在血分（热陷血分）。

生鳖甲、青蒿、细生地、知母、丹皮、淡竹叶。

许温邪已入血分，舌赤音低，神呆潮热，即发斑疹，亦是血中热邪。误汗消食，必变昏厥。

犀角、细生地、玄参、丹皮、郁金、石菖蒲。

林（氏）腹满已久，非是暴症，近日面颔肿胀，牙关紧闭，先有寒热，随现是象，诊脉右搏数，左小。乃温邪触自口鼻，上焦先受，气血与热胶固，致清窍不利，倏有痹塞之变。理当先治新邪，况头面咽喉结邪，必辛凉轻剂以宣通，若药味重浊，徒攻肠胃矣。仿东垣普济消毒意（热毒壅结上焦）。

连翘、牛蒡子、马勃、射干、滑石、夏枯草、金银花露、金汁。

【注释】

[1] 五液：指津液所化生的汗、泪、涕、唾、涎等五种分泌物。

【按语】本篇收录了叶氏温热病诊治经验，其理法方药足可窥卫气营血辨证之堂奥。

三、湿病病案选读

【原文】王（二十）酒肉之湿助热，内蒸酿痰，阻塞气分。不饥不食，便溺不爽，亦三焦病。先论上焦，莫如治肺，以肺主一身之气化也。

杏仁、栝蒌皮、白蔻仁、飞滑石、半夏、厚朴。

吴（五五）酒客湿胜，变痰化火，性不喜甜，热聚胃口犯肺，气逆吐食。上中湿热，主以淡渗，佐以苦温。

大杏仁、金石斛、飞滑石、紫厚朴、活水芦根。

某（二九）湿温阻于肺卫，咽痛，足跗痹痛。当清上焦，湿走气自和（湿温阻肺）。

飞滑石、竹叶心、连翘、桔梗、射干、芦根。

吴湿邪中伤之后，脾胃不醒，不饥口渴。议清养胃津为稳（湿热伤胃津）。

鲜省头草[1]、知母、川斛、苡仁、炒麦冬。

王（二五）冷湿损阳，经络拘束，形寒。酒客少谷，劳力所致。

桂枝、淡干姜、熟附子、生白术。

某（十六）地中湿气，自足先肿，湿属阴邪，阳不易复，畏寒，筋骨犹牵强无力。以《金匮》苓姜术桂汤。

某（五十）秽湿邪吸受，由募原分布三焦，升降失司，脘腹胀闷，大便不爽。当用正气散法。湿邪弥漫（三焦）。

藿香梗、厚朴、杏仁、广皮白、茯苓皮、神曲、麦芽、绵茵陈。

某汗多身痛，自利，小溲全无，胸腹白疹。此风湿伤于气分。医用血分凉药，希冀热缓，殊不知湿郁在脉为痛，湿家本有汗不解（湿郁经脉痛）。

苡仁、竹叶、白蔻仁、滑石、茯苓、川通草。

湿为重浊有质之邪，若从外而受者，皆由地中之气升腾，从内而生者，皆由脾阳之不运。

【注释】

[1] 鲜省头草：即佩兰。

【按语】本篇收录叶氏湿病病案九例。叶氏治湿不用燥热之品，皆以芳香淡渗之药，疏肺气而和膀胱，诚为良法。

第三节 《古今医案按》选读

《古今医案按》系清代名医俞震（1709—1799 年）纂辑而成，成书于清乾隆四十三年（1778 年），是一部影响很大的名医医案评注类著作。

全书共十卷，选载历代名医医案共 60 余家，1060 余则，涉及各科病证 156 种。所选医案上自仓公淳于意，下迄清代名医叶桂，案中有俞氏精心评注的按语 530 余条，分别附于相关医案之后。全书按病证列目，同病证的医案编为一类，其卷一至卷八为中风、伤寒、消渴、虚损等内科杂病医案；卷九为崩漏、带下、恶阻、转胞等妇产科医案；卷十为痹痿、肠痈、胎毒、惊搐等外科及儿科医案。书末附有俞氏所撰《却病求嗣六要》一篇，着重论述起居、精神、饮食方面的宜忌。

《古今医案按》搜罗宏富，选案精当，析其异同，概其要领，指其肯綮，开创了全面评述辨析古今医案的先河，示范性强，每多点睛之法，便于读者把握其中的关键所在，不仅比较全面地展现了古今医的诊疗经验，而且充分揭示了古今名医的创新观点和学术特色，对中医学术经验的传承和中医临证医学的发展产生了较大的影响。

一、中风病案选读

【原文】丹溪治浦江郑君，年近六旬，奉养膏粱，仲夏久患滞下，又犯房劳。一夕如厕，忽然昏仆，撒手，遗尿，目上视，汗大出，喉如曳锯，呼吸甚微，其脉大而无伦次部位，可畏之甚。此阴虚而阳暴绝也，急令煎人参膏，且与灸气海穴。艾壮如小指，至十八壮，右手能动；又三壮，唇微动。参膏成，与一盏，至半夜后，尽三盏，眼能动；尽二斤，方能言而索粥。尽五斤而利止，十数斤全安。

（震按：此种病，今常有之。医所用参不过一二钱，至一二两而止，亦并不知有灸法，无效则诿之天命，岂能于数日间用参膏至十余斤者乎？然参膏至十余斤，办之亦难矣。惟能办者，不可不知有此法。）

薛立斋治一人，年六十余，素善饮酒，两臂作痛。服祛风治痿之药，更加麻木发热，体软痰涌，腿膝拘痛，口噤语涩，头目晕重，口角流涎，身如虫行，痒起白屑。立斋曰：臂麻体软，脾无用也；痰涎自出，脾不能摄也；口斜语涩，脾气伤也；头目晕重，脾气不能升也；痒起白屑，脾气不能荣也。遂用补中益气汤加神曲、半夏、茯苓，三十余剂，诸症悉退，又用参术膏而愈。

一妇人怀抱郁结，筋挛骨痛，喉间似有一核。服乌药顺气散等药，口眼㖞斜，臂难伸举，痰涎愈甚，内热晡热，食少体倦。立斋云：郁火伤脾，血燥生风所致。用加味归脾汤二十余剂，形体渐健，饮食渐加。又服加味逍遥散十余剂，痰热少退，喉核少利。更用升阳益胃汤数剂，诸证渐愈，但臂不能伸。此肝经血少，用地黄丸而愈。

秀才刘允功，形体魁伟，不慎酒色，因劳怒头晕仆地，痰涎上涌，手足麻痹，口干引饮，六脉洪数而虚。薛以为肾经亏损，不能纳气归源而头晕，不能摄水归源而为痰，阳气虚热而麻痹，虚火上炎而作渴。用补中益气合六味丸，治之而愈。其后或劳役，或入房，其病即作，用前药随愈。

宪幕顾斐斋，左半身并手不遂，汗出神昏，痰涎上涌。王竹西用参芪大补之剂，汗止而神思渐清，颇能步履。后不守禁，左腿自膝至足肿胀甚大，重坠如石，痛不能忍，其痰甚多，肝脾肾脉洪大而数，重按则软涩。立斋朝用补中益气汤，加黄柏、知母、麦冬、五味，煎送地黄丸；晚用地黄丸料，加知、柏。数剂，诸证悉退。但自弛禁，不能全愈耳。

（震按：此四案，理精法密，学人所当熟玩。）

【按语】本篇论述中风诸案五则，虽名中风，症各有不同，或痰热内阻，或郁火上扬，各取其所宜而收效。

二、伤寒病案选读

【原文】浙东宪使曲公病，召沧州翁吕元膺往视。翁察色切脉，则面带阳气，寸口皆长而弦。盖伤寒三阳合病也。以方涉海，为风涛所惊，遂血菀[1]而神慑。血为热所搏，吐血一升许，且胁痛烦渴谵语。适是年岁运，左尺当不应。其辅行京医，泣告其左右曰：监司脉病皆逆，不禄在旦夕。家人皆惶惑无措。翁曰：此天和脉，无忧也。为投小柴胡汤，减参，加生地黄。俟其胃实，以承气汤下之愈。

（震按：许学士以尺脉迟弱为营气不足，吕沧州以左尺不应为天和脉，二义亦皆古书所载，非二公新得。而引证恰当，各奏功效，由于诊候熟而心思灵也。）

一人七月内，病发热，多服小柴胡汤，恶寒甚，肉瞤筋惕。滑伯仁诊之，脉细欲绝，曰：此升发太过，多汗亡阳，表虚极而恶寒甚也。肉瞤筋惕者，里虚极而阳不复也。以真武汤，进七八服而愈。

吴绶治一人，伤寒未经发汗，七八日，经脉动惕，潮热来尤甚，其肉不瞤，大便秘结不行，小便赤涩，以手按脐旁硬痛，此有燥屎也。用加味大柴胡汤下之而愈。

又一人伤寒十余日，曾三四次发汗过多，遂变肉瞤身振摇，筋脉动惕。此汗多气血俱虚故也。用加味人参养营汤，二剂而愈。

又一人汗后，虚烦不得眠，筋惕肉瞤，内有热。用加味温胆汤而愈。可见虚实不同，岂容执一说以施治。

（震按：肉瞤筋惕四条，治法不同。首条载脉，三条不载脉。须看其病因病形之不同，分别得清，故用药恰当。）

【注释】

[1]菀：同"郁"。

【按语】本篇录入伤寒诸案，吕元膺诊浙东宪使曲公案，凭脉定证，先实胃而后下之；后有四案均有肉瞤筋惕之症，而脉症不一，虚实不同，施治各异而痊。

三、泄泻病案选读

【原文】东垣曰：予病脾胃久衰，视聪半失。此阴盛乘阳，加之气短，精神不足。此由弦脉令虚，多言之故。阳气衰弱，不能舒伸，伏匿于阴中耳。癸卯六七月间，霖雨阴寒，逾月不止。时人多病泄利，乃湿多成五泄故也。一日，体重肢痛，大便泄泻，小便秘涩。默思《内经》云：在下者，引而竭之。是利小便也。故《经》又云：治湿不利小便，非其治也。当用淡渗之剂，以利之为正法。但圣人之法，虽布在方策，其不尽者，可以意求。今客邪寒湿之淫，自外入里而甚暴，若以淡渗之剂利之，病虽即已，是降之又降，复益其阴而重竭其阳，则阳气愈削而精神愈短矣，唯以升阳之药为宜。用羌、独、升麻各一钱，防风、炙甘草各五分，水煎热服。大法云：寒湿之胜，助风以平之。又云：下者举之。此得阳气升腾故愈。是因曲而为之直也。

（震按：升阳以助春生之令，东垣开创此法，故群推为内伤圣手。向来医学十三科，有脾胃一科，谓调其脾胃而诸病自愈。今已失传，虽读《脾胃论》，不能用也。）

罗谦甫随征南副元帅大忒木儿驻扬州，时年六十八。仲冬，病自利，完谷不化，脐腹冷疼。足寒，以手搔之，不知痛痒。烧石以温之，亦不得暖。罗诊之，脉沉细而微，乃曰：年高气弱，深入敌境，军事烦冗。朝暮形寒，饮食失节，多饮乳酪，履于卑湿，阳不能外固，由是清湿袭虚。病起于下，故跗寒而逆。《内经》云：感于寒而受病，微则为咳，盛则为泻为痛。此寒湿相合而为病也。法当急退寒湿之邪，峻补其阳，非灸不能已其病。先以大艾炷于气海，灸百壮，补下焦阳虚。次灸三里二穴，各三七壮，治形寒而逆，且接引阳气下行。又灸三阴交二穴，以散足受寒湿之邪。遂处方云：寒淫所胜，治以辛热。湿淫于外，治以苦热，以苦发之。以附子大辛热，助阳退阴，温经散寒，故以为君。干姜、官桂大热辛甘，亦除寒湿；白术、半夏若辛温而燥脾湿，故以为臣。人参、草豆蔻、炙甘草甘平大温，温中益气；生姜大辛温，能散清湿之邪；葱白辛温，以通上焦阳气，故以为佐。又云：补下治下制以急，急则气味厚，故作大剂服之。不数服，泻止痛减，足跗渐温。调其饮食，逾十日平复。明年秋，过襄阳，值霖雨旬余，前证复作。根据前灸添阳辅，各灸三七壮。再以前药投之，数服良愈。方名加减白通汤。

（震按：用苦甘辛温热燥药，乃治泻正法，而辅以灸法尤妙。）

【按语】本篇收录李东垣与罗天益师徒治脾胃病的心得。李杲以脾阳立论，开创脾胃论诸方；罗天益验案则以灸药兼施，通阳抑阴，寒退湿清，泻止肢温。

四、厥病病案选读

【原文】丹溪治一妇，病不知人，稍苏即号叫数四而复昏。朱诊之，肝脉弦数且滑，曰：此怒火所为。盖得之怒而饮酒也。诘之，以不得于夫，每夜必引满自酌解其怀。朱治之以流痰降火之剂，而加香附以散肝分之郁，立愈。

戴元礼治方氏子妇，疟后多汗，呼媵人[1]易衣不至，怒形于色，遂昏厥若死状，灌以苏合香丸而苏。自后闻人步之重，鸡犬之声，辄厥逆如初。元礼曰：脉虚甚，重取则散，是谓汗多亡阳。以参、芪日补之，其惊渐减，至浃旬[2]而安。

汪石山治一人，年逾七十，忽病瞀昧。但其目系渐急，即合眼昏懵，如瞌睡者。头面有所触，皆不避，少顷而苏，问之，曰不知也。一日或发二三次，医作风治，病转剧。汪诊其脉结止，苏则如常，但浮虚耳。曰：此虚病也。盖病发而脉结者，血少气劣耳。苏则气血流通，心志皆得所养，故脉又如常也。遂以十全大补汤，去桂，加麦冬、陈皮而安。三子皆庠生，时欲应试而惧。汪曰：三年之内，可保无恙，越此非予之所知也。果验。

江篁南治一妇，忽如人将冰水泼之，则手足厥冷，不知人。少顷发热，则渐省。一日二三次。江诊六脉俱微，若有若无，欲绝非绝，此气虚极之证也。用人参三钱，陈皮一钱，枳壳二分。人参渐加，服至六两，而愈。

孙东宿治徐中宇之妇，汗出如雨，昏昏愦愦，两手无所着落，胸要人足踹之不少放，少放即昏愦益甚，气促不能以息，少近风则呕恶晕厥。与九龙镇心丹一丸，服下即稍定，少间则又发。始知胸喉中有物作梗而痛，汤水难入，即药仅能吞一口，多则弗能咽下。乃以苏合香丸与之，晕厥寻止，心痛始萌。昨日六脉俱伏，今早六部俱见。惟左寸短涩，知其痛为瘀血也。用延胡、桃仁、丹参、丹皮、青皮、当归、香附，其夜仍晕厥一次，由其痛极而然。再与前方加乌梅、桂枝、赤芍、贝母、人参而痛减大半，乃自云心虚有热，头眩，加山栀仁。居常多梦交之证，近更甚，以其心虚故也。人参、丹参、归、芍、枣仁、酒连、香附、贝母、石斛调理全安。

李士材治吴门周复庵，年近五旬，荒于酒色，忽然头痛发热，医以羌活汤散之，汗出不止，昏晕不苏。李灸关元十壮而醒。四君子加姜、桂，日服三剂。至三日少康，分晰家产，劳而且怒，复发厥。李用好参一两、熟附二钱、煨姜十片煎服，稍醒，但一转侧即厥，一日之间计厥七次，服参三两。至明日，以羊肉羹、糯米粥与之，尚厥二三次，至五日而厥定。李曰：今虽痊，但元气虚极，非三载调摄，不能康也。两月之间，服参四斤。三年之内，进剂六百贴，丸药七十余斤，方得步履如初。

喻嘉言治黄我兼令正，痰厥，频发不痊。有欲用涌剂及下法者，喻曰：惊痰堵塞窍隧，昏迷不过片向耳。设以涌药投之，痰才一动，人即晕去，探之指不能入，咽之气不能下，药势与病势相扭，转致连日不苏，将若之何？丹溪云：惧吐者，宜消息下之，是或一道也。但窍隧之痰，岂能搜导下行，徒伤脾气，痰愈窒塞，此法亦不可用。今三部脉象虚软无力，邪盛正衰，不易开散。用药贵有节次矩矱[3]。盖惊痰之来，始于肝胆，冬月木气归根，不敢攻治，但当理脾清肺。使脾能健运，肺能肃降，痰乃下行耳。今四末肿麻，气壅已甚，须药饵与饮食相参。白饭、香蔬、苦茗，便为佳珍。不但厚味当禁，即粥亦不宜食，以粥饮之结为痰饮易易耳。不但杂食当禁，即饮食亦宜少减。以脾气不用以消谷，转用之消痰，较药力更捷耳。其辛辣、酒脯及煎煿[4]、日曝之物，俱能伤肺，并不宜食。依此调理，至春月木旺，才用四君子汤加龙胆草、芦荟、代赭石、黄连、青黛等药为丸服之。痰迷之症，果获全瘳，后遂不发。

（震按：《内经》、仲景所谓厥者，手足逆冷者，故有寒厥、热厥之辨。今人所谓厥者，乃晕厥耳。亦兼手足逆冷，而其重在神昏若死也。向来混于一处，最误后学。今只选晕厥，不选厥逆，庶几头绪稍清。故丹溪案是怒厥也，又名肝厥。戴、汪、江三案，是虚厥也。孙案是血厥也，又名薄厥。李案是虚厥之极，即脱厥也。喻案是痰厥，亦兼怒厥。法已略备矣。）

【注释】

[1]媵（yìng）人：侍婢。

[2]浃（jiā）旬：即一旬，十日。

[3]矩矱：规矩；法度。

[4]煿（bó）：烘烤。

【按语】本篇收录诸家厥病治验七则，有因于气，有因于痰，有因于虚，有因于血，有形责之于痰瘀，无形归之于气，脉证合参，随症施治。

第四节　《张聿青医案》选读

《张聿青医案》系张乃修原著，门人吴玉纯等收集整理编次而成，成书于清光绪二十三年（1897年），初刻于1918年。

张乃修（1844—1905年），字聿青，又字莲葆。祖籍江苏常熟，又迁居无锡。清末医家。父张甫崖，兄仲甫，均业医。自少年时从父习医，同治二年（1863年）曾随父为太平军治病。同治五年（1866年），于大市桥"信性堂"应诊行医。尝旅居沪上十余年，救奇难大症无数，医名大振，从游者甚众。

《张聿青医案》是张氏毕生临床经验的总结，不仅是一部具有较高价值的个人医案专著，也是一部临床实用的名医经验著作，在近代医案专著中具有较高声望。

全书共二十卷，记载了张聿青临床诊治的医案1100余则，所治疾病以外感、内伤、杂病为序依次编排，每病以主病为纲，以相类者附之。每卷少则介绍一种病证，多则介绍十种病证。卷一至卷三为外感疾病医案，卷四为虚损与内伤劳倦医案，卷五至卷十四、卷十六为内科杂病医案，卷十五为耳鼻咽喉科疾病医案，卷十七为妇科疾病医案，卷十八为论著并附评改门下各论，卷十九至卷二十为丸方及膏方医案。全书选案严谨，辨识细致，论证精详，处方确切，按注周到，内容相当丰富。所载医案包括患者姓氏、体质状况、起病缘由、临床表现、舌脉体征、病机变化、治疗法则、处方用药、药物加减等内容，每寓医理于医案叙述之中，有发前人之所未及发、言众人之所不能言者。

一、湿温病案选读

【原文】以翁昨诊内窍欲蒙，及服药之时，神已糊乱。今日竟尔神昏，手暖足厥，脉糊滑并不甚数，苔白腻并不焦黑，身热并不炽甚。此由湿盛之极，中阳不运，致湿蕴成痰，痰蒙清窍。与火热之甚，扰乱神明，而致神昏者不同。勉拟芳香通神，辛开苦降，为背城借一[1]。谋事在人，成事在天。

天竺黄三钱，制半夏三钱，远志肉一钱，明雄精（甘草汤拌炒）一钱五分，陈胆星一钱，白僵蚕三钱，茯苓三钱，广郁金六分，明矾（化，水磨）三分，九节菖蒲八分，竹沥（滴入姜汁少许）一两。

转机用至宝丹一丸，橘红汤送下。一剂而神稍清，仍照服减半。

再方

川雅连（重姜汁炒）三分，制半夏三钱，九节菖蒲八分，橘红一钱五分，广郁金一钱五分，淡干姜（迷甚干姜用二钱，打）六分，制南星三分，煅礞石三分，白明矾三分，炙牙皂三分，麝香五厘，明雄黄二分。后六味研细末，用竹沥先调服。

（案师云：此症紧要关头，全在表热外扬，邪方透达。复诊由门下郁闻尧代去，云热已起而厥渐转。先是师命方如前意开泄。郁世兄回禀云：湿已化燥，舌绛中带焦黑而干。师曰：尚不可言化燥，燥化未足也。再用开泄，冀其化热化火，须十分透澈乃妙。药大意如前，制南星用六分，加紫雪六分，灯心汤下，尚欲其热显扬。据郁世兄本意，拟用牛黄丸、犀角地黄汤，或鲜石斛及清宫汤加减。谓化燥而无大热，书无明文，疑惑不定。师云：化燥而无大热，非真燥也，热未透也。不可滋腻，须仍泄化，微带甘辛法。清儒志）

【注释】

［1］背城借一：出自《左传》，原指在自己城下和敌人决一死战，多指决定存亡的最后一战。

【按语】本篇收录张氏治疗湿温重症医案一则，并有师徒按注点评。

二、肺痈病案选读

【原文】陈左肝郁气滞，病从左胁作痛而起。加以火灸，络热动血。屡进阴柔之药，阴分固赖以渐复，然湿热由此而生，发为浊症。湿热逗留，风邪外触，遂致咳嗽。先以燥药伤气，致气虚不能鼓舞旋运，饮食悉化为痰。又以柔药滋其阴，酸寒收涩，痰湿之气，尽行郁遏，以致痰带腥秽，色尽黄稠。黄为土色，是湿痰也，今内热咳嗽，痰仍腥秽。脉数濡弦，左部虚弦，舌苔薄白而滑。此气阴两亏，而湿热逗留之象。从实变虚，从假变真，殊难措手。前人谓因虚致病者，补其虚而病自除；因病致虚者，去其病而阴自复。八年之病，虽有成例可遵，恐鞭长之莫及耳。拟导其湿热下行，而不涉戕伐［1］，俾得熏蒸之焰息，即所以保其阴气之消耗也。

光杏仁、冬瓜子、生薏仁、炙桑皮、枇杷叶、云茯苓、青蛤散、泽泻、青芦管。

方右咳嗽痰秽，内痈重症，遗毒已深，难遽言治。

冬瓜子、杏仁、茯苓、黑山栀、煨石膏、桔梗、生薏仁、枇杷叶、青芦管。

（先生问：吐出之痰，有如糊粥黄色者盈碗否？曰：然。肺已成痈，而将穿破，咳痰臭甚，吐出后秽味不退者，病尤深也。正蒙附志）

【注释】

［1］戕伐：伤害。

【按语】本篇收录张氏治疗肺痈咳嗽治验两则，寓医理于医案叙述之中。

三、吐血病案选读

【原文】某天下无倒行之水，因风而方倒行；人身无逆行之血，因火而即逆上。湿热有余，肝阳偏亢，肺胃之络，为阳气所触，遂致络损不固，吐血频来。时易汗出，阳气发泄太过，不言可喻。脉象弦，两关微滑，亦属火气有余之象。清养肺胃，益水之上源，方可不涉呆滞而助湿生痰，特王道无近功耳。

金石斛、茜草炭、女贞子、茯苓神、黑豆衣、北沙参、牡蛎（盐水炒）、炒白薇、川贝。

某吐血时止时来，胸脘作痛，时易火升。此由努力任重，伤损肺胃之络。缪仲醇谓宜降气不宜降火，宜行血不宜止血，旨哉言乎！

磨郁金、侧柏炭、丹皮炭、磨三七、茜草炭、瓜蒌炭、黑山栀、代赭石、生赤芍、醋炒当归炭、鲜藕煎汤代水。

（此症经陈莲舫[1]治过，用止血药，故案有隐射语。正蒙附志。）

俞左吐血四日不止，昨晚胸闷恶心，有似痧秽之象。非痧也，木旺而清肃不行，肺肝气逆故也。人身之津液，流布者即为清津，凝滞者即为痰湿。痰湿内阻，升降之机不循常度，气火上逆，载血逆行，是失血之因于胃中寒湿，原属至理。特寒湿而致阻塞升降，甚至失血盈碗，则是非寻常之湿矣。可疑者，初无痞满等象，而此时转觉气阻脘痞，呃忒频频，连宵不寐。脉象细数不调，而右关独见弦滑。良由肝升太过，胃府之气，为之耸涌，不能通降，所以血之出于胃者，愈出愈多，浊之聚于胃者，愈聚愈满。自觉胸中有物窒塞，大便不行，九窍不和，皆属胃病。《经》云：六腑以通为补。前方专主通降者为此。拟方如下，以急降其胃气，总期呃止血止，方可续商。

代赭石四钱，杏仁泥三钱，茯苓五钱，枳实一钱，上湘军一钱，竹茹（盐水炒）一钱五分，瓜蒌炭六钱，莱菔子四钱，西血珀三分，侧柏炭七分，白蒺藜（去刺，炒）三钱。

又，吐血之症，或出于肺，或出于肝，各经不同。人身喉属肺，主气之出；咽属胃，主气之入。所以各经之血，其出于口也，莫不假道于胃，而溢于喉。今吐血九日不止，左脉并不浮露，病非肝肾而来。虽倾吐之时，足冷面赤，未始无龙相上越之象。然倾吐之时，气血紊乱，虽有见象，难为定凭。多饮多溲，其肺气能通调水道，下输膀胱，其病不由于肺可知。间有一二呛咳，亦由肝火上烁，木叩之而金偶鸣耳。下不由于肝肾，上不由于心肺，推诸两胁不舒，中脘自喜挫磨等象，则是病之由于肝胃，已可显见。良由平素郁结，郁则伤肝，木为火母，阳明胃腑居肝之上，为多气多血之乡，肝郁而气火上浮，则阳明独当其冲，胃络损破，血即外溢。胃府以通为用，九日以来，所进实胃滞胃之品多，降胃通胃之物少，胃不降而独欲其气之与血皆从下行，不能也。于此而曰血无止法，医无确见，遂曰天也命也，岂理也哉！曰：前论未及于心，而不关心肺，何所见而与心无涉哉？夫心为君主，凡血出于心，断无成口之多，虽有不寐，则胃不和耳。世无伯乐，何必言马，子诚真伯乐也。言者谆谆，未识听者何如。

代赭石四钱，炒竹茹一钱五分，郁金（磨，冲）六分，茯苓六钱，杏仁泥三钱，丹皮炭一钱五分，枳实七分，苏子（盐水炒）三钱，山栀三钱，侧柏炭四分，降香（劈）一钱五分，百草霜三分，湘军（酒炒）七分，三七（磨，冲）三分。

（从来吐血三大法：宜行血不宜止血，宜降气不宜降火，宜养肝不宜伐肝。特此附识。）

（此先生自注于方后者也。先生于吐血一门，特有心得，故案语尤有独到之处，可法可传。文涵志）

【注释】

[1] 陈莲舫：名秉钧（1840—1914年），清末上海名医，近代著名中医学家。光绪年间曾五次奉诏入京为皇帝和太后诊病，疗效颇佳，被封为御医。

【按语】本篇收录张氏治疗血证验案三则，案后尤指出吐血三大法要旨，学者可法之。

第五节 《丁甘仁医案》选读

《丁甘仁医案》又名《孟河丁甘仁先生医案》《丁氏医案》，是书据江南名医丁泽周（字甘仁，1866—1926 年）临证医案整理编撰而成，书成于 1927 年，是近代一部影响较大的名医医案专著。

全书共八卷，收录丁泽周临床医案中具有典型性验案 400 余例。其卷一至卷六为内科杂病医案，卷七为妇科杂病及胎前产后医案，卷八为外科医案及膏方。全书涉及病证60 种，膏方 3 首。书后附有《喉痧症治概要》，是丁氏治疗喉痧症的经验心得。

《丁甘仁医案》载述完备，内容丰富，文字简明，经验独到，充分反映了丁甘仁先生丰富的临床经验和超群的学术水平，对中医温热病学、内科病学、妇产科学、外科学等临床医学的发展均有较大的影响。

一、伤寒病案选读

【原文】封左诊脉浮紧而弦，舌苔干白而腻，身热不扬，微有恶寒，咳嗽气逆，十四昼夜不能平卧，咽痛淡红不肿，两颧赤色。据述病起于夺精之后，寒邪由皮毛而入于肺，乘虚直入少阴之经，逼其水中之火飞越于上，书曰：戴阳重症也。阅前方，始而疏解，前胡、薄荷、牛蒡、杏、贝之品，继则滋养，沙参、石斛、毛燕、川贝，不啻[1]隔靴搔痒，扬汤止沸。夫用药如用兵，匪势凶猛，非勇悍之将，安能应敌也。拙拟小青龙合二加龙骨汤，一以温解寒邪，一以收摄浮阳，未识能挽回否？尚希明哲指教。

蜜炙麻黄五分，川桂枝八分，大白芍三钱，生甘草八分，熟附片一钱五分，牡蛎（煅）四钱，花龙骨四钱，五味子（干姜三分拌捣）一钱，光杏仁三钱，仙半夏三钱，水炙桑皮二钱，远志八分。

服两剂后，气喘渐平，去麻黄又服两剂，颧红退，即更方，改用平淡之剂调理，如杏、贝、甘、桔、茯神、桑皮、苡仁、冬瓜子、北秫米等，接服五六剂而瘥。

【注释】

[1] 啻（chì）：但；只；仅。

【按语】本篇收录丁氏伤寒戴阳案一则，患者真寒假热且又有表寒，前医误治，张氏以小青龙加龙骨汤表里同治以挽颓势，后改平淡之剂调理而愈。

二、风温病案选读

【原文】张左发热十二天，有汗不解，头痛如劈，神识时明时昧，心烦不寐，即或假寐，梦语如谵，咽痛微咳，口干欲饮。舌质红苔黄，脉弦滑而数。风温伏邪，蕴袭肺胃，引动厥阳升腾，扰犯清空，阳升则痰热随之蒙蔽灵窍，颇虑痉厥之变。亟拟轻疏风温，以熄厥阳，清化痰热而通神明，如能应手，庶可转危为安。

羚羊片五分，银花三钱，朱茯神三钱，川象贝各一钱五分，菊花三钱，竹茹一钱五分，桑叶三钱，带心连翘一钱五分，枳实一钱五分，天竺黄二钱，山栀一钱五分，茅根（去心）五钱，鲜石菖蒲五分，珠黄散（冲服）二分，淡竹沥（冲服）一两。

二诊：神识已清，头痛亦减，惟身热未退，咽痛掀红，咽饮不利，口干溲赤，咳痰不爽。脉滑数，舌质红苔黄。风为阳邪，温为热气，火为痰之本，痰为火之标。仍从辛凉解温，清火涤痰。

桑叶三钱，薄荷八分，连翘一钱五分，川象贝各一钱五分，天竺黄二钱，桔梗八分，菊花三钱，银花三钱，山栀一钱五分，轻马勃八分，生甘草八分，竹茹（枳实拌炒）二钱，活芦根（去节）一两，淡竹沥（冲）五钱。

祁左冬温伏邪，身热十七天，有汗不解，咳嗽胁痛，甚则痰内带红，渴喜热饮，大便溏泄。前投疏表消滞，荆防败毒、小柴胡及葛根芩连等汤，均无一效。今忽汗多神糊，谵语郑声，汗愈多则神识愈糊，甚则如见鬼状。苔干腻，脉濡细。是伏邪不得从阳分而解，而反陷入少阴，真阳外越，神不守舍，阴阳脱离，不能相抱。脉证参合，危在旦夕间矣。急拟回阳敛阳，安定神志，冀望一幸。

吉林参须一钱，熟附片一钱，煅牡蛎四钱，花龙骨三钱，朱茯神三钱，炙远志二钱，仙半夏二钱，生白术一钱五分，浮小麦四钱，焦楂炭二钱，干荷叶一角，炒苡仁、谷芽各三钱。

两剂后即汗敛神清，去参、附、龙、牡，加炒怀山药三钱，川贝二钱，又服两剂。泻亦止，去楂炭，加炒扁豆衣三钱，藕节三枚，即渐渐而痊。

【按语】本篇收录风温重症验案两则，虽都为风温所致失神，然前者为痰热蒙窍，后者为阳脱神离，治法大相径庭。

三、暑温病案选读

【原文】方左长夏酷热，炎威逼人，经商劳碌，赤日中暑。暑热吸受，痰浊内阻，心包被蒙，清阳失旷，以致忽然跌仆，不省人事，牙关紧闭，肢冷脉伏。暑遏热郁，气机闭塞，脉道为之不利，中暑重症，即热深厥深是也。急拟清暑开窍，宣气涤痰，以冀挽回。

薄荷叶八分，净银花三钱，连翘壳三钱，碧玉散（包）四钱，广郁金一钱五分，川贝母三钱，天竺黄二钱，枳实炭三钱，炒竹茹一钱五分，鲜石菖蒲一钱，西瓜翠衣三钱，另苏合香丸（研冲）一粒，淡竹沥（冲）五钱。

二诊：服清暑开窍、宣气涤痰之剂，神识已清，牙关亦开，伏脉渐起，而转为身热头胀，口干不多饮，胸闷不能食，舌苔薄黄。暑热有外达之机，暑必夹湿，湿热蕴蒸，有转入阳明之象。今拟清解宣化，以善其后。

炒香豉三钱，薄荷八分，银花三钱，桑叶三钱，菊花三钱，郁金一钱，黑山栀一钱五分，连翘一钱五分，枳实一钱五分，竹茹叶各一钱五分，六一散（包）三钱，川贝三钱，西瓜翠衣四钱。

【按语】本篇收录丁氏暑温重症治验一则，中暑危重症，常见热深厥深，清暑开窍是为正治。

四、便血病案选读

【原文】丁左便血色紫，腑行不实，纳谷衰少，此远血也。近血病在腑，远血病在脏，脏者肝与脾也。血生于心，而藏统之职司于肝脾。肝为刚脏，脾为阴土，肝虚则生热，热逼血以妄行；脾虚则生寒，寒泣血而失道，脏统失职，血不归经，下渗大肠，则为便血。便血之治，寒者温之，热者清之，肝虚者柔润之，脾虚者温运之。一方而擅刚柔温清之长，惟《金匮》黄土汤最为合拍，今宗其法图治。

土炒於术一钱五分，阿胶珠二钱，炒条芩一钱五分，灶心黄土（荷叶包煎）四钱，陈广皮一钱，炙甘草五分，炒白芍一钱五分，抱茯神三钱，炮姜炭五分，炙远志一钱。

葛左，肾阴不足，肝火有余，小溲频数，肛门坠胀，内痔便血。拟清养肺肾，取金水相生之义。

细生地三钱，西洋参一钱五分，炒槐花（包）三钱，朱灯心二扎，粉丹皮二钱，大麦冬二钱，京赤芍二钱，脏连丸（包）八分，黑山栀一钱五分，生草梢六分，淡竹茹一钱五分。

王左，内痔便血又发，气虚不能摄血，血渗大肠，兼湿热内蕴所致。拟益气养阴，而化湿热。

潞党参一钱五分，全当归二钱，荆芥炭八分，杜赤豆一两，炙黄芪二钱，大白芍一钱五分，侧柏炭一钱五分，清炙草六分，生地炭三钱，槐花炭（包）三钱。

【按语】本篇收录丁氏治疗便血验案三则，病因病机不同，治法方药各异。

主要参考书目

［1］中医临床必读丛书［M］.北京：人民卫生出版社，2007.

［2］中医药学名词审定委员会.中医药学名词（2013）［M］.北京：科学出版社，2014.

［3］李经纬，余瀛鳌，蔡景峰，等.中医大词典［M］.2版.北京：人民卫生出版社，2004.

［4］鲁兆麟.中医各家学说［M］.北京：中国中医药出版社，2000.

［5］段逸山.医古文［M］.北京：中国中医药出版社，1999.

［6］刘庆宇，孙文钟.医古文［M］.上海：上海科学技术出版社，2015.

［7］辽宁中医学院.医古文［M］.沈阳：辽宁科学技术出版社，1986.

［8］刘完素.素问玄机原病式［M］.丁侃校注.北京：中国医药科技出版社，2019.

［9］范永升.素问玄机原病式新解［M］.杭州：浙江科学技术出版社，1984.

［10］李中梓，李亚军.内经知要白话解［M］.西安：三秦出版社，2000.

［11］朱震亨.丹溪心法评注［M］.高新彦，焦俊英，冯群虎，等解析.西安：三秦出版社，2005.

［12］朱震亨.格致余论［M］.刘更生点校.天津：天津科学技术出版社，2000.

［13］马雪芹.一代医宗——朱震亨传［M］.杭州：浙江人民出版社，2006.

［14］陈士铎.石室秘录评述［M］.程丑夫评述.郑州：河南科学技术出版社，1991.

［15］汪昂.本草备要［M］.北京：人民卫生出版社，1965.

［16］唐慎微.证类本草重修政和经史证类备急本草［M］.尚志钧等点校.北京：华夏出版社，1993.

［17］邹澍；陆拯.本经疏证［M］.姜建国校点.北京：中国中医药出版社，2013.

［18］李中立.杏雨轩医学选刊本草原始［M］.张卫，张瑞贤校注.北京：学苑出版社，2011.

［19］李灿东.中医诊断学［M］.北京：中国中医药出版社，2017.

［20］陈家旭.中医诊断学［M］.北京：人民卫生出版社，2012.

［21］李广文，刘桂荣.治虚六书［M］.北京：人民卫生出版社，2016.

［22］胡慎柔，任启松.慎柔五书［M］.黄小龙校注.北京：中国中医药出版社，2010.

［23］王学权.中医历代临床珍本丛刊《重庆堂随笔》［M］.王燕平，侯酉娟，张华敏校注.北京：人民军医出版社，2012.

［24］王清任.医林改错白话解［M］.北京：人民军医出版社，2007.

［25］裴正学，卯新民.《血证论》评释［M］.兰州：甘肃科学出版社，2008.

［26］唐荣川，彭荣琛.血证论［M］.齐玲玲点评.北京：中国医药科技出版社，2020.

［27］谈勇.中医妇科学［M］.北京：中国中医药出版社，2016.

［28］张景岳.妇人规［M］.罗元恺点注.广州：广东科技出版社，1982.

［29］侯丽辉.中医妇科典籍精选［M］.北京：人民卫生出版社，2012.

［30］肖承悰.中医妇科临床研究［M］.北京：人民卫生出版社，2009.

［31］廖品正.中医眼科学［M］.上海：上海科学技术出版社，2016.

［32］彭清华.中医眼科学［M］.北京：中国中医药出版社，2012.

［33］常小荣.针灸医籍选读［M］.北京：中国中医药出版社，2017.

［34］高希言.针灸医籍选读［M］.北京：人民卫生出版社，2016.

［35］朱晓明，赵洛匀，朱旌.《名医类案》阐发与临证要诀（上）［M］.北京：中医古籍出版社，2019.

［36］叶天士.增补临证指南医案（吴江·徐灵胎先生评本）［M］.金楠，志环，李强，等点校.太原：山西科学技术出版社，1999.

［37］孙曼之.叶天士医案评析［M］.北京：中国中医药出版社，2012.

［38］俞震.古今医案按［M］.图娅点校.沈阳：辽宁科学技术出版社，1997.

［39］俞震.古今医案按［M］.焦振廉，孙立，赵琳，等注.上海：上海浦江教育出版社，2013.

［40］范恒.张聿青经典医案赏析［M］.北京：中国医药科技出版社，2015.

［41］肖万泽.丁甘仁经典医案赏析［M］.北京：中国医药科技出版社，2015.